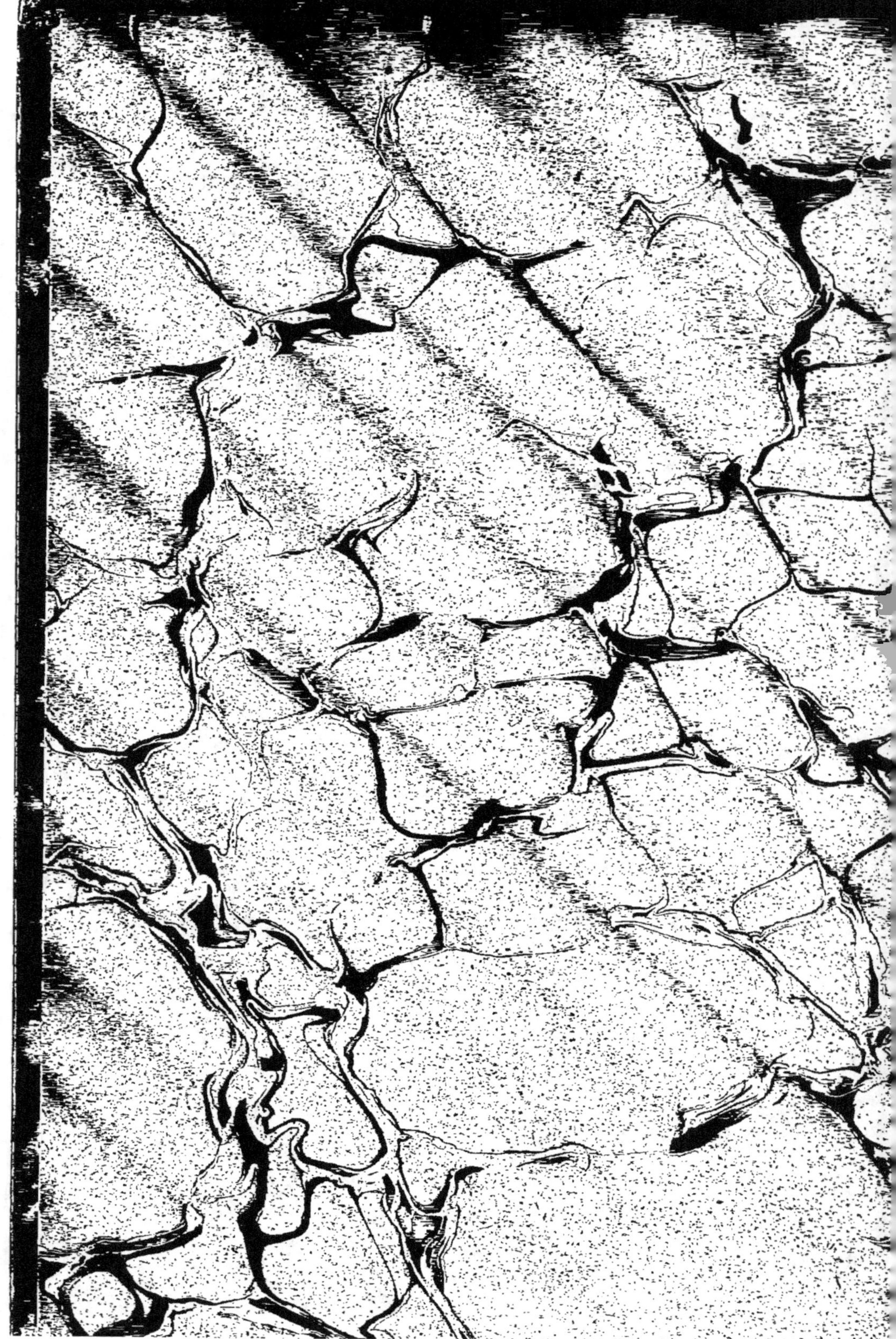

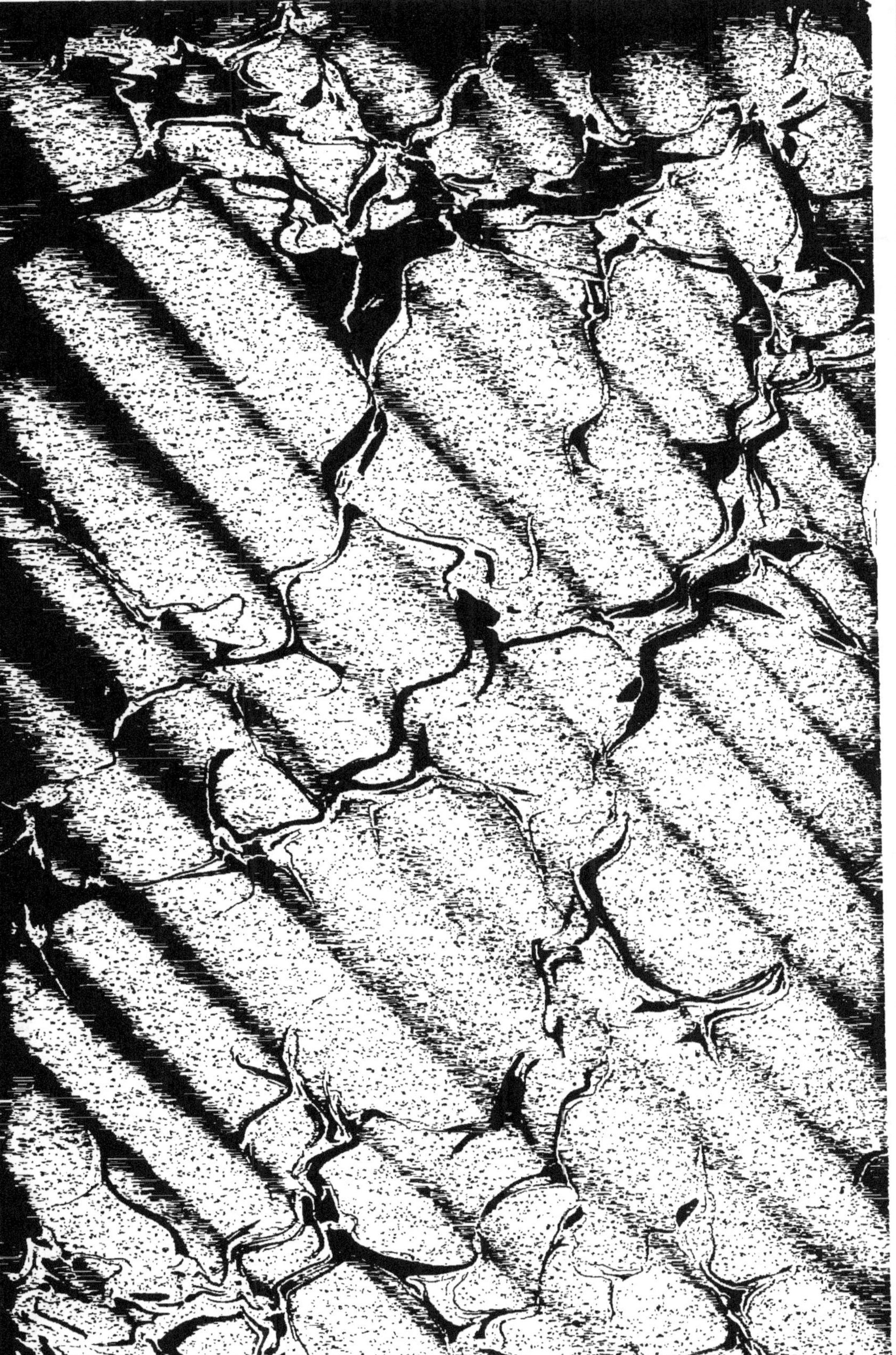

Paul Langlois

Précis d'hygiène

publique et privée

PARIS. Octave Doin, Éditeur. 1896.

PRÉCIS

D'HYGIÈNE

PUBLIQUE ET PRIVÉE

OUVRAGES DU MÊME AUTEUR

LANGLOIS ET DE VARIGNY. — **Nouveaux éléments de physiologie.** — Un volume in-18. — O. Doin, 1893. (Traduction espagnole. — Garnier, 1896.)

La fatigue. — Traduction de l'ouvrage du professeur Mosso. — Un volume in-12. — Alcan, 1894.

Le lait. — Encyclopédie des aides-mémoires. — Léauté, 1893.

Recherches sur les fonctions des capsules surrénales. — ABELOUS et LANGLOIS (Prix de Physiologie expérimentale, Académie des sciences, 1892).

ÉVREUX, IMPRIMERIE DE CHARLES HÉRISSEY

PRÉCIS

D'HYGIÈNE

PUBLIQUE ET PRIVÉE

PAR

Paul LANGLOIS

Chef du Laboratoire de Physiologie à la Faculté
de médecine de Paris,
Membre de la Société de Médecine publique et d'hygiène
professionnelle.

Avec 83 figures dans le texte.

PARIS

OCTAVE DOIN, ÉDITEUR

8, PLACE DE L'ODÉON, 8

1896

INTRODUCTION

Le professeur Bouchardat définissait l'hygiène : « cette partie des sciences médicales qui a pour but d'étudier les moyens de conserver et de perfectionner la santé de l'homme ». Rochard donne dans son traité une définition plus courte : l'hygiène est l'art de conserver la santé.

Nous croyons inutile d'insister plus longtemps sur le choix d'une bonne définition, ces discussions étant toujours oiseuses et au fond bien inutiles. Toutefois il est un mot que nous croyons devoir relever dans la définition de Bouchardat : *cette partie des sciences médicales;* le mot médical est certainement de trop, car il n'est pas de science plus complexe, plus étendue, au programme plus vaste que l'hygiène. En faire purement et simplement une des branches des sciences médicales est certainement l'amoindrir.

Aucune des sciences ne saurait être étrangère à l'hygiène, toutes peuvent et doivent être mises à contribution, quand il s'agit d'étudier l'influence que les forces extérieures exercent sur l'organisme, et de tirer de ces

connaissances exactes des applications utiles au développement soit de l'individu, soit de la société.

Toutefois, il nous semble que l'on peut admettre que
deux sciences surtout doivent servir de base à l'étude de
l'hygiène. Deux sciences dont l'une comporte, il est
vrai, la connaissance partielle au moins des autres
sciences physiques ou naturelles : la physiologie ; enfin
la seconde, qui porte aujourd'hui un nom nouveau, la
bactériologie. mais qui sous une forme plus confuse,
moins scientifique. a toujours joué un rôle important
dans les études hygiéniques : épidémiologie, etc.

Le but essentiel de l'hygiène, c'est d'assurer le complet
et régulier développement de l'individu et de l'espèce.
Or ce but ne peut être atteint que par une connaissance
approfondie du fonctionnement de l'organisme. Établir
les réactions de l'individu aux différentes variations du
milieu ambiant, calculer le bilan de ses dépenses et de
ses besoins : reconnaître les conditions optima qui
assurent l'équilibre des fonctions, tels sont principalement les problèmes que tend à résoudre la physiologie,
et c'est d'après les données fournies par cette science
que l'on peut déduire les règles hygiéniques.

Mais la santé n'est pas encore complètement assurée,
quand les fonctions biologiques trouvent les conditions
favorables à leur développement, il faut encore tenir
compte des dangers que présentent les microorganismes
pathogènes, détruire leur foyer, empêcher leur dissémination et leur propagation, et c'est par la bactériologie
que nous pouvons étudier, connaître les procédés utilisables dans cette lutte contre les infiniment petits.

Il n'est pas de sciences, qui aient plus bénéficié que
l'hygiène des données nouvelles. issues des découvertes

de Pasteur. Il suffit de jeter un coup d'œil sur les traités d'hygiène d'autrefois; c'est-à-dire des traités parus
il y a vingt-cinq ans à peine pour constater les transformations, les révolutions accomplies. Il est même
probable que les livres qui paraîtront dans un avenir
peu éloigné s'éloigneront moins sans doute des traités
de jadis que les ouvrages actuels. Nous venons en effet
de passer par une phase de transition, par une phase
révolutionnaire pour ainsi dire, qui aujourd'hui est un
peu apaisée.

Après les découvertes géniales de Pasteur, dans l'en-
thousiasme suscité par ses belles recherches sur la pathogénie des maladies, les protagonistes des idées nouvelles dépassèrent trop souvent la mesure. Aux vieux
défenseurs de la spontanéité morbide qui soutenaient
avec Pidoux que « la maladie est en nous, par nous et
procède de nous », ils répondaient : « La maladie ne naît
pas sous l'influence d'une simple modification, d'une
déviation de l'état physiologique ; elle est, dans la plupart des cas, évoquée en nous par des agents extérieurs. » Le fait peut être vrai sans doute, mais on ne
saurait nier cependant l'influence de « la déviation de
l'état physiologique et dire : que la bactériologie doit
être la base de l'enseignement actuel de la pathologie
expérimentale, nous semble excessif.

Le microbe, si important que soit son rôle, n'est pas
tout, et souvent au moins, le terrain dans lequel il évo-
lue modifie considérablement sans action, son influence
pathogénique. Aujourd'hui, une saine réaction s'est
produite, l'étude du terrain, c'est-à-dire du malade,
pendant quelque temps trop dégligée et mise au second
plan, a repris son importance.

Or, sans aborder ici la question purement médicale, nous pouvons dire qu'il en est de même en hygiène.

Les idées nouvelles sur la pathogénie des maladies contagieuses ont permis de modifier considérablement nos procédés de défenses ; aux moyens empiriques de jadis on a pu substituer une série de mesures basées sur des données scientifiques, contrôlées par l'expérience rigoureuse.

Les contages, les miasmes de jadis ont cessé d'être des êtres moraux mystérieux, insaisissables et indéfinissables ; ils ont pris corps, ils sont devenus des êtres réels, morphologiquement définis, qu'on isole, qu'on cultive, qu'on domestique même au point de les transformer en agents vaccinants ou curateurs et même pour les agents d'un certain nombre de maladies transmissibles, une déduction logique permet par analogie d'affirmer leur existence, d'établir les conditions biologiques ou physiques, soit favorables à leur développement, soit au contraire susceptibles de les détruire ou simplement de les atténuer ; bien que les plus forts grossissements n'aient pu nous faire connaître leur morphologie.

En hygiène comme en médecine, le microbe n'est qu'un facteur, d'une importance considérable, mais néanmoins il n'est pas le facteur unique, il faut tenir compte encore d'une masse de conditions spéciales qui font que l'individu est plus ou moins prédisposé à contracter la maladie.

Dans une théorie ingénieuse sur le choléra, Pettenkofer admet la nécessité de la réunion de trois facteurs pour déterminer une épidémie cholérique : x le microbe, y la disposition individuelle, z la disposition de temps et de lieu, et le grand hygiéniste n'hésité pas à donner une importance extrême aux deux derniers facteurs y et z. Sa conviction était si grande qu'il avala une culture de bacille virgule, après avoir au préalable alcalinisé son tube digestif pour supprimer l'action microbicide des milieux acides ; or lui-même, (y) n'étant pas en état de réceptivité, Munich et le moment (z) n'étant pas favorable, l'ingestion des redoutables bacilles ne donna lieu qu'à une indisposition légère et passagère.

Il serait peut-être dangereux de répéter cette expérience, car même en acceptant le dédain si manifeste de Pettenkofer pour le facteur x, nous ne connaissons jamais l'état présent des deux autres facteurs y et z.

L'hygiène est essentiellement une science d'application qui, par suite, doit utiliser, diriger toutes les manifestations de l'industrie humaine. Nous avons insisté jusqu'ici sur l'utilité primordiale des connaissances physiologiques et bactériologiques en hygiène. Mais quand la bactériologie nous a permis de reconnaître l'existence de germes pathogènes dans les eaux souillées, la pureté de l'eau de source, etc., quand la physiologie nous a appris le nombre de litres d'oxygène ou de mètres cubes d'air exigé pour assurer dans les conditions normales les processus respiratoires, ou bien la quantité d'hydrate de carbone, d'albuminoïdes, de graisse nécessaire pour assurer l'intégrité de notre organisme et le fonctionnement régulier du moteur animal ; les difficultés surgissent.

Il est indispensable pour utiliser ces données premières de faire appel à la science de l'ingénieur, du géologue, du chimiste, etc. Les questions de captation d'eau, de ventilation, de chauffage, d'éclairage sont en effet des plus complexes et exigent des connaissances techniques toutes spéciales. En outre, du côté scientifique. il faut nécessairement envisager encore le côté purement pratique, c'est-à-dire le côté financier. Les applications des mesures d'hygiène soulèvent une série de questions qui les compliquent singulièrement : question commerciale, question juridique, question financière, etc.

Les dépenses entraînées par les mesures hygiéniques prises peuvent frapper soit le particulier, soit la collectivité. Mais on ne doit pas oublier que c'est peut-être dans les questions d'hygiène que la solidarité forcée qui réunit tous les membres d'une société apparaît avec son intensité la plus grande.

C'est même une des raisons pour affirmer malgré le titre même donné à ce manuel qu'il ne saurait en réalité y avoir deux hygiènes, l'une privée, l'autre publique, et que si une distinction est nécessaire pour favoriser la rédaction de l'ouvrage, il y aurait lieu de distinguer simplement l'hygiène spéciale de l'hygiène générale.

Tout ce qui paraît s'appliquer directement à l'individu isolé, comme l'alimentation, les vêtements, les soins individuels, intéressent en réalité la collectivité, et les améliorations réclamées par l'hygiéniste ne peuvent être réalisés que par suite de mesures générales. Qu'il nous suffise de citer comme exemple : l'inspection des aliments, la répression des fraudes, l'établissement de bains publics, etc.

Tout individu, soit malade, soit en état de déviation physiologique est en réalité une menace pour la société entière.

C'est cette solidarité même qui explique et justifie les mesures législatives sanitaires, même quand elles vont jusqu'à la coercition. Si libéraux que nous soyons, écrivait un président du conseil municipal de Paris, il est une liberté que nous ne pouvons admettre, c'est celle de répandre la maladie autour de soi.

On ne saurait espérer lutter efficacement contre le développement des maladies contagieuses, si la lutte reste localisée en certains milieux, si la désinfection n'est que partielle, si les conditions hygiéniques dans lesquels se trouvent une partie de la population reste déplorables. Bien plus, en laissant de côté les grandes idées de fraternité, de charité, il est facile de montrer que l'intérêt bien entendu suffit pour conduire ceux que le sort ou le travail a favorisés, à s'occuper de l'amélioration générale des déshérités, des malheureux, qui forment une masse imposante de la population d'un pays.

Le pauvre par le fait même de la misère physiologique devient un terrain de culture favorable à tous les microorganismes pathogènes; en lui ils trouvent un milieu où s'exalte leur virulence, la maladie à l'état sporadique, exaltée, renforcée, se transforme en l'épidémie qui frappera également le patron de l'usine et l'ouvrier qu'il emploie.

Cette considération qu'il serait facile de développer suffit, il nous semble, pour justifier les dépenses faites par les municipalités en vue d'améliorer la situation hygiénique des villes; des législateurs, ayant pour effet de transformer les conditions de vie de la classe ouvrière.

Un état sanitaire qui réponde aux desiderata des hygiénistes ne peut être obtenu, en effet, que par une transformation profonde de notre organisme social.

A quoi bon légiférer sur les logements insalubres, sur le cubage de place nécessaire pour chaque individu, si le prix des loyers et l'insuffisance des salaires font que le travailleur est forcé de s'entasser lui et sa famille dans un espace étroit, de quelques mètres cubes à peine, mal ventilé, plus mal éclairé encore?

Discuter sur le régime alimentaire, quand nos impôts sont si bien compris, qu'ils frappent en premier lieu des objets de consommation indispensables?

Philosophes et hygiénistes discourent sur le dépeuplement, relatif autrefois, réel depuis quelques années de la France, alors que toutes nos lois ont pour but de décourager le père de famille, en l'écrasant d'un impôt proportionnel au nombre de ses enfants.

*
* *

En écrivant ce manuel, nous n'avons pas eu la prétention de faire un traité complet d'hygiène. Le cadre même du livre nous forçait à limiter notre travail; mais nous nous sommes efforcés de résumer les questions les plus importantes, d'être aussi complet que possible.

Peut-être nous reprochera-t-on d'avoir accumulé trop de chiffres, trop de formules. Il est certain que beaucoup de ces chiffres ne sauraient être retenus par l'étudiant, nous dirons plus, il est absolument inutile de se charger la mémoire de ces nombres, mais un manuel doit être en même temps un véritable agenda, où l'on peut puiser rapidement un renseignement utile sur une question spéciale.

Nous n'avons pas consacré de chapitre spécial aux microorganismes. La bactériologie aujourd'hui est une science assez importante, pour que l'étudiant ne puisse se contenter de recourir à un résumé toujours trop bref et nous le renvoyons aux traités ou manuels écrits sur ce sujet; mais dans chaque chapitre on trouvera des indications sur la présence, le rôle des microbes pathogènes.

Le chapitre sur l'*Habitation*, sur les *Égouts*, les *Constructions hospitalières*, a surtout été traité au point de vue théorique ; et nous n'avons donné que quelques figures explicatives, empruntées en grande partie à l'excellent ouvrage de Richard : *Précis d'Hygiène appliquée* auquel nous croyons devoir renvoyer pour tout ce qui concerne les détails techniques.

Un manuel ne peut comporter une bibliographie intercalée dans le texte, mais il a paru utile cependant de signaler à la fin de l'ouvrage un certain nombre de documents qui pourraient être consultés avec fruit par ceux qu'une question intéresserait plus spécialement.

Cet index bibliographique n'a nullement la prétention d'être complet. On a simplement voulu citer quelques livres ou mémoires postérieurs à 1880 et qu'il est facile de se procurer.

La *Revue d'hygiène* a surtout été mise à contribution, cette excellente revue, organe de la Société de médecine publique et d'hygiène professionnelle, présente, en effet, une série de mémoires sur tout ce qui concerne l'hygiène, qui en font une véritable encyclopédie.

La bibliographie allemande est plus que sommaire,

mais en se rapportant aux articles signalés des Ency-
clopédies d'hygiène de Pettenkoffer et de T. Weyr, il
sera facile de trouver une bibliographie complète sur
le sujet en cause, et notre but était avant tout d'indiquer
des articles originaux faciles à consulter.

P. Langlois.

PRÉCIS D'HYGIÈNE
PUBLIQUE ET PRIVÉE

CHAPITRE PREMIER

DU TERRAIN

Bien que la plupart des traités d'hygiène français intitulent ce chapitre : *Du Sol,* nous préférons le titre choisi : *Du Terrain* qui correspond mieux aux expressions étrangères de : *Ground, Soil, Grunde, Erde.* En hygiène, en effet, il ne s'agit pas seulement de la partie superficielle de la terre, du sol en résumé, mais la constitution du fond, ou du tréfond exerce une influence importante, au moins en ce qui concerne le mouvement des eaux souterraines.

Les influences de contact direct sont en réalité peu importantes et ce qui est réellement intéressant, ce sont les rapports de l'air avec le terrain, et surtout et avant tout les rapports de l'eau.

Les progrès incessants de la géologie ont multiplié les diverses zones qui constituent les formations successives du globe. Bien que l'étude de ces diverses couches présente un intérêt réel, mais indirect en hygiène, nous ne croyons pas devoir entrer dans l'exposition même sommaire des classifications géologiques actuelles, classifications d'ailleurs toujours sujettes à remaniements.

Ce qu'il importe surtout de savoir, c'est la nature même du terrain en dehors de sa position géologique.

On peut diviser les terrains en siliceux, argileux et calles couches superficielles, mais aussi sur les couches plus profondes ; les premières en se desséchant appelant par capillarité l'eau des couches inférieures. Les terres chargées de matières organiques présentent une évaporation plus active que les sables. Ajoutons qu'il en est de même quand il s'agit non plus d'évaporation, mais d'absorption de la vapeur d'eau. Les sables quartzeux n'absorbent pas de vapeur d'eau, alors que l'humus en prend des quantités considérables.

Capacité hygrométrique. — Il y a lieu de distinguer la capacité maxima ou point de saturation et la capacité absolue. La première correspond à la quantité maximum d'eau qu'un terrain peut absorber, et la capacité absolue, la quantité minimum d'eau qu'il retient. Le point de saturation est réalisé soit d'une façon intermittente, à la surface du sol après des pluies, soit d'une façon permanente au contact de la nappe d'eau souterraine. Dans l'intervalle des pluies ou à une certaine distance de la nappe d'eau souterraine, le sol s'imbibant par capillarité et par adhérence, il était à prévoir que la teneur en eau serait d'autant plus élevée que les pores seraient plus petits, ou plus nombreux, c'est-à-dire que le grain serait plus fin. C'est ce que confirment les recherches de Hofmann : étudiant des sables de Leipzig, il a vu qu'un litre de grains au diamètre de 5 millimètres absorbait 55 centimètres cubes d'eau, alors que du sable aux grains très fins, $D = 0^{mm},5$, retenait sept fois plus d'eau : 345 centimètres cubes.

En outre de la structure, mais secondairement, il faut faire intervenir la constitution chimique du terrain ainsi que le montrent les recherches de Meister.

Un sol gypseux renferme. . .	52,4 d'eau p. 100 volumes.	
— calcaire.	55	—
— argileux	60	—
— tourbeux.	63	—
La terre de jardin	69	—
Le terreau.	70	—

La présence des matières organiques augmente considérablement, comme on le voit, le pouvoir absorbant du sol, ce qui se conçoit si l'on songe que la paille absorbe le double et même le triple de son poids d'eau (226 à 281 d'eau p. 100, les feuilles de hêtre, plus de quatre fois leur poids (441 p. 100). Ce que résume la phrase d'Hofmann : protéger le sol contre les détritus organiques, c'est l'assécher.

Circulation capillaire de l'eau. — L'eau dans le terrain peut, soit gagner les parties inférieures quand elle provient de la surface, soit au contraire s'élever des régions profondes. On conçoit dans ce second cas, que les forces capillaires entrent en jeu, et par suite que les conditions soient de même ordre que pour la capacité hygrométrique. Le déplacement horizontal de l'eau est produit également par la force capillaire.

Dans le mouvement de descente, l'eau obéissant surtout à la pesanteur, les conditions les plus favorables de rapidité et de pénétration sont inverses des conditions précédentes ; plus les grains seront gros, les interstices considérables, plus la circulation s'effectura rapidement.

La *perméabilité* se confond en partie avec la circulation, du moins en ce qui concerne la circulation de haut en bas : c'est la propriété que possède le terrain de se laisser traverser par l'eau. On conçoit facilement que cette propriété est en raison inverse de la capacité hygrométrique. La perméabilité est d'autant moindre que les grains sont plus fins.

Le sable, les roches désagrégées à gros grains constituent des terrains très perméables.

L'argile, au contraire, forme des couches imperméables ; au contact de l'eau, elle s'imbibe, devient plastique et sous cette forme constitue un obstacle à la descente de l'eau.

Flugge a déterminé le coefficient de perméabilité des différents terrains dans une série de recherches intéressantes et faciles à répéter. Il plaçait dans un large cylindre un mètre de différentes terres bien tassées, et maintenait au-dessus une couche d'eau de 1 centimètre, il obtint les résultats suivants :

	Quantité d'eau écoulée par minute.
Gravier à gros éléments	180
Sable grossier	103
Sable fin	26
3 parties de sable et 1 partie de limon	15
1 partie de gravier, 2 parties de sable, 1 partie de limon	7
1 partie de sable, 1 partie de limon	2
Limon argileux pur	0

La perméabilité du sol présente un intérêt important; c'est grâce à un sol perméable que les eaux peuvent gagner les profondeurs en se purifiant dans leur passage.

Oscillation de l'humectation. — Les oscillations de l'humidité du sol varient nécessairement avec les variations mêmes des précipitations atmosphériques à la surface et des variations dans la hauteur de la nappe d'eau souterraine. Suivant la nature du terrain, ces oscillations sont plus ou moins rapides, mais en général, elles sont assez lentes, par suite de la capacité hygrométrique même que présentent les terrains. Il est évident que les terrains à capacité faible, sont ceux dont les oscillations sont les plus rapides.

Malgré l'opinion de Pettenkoffer, il paraît bien difficile de tirer des relations entre le niveau de la nappe d'eau, et l'humectation des couches susjacentes. Ces relations existent certainement, mais elles s'établissent si lentement qu'on ne saurait les utiliser.

Les forages qui ont été faits dans le but d'étudier les variations de l'humectation du sol à différentes profondeurs et suivant des conditions variables ont montré l'irrégularité apparente qui préside à ces oscillations.

Fleck, dans un terrain où la nappe d'eau souterraine était à 8 mètres, trouve le maximum d'humectation à $3^m,10$, le minimum à 1 mètre. Dans un autre cas, avec la nappe souterraine à 18 mètres, le maximum est 3 mètres et le minimum à 9 mètres. Aussi Hofmann écrit-il : « Celui

qui penserait avoir une idée de l'humidité du sol, en examinant au hasard une couche ou deux dans son épaisseur,
se ferait d'étranges illusions. »

Cette étude de la relation du sol avec l'eau explique
comment les pluies agissent lentement sur les oscillations
du niveau de l'eau souterraine. Le terrain est toujours
chargé d'une certaine quantité d'eau, presque toujours
même saturé au niveau de la nappe et quand les pluies
arrivent, la capacité hygrométrique agit pour retenir une
partie de cette eau et empêcher son arrivée à la nappe.
Un calcul pris à Hofmann est bien démonstratif. Au cimetière de Leipzig, la nappe d'eau est à 12 mètres de profondeur. Or les diverses couches de sable et d'argile qui forment le sol retiennent 1,900 kilogrammes d'eau par mètre
carré. Si ce sable était complètement desséché, il faudrait
pour l'hydrater à nouveau 1,900 kilogrammes représentant
1,900 millimètres de pluie (une hauteur de pluie de 1 millimètre sur 1 mètre de superficie répondant à 1 kilogramme
d'eau). On voit que, Leipzig recevant 574 millimètres de
pluie par an, il faudrait trois ans au moins (sans tenir
compte de l'évaporation et de l'écoulement superficiel) pour
ramener le sable à son degré d'humectation actuel.

Hofmann admet, au point de vue des oscillations de
l'humidité des terrains, trois zones :

1° La *zone d'évaporation*, essentiellement variable, subissant toutes les variations atmosphériques, se desséchant
rapidement sous le soleil et le vent, se saturant pendant les
saisons pluvieuses ;

2° La *zone de transition*, presque immuable, sa capacité
hygrométrique est presque saturée : par suite, elle ne peut
bouger, surtout si elle jouit d'une certaine perméabilité,
toute l'eau supérieure passant alors dans la zone inférieure ;

3° La *zone de la nappe de capillarité*, au contact immédiat avec la nappe d'eau souterraine. L'eau qu'elle renferme montant par capillarité, la hauteur de cette zone
dépend surtout de la grosseur des grains du sol. Dans les
sols à grains fins, elle atteint plusieurs mètres, dans les sols
à gros grains, elle peut n'avoir que quelques décimètres.

NAPPE D'EAU SOUTERRAINE

Pettenkofer définit ainsi la nappe d'eau souterraine : cette couche aqueuse, souterraine, plus ou moins haute, existant dans le sol poreux, qui nous est accessible par le forage des puits. Les eaux souterraines de nos surfaces terrestres peuvent être considérées comme des étangs et des fleuves souterrains, remplis par des alluvions et plus ou moins comblés, de telle sorte que nous habitons et cultivons la terre par-dessus leur niveau. Si nous établissons un puits, nous pratiquons une ouverture à travers la couverture de cette eau souterraine ; arrivés au niveau de l'eau, nous enlevons encore à quelques mètres les matériaux de remplissage de sorte que le bassin est déblayé et que l'eau s'y collectionne, pour être ramenée à la surface par la pompe élévatoire.

L'existence de la nappe d'eau souterraine comprend donc nécessairement une assise imperméable qui arrête les eaux pénétrant profondément dans le sol. On conçoit ainsi que, suivant la constitution géologique et la disposition stratigraphique d'une contrée, la profondeur de la nappe d'eau souterraine et son épaisseur varient dans de grandes limites. Dans quelques cas même, il est facile de comprendre que cette eau souterraine peut sourdre spontanément à la surface sous forme de véritables sources, quand le niveau de cette nappe est coupé, par exemple, par une vallée, une dénivellation quelconque.

La surface du sol, surtout lorsqu'il s'agit de transformation du relief due à des érosions et à des travaux atmosphériques, est souvent en désaccord avec la stratigraphie des couches profondes. On conçoit ainsi que l'aspect du sol ne peut permettre de juger de la configuration de la nappe d'eau souterraine, et il est absolument nécessaire de déterminer par un certain nombre de puits ou de forages, les différents niveaux de cette nappe, pour établir la situation réelle de cette nappe dans une région. Ce travail a été fait méthodiquement à Munich.

Les bancs de suintements que l'on trouve dans certaines régions, quand on veut tenter des subconstructions, se trouvent précisément à la hauteur de la nappe d'eau souterraine. Dans certains cas, il peut s'agir d'infiltration réelle des cours d'eau avoisinants, mais souvent aussi le cours d'eau est absolument étranger à ce suintement et il est facile de l'établir par l'analyse de l'eau recueillie qui diffère complètement de celle du fleuve ou de la rivière.

Dans quelques cas, les rivières disparaissent de la surface du sol, soit brusquement pour former en dessous une véritable rivière souterraine qui reparaît après un certain parcours, comme l'Iton à Evreux, et un grand nombre de rivières algériennes, soit au contraire lentement, par une infiltration pendant une partie de leurs cours, comme l'historique Leitha, qui perd en quelques kilomètres la moitié de son débit, et comme l'Ain près Pont-de-l'Ain. Dans ce cas, il s'agit bien d'un appoint à la nappe d'eau souterraine.

Mouvements de la nappe d'eau souterraine. — Il existe néanmoins une grande cohésion entre la nappe d'eau souterraine et les cours d'eau de son bassin. Le fleuve, suivant l'expression d'Arnould, est la nappe visible. Par suite, si le fleuve coule dans des rives encaissées, à pentes très rapides, il se peut que les variations de son étiage influent peu sur le niveau de la nappe souterraine. Mais si la vallée est large, à déclivité faible, il n'en est plus ainsi : et les variations de hauteur de la nappe sont liées alors aux variations du fleuve. Quand les eaux sont basses, on note souvent un abaissement du niveau des puits, même quand l'analyse chimique dénote l'indépendance immédiate entre le puits et le fleuve. Mais c'est surtout quand il y a des crues, que l'on peut observer plus facilement le phénomène inverse.

Peu de temps après la crue, les sous-sols des environs du fleuve sont inondés, telles par exemple les caves de Bercy au moment des crues de la Seine.

La connaissance de l'existence de la nappe d'eau souterraine et du rôle de la capillarité qui s'y exerce si activement permet de comprendre comment l'influence de la crue d'une rivière s'exerce bien au-dessus du niveau même du fleuve.

L'eau souterraine obéissant aux lois multiples de la pesanteur et de la capillarité, est donc presque continuellement en mouvement, soit, ce qui est le cas normal, qu'elle marche des points les plus élevés vers le thalweg de la vallée, soit dans le cas de crue, qu'elle remonte du fleuve dans les terrains avoisinants. On a cherché à déterminer quelle pouvait être sa vitesse de translation et la formule suivante a été donnée :

$$V = K \frac{h}{l}$$

V, étant la vitesse, h, la pression, l, la longueur parcourue et K, un coefficient dépendant de la nature du sol. Mais ce coefficient est si variable, ne pouvant jamais être déterminé qu'expérimentalement pour un même lieu, que cette formule est beaucoup plus théorique que pratique. Les chiffres obtenus en étudiant les élévations de niveau des eaux des puits en cas de crues, en versant du sel, ou des matières colorantes dans des trous de forages disposés à des distances variables d'un puits, varient de 1 à 10 mètres et dans certains cas on a noté des vitesses beaucoup plus grandes.

Puissance et profondeur de la nappe d'eau souterraine. — Le niveau supérieur de la nappe d'eau souterraine est nécessairement très variable puisqu'il dépend de la profondeur de la zone imperméable. Si par exemple l'argile affleure, il peut ne pas y avoir de nappe d'eau souterraine, ou bien encore, le niveau peut être au contraire trop profond, pour que la nappe d'eau puisse jouer un rôle utile ou nuisible, et par suite intéresser l'hygiène. Les conditions les plus avantageuses sont vers 5 à 6 mètres. Quant à la puissance même de la nappe d'eau, très importante quand on veut demander à cette nappe les approvisionnements d'eau, elle dépend nécessairement de la configuration du bassin et de la nature du sol, de son mode de culture, de la pente vers le fleuve.

La nappe d'eau souterraine ne recueille en effet qu'une

partie de l'eau tombée sur le sol. Une partie s'évapore à la surface et dans la zone dite d'évaporation, une seconde partie coule directement à la surface pour gagner les cours d'eau, et c'est le reste seul qui pénètre dans le sol. Dans le bassin parisien, un tiers seulement de l'eau tombée indiquée par la météorologie arrive à la mer par la Seine, la Garonne au contraire en conduit les deux tiers. Cette différence tient au relief si différent du sol. Et encore dans ces quantités faut-il tenir compte des eaux de seconde catégorie, c'est-à-dire celles allant directement au cours d'eau. C'est ainsi que les pluies violentes, torrentielles exercent une faible influence sur le niveau de la nappe d'eau souterraine, parce que leurs eaux s'écoulent directement sans pénétrer dans le sol.

C'est en hiver que le niveau s'élève, parce qu'à cette époque, la perte par évaporation est réduite à son minimum. En été, au contraire, et surtout dans certains pays très secs comme Madrid, le Caire, l'évaporation à la surface du sol est supérieure de beaucoup à la quantité d'eau tombée, et elle est empruntée à la nappe d'eau souterraine.

Etude des variations de la nappe d'eau souterraine. — L'importance attribuée aux variations de la nappe d'eau souterraine dans l'étiologie des maladies infectieuses par l'école de Munich a entraîné de nombreuses recherches sur les oscillations de cette nappe. On peut utiliser dans ce but, un puits ordinaire dans lequel on ne puise pas constamment de l'eau pour les usages ordinaires, ou bien faire un trou de forage.

Pour mesurer la hauteur de l'eau, il suffit de descendre un ruban métrique muni d'un plomb et on note le point supérieur d'humectation ; Pettenkofer adopte des coquilles de distance en distance et il suffit de noter le chiffre de la première pleine d'eau. Enfin au laboratoire d'hygiène de Munich, un appareil enregistreur des plus simples : un flotteur plongeant dans le puits et dont le fil passe sur une poulie munie d'un style enregistreur, permet d'inscrire automatiquement les variations de la nappe.

Le rôle joué par la nappe d'eau souterraine dans les épidémies. — Longtemps avant que les découvertes de Pasteur aient précisé nos connaissances sur les causes réelles des maladies transmissibles, on avait pu constater que certaines contrées, parfois certaines villes présentaient une immunité toute particulière. Tel le massif granitique du Morvan, les quartiers de la Croix-Rousse, de Fourvières à Lyon, Versailles, en ce qui concerne le choléra.

Pettenkofer, étudiant la fièvre typhoïde et le choléra à Munich et comparant la marche de l'épidémie avec les oscillations de la nappe d'eau souterraine, vit que la recrudescence de l'épidémie coïncidait avec un abaissement du niveau quand cet abaissement avait été précédé d'une élévation insolite de la nappe. La célèbre théorie du professeur de Munich, telle qu'elle a tout d'abord été rigoureusement émise, peut se résumer ainsi : « Les épidémies de fièvre typhoïde et aussi celles du choléra coïncident avec l'abaissement du niveau de la nappe d'eau souterraine, surtout quand il y a eu au préalable élévation. Elles atteignent leur maximum d'intensité pendant le temps où le niveau est le plus bas et décroissent quand ce dernier remonte. » Le typhus monte, comme le grundwasser descend. En 1854, date de la naissance de la *grundwasser theorie*, il fallait se contenter d'admettre que les miasmes morbides, humectés par la nappe d'eau souterraine, restaient à l'état latent pendant tout le temps qu'ils étaient noyés par la nappe et prenaient leur virulence ou s'échappaient du sol quand ce dernier commençait à se déshydrater. Aujourd'hui la théorie s'est légèrement modifiée avec les découvertes récentes, mais elle reste néanmoins sur les mêmes bases.

A côté de la *Grundwasser theorie* s'est élevée la *Trinkwasser theorie* qui attribue le *contage* presque exclusivement à l'eau de boisson. Nous reviendrons plus loin (p. 70) sur cette importante question. Défendue par Budd en Angleterre, par Wolfmeister en Bavière, devenue la théorie officielle en France, la théorie de la contagion par l'eau est aujourd'hui dominante.

Le grand tord de Pettenkofer, c'est d'avoir voulu faire de sa théorie une loi exclusive, et après s'être appuyé sur des observations fort intéressantes, sans doute applicables à tous les lieux où les propriétés du sol sont les mêmes qu'à

Munich », de s'être laissé entraîner dans des hypothèses
utiles pour sa théorie, mais ne s'appuyant sur aucunes données réelles. Telle l'hypothèse de la génération alternante
des germes : emprunt par trop hypothétique à nos connaissances sur les parasites intestinaux : le germe existant chez
le malade ne pourrait contaminer un second sujet qu'après
un passage dans le sol, où il devenait le poison cholérique.

Enfin l'opinion du professeur Cornil peut être donnée
comme une concession dernière aux idées de l'école de
Munich. La théorie de Pettenkofer, dit Cornil, ne contient
qu'une partie de la vérité au sujet de l'étiologie de la fièvre
typhoïde, mais cette partie de vérité est incontestable. Un
abaissement de la nappe souterraine, c'est la diminution
d'une rivière ou d'une source, c'est l'accumulation, sous un
plus petit volume, des germes nocifs qu'elle peut contenir.
D'autre part, dans un terrain perméable, c'est l'attraction
des microbes vers les parties déclives, c'est-à-dire vers les
origines de la collection des eaux. Le contraire a lieu naturellement, quand la nappe s'élève ; la quantité de l'eau dans
les sources ou les rivières est augmentée et pour un même
poids, sa virulence est détruite ou affaiblie. Les organismes
pathogènes, au lieu d'être attirés vers ces sources, sont
alors projetés loin d'elles par l'ascension de l'eau souterraine.

AIR TELLURIQUE

L'air tellurique est celui qui est contenu dans les pores
du sol, au-dessus de la nappe souterraine. C'est Pettenkofer
qui attira l'attention sur l'importance hygénique des variations de composition de l'air du sol et fit des recherches
méthodiques. Son dispositif consiste en un puits permettant
d'aller chercher de l'air jusqu'au voisinage de la nappe souterraine. Dans le trou de forage, on enfonçait des tubes de
plomb portés à des profondeurs variables, et on comblait
avec de la terre le vide laissé entre les tubes.

On admet que l'air existant autour des tubes est de même

composition que celui de l'intérieur des mêmes conduits.

Fodor opère autrement. Au lieu de faire des puits il enfonce directement dans le sol des tubes résistants, percés de trous, leur extrémité inférieure se termine par une pointe d'acier vissée ; à leur extrémité supérieure sont fixés des tuyaux de plomb qui aboutissent dans le laboratoire. On relie ces tuyaux avec un aspirateur dont le plus simple est une bouteille fermée par un bouchon à deux ouvertures ; d'un côté passe un tube en verre qui s'arrête au-dessous du bouchon, de l'autre côté un tube qui descend jusqu'au fond de la bouteille. Après avoir mesuré le contenu de la bouteille, on la remplit d'eau, on aspire l'air du grand tube de manière à faire monter l'eau dedans et l'on pince le tuyau en caoutchouc qui le prolonge. On relie les tuyaux de la station avec le tube en verre le plus court, on enlève la pince qui fermait le long tube. L'eau s'écoule et l'air tellurique entre dans la bouteille. L'air aspiré est analysé suivant les procédés ordinaires.

Acide carbonique et oxygène. — La quantité d'acide carbonique trouvée dans l'air du sol varie suivant le lieu l'époque et la nature ou mieux la structure du terrain. Dans les couches supérieures l'acide carbonique peut s'échapper en s'élevant, et le courant d'oxygène et le courant d'acide carbonique vont en sens inverse, l'acide carbonique doit augmenter de haut en bas et l'oxygène diminuer.

C'est par suite de l'oxydation des substances carbonées que l'acide carbonique se forme dans le sol ; en effet, si l'air tellurique est riche en acide carbonique, il est pauvre en oxygène. L'analyse de Boussingault donne un chiffre d'acide carbonique très élevé, comparé à celui cité par Pettenkofer.

Oxygène.	10,35
Acide carbonique	9,74
Azote	79,91
	100,00

On voit que la quantité d'azote est égale à celle de l'azote atmosphérique et que les volumes additionnés d'O et de CO^2 correspondent exactement au volume de l'O dans l'atmosphère.

La décomposition des carbonates ne saurait donc entrer comme cause dans la formation de l'acide carbonique, car dans ce cas il ne remplacerait pas l'oxygène, mais se mêlerait à ce gaz et à l'azote.

La quantité d'acide carbonique varie aussi suivant l'époque. En hiver, on trouve moins d'acide carbonique dans l'air tellurique que pendant l'été, excepté pourtant quand une épaisse couche de neige couvre la terre, les échanges entre l'air atmosphérique et l'acide carbonique sont diminués, la neige retient l'acide carbonique dans la terre et en augmente la proportion dans l'air tellurique.

ACIDE CARBONIQUE DE L'AIR TELLURIQUE

Hiver.	4 à 5 p. 1.000 vol. d'air tellurique.	
Printemps	5 à 12	— —
Eté.	12 à 21	— —

(Pettenkofer.)

Nature des échanges dans le sol. — Il se produit peu de réactions chimiques, au niveau de la nappe souterraine, l'éloignement du sol empêchant l'action de l'oxygène ; mais dans les pores des couches supérieures l'action de l'oxygène n'étant plus entravée, il peut agir sur le liquide et amener des décompositions chimiques. Au niveau des couches moyennes, le sol est partout humide, l'eau ne se trouve plus en nappe, mais en couches, elle adhère aux parois des espaces capillaires, et c'est dans ces couches que les substances organiques sont oxydées.

Le carbone se change en acide carbonique, tandis que l'azote se transforme en acide nitrique et en ammoniaque, l'air terrestre diffère donc de l'air atmosphérique en ce qu'il contient peu d'oxygène et beaucoup d'acide carbonique.

Il est à peu près certain que la formation de l'acide carbonique dans le sol provient de l'oxydation des matières organiques, aux dépens de l'oxygène ; il est à remarquer que là où il y a peu de substances organiques, il y a peu d'acide carbonique, et qu'il augmente en présence de souillures des matières organiques. Ainsi si l'on étudie la formation de l'acide carbonique dans le terrain sous-jacent d'une fosse à purin, on trouvera que ce gaz atteint son maximum.

Ammoniaque et hydrogène sulfuré. — Il peut se trouver dans le sol d'autres substances gazeuses. Les matières azotées produisent de l'ammoniaque, qui se combinent avec l'acide carbonique, forment du carbonate d'ammoniaque. Pour prouver la présence de l'ammoniaque, on peut faire barboter l'air du sol dans une solution d'acide sulfurique ; on obtient du sulfate d'ammoniaque. Une autre preuve encore que l'air tellurique renferme de l'ammoniaque : si l'on met ce corps en contact avec le réactif de Nessler, il se produit une coloration jaune ou un précipité brun, suivant la quantité d'ammoniaque. Si l'on sature le sol avec des substances azotées, par exemple si l'on verse 20 litres d'urine, cette urine, après avoir été absorbée par le sol, se décompose et se transforme en carbonate d'ammoniaque.

L'urine peut donner naissance à d'autres produits d'oxydation, former de l'acide nitrique par exemple.

On peut donc conclure que, partout où le sol renferme des matières azotées, on peut trouver ammoniaque ou acide nitrique.

Quand les matières organiques qui pénètrent dans le sol contiennent du soufre, on trouve alors de l'acide sulfhydrique.

Si l'on fait passer l'air de ce terrain à travers un tube en verre dans lequel on a mis un papier filtré imprégné d'acétate de plomb, on voit le papier se colorer en brun, indice de la présence d'acide sulfhydrique.

Hydrogène carboné. — Dans les terrains vaseux, les tourbières, la décomposition des matières organiques donne souvent naissance à des carbures d'hydrogène, et surtout au gaz des marais.

Vapeur d'eau. — L'air tellurique renferme une certaine

quantité de vapeur d'eau correspondant presque toujours au degré de saturation.

Mouvements de l'air tellurique. — Les échanges incessants qui ont lieu entre l'air tellurique et l'atmosphère sont soumis à différents facteurs.

La structure du terrain joue évidemment un rôle important, plus que la nature proprement dite. Ce que nous avons dit de la perméabilité du terrain par rapport à l'eau, s'applique également aux mouvements de l'air. Un sol est d'autant mieux perméable à l'air que ses grains sont plus volumineux.

Ce sont les différences de température entre le sol et l'atmosphère qui exercent le plus d'influence sur les mouvements de l'air tellurique. Il ne paraît pas en effet que les oscillations normales de la pression barométrique jouent un grand rôle (Fodor) ou tout au moins déterminent un courant appréciable en un temps limité, car il est fort probable que des mouvements lents se produisent néanmoins (Soyka). Le sol s'échauffant et se refroidissant par couches successives, il se produit des courants telluriques plus ou moins forts et qui déterminent un véritable brassage de l'air du sol.

Le vent agit également sur les courants telluriques, et contribue à la ventilation du sol, en déterminant soit une aspiration, soit au contraire, une pression à la surface, suivant la direction.

Thermalité du sol. — Les sources de chaleur du sol sont au nombre de trois :

1° La chaleur centrale de la terre. On sait en effet que la terre, à une profondeur en réalité assez faible étant donné son diamètre, est à une température fort élevée. Les recherches faites, dans les mines et les puits artésiens montrent que, par suite de l'effet du feu central, la température s'élève de 1° par 30 mètres de profondeur, le puits artésien de Sperenberg à Berlin, creusé à 1,313 mètres de profondeur, donne de l'eau à 48°1 ;

2° Les processus chimiques, qui se produisent incessamment dans le sol, dégagent nécessairement une certaine quantité de calorique. Mais, en règle générale, les combustions sont trop lentes, trop disséminées pour influencer sérieusement la thermalité du sol ; sauf toutefois dans certaines tourbières, où les oxydations sont si énergiques qu'elles déterminent parfois des combustions spontanées, telle la *prairie qui fume* du Forez ;

3° Enfin, comme cause la plus intéressante au point de vue de l'hygiène, vient la chaleur solaire.

Le sol possède généralement un pouvoir absorbant et un pouvoir émissif également lent, avec une conductibilité faible. On conçoit ainsi qu'il s'échauffe lentement et se refroidit de même ; les oscillations de la température du sol suivent donc, mais avec un certain retard, les oscillations de la radiation solaire. Le sol absorbant la chaleur solaire a souvent une température beaucoup plus élevée que l'air ambiant (70° dans les sables du désert). Par suite de cette accumulation de calorique d'une part, et d'autre part de l'intensité du pouvoir émissif, joint à la déperdition de calorique produite par l'évaporation de l'eau, la surface du sol passe souvent, par des températures extrêmes considérables et dont l'écart est bien supérieur à celui indiqué par les thermomètres ordinaires placés à l'abri des radiations.

Mais ces différences ne sont réellement sensibles qu'à la surface même. Aussitôt que l'on s'enfonce dans le sol, les écarts sont moins sensibles et surtout plus lents à se produire. Suivant la nature du sol, la végétation qui le recouvre, son exposition, ces écarts varient d'un endroit à l'autre. C'est ainsi qu'il faut plusieurs semaines pour qu'une couche de 2 mètres de sable laisse passer le calorique disposé à sa surface.

En ce qui concerne la gelée, il est fort rare que la gelée descende à une profondeur de 20 centimètres, et tous les agriculteurs savent quel rôle protecteur joue contre le froid un faible manteau de neige. A une certaine profondeur, les influences atmosphériques ne se font plus sentir ; c'est ainsi qu'à Paris, les caves de l'Observatoire placées à 29 mètres de profondeur, ont une température rigoureuse-

ment constante de 11°7. On peut admettre que c'est après
20 mètres que l'on atteint la limite des températures invariables.

Méthode de mesure. — Pour mesurer la température du
sol on peut procéder, comme le fit Lamont à Berlin, en
plaçant des thermomètres à gros réservoirs dans des boîtes
à parois métalliques, les réservoirs étant en contact avec ses
parois. On descend ces boîtes dans des trous creusés à des
profondeurs variables et après le temps suffisant, on les
remonte. La grosseur même des réservoirs assure leur
lenteur, et on peut ainsi lire facilement et sans erreur. Le
procédé indiqué par le professeur Rosenthal est plus élé-
gant. Il utilise les tubes de forages employés pour l'étude
des gaz du sol. Près de la pointe en fer du foret, dans l'intérieur du tube, on soude un fil conducteur de cuivre isolé.
Ce fil passant par un galvanomètre, un second tube est
soudé en un point avec un fil de fer qui ferme le circuit
avec le tube de fer perforateur. L'aiguille du galvanomètre
indique une dérivation correspondant à la différence de
température entre les deux points de soudure. Si l'appareil
était réglé, il suffirait de lire, mais un procédé des plus
simples permet de ne faire aucun calcul (le réglage étant
toujours délicat); il suffit de plonger la soudure extérieure
dans un vase d'eau dont on fait varier la température, quand
l'aiguille du galvanomètre est au 0, c'est que les températures des deux soudures sont égales et il suffit de mesurer
celle du vase d'eau.

Rapport avec les maladies. — On a voulu établir un
rapport étroit et précis entre l'éclosion des épidémies,
notamment du choléra, et l'élévation de la température du
sol. Pfeiffer, qui a surtout défendu cette théorie, a cru
démontrer, d'après ses observations en Allemagne et en
Angleterre, que l'épidémie disparaissait quand la température du sol à une faible profondeur, tombait au-dessous
de 5°. Les études bactériologiques récentes confirmeraient
jusqu'à un certain point cette manière de voir, s'il est
démontré que le bacille virgule ne peut se propager au-
dessous de 16° et que les épidémies récentes ont eu leur

acmé, au moment où le sol présente précisément cette température optimum de plus de 16 degrés : juillet, août, septembre. Les partisans de la *grundwasser theorie* font remarquer que le maximum de la température du sol correspond précisément à l'état le plus bas du niveau de la nappe d'eau souterraine, et admettent nécessairement que c'est ce facteur qui est en cause.

Matières organiques du sol. — Le sol, outre les principes minéraux qui forment son substratum, renferme des matières organiques, dont l'étude est fort importante au point de vue de l'hygiène. Ces matières ayant pour caractéristique d'être presque toujours azotées, c'est en dosant l'azote d'un sol et en défalquant du chiffre trouvé, l'azote combiné sous forme de sels que l'on peut déterminer la richesse en matières organiques d'un sol.

Par ce procédé Frankland a trouvé à 1 mètre de profondeur :

	MATIÈRES FIXES	AZOTE ORGANIQUES	AZOTE TOTAL
Sol cultivé-fumé. .	143	1,3 — 27,5	0,3 — 33
Sol non fumé avec matières azotées .	238	0,6 — 14,1	0,2 — 0,7
Sol en friche. . . .	186	0,5 — 26,8	0,2 — 1,6

Ces matières organiques proviennent de causes multiples ; les unes sont dues aux conditions biologiques : plantes ou animaux qui vivent dans le sol. D'autres proviennent d'une action volontaire de l'homme, la fumure des terres ; enfin il faut ajouter d'autres causes inhérentes à l'existence de la vie sur terre, c'est la dispersion, à la surface du sol, de tout ce que nous appellerons du mot anglais facile à franciser : les *nuisances :* immondices de la rue, ordures ménagères, excrétions des animaux et des hommes, etc. Dans le même ordre d'idées, il faut ajouter les infiltrations des fosses d'aisances, les puisards industriels plus ou moins étanches, qui souillent le sol à une certaine profondeur.

Quant aux irrigations par les eaux d'égout, elles peuvent jusqu'à un certain point rentrer dans la catégorie des fumures; il est vrai que la nécessité de s'en débarrasser fait qu'il est difficile de considérer leur emploi comme absolument volontaire.

La pénétration des souillures dans le sol se fait avec une très grande lenteur. La rapidité de pénétration varie évidemment avec le degré de saturation du terrain ; mais le facteur est en réalité faible, et c'est plutôt la texture même du terrain qui établit une différence. Le sol à grands pores se laisse pénétrer plus rapidement que le sol à pores fins. On peut conclure des expériences faites par Hofmann avec des terrains sableux et en utilisant des solutions très diffusibles, comme le sel marin, que dans les conditions ordinaires les terrains à grands pores exigent trente-huit jours pour se laisser pénétrer par les souillures du sol à un mètre de profondeur et dans les terrains compacts, à pores fins, le calcul montre qu'il faut cent quatorze jours. On voit combien est garantie dans la majeure partie des cas la nappe d'eau souterraine. Ajoutons cependant que la sécurité n'est jamais absolue, puisque dans les terrains naturels, il peut se trouver des fissures, qui permettent une pénétration plus directe.

Assainissement spontané du sol. — Si le sol se contentait de présenter une résistance passive aux souillures, de ralentir leur marche dans la profondeur, il est évident que son rôle protecteur serait illusoire et qu'il serait toujours saturé, mais non seulement les substances nuisibles sont arrêtées, fixées dans le sol, mais encore décomposées, transformées en substances actives, utilisables pour les plantes.

Grâce à l'activité vitale des microorganismes du sol, il se produit constamment une série d'oxydations qui ont pour effet d'amener l'azote organique et l'ammoniaque à l'état de nitrites et de nitrates, le carbone à l'état d'acide carbonique et l'hydrogène en s'oxydant forme de l'eau.

La transformation de l'ammoniaque en nitrate dans le sol est un fait désormais hors de conteste et qui est vérifié de nouveau chaque jour.

Les chiffres suivants empruntés à Frankland (1868) sont

démonstratifs. C'est une étude faite sur les eaux d'égout avant et après filtration dans le sol.

	AVANT FILTRATION	APRÈS FILTRATION
Azote organique..	2,50	0,1 — 0,33
Ammoniaque.	5,58	0,01 — 0,62
Azote nitrique	0,00	3,00 — 4,00
sur 100,000.		

Mais si le fait est indiscutable, l'interprétation est plus difficile et deux théories ont été émises.

La *théorie biologique de la nitrification* (Schlœsing et Müntz), bien qu'entrevue par Pasteur, a surtout été étudiée par Schlœsing et Müntz.

Si l'on fait passer, même très lentement, une solution ammoniacale très faible dans un tube renfermant de la craie et du sable calcinés, on ne constate aucune disparition d'ammoniaque, mais il suffit d'ajouter à ce mélange un peu de terreau pour observer la transformation partielle en nitrate. Il en est de même si, au lieu d'une solution ammoniacale stérile, on verse sur le sable calciné de l'eau d'égout. En mettant un temps suffisamment lent, tout l'ammoniaque est oxydé, nitrifié.

Or, cette nitrification est arrêtée, si l'on fait passer dans le tube, en même temps, des vapeurs de chloroforme. Sachant que les vapeurs de chloroforme, si elles ne détruisent pas les microorganismes, tout au moins les anesthésie, paralysent leurs fonctions chimiques, il était tout naturel de conclure que les phénomènes observés étaient d'ordre vital.

Un grand nombre de microorganismes et même d'êtres plus élevés dans l'échelle : algues, etc., possèdent cette propriété. Et c'est à tort que Schlœsing et Müntz et plus tard Fodor ont voulu faire admettre un bacille spécifique, le bacterium lineola de Fodor, comme agent exclusif ou même essentiel de la nitrification. A cette époque il faut le reconnaître, on cherchait volontiers, entraîné par un amour trop grand de la spécificité, à attribuer un microbe spécial pour chaque phénomène d'ordre biologique.

Tous les antiseptiques, tous les antizymatiques exercent

la même action que le chloroforme, tel le sulfure de carbone (Warington). La nitrification atteint son maximum quand la température atteint 37° pour s'arrêter à 55° et à 5°, nouvelles preuves en faveur de la théorie biologique.

Soyka a montré que les alcaloïdes étaient également transformés ; les uns subissent la nitrification comme la strychnine, les autres sont simplement décomposés comme la quinine, la cinchonine.

La théorie physico-chimique de la nitrification (Hoppe-Seyler) refuse aux microorganismes le rôle oxydant. Les affinités chimiques, l'influence des forces physiques encore mal connues : porosité, action catalytique, etc., suffiraient, d'après les défenseurs de cette théorie, à expliquer les transformations en acide azotique et en acide carbonique.

La théorie biologique paraît réunir aujourd'hui le plus grand nombre de preuves pour elle, mais les bactéries ont besoin pour exercer leur action d'un substratum physique spécial, qui agit tout au moins comme cause adjuvante. C'est dans les sols poreux, à grains fins, que la nitrification atteint son maximum ; on trouve en effet dans ce cas les meilleures conditions physiques réunies : une porosité forte et une perméabilité qui permet libre accès à l'oxygène nécessaire.

Winogradsky (1890-1891) qui admet l'intermédiaire de deux ferments figurés : le ferment nitreux qui transforme l'ammoniaque en acide nitreux et le ferment nitrique, sans action sur l'ammoniaque, mais qui transforme l'acide nitreux en acide nitrique, a bien démontré la nécessité d'un apport considérable d'oxygène, ces deux ferments étant essentiellement aérobies. D'où cette conclusion, vérifiée par l'expérience, que les oxydations, et par suite l'assainissement du sol, ne peut se faire qu'avec une irrigation intermittente. L'eau pouvant entraîner de l'air après elle, alors que si le terrain est continuellement inondé, l'apport de l'oxygène est impossible et les ferments ne peuvent végéter.

L'alcalinité des terres est un facteur important, et des sables purement siliceux, bien qu'étant à la fois poreux et perméables, forment un terrain défavorable, alors qu'une addition de carbonates et de préférence de carbonate de potasse, modifie très avantageusement le sol.

Action réductrice. — Les nitrates, nitrites et carbonates ainsi formés sont en parties entraînés par les eaux, mais, en partie aussi, subissent des réductions nouvelles par les plantes et les bactéries.

A côté de l'action puissante de la végétation, il faut noter l'action réductrice attribuée à certaines bactéries dénitrifiantes, qui détruiraient en partie les effets des bactéries nitrifiantes (Deherain et Maquenne) par suite de processus anaérobie. C'est en effet quand l'oxygène fait défaut que ces microorganismes, parmi lesquels on peut citer le *bacillus amylobacter*, entrent en jeu.

Microorganismes du sol. — A la surface même du sol, les microorganismes sont très nombreux et jusqu'à une certaine profondeur, variable suivant la nature du terrain, on en rencontre un certain nombre ; Koch a montré que dans un terrain non remué, les microbes disparaissent presque complètement à une profondeur de un mètre.

Les chiffres absolus sur le nombre des bactéries trouvées en tel ou tel point sont sujets à caution. Trop souvent les expérimentateurs ont laissé un certain temps s'écouler entre la prise d'échantillon et le dosage, et dans ce cas les changements d'aération et de température modifient la vitalité des microorganismes et par suite leur nombre.

Le procédé le plus pratique pour cette étude est celui imaginé par Fraenkel de Berlin. L'échantillon est pris à la profondeur déterminée par une sorte de tarière, qui permet d'éviter les contaminations pendant la prise et une parcelle de terre d'un volume courant est mélangée avec une culture de gélatine liquide, qui est ensuite étendue sur la paroi interne du vase où elle se solidifie, et où les colonnes peuvent se développer.

Toutes les recherches aboutissent à ce résultat : qu'à une profondeur variable, mais relativement faible et même au niveau de la nappe d'eau souterraine, il n'y a presque plus de bactéries.

Toutes les bactéries trouvées étaient aérobies, bien que toutes les dispositions aient été prises pour recueillir et faire proliférer les espèces anaérobies que l'on aurait pu rencontrer.

Au point de vue des espèces de bactéries, il y a lieu d'étudier en employant une classification des plus élémentaires : les microorganismes utiles et les microorganismes pathogènes.

Le rôle utile joué par les microorganismes dans le sol est considérable, tant au point de vue de la destruction des matières organiques qui sont déposées à sa surface ou dans sa profondeur, qu'au point de vue de la nutrition des plantes. En réalité, ces deux fonctions se complètent et mieux, se confondent.

Nous avons parlé plus loin du rôle attribué aux microbes dans le phénomène de la nitrification et de l'oxydation des éléments carbonés ; nous n'y reviendrons pas.

Mais ces ferments nitrificateurs paraissent jouer encore un autre rôle, un rôle bactéricide. L'eau, sortant des drains des terrains d'irrigation, ne renferme plus que 4 à 10 bactéries par centimètre cube. Les ferments nitreux et nitriques s'emparent du terrain, ou chassent par des phénomènes de concurrence vitale, ou détruisent par les produits auxquels ils donnent naissance les autres bactéries qu'ils remplacent sans doute, mais comme ils ne sont pas cultivables dans les milieux ordinaires, ils passent inaperçus (Duclaux).

Il est fort probable que les différentes espèces existantes dans le sol, les unes oxydantes, les autres réductrices ont toutes des fonctions déterminées, amenant chacune des transformations spéciales. Cette question est encore loin d'être bien connue (Duclaux).

Les recherches récentes ont montré l'importance extrême de certaines bactéries dans la vie des plantes. La symbiose qui avait jusqu'ici comme type le lichen pourrait, sous des formes différentes, il est vrai, être un phénomène général.

La fixation de l'azote atmosphérique par les plantes, entrevue par Georges Ville, est aujourd'hui confirmée expérimentalement ; mais cette fixation se fait par l'intermédiaire de bactéries, qui déterminent dans les racines des plantes des nodosités, où elles sont enfermées puis absorbées, fournissant ainsi à la plante, l'azote nécessaire (Schlœsing-Breal-Prazmowski.)

A côté de ces êtres utiles, le sol renferme un certain nombre de bactéries pathogènes qui intéressent spécialement l'hygiène. Pour Arnould, ces bactéries ne sont devenues pathogènes qu'incidemment pour ainsi dire, par transformisme. Le sol, d'après lui, serait un milieu de conservation de ces agents pathogènes où ils pourraient persister longtemps à l'état latent.

Quelles que soient les évolutions subies dans les temps par les microorganismes dans le sol, on peut ici encore faire une division. Les microorganismes du sol proprement dit, qui paraissent y exister normalement, y proliférer, tel le vibrion septique de Pasteur dont les germes à l'état virulent existent dans presque toutes les terres ; le bacille du tétanos de Nicolaïer, moins répandu que le premier.

La bactéridie charbonneuse trouve également dans la terre un excellent habitat, où elle peut parcourir toutes les phases de son existence et proliférer. L'origine tellurique du charbon a été démontrée bien nettement dans les belles recherches de Pasteur sur le rôle des *Champs maudits* en Beauce. Inutile de rappeler le rôle attribué par notre grand savant aux vers de terre comme agents de transport de la bactérie de la profondeur à la surface.

Dans le second groupe on peut ranger le bacille typhique, le bacille de la tuberculose, le bacille du choléra. Pour le premier, Grancher et Deschamps ont montré qu'enterré à 50 centimètres il conservait sa virulence pendant des mois, plus longtemps en fait, que dans un tube de gélatine peptonisé laissé à l'air libre.

La résistance de la bactérie cholérique dans le sol est douteuse. Alors que Giaxa ne la retrouve plus au bout de quatre jours. Hueppe admet qu'elle peut vivre dans le sol à l'état de saprophyte aérobie.

Paludisme. — Dans un certain nombre de maladies, l'eau de boisson est incriminée comme agent de contage ; l'influence exercée par le sol lui-même, admise en partie par l'école de

Munich, est très contestée, sauf cependant dans l'étiologie des affections paludiques.

Sous le nom de Paludisme, avec Laveran nous rangerons toutes les affections connues sous le nom de fièvres palustres, fièvres maremmatiques, telluriques, intermittentes, rémittentes, malaria. Il n'est pas de maladies, après la tuberculose, plus répandue et dont les effets soient plus désastreux. Le germe palustre exige pour se développer trois facteurs : 1° de la *terre*, jamais les fièvres palustres ne prennent naissance sur des navires en pleine mer ; 2° de la *chaleur*, il n'y a pas de fièvres dans les régions polaires, et dans les régions tempérées la malaria est rare pendant la saison froide ; 3° de l'*humidité*, lorsque le sol est desséché, l'influence palustre disparaît.

Les belles recherches de Laveran nous ont fait connaître les hématozoaires, agents des fièvres palustres. Cette découverte longtemps contestée à l'étranger et même en France est désormais hors de conteste. Malheureusement les efforts de Roux, de Laveran ont été stériles pour cultiver ces parasites.

Quant au mode de pénétration, tout porte à croire que l'infection par l'air est admissible. Laveran signale, d'après ses recherches, comme agents inoculateurs, les moustiques. Il est certain que l'eau est un véhicule facile des germes et qu'il est tout indiqué dans les pays à fièvres de ne boire que de l'eau pure.

Le miasme paludique bien que transportable, ainsi que le montre quelques exemples bien étudiés, est cependant d'une extension géographique facilement limitable. En ce sens que pour protéger un pays sec, il suffit d'un rideau d'arbres, qui paraissent jouer le rôle d'un véritable filtre.

Si dans les pays tropicaux, il paraît très difficile encore de lutter avec succès contre les fièvres paludéennes, il n'en est pas de même dans les pays tempérés, à population dense et où la terre a partout une réelle valeur. On peut affirmer que toute contrée d'Europe et même du nord de l'Afrique est susceptible d'être délivrée de la malaria. Il suffit d'assainir le terrain par un drainage méthodiquement dirigé et une culture appropriée.

En France les Dombes sont totalement assainies, quelques

travaux suffiraient pour supprimer les marais de la Sologne. En Italie, les gigantesques travaux inspirés par Garibaldi ont permis de reconquérir des terres excellentes et saines, de fonder une colonie dans l'Italie même, plus prospère aujourd'hui et moins coûteuse que l'Erythrée. L'*agro romano* si désert, à la population si clairsemée, ne demande que quelques travaux pour retrouver l'aspect florissant du Latium de la grande république romaine.

On a préconisé pour le desséchement des sols palustres l'emploi de certains arbres et notamment de l'eucalyptus d'Australie. Ces végétaux, grâce à une activité d'absorption par leurs racines en rapport avec l'activité d'évaporation par les feuilles, peuvent coopérer au desséchement de certaines contrées. La croissance rapide de l'eucalyptus, ses propriétés hydrophiles l'indiquaient tout spécialement. Peut-être même, bien que le rôle en ait été considérablement exagéré, les principes actifs qui lui sont particuliers (essences d'eucalyptol) contribuent-ils à son action sanitaire.

Drainage. — Le drainage a pour but d'établir dans la profondeur du sol une couche perméable à la place d'un sol compact; il abaisse par suite le niveau de la nappe d'eau souterraine. Les idées nouvelles sur les processus de nitrification, exposées plus haut, expliquent facilement les heureux résultats obtenus par l'établissement des drains; en même temps, en effet, que le drainage supprime l'eau stagnante, il détermine la pénétration de l'oxygène dans les couches profondes.

Les systèmes de drainage sont multiples, mais presque partout on substitue aux drains primitifs formés de tranchées recouvertes de pierres et de fascines, des tubes en terre poreuse ajustés bout à bout, d'un diamètre variable suivant la quantité d'eau qu'ils doivent recevoir, quantité qui varie avec la nature du terrain et la place respective des drains; les drains collecteurs doivent nécessairement être plus volumineux. Un drainage bien fait doit répondre aux conditions suivantes : enlever du sol les eaux nuisibles le plus rapidement et le plus complètement possible, au prix de revient minimum.

Hervé-Mangon posait, en principe, qu'il fallait diriger les petits drains suivant les lignes de plus grande pente du terrain, les collecteurs par suite étant dirigés suivant une pente plus faible. Cette théorie longtemps officielle, est aujourd'hui très attaquée, on objecte le rallentissement des eaux et par suite l'obstruction des collecteurs et une action limitée des drains secondaires. Aussi préconise-t-on de placer les collecteurs suivant la ligne de plus grande pente et les drains secondaires en diagonale (Risler et Wery).

Quoi qu'il en soit, l'influence du drainage sur la santé publique est manifeste.

En Angleterre, en Amérique, les drainages multipliés ont fait baisser la mortalité. En France, il y a encore beaucoup à faire, malgré le crédit de 100 millions voté en 1858 et non dépensé.

Aseptisation des terres contaminées. — Les travaux de curage des étangs, des canaux entraînent souvent avec eux l'éclosion d'accidents paludéens non seulement parmi les ouvriers employés directement à ses travaux, mais encore dans les populations voisines, soit de l'endroit à curer, soit du dépôt où sont conduites les boues du curage. Il suffit de rappeler l'épidémie d'accès pernicieux qui, à Bordeaux, entraîna 3,000 décès et 12,000 cas de fièvre, après le desséchement fait en été d'un grand marais en 1805.

Les instructions rédigées par M. Colin dans le rapport de l'Académie de médecine en 1881, sur les mesures hygiéniques à conseiller au sujet de l'exécution du canal de Tancarville peuvent être citées comme un modèle, en ajoutant toutefois quelques additions nouvelles.

Opérer de préférence pendant les saisons froides, et suspendre tout travail de juillet à septembre.

Ne prendre que des ouvriers robustes, indemnes de toute tare paludéenne, et éliminer immédiatement et définitivement tout employé ayant eu une première attaque.

Transport direct et rapide, en substituant autant que possible les machines au travail à la main, des matériaux enlevés. Allumages de grands feux au voisinage des chantiers. Ensemencement et culture intensive sur les dépôts de matériaux.

Pour protéger les populations, M. Gibert, du Havre, avait demandé « s'il existait une substance chimique bon marché, capable d'être répandue à profusion sur les remblais et pouvant détruire les causes de la fièvre ». A cette demande, M. Colin répondait : « Oui, il est des substances bon marché, capables non seulement de détruire la fièvre, mais encore susceptibles de transformer les miasmes en richesses agricoles. Ces substances sont les semences végétales à culture intensive. »

Quels que soient les mérites de la culture intensive, elle présente ce grave inconvénient de n'agir qu'après un certain temps, et simplement sur les lieux de déversement, laissant pendant toute la durée des travaux, ouvriers et riverains exposés aux émanations mallariques.

L'aseptisation chimique peut heureusement être obtenue facilement et à peu de frais, dès le début des travaux, il suffit de traiter les terres à enlever par une solution de sulfate de fer, puis secondairement par un lait de chaux. En utilisant 500 grammes de sulfate de fer et un kilogramme de chaux vive par mètre cube de vase à extraire, on obtient une aseptisation suffisante (Rabot).

La vase ainsi traitée ne donne plus aucune odeur, et les recherches de Grancher et Thoinot sont décisives au point de vue de bactériologique : quatre cobayes inoculés avec les boues non désinfectées prises dans le canal de Versailles, succombèrent à la septicémie de Pasteur, quatre autres cobayes inoculés avec les boues traitées ne présentèrent aucun symptôme. Le sulfate de fer revient à 9 francs les 100 kilogrammes et la chaux vive à 7 francs le mètre cube. La dépense n'est donc pas très considérable.

Ajoutons à ces moyens le dragage sous l'eau par des drogues suceuses, quand cet emploi est possible, et l'administration quotidienne aux ouvriers de 10 centigrammes de sulfate de quinine. Les résultats obtenus à Saint-Mandé à Versailles, sont des plus concluants (Deverneresse).

RÉSUMÉ. — La nature d'un terrain est moins importante au point de vue de l'hygiène que sa structure. La porosité et la perméabilité par rapport à l'air et à l'eau sont les deux facteurs les plus intéressants.

Rapports du terrain avec l'eau. — La teneur en eau d'un terrain est fonction de cinq facteurs : 1° les précipitations aqueuses : 2° l'évaporation, ces deux facteurs étant liés essentiellement aux conditions atmosphériques ; 3° la capacité hygrométrique dépendant de la structure du terrain, et essentiellement de sa plus ou moins grande porosité ; 4° la circulation capillaire qui se confond en partie avec 5° la perméabilité.

La nappe d'eau souterraine, à laquelle l'école de Munich a fait jouer un rôle si important dans l'étiologie des maladies épidémiques est constituée par la couche aqueuse formée au-dessus de la première zone de terrain imperméable. Son influence ne peut s'exercer que si le terrain imperméable n'est pas à une trop grande profondeur. C'est dans la nappe d'eau souterraine que viennent aboutir les puits ordinaires, on peut l'utiliser également par un drainage convenable pour l'alimentation en eau. Mais elle est toujours, sauf contrôle, suspecte de contamination.

La nappe d'eau souterraine est sujette à des oscillations dépendant : 1° des conditions atmosphériques ; 2° des mouvements de niveau des cours d'eau qu'elle alimente. Même quand l'analyse chimique (le degré hydrotimétrique) indique une indépendance immédiate entre les eaux de la nappe et celle du cours d'eau, on constate dans les vallées à faible déclivité un rapport entre les hausses et les baisses du fleuve et les oscillations de la nappe. Pettenkofer a voulu établir une relation entre la marche des épidémies et les oscillations de la nappe souterraine « la fièvre typhoïde et le choléra montent, quand la nappe souterraine descend ». Mais il faut qu'il y ait eu au préalable une élévation de cette eau. Cette théorie fort attaquée aujourd'hui par les partisans de la contagion par l'eau de boisson. ne peut en tout cas être appliquée qu'à des localités déterminées.

Air tellurique. — Le sol au-dessus de la nappe d'eau souterraine renferme toujours une certaine quantité d'air, plus ou moins riche en acide carbonique (8 à 12 p. 100) et par suite plus pauvre en oxygène que l'air atmosphérique. Ce corps. ainsi que les autres gaz trouvés : ammoniaque. hydrogène sulfuré, hydrogène carburé est le résultat des réactions chimiques qui se produisent dans le sol imprégné de matières organiques.

La *thermalité du sol* est due à des causes multiples : la chaleur centrale de la terre, les processus chimiques dans le sol et la chaleur solaire. Pour un terrain donné, les variations thermiques dépendent uniquement de la chaleur solaire, mais ces oscillations sont toujours très lentes et à une certaine profondeur, elles deviennent nulles. C'est ainsi qu'à Paris, les caves de l'Observatoire placées à 20 mètres de profondeur sont constamment à 11°7. La température du sol à 6 mètres indique généralement la moyenne thermique annuelle de l'endroit.

Dans les grandes profondeurs il faut tenir compte de la chaleur centrale. La chaleur s'élève de 1° par 30 mètres.

Matières organiques du sol. — Les terrains superficiels renferment toujours des matières organiques, variables suivant l'endroit, provenant soit des plantes qui y croissent et y meurent, soit des déjections animales, de cadavres, etc., qui sont laissés à la surface ou enfouies. Mais ces substances y sont continuellement décomposées et ne peuvent arriver à une certaine profondeur sans être réduites en nitrite, en acide carbonique, etc.

Le mécanisme nitrificateur est dû à des nitro-bactéries, qui transforment l'ammoniaque en acide nitreux (ferment nitreux) et ce dernier en acide nitrique (ferment nitrique). Toutefois ces oxydations ne peuvent se faire que dans un milieu approprié, aéré, ces deux ferments étant aérobies. Ajoutons qu'une autre théorie admet ces transformations successives par les actions physico-chimiques : théorie physico-chimique de la nitrification, opposée à la théorie biologique.

Microorganismes du sol. — A côté des microorganismes utiles : nitrobactéries, agents fixateurs de l'azote sur les plantes, il existe dans le sol des bactéries. les unes au rôle mal défini, sans doute inoffensives, les autres pathogènes : vibrion septique, bactéridie charbonneuse, bacille du tétanos. Les microorganismes du choléra, de la fièvre thyphoïde, de la tuberculose paraissent pouvoir résister quelque temps dans le sol.

Le paludisme se rattache à la nature du sol, il est endémique dans certaines contrées marécageuses, n'est pas transportable ni inoculable. Les hématozoaires de Laveran n'ont pu encore être cultivées dans les milieux de culture : leur biologie est donc inconnue.

Les travaux d'assainissement : desséchement, drainage, colmatage, végétation intensive suffisent pour diminuer l'intensité du paludisme et même le faire disparaître.

Les travaux en terrain suspect : vaseux, marécageux exigent des dispositions hygiéniques spéciales : travail pendant la saison tempérée à sulfate de quinine à dose quotidienne. Dragage sous l'eau si possible, désinfection continuelle des matières au sulfate de fer.

CHAPITRE II

DE L'EAU

Il n'est pas en hygiène de question plus importante que celle de l'eau. Outre son rôle comme aliment, l'eau en effet est encore indispensable pous assurer la propreté individuelle ou collective des individus comme des agglomérations. Et nous pouvons ajouter que ses utilisations si nombreuses dans l'agriculture et dans l'industrie intéressent encore l'hygiéniste.

Enfin l'eau exerce sur le climat, sur les variations atmosphériques une importance extrème que nous étudierons plus loin. Il nous paraît inutile d'insister sur la division des eaux en *superficielles* ou *terrestres, souterraines* ou *telluriques, météoriques* ou *atmosphériques*. Nous avons parlé en effet des eaux telluriques à propos de l'étude des rapports du terrain avec l'eau et nous aurons l'occasion d'étudier plus loin à propos des provenances de l'eau : les sources et les puits. L'influence des eaux météoriques sera signalée à propos de l'atmosphère, dont elles sont un puissant modificateur.

Quant aux eaux superficielles ou terrestres, il nous suffira de dire quelques mots particuliers de la mer, et nous pourrons aborder immédiatement la question de l'eau potable.

La mer. — L'eau de mer par suite de sa salure ne saurait être utilisée directement comme boisson, mais elle peut être soumise à la distillation et sur les navires à vapeur on a supprimé en partie la provision d'eau douce pour utiliser les eaux de condensation des chaudières. Certaines villes de la côte du Pérou, qui sont complètement privées d'eau douce par suite de l'absence de source et même de pluie s'alimentent ainsi.

La composition de l'eau de mer est assez variable suivant les endroits. C'est ainsi que la proportion de chlorure de sodium, qui constitue le sel le plus important varie de 30 grammes p. 1000 (Méditerranée) à 5 grammes (mer Baltique). Mais ce dernier chiffre est extrêmement faible et dans l'océan où les grands courants assurent plus d'homogénéité, on trouve partout un chiffre voisin de 26. Le chlorure de magnésium oscille entre 3 à 5 grammes.

La température de la mer est nécessairement variable à la superficie, mais à une certaine profondeur, elle n'est plus influencée par les variations de la surface, et on trouve une température constante assez froide, 2º à 4,000 mètres d'après les recherches du *Talisman*. Les courants marins, si bien étudiés par Maury, jouent un rôle considérable non seulement sur la température de la mer, mais encore sur la température des régions terrestres voisines. C'est grâce aux eaux chaudes du Gulfstream que la Bretagne doit la douceur de son climat et que les côtes norvégiennes sont beaucoup moins froides que les territoires russes et sibériens placés sous la même latitude.

C'est donc principalement comme modificatrice puissante des conditions météorologiques d'un pays que l'on doit envisager la mer au point de vue de l'hygiène. Nous verrons plus tard en parlant des climats, l'influence du climat marin sur les populations des côtes.

L'eau de mer a été employée dans certaines villes maritimes pour assurer le lavage des rues et des égouts.

Les avis sont partagés sur son emploi. La chaussée arrosée par l'eau de mer, reste glissante et à Plymouth, on a été obligé sur deux lavages journaliers d'employer l'eau douce pour le second lavage afin d'enlever l'excès de saumure. En ce qui concerne le lavage des égouts, on objecte l'attaque du ciment et des métaux et la précipitation des matières organiques avec production d'hydrogène sulfuré par suite de la décomposition des sulfates.

Microbes. — Miquel a émis cette idée ingénieuse, que la mer est le grand tombeau des microbes. L'air en contact avec la surface de la mer est continuellement lavé pour ainsi dire par les vagues, les microbes mouillés par l'effluve saline tombent dans les flots. Mais qu'y deviennent-ils ?

San Félice a reconnu que le nombre des bactéries de la mer diminue rapidement à mesure qu'on s'éloigne de la côte.

De même, quand on effectue les prises d'eau à des profondeurs de plus en plus grandes.

Par 700 mètres et à 15 kilomètres des côtes, on ne trouve plus que 20 à 30 germes par centimètre cube. Mais une partie des bactéries, dans le calme de ces profondeurs, doivent gagner le fond, et dans la vase, en effet, on retrouve de 24 à 30.000 germes par centimètre cube (Russel). Quant à la pression, on sait qu'elle est sans influence.

La question des microbes pathogènes est toujours très intéressante, car un grand nombre de villes maritimes dirigent vers la mer tous leurs égouts et étant donné les courants marins et le mouvement des marées, il y a peut-être à redouter une contamination possible bien que très aléatoire.

D'après Cassedebat, le bacille de la fièvre typhoïde serait détruit en vingt-quatre heures de séjour dans l'eau de mer, alors que le spirille du choléra conserve son activité au bout de trente-cinq jours.

Eaux potables. *Conditions physiques.* — L'Annuaire des eaux de France demandait pour l'eau potable les conditions suivantes :

« Une eau peut être considérée comme bonne et potable, quand elle est fraîche, limpide sans odeur, quand sa saveur est très faible, qu'elle n'est ni désagréable, ni fade, ni salée, ni douceâtre, qu'elle contient peu de matières étrangères, qu'elle est suffisamment aérée et dissout le savon sans former de grumeaux et qu'elle cuit bien les légumes.

Conditions chimiques. — L'eau alimentaire doit avoir une teneur en matières minérales oscillant entre 0 gr. 05 et

0,50 par litre. Ces substances minérales se décomposant ainsi :

Carbonate et bicarbonate de chaux . . .	0,050 à 0,300
Chlorures alcalins	0,005 à 0,015
Sulfates alcalins et terreux.	0,003 à 0,020
Silice et silicates	0,015 à 0,050
Fer, alumine, fluor.	Traces.

Au-dessous de 0 gr. 1 par litre, la minéralisation est insuffisante. Au-dessus de 0,5, elle est trop forte, l'eau devient indigeste.

Eaux trop calcaires. — Les eaux qui renferment plus de 0 gr. 5 de sels de chaux sont dures, cuisent mal les légumes et forment avec les composés organiques alimentaires des combinaisons insolubles et indigestes. Quand la chaux est à l'état de carbonate, l'eau peut encore être digestive, si elle renferme une quantité suffisante d'acide carbonique pour assurer la dissolution des sels. Mais quand l'excès de chaux est à l'état de sulfate (*eaux séléniteuses*), la digestion est alors très troublée. On a accusé les eaux calcaires de favoriser la production des calculs vésicaux et des observations récentes à Avignon, à Glasgow, ont confirmé cette opinion d'Hippocrate.

Les eaux magnésiennes, quand la teneur en magnésie dépasse 0 gr. 060, ont un goût amer qui permet de les éviter. On les a accusées de contribuer à l'étiologie du goitre et du crétinisme ; elles seraient tout au moins légèrement purgatives.

Les eaux chargées d'azotates, même à la dose de 0,30, n'ont pas paru exercer d'action défavorable sur l'organisme. Toutefois, la présence des azotates doit toujours mettre en garde contre l'infection probable de ces eaux.

Les eaux siliceuses (0,026) agiraient sur les dents (?). Les observations ont besoin d'être confirmées.

Eaux trop pauvres. — Les eaux de pluies, ou des glaciers, les eaux distillées sont très pauvres en calcaires. Sans inconvénient, si l'individu a une nourriture suffisamment riche en sels de chaux (alimentation animale et lait); elles peuvent déterminer un déchet dans l'organisme, quand l'alimentation est trop pauvre, c'est précisément le cas du montagnard ou du marin.

L'absence d'iode et de brome a été souvent incriminée comme cause du goitre, le fait est encore à prouver.

Eaux chargées de matières toxiques. — Parmi les minéraux toxiques que l'eau peut renfermer, il faut citer : l'arsenic, le cuivre et le plomb.

On a signalé des intoxications faites par des eaux ayant traversé des terrains renfermant des arsénites à Bâle et aux environs de Nancy.

Pouchet signale une usine de fuchsine, qui versait dans la Seine plus de 100 kilogrammes d'acide arsénieux certains jours. Des puits ont été contaminés par les puisarts voisins recevant des eaux riches en produits arséniés.

Le cuivre a été très rarement incriminé et nous le signalons simplement. Certaines sources africaines renferment du sulfate de cuivre en solution. Mais la saveur est telle que les accidents ne sont pas à craindre.

Les eaux qui ont traversé des terrains plombifères ont souvent donné lieu à des accidents de saturnisme, mais c'est surtout après leur captation que les eaux peuvent se charger de plomb ; la plupart des canalisations secondaires sont en effet faites avec ce métal (la canalisation principale étant généralement en fonte ou en fer); et dans ces conditions ces eaux peuvent se charger de carbonate de plomb. L'empoisonnement arrivé à la famille d'Orléans au château de Claremont en 1852 par de l'eau ayant séjournée dans une citerne doublée de plomb, est désormais historique, l'eau renfermait un milligramme par litre. Il se forme dans les conduites de plomb des incrustations, dites calcaires, mais qui, en réalité, renferment jusqu'à 75 p. 100 de sels de plomb (Pouchet). Sous l'influence des coups de bélier ces incrustations se détruisent en partie et sont entraînées par l'eau, en partie dissoute, en partie en suspension. On ne peut par suite déterminer exactement la teneur en plomb par une seule analyse de l'eau livrée à la consommation. La suppression des tuyaux de plomb, ou tout au moins leur étamage intérieur comme on le fait à Vienne est donc préférable.

Matières organiques de l'eau. — Il y a lieu de distinguer dans les matières organiques qui se rencontrent dans l'eau, deux grandes divisions : 1° les matières organiques non vivantes ; 2° les êtres, animaux ou végétaux vivants et capables de se multiplier.

Avant la découverte des germes pathogènes, on accordait une importance extrême au dosage en bloc, le seul que l'on pouvait faire, des matières organiques contenues dans l'eau, et en admettant alors qu'il fallait tenir pour mauvaise tout eau qui consommait plus de 3 milligrammes de permanganate de potasse par litre pour se décolorer. En réalité, une eau riche en matière organique doit, jusqu'à preuve du contraire, être suspectée, non pas tant par la richesse des principes azotés qu'elle peut contenir que parce que cette richesse implique presque toujours l'existence de nombreux organismes vivants.

Les produits de décompositions que l'on rencontre dans l'eau, au degré de dissolution où ils se trouvent, ne sont généralement pas très dangereux ; ce sont des produits chimiques, des albuminoïdes ou des substances dérivées de leurs transformations : *triméthylamine, leucine, tyrosine, phénol, crésol, urée*, incapables de déterminer des maladies spécifiques. Toutefois, ces eaux peuvent, sur des intestins non adaptés, déterminer des troubles réels, de la dysenterie, des coliques. En un mot, suivant l'opinion judicieuse d'Arnould, si ces eaux riches en matières organiques, mais pauvres en ferments vivants, sont incapables de déterminer par elles-mêmes une maladie spécifique, elles peuvent néanmoins, en plaçant l'individu dans des conditions défavorables, diminuer sa résistance, préparer le terrain à l'infection. Et le plus prudent est d'éliminer ou tout au moins de corriger toute eau renfermant une proportion de matières organiques sensible, c'est-à-dire, capable de décolorer un milligramme et demi de permanganate de potasse.

Les matières organiques que l'eau renferme sont de toutes

provenances : végétation, cadavres d'animaux aquatiques ou terrestres, etc., mais la principale cause d'altération des cours d'eau est certainement l'apport des nuisances de toute nature des agglomérations humaines. Nous reviendrons plus loin (p. 289) sur cette question, il nous suffira de rappeler ici qu'à Paris, le cube moyen des eaux d'égout versé à la Seine est de 260.000 mètres cubes, soit le trentième de la totalité de l'eau que débite le fleuve.

Matières organiques vivantes. — A l'exception de l'eau de source qui ne renferme aucun organisme vivant quand elle est directement captée, toutes les eaux sont l'habitat d'un certain nombre d'organismes appartenant au règne végétal ou au règne animal,

La présence des vertébrés aquatiques intéresse peu l'hygiéniste, toutefois l'absence seule des poissons dans un cours d'eau est souvent un indice de la mauvaise qualité de ces eaux.

Parmi les êtres inférieurs qui peuplent les cours d'eau et en dehors des microorganismes qui méritent une étude spéciale, il y a lieu de distinguer, au point de vue purement hygiénique, les êtres utiles et les êtres dangereux.

C'est ainsi que dans le règne animal, les mollusques, tels que les daphnia, les cyclops, cypris, jouent en quelque sorte le rôle des cellules phagocytaires de l'organisme, ils arrêtent ou détruisent une partie des microorganismes et transforment les matières organiques, achevant leur décomposition.

Dans le règne végétal, le rôle des algues est utile ; ce sont les agents principaux de la purification spontanée des cours d'eau (voir p. 43), elles fixent l'acide carbonique dissout dans l'eau et remettent l'oxygène en liberté. Dans certains cas, grâce à leur *influence*, l'oxygène atteint dans l'eau des proportions inattendues, 61 p. 100 dans les eaux stagnantes de l'Anjou (action de l'*enchélide monadine* par A. et C. Morren).

Les oscillanées, les beggialtoées réduisent les sulfates et mettent l'acide sulfhydrique en liberté.

Les *crénothrix*, sans influence nocive directe, sont redoutées dans les eaux légèrement ferrugineuses que l'on veut soumettre à la filtration, car par leur développement elles entravent cette opération.

MICROORGANISMES DES EAUX

Il est de toute évidence que la nature même des microorganismes dans une eau importe plus que le nombre des bactéries prises en masse.

Toutefois le nombre absolu est certainement un indice utile quand on veut juger de la valeur d'une eau. On a

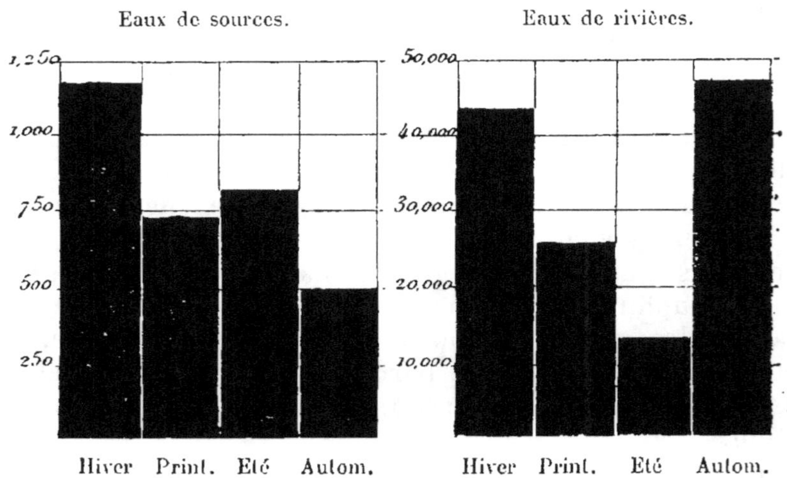

Fig. 1. — Microorganismes des eaux de sources et de rivières
(moyennes saisonnières).

voulu ainsi fixer un nombre maximum de microorganismes pour l'eau potable. Plagge et Proskauer indiquent 300 germes par centimètres cubes, Fraenkel 250 ; Emmerich et Trillich 200. Nous donnons la classification de Miquel, qui classe encore dans les eaux pures, celles contenant près de 1 000 bactéries

	BACTÉRIES PAR CENTIMÈTRE CUBE	
Eau excessivement pure. .	0 à	10
Eau très pure	10	100
Eau pure	100	1 000
Eau médiocre.	1 000	10 000
Eau impure	10 000	100 000
Eau très impure.	100 000 et au delà.	

Cette échelle, basée sur les multiples de 10, est très aisée à graver dans la mémoire.

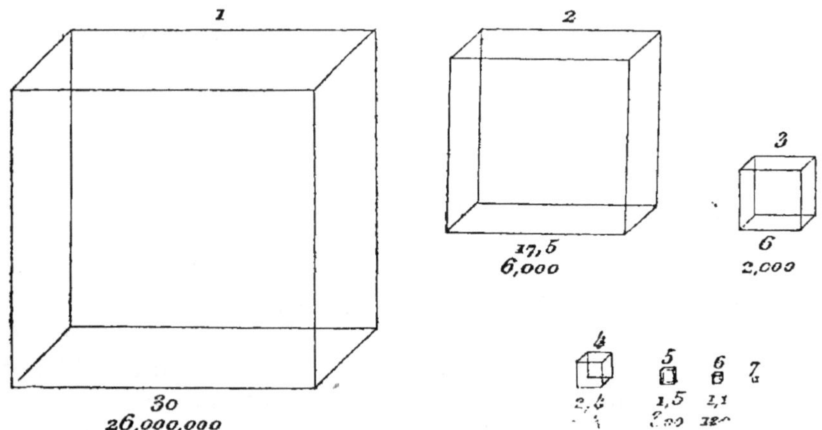

Fig. 2. — Microorganismes par centimètres cubes d'eau.
(1 millimètre cube représente 100 microorganismes.)

En l'appliquant aux eaux de Paris, dont les richesses moyennes en bactéries sont les suivantes :

	BACTÉRIES PAR CENTIMÈTRE CUBE
Vanne	808
Dhuis.	1 890
Seine à Ivry.	32 500
Marne à Saint-Maur.	36 300

on voit que les eaux de la Vanne sont comprises dans la catégorie des eaux pures, celles de la Dhuis dans la catégorie des eaux médiocres ; quant aux eaux de la Seine et de la Marne, elles sont impures au point de vue quantitatif.

Eaux de source (moyennes saisonnières générales).

| | BACTÉRIES PAR CENTIMÈTRE CUBE | |
Saisons.	Vanne.	Dhuis.
Hiver	1 200	3 180
Printemps	720	2 125
Été	770	625
Automne	505	1 605
Moyenne annuelle. . .	800	1 890

Eaux de rivière (moyennes saisonnières générales).

| | BACTÉRIES PAR CENTIMÈTRE CUBE | | |
Saisons.	Seine à Ivry.	Marne à St-Maur.	Ourcq.
Hiver.	43 500	63 940	84 955
Printemps	26 570	14 490	19 780
Été.	13 710	10 140	8 105
Automne	46 340	56 640	100 485
Moyenne annuelle.	32 530	36 305	53 330

On voit que pour les eaux de source comme pour celles
de rivière, le maximum de pureté est atteint en été à
l'époque la plus chaude de l'année, ce qui montre qu'il
n'existe aucun rapport entre la température des eaux et leur
richesse en microorganismes, les eaux de sources étant
toujours à une température constante. Peut-être la plus
grande rapidité dans l'écoulement de l'eau à travers les
terres est-elle la cause essentielle de la recrudescence des
microbes en hiver et en automne, la filtration étant moins
parfaite.

De l'auto-infection des eaux. — Le nombre des bactéries
dans une eau donnée varie d'un jour à l'autre. Nous avons
insisté plus haut sur les difficultés que présentent les transports des échantillons et l'aléa qui résulte de ses variations.

Mais si dans les premiers jours le nombre des microbes
augmente rapidement, cette marche progressive s'arrête
au bout de quelques jours, et on assiste à un phénomène

inverse ; la diminution graduelle, quelquefois même beaucoup plus rapide de ces microorganismes. Il semble des recherches de Miquel sur les eaux de Paris : eaux de source ou de rivière, qu'il existe de grandes différences d'une eau à l'autre, mais qu'en réalité, l'auto-infection est d'autant plus manifeste que l'échantillon était au début moins riche en bactéries. Miquel résume ainsi ces recherches : une infection bactérienne *rapide* mais *passagère*, caractérise les eaux naturelles émergeant du sol ; une infection bactérienne *lente* et *tenace* caractérise les eaux microscopiquement impures.

Ces variations dans le nombre des bactéries, et surtout leur disparition peuvent s'expliquer par suite d'un phénomène analogue à celui observé chez les êtres vivants. Les bactéries sécrètent des produits solubles, qui à un certain degré sont toxiques pour eux-mêmes, d'où leur disparition et si dans cette même eau on ajoute de nouveau les mêmes espèces, celles-ci disparaissent rapidement ; l'eau est *immunisée* comme un animal vacciné. On peut ainsi expliquer comment certaines épidémies ayant pour cause de l'eau de boisson peuvent cesser alors même que l'on continue à utiliser l'eau de même origine. Ces observations si intéressantes permettent encore d'expliquer ce fait *a priori* étrange que les eaux *neuves*, c'est-à-dire celles peu chargées de bactéries, peuvent être beaucoup plus dangereuses si elles sont soumises à une cause d'infection, que des eaux riches en microbes soumises aux mêmes causes.

Dans les eaux impures, dans celles qui ont nourri plusieurs générations d'organismes variés, les bactéries ont sécrété pendant leur existence des poisons diastasiques qui s'opposent à la multiplication des espèces pathogènes, quand ces diastases ne les tuent pas rapidement.

Assainissement spontané des cours d'eau. — Pettenkofer pour montrer que l'eau est susceptible de s'assainir spontanément cite l'exemple de l'eau des aquariums, dans laquelle arrivent les excréments des poissons et la nourriture qu'on leur donne et qui peut rester six mois sans être renouvelée, claire, sans odeur, saine pour les poissons si l'on a soin de l'aérer et de l'agiter par un faible courant d'air.

Dans les eaux vives, la purification spontanée est indiscutable, toutefois elle est plus ou moins complète suivant certaines conditions qu'il est indispensable d'étudier.

Cette question est des plus importantes ; s'il est démontré en effet, que certains cours d'eaux peuvent recevoir les déjections de toute une cité sans que leurs eaux en aval soient polluées, au moins à une certaine distance ; la question de l'évacuation des nuisances est singulièrement simplifiée.

L'École de Munich, avec son chef Pettenkofer, a surtout étudié cette question. L'Isar qui traverse Munich est un fleuve au cours rapide, au débit considérable et qui présente par suite les conditions les plus favorables. Trois procédés permirent de mettre en évidence la purification spontanée du fleuve après qu'il a reçu les égouts de toute la ville.

Le dosage des matières organiques. En amont, la réduction du permanganate de potassse oscille entre 1 milligr. 37 et 2 milligr. 47. A Ismaning, à 12 kilom. 5, l'oscillation existe entre 2 milligr. 06 et 3 milligr. 54 d'O.

L'examen bactériologique donne des résultats analogues : diminution de 80 p. 100 des colonies à Freysing (Pransnitz.)

Un procédé plus simple encore consiste à rechercher l'existence d'une Beggiatœé, qui forme un enduit filamenteux, rouge sur les pierres et les racines des plantes, partout où les matières organiques sont en quantité suffisante. Or, à ce même endroit d'Ismaning, cette algue commence à disparaître (Pfeiffer).

L'assainissement spontané des fleuves est obtenu par des causes multiples : d'origines chimiques, physiques et biologiques. L'oxydation est indéniable, les réactions chimiques étant favorisées par la présence des carbonates de chaux et de magnésie (Læw).

Il se produit en outre des précipitations.

Enfin les bactéries aquatiques et les végétaux inférieurs, avec ou sans chlorophyle, consomment une grande partie de la matière organique en suspension. Aussi y a-t-il lieu d'éviter le déversement dans le fleuve de certaines eaux industrielles qui, entravant le développement des plantes et des animaux inférieurs, suppriment l'action bienfaisante de ces êtres organisés.

La *glace alimentaire*. — La glace entre pour une certaine part dans l'alimentation en eau potable. En France, elle est surtout utilisée dans les villes.

Pendant longtemps, on n'a eu recours qu'à la glace naturelle, extraite des étangs voisins en hiver, ou transportée même des pays étrangers : glace de Norvège, de Suède. Aux États-Unis, le transport de la glace naturelle du Canada, a une importance extrême.

Or, les recherches bactériologiques ont montré que les froids les plus intenses n'agissent pas sur les bactéries, ou tout au moins ne les détruisent pas ; même par une action prolongée, le bacille de la fièvre typhoïde, exposé pendant cent jours à un froid de 10°, a résisté.

Il est donc de toute importance de s'assurer de la pureté de la glace. Celle-ci une fois fondue doit donner de l'eau potable.

Or, à Paris notamment, la glace naturelle est recueillie dans des étangs dont l'eau, exposée à une série de contamination, est plus que suspecte : 1000 tonnes de glace dans les bassins de Saint-Cloud, 18 000 dans les lacs du bois de Boulogne, 21 000 dans ceux du bois de Vincennes.

L'analyse de la glace des lacs du bois de Vincennes faite au laboratoire municipal (décembre 1892), a décelé 25 000 colonies par centimètre cube, et parmi les bactéries, le *bacillus coli communis*, *fluorescens*, *putridus*, etc. Dans un échantillon d'une glace débitée au détail, on trouve 175 000 colonies.

Alors que l'eau est réputée impropre à la consommation quand elle renferme une quantité de matière organique supérieure à 20 milligrammes en acide oxalique, l'eau de glace fondue, prise à l'étang de la Briche (janvier 1893) renfermant 140 milligrammes (Riche).

D'autre part, si la glace naturelle, prise dans les glaciers peut être considérée comme pure, son prix de revient en interdit l'emploi commercial et elle ne saurait lutter économiquement contre les glaces artificielles.

3.

Les perfectionnements apportés aux appareils à glace artificielle, notamment les appareils Fixary, permettent en effet de fournir en grande quantité une glace transparente à 8 ou 10 francs la tonne.

Il suffit dans ce cas de n'employer pour la fabrication de cette glace que de l'eau pure, de l'eau d'alimentation. La *société de la glace* pure à Paris utilise l'eau de condensation de la vapeur de ces moteurs ; le procédé peut être utile quand on ne dispose pas d'eau pure.

Il est évident que l'eau pure n'est réellement indispensable que pour la glace alimentaire, qui représente à peine un huitième de la glace dépensée dans Paris. Aussi le conseil d'hygiène se contente-t-il de demander l'établissement d'une distinction entre la glace alimentaire et la glace non alimentaire.

La séparation dans les locaux, et pendant le transport doit être absolue. Le mieux serait évidemment de n'utiliser que de l'eau pure. La surveillance étant toujours fort difficile, sinon à l'usine productrice au moins dans les établissements de détails.

CORRECTION DE L'EAU

Avant les découvertes de Pasteur, on se préoccupait avant tout d'obtenir pour les usages alimentaires une eau chroniquement potable, c'est-à-dire n'étant ni trop séléniteuse, ni trop carbonatée. Actuellement, et bien que cette question ait conservé une importance réelle, on se préoccupe avant tout d'avoir une eau indemne de tout microorganisme pathogène.

Nous n'insisterons pas sur les corrections qui portent sur la température de l'eau.

En parlant des microorganismes de la glace nous avons insisté sur les dangers que peut présenter l'emploi des glaces fabriquées avec de l'eau contaminée ou extraite de lacs ou d'étangs suspects. Au point de vue de leur action réfrigérante, il suffit de signaler les dangers d'une eau prise très froide et en quantité, surtout si on ne fait pas une réaction générale énergique après l'absorption. L'usage modéré de l'eau glacée ne nous paraît pas un danger.

Faute de glace, on obtient de l'eau suffisamment fraîche en utilisant la déperdition intense de calorique obtenue par l'évaporation de l'eau. Les alcarazas en terre poreuse, un sac en toile (sac d'incendie), un vase ordinaire couvert d'un linge mouillé sont autant d'instruments très simples, qui permettent d'obtenir une eau très buvable, par n'importe quelle température extérieure, l'évaporation étant d'autant plus active que la température est plus élevée.

La distillation, telle qu'elle est pratiquée dans les navires et dans quelques villes du Pérou, privées d'eau potable ne sera jamais utilisée dans d'autres conditions. L'eau distillée obtenue par condensation de vapeur d'eau, est complètement privée de sels (il faut donc lui ajouter au moins les plus indispensables comme les sels calcaires ; et malgré cette addition elle reste lourde et insipide ; enfin cette eau, portée à peine à 100°, si le baromètre est bas, ne présente qu'une garantie secondaire contre les bactéries souvent entraînées par l'ébullition.

C'est pour obvier à cet inconvénient, surtout important quand il s'agit d'eau aseptisée pour usage chirurgical, que M. Sorel a construit son alambic distillateur, qui a le grand avantage d'obtenir la distillation et la stérilisation en surchauffant la vapeur à la sortie de l'alambic. Cette vapeur se condense dans un réfrigérant réuni à un réservoir, dans lequel on recueille l'eau distillée et stérilisée ; cette eau peut être maintenue à une température constante au moyen d'un brûleur à gaz réglé par le régulateur métallique de d'Arsonval.

De tous les procédés de stérilisation de l'eau, il n'en est certes pas de plus certain que le surchauffage de l'eau à 120°. Aucune bactérie ne résiste à cette température. L'ébullition seule à l'air libre est un palliatif, peut-être insuffisant, mais qui donne déjà de sérieuses garanties, surtout l'ébullition prolongée ; mais elle présente de graves inconvénients ; l'eau maintenue à 100° pendant quelque temps à perdu ses gaz, elle est lourde à digérer l'aération lui rendant difficilement sa teneur en oxygène et en acide carbonique. Enfin étant donnée la chaleur spécifique de l'eau il faut beaucoup de combustible pour élever une certaine masse d'eau de la température extérieure de 15 à 100°, en maintenant ensuite l'ébullition.

Néanmoins les appareils Rouart, Genest et Herscher ont résolu le problème grâce à un dispositif ingénieux qui permet une grande économie de combustible.

L'eau à stériliser est envoyée dans les échangeurs où elle rencontre l'eau sortant de la chaudière et qui est déjà stérilisée. En abaissant la température de l'eau stérilisée, elle élève la sienne et pénètre dans la chaudière à une température voisine de 100°.

Par l'action du foyer, elle est portée à 120°.

Après une circulation de 15 minutes environ, sous une pression de 1 à 2 kilogrammes correspondant à 120°, l'eau quitte la chaudière pour traverser successivement les serpentins des deux échangeurs de température baignés par l'eau nouvelle se rendant à la chaudière.

Et l'eau stérilisée, ainsi refroidie, passe ensuite au travers du clarificateur pour aboutir à un réservoir en fonte émaillée, d'où on peut la tirer immédiatement, sa température étant à peine de 2 à 3° supérieure à celle qu'elle avait en entrant. Le surchauffage ayant eu lieu sous pression, aucun gaz n'a pu s'échapper ; elle est donc tout aussi agréable. La dépense de combustible, grâce à la température de la chaleur dans les échangeurs, est réduite au minimum ; 1 kilogramme de charbon, soit à Paris 4 centimes, suffit pour stériliser 100 litres d'eau.

Un de ces appareils monté sur roue est facilement transportable et il n'est pas de doute qu'il serait appelé à rendre les plus grands services dans les grandes agglomérations mobiles : chantiers de terrassements, expéditions militaires, etc. Cet appareil est bien supérieur à celui de Siemens (*Wasser Kochapparat*) dans lequel le principe de l'échange est également appliqué, mais où l'eau est simplement portée à l'ébullition. Schlultz a constaté en effet que très souvent, l'eau n'est pas absolument stérile, par suite d'une insuffisance de durée d'ébullition et elle offre tous les inconvénients de l'eau bouillie.

La maison Rouart-Genestu et Herscher a entrepris la vente d'eau stérilisée par son procédé et embouteillée avec toutes les précautions aseptiques voulues. Etant données les falsifications auxquelles donne lieu le commerce des eaux minérales, les mauvaises conditions dans lesquelles les eaux d'origine sont recueillies, il y a lieu de penser que l'usage de cette eau, bactériologiquement pure, se répandra dans le public.

TRAITEMENT CHIMIQUE

Le nombre des agents recommandés pour purifier l'eau est innombrable. Et nous croyons inutile d'insister sur les macérations diverses proposées autrefois : graine de ricin, feuilles de laurier-rose, etc. Les décoctions ou infusions ont au moins l'avantage de faire bouillir l'eau, et c'est à cet égard qu'il faut reconnaître l'utilité du thé et du café en campagne.

L'alun agit par précipitation. L'alumine mise en liberté (le sulfate d'alumine se décomposant pour donner lieu à du sulfate de chaux) entraîne en se précipitant les substances en suspension : il faut compter 3 grammes d'alun environ pour 10 litres d'eau. L'eau après repos est clarifiée, mais on ne peut affirmer son inocuité. Teich qui a étudié l'action de l'alun, préconisé surtout par Babes, a reconnu que le bacille typhique résistait aux doses de 0,30 par litre et que le vibrion cholérique n'était tué qu'après un contact de vingt-quatre heures. Il en est de même du tanin, légèrement antiseptique il est vrai, mais dont l'usage n'est pas sans inconvénient. Nous n'insisterons que sur le permanganate de potasse et le fer.

Permanganate de potasse. — En 1865, Rosenthal, dans un rapport à la commission du choléra de Berlin, recommandait la solution de permanganate. Depuis cette époque et en présence des découvertes faites sur les microorganismes et la résistance de leur spore, Rosenthal abandonnait cette idée. Or elle vient d'être reprise dans ces dernières années par

Mlle Schipiloff 1892, et il paraît bien établi qu'une eau ayant reçu quelques milligrammes de permanganate de potasse, une qualité à peine suffisante pour la colorer en rose, est au bout d'un certain temps privée de germes. Il est facile, s'il y a eu excès de permanganate, de décolorer l'eau en ajoutant des traces de sucre, d'alcool ou de toute autre matière organique susceptible d'être attaquée par le permanganate en excès.

Quant à l'oxyde de manganèse insoluble il est arrêté par le premier filtre venu et la présence d'une faible quantité de manganèse ne saurait être dangereuse. Il est facile de supprimer ce dépôt, en mêlant à l'eau un peu de braise de boulanger pilée au mortier et de filtrer à travers un double linge. Le charbon retient non seulement l'oxyde de manganèse, mais encore les ptomaïnes qui pourraient se trouver en dissolution dans l'eau. Le permanganate de potasse coûte 1 franc le kilo ; le permanganate de soude 0 fr. 60 ; 5 à 10 centigrammes suffisent pour un litre, soit 5 centimes pour stériliser 1 000 litres. Dans nos lavages des cavités péritonéales chez les animaux du laboratoire de physiologie, avec des eaux faiblement permanganatées, nous avons eu des résultats très encourageants.

Le fer. — L'application du fer à la purification des eaux date de plusieurs années. Les premiers essais faits en grand à Anvers par **M.** Anderson avec le fer spongieux, utilisé déjà pour des filtres domestiques en Angleterre, ne furent pas satisfaisants. L'amélioration chimique était excellente, l'eau claire, mais rapidement les filtres furent bouchés.

Les progrès réalisés avec l'emploi du purificateur rotatif du revolver ont depuis permis de reprendre ce procédé. Le principe du purificateur consiste dans la production d'un contact intime entre le fer métallique et l'eau à purifier par la chute répétée de fins granules métalliques à travers un lent courant d'eau. Le contact est obtenu dans des cylindres portés horizontalement par deux tourillons creux par où arrive et sort l'eau. Une série de tablettes disposées dans l'intérieur du cylindre détermine un brassage énergique entre le fer et l'eau. Il suffit d'un contact de 4 à

5 minutes pour changer l'eau de la Nethe, qui alimente Anvers. On peut employer comme fer, la tournure de fer, les nodules provenant des machines à percer, etc.

A la sortie du « revolver », l'eau doit être aérée pour oxyder le fer dissous. D'ordinaire il suffit de l'aération spontanée dans un canal ouvert peu profond, allant des purificateurs aux filtres. Ces derniers doivent avoir 3 à 4 pieds d'eau au-dessus du sable, de façon que le liquide séjourne environ 6 heures avant de s'engager dans la masse filtrante. Mais il vaut mieux, surtout quand la matière première est de mauvaise qualité, verser l'eau au sortir des purificateurs dans deux, ou de préférence, dans trois bassins de décantation, pouvant contenir chacun la quantité nécessaire pour 6 heures ; les réservoirs sont remplis successivement et l'eau, décantée par aspiration au moyen d'un tuyau flottant, est enfin versée sur les filtres. De cette façon, on empêche la plus grande partie des impuretés de se déposer sur les filtres, dont la vie se trouve prolongée d'autant sans nettoyage. Certaines eaux, surtout celles colorées en jaune par de la tourbe, exigent une aération énergique, faute de quoi elles restent colorées et opalescentes ; il faut, au moyen d'une pompe ou d'une soufflerie, injecter de l'air dans le canal ouvert, que l'on peut à cet effet munir d'un faux fond perforé. Dans les rares cas où ceci serait encore insuffisant, l'addition d'une minime quantité d'alun ou de quelques autres sels produira probablement l'effet voulu.

L'action du fer, dans ce cas, paraît être tout d'abord réductrice pour devenir oxydante lorsque l'eau quitte l'appareil. L'acide carbonique contenu dans l'eau impure attaque le métal et forme du carbonate de fer. Exposé à l'air, le carbonate ferreux s'oxyde et passe à l'état d'oxyde ferrique (Fe_2O_3) insoluble, l'acide carbonique étant éliminé et se dégageant à l'état de gaz. Ceci montre qu'une aération convenable, après purification, est indispensable pour parfaire le procédé.

Les frais sont peu élevés. Nous donnerons les chiffres présentés par M. Kemma [1] auquel nous empruntons tous

____

[1] Kemma. *La purification des eaux par le fer métallique.*

les documents relatifs à cette question. Le coût de premier établissement lorsqu'il s'agit d'appliquer les appareils purificateurs, là où existent déjà de grands filtres à sable, peut être estimé à 28.000 francs par 5.000 mètres cubes à purifier par jour.

Si les filtres à sable doivent être construits également, on peut se baser sur un débit de 4 mètres cubes par mètre carré et par 24 heures. Pour 5.000 mètres cubes en 24 heures, cela fait 5.000 : 4 = 1.250 mètres carrés de surface filtrante. Il faut ajouter 25 p. 100 à cette surface, car une partie des filtres est constamment à sec pour être nettoyée ; ceci nous mène à 1.562 mètres carrés de surface filtrante totale pour une fourniture de 5.000 mètres cubes en 24 heures. À raison de 32 francs par mètre carré, on arrive à un coût de 50.000 francs. Ainsi, il faut une dépense en capital d'environ 80.000 francs pour purifier et filtrer 5.000 mètres cubes par jour. Il est évident que le coût exact de l'établissement de filtres dépend de la nature du sol, du coût à pied-d'œuvre des matériaux et de beaucoup d'autres circonstances locales, mais les chiffres ci-dessus peuvent être considérés comme donnant assez exactement une moyenne. Il faut, en effet, ne pas perdre de vue que pour de l'eau traitée au fer, il suffit d'une couche de sable de 2 pieds (0ᵐ,60) seulement et même 0ᵐ,50 dans les filtres, ce qui permet d'employer des bassins peu profonds. Lorsqu'on veut enlever la couleur de l'eau uniquement par filtrage mécanique à travers du sable, la vitesse du débit ne peut pas dépasser un maximum de 2 mètres cubes par mètre carré et par 24 heures. Or, un calcul bien simple fera voir que cette vitesse correspond à une surface filtrante totale de 3.125 mètres cubes, dont coût environ 100.000 francs ; tandis qu'une dépense, inférieure de 20 p. 100, donnera par la combinaison de purificateurs rotatifs et de bassins filtres peu profonds, un résultat incomparablement plus satisfaisant.

Dans des installations construites dans ce but, avec une eau renfermant peu de matières en suspension, on peut admettre que le prix total de revient serait inférieur à 3 fr. 50 par 1.000 mètres cubes d'eau.

Filtration. — La filtration des eaux doit avoir pour but de débarrasser une eau de ses impuretés, soit des matières organique non vivantes, soit et surtout des microorganismes. Mais au point de vue de l'étude des appareils employés, il y a lieu de faire deux distinctions.

L'eau est filtrée avant d'être livrée aux particuliers ; c'est la filtration centrale.

Les particuliers recevant une eau plus ou moins suspecte s'assurent de sa pureté par une filtration particulière. Dans les procédés que nous avons étudiés plus haut, stérilisation chimique, stérilisation par la chaleur, il s'agissait surtout d'une stérilisation individuelle ou tout au moins pour des petites collectivités : régiments, lycée.

Le système de purification par le fer toutefois est appliqué aux grandes agglomérations et constitue une stérilisation centrale.

Filtration centrale. — Dans les filtrations centrales, on cherche ordinairement à reproduire les conditions de filtrations naturelles. L'eau, après avoir séjourné dans des réservoirs constituant des bassins de décantation, passe dans des bassins à parois étanches renfermant des couches alternantes de matières plus ou moins poreuses chargées d'assurer la filtration. Ces différentes couches se décomposent de bas en haut en une couche de pierres de la grosseur du poignet, puis un lit de pierres plus petites, une couche de gros graviers, un lit de gravier fin et enfin une couche de sable (filtres de l'East London Waterwoorks), la hauteur totale oscillant entre $1^m,50$ et 2 mètres. On conçoit que cette disposition peut légèrement varier d'un filtre à l'autre. Kœnig et Poppe donnent comme indication d'employer des trémies spéciales pour chaque zone dont les mailles varient de 2 à 60 millimètres.

On peut faire pénétrer l'eau soit par en haut, soit par en bas; ce qu'il importe surtout, c'est d'assurer une filtration très lente, par suite avec une très faible pression. Cette vitesse, qui varie avec les sociétés, oscille généralement entre 15 et 115 litres par heure et par mètre carré.

On conçoit que pour de grandes agglomérations, il faut

de larges espaces pour recevoir ces filtres d'autant plus qu'il faut prévoir qu'un certain nombre sont toujours en non-inactivité par suite des nécessités de nettoyage ou de réparations. Chaque filtre ne doit pas dépasser 3.000 mètres carrés de superficie. Les dix-sept filtres du Tegel (Tegeler Wasserwerke) à Berlin couvrent 35.000 mètres carrés.

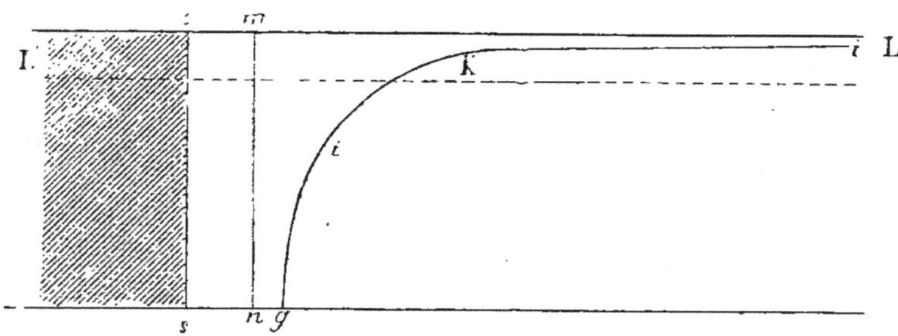

Fig. 3. — Schéma montrant l'arrêt des bactéries dans les filtres à bassin de sable (Richard).

A Berlin, les deux sociétés : Tegel et Stralau débitent 150.000 mètres cubes par jour.

Les filtres sont presque toujours couverts. A Berlin, ils sont nettoyés superficiellement (écrémés) tous les 11 jours en été, tous les mois en hiver. On enlève chaque fois 1 à 2 centimètres de la couche supérieure de sable. Lorsque cette opération a été renouvelée une soixantaine de fois et qu'il manque 70 centimètres de sable, on le remplace par une autre couche bien lavée à l'eau pure. Le gravier et les pierres du fond n'ont pas besoin d'être enlevés.

L'examen bactériologique de ces eaux, qui a lieu régulièrement au laboratoire de l'Institut d'hygiène, montre que, sauf quelques cas accidentels, l'eau est indemne de microbes (50 germes par litre immédiatement au sortir du bassin filtrant (Plagge et Proskauer). Au début, la présence du *crenothrix polyspora*, qui trouvait dans les combinaisons ferriques un élément favorable, amenait après la filtration des troubles qui ont inquiété beaucoup les hygiénistes ; depuis, ce spongiaire a presque totalement disparu.

Filtration à domicile. — De tout temps on a filtré l'eau dans les ménages ; mais on cherchait alors à débarrasser l'eau, des sels calcaires qui empêchaient la nutrition des matières organiques qui lui donnaient un aspect peu agréable et quelquefois même une odeur repoussante.

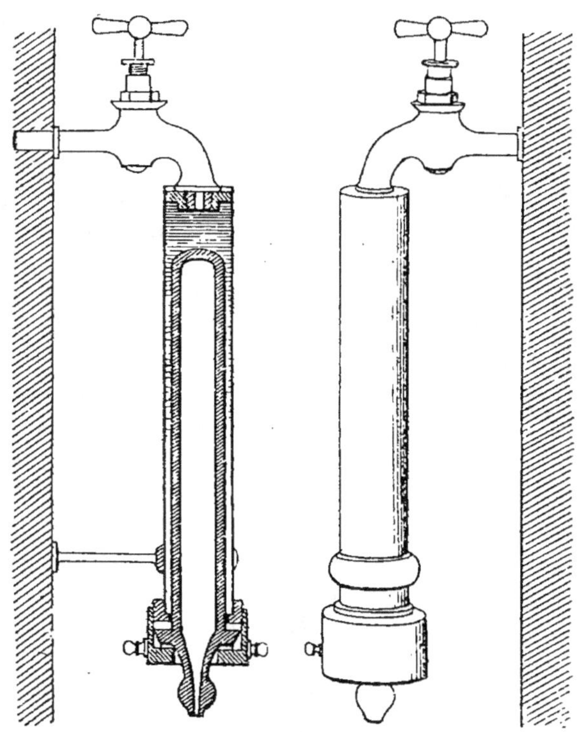

Fig. 4. — Filtre Chamberland sous pression à bougie unique.

La plupart des filtres domestiques au sable, au charbon peuvent être de quelque utilité, si on veut bien ne leur demander que ce qu'ils peuvent donner, et peut-être Miquel, que nous aimons à citer souvent, est-il bien sévère quand il dit que la plupart des filtres vantés par les réclames, non seulement sont incapables de fixer les bactéries, mais peuvent très souvent, enrichir en microorganisme l'eau qu'on y dirige ; le point essentiel est de mettre en garde le public contre une sécurité trompeuse.

Deux filtres seulement ont résisté aux épreuves du savant

bactériologiste de Montsouris : la vieille fontaine à pierre lithographique et le filtre en biscuit de Chamberland. Mais la fontaine à pierre lithographique, si répandue à Paris, est malheureusement difficile à entretenir dans un état de propreté satisfaisant. Ces appareils, fabriqués en grand nombre par l'industrie, sont toujours très mal soignés, les pierres filtrantes mal soudées aux parois des cuves destinées à les recevoir ; de plus, l'eau à boire est appelée à séjourner trop longtemps sur les détritus sédimenteux de toute nature, qui s'accumulent à la face supérieure des pierres. En été, le réservoir devient un lieu de pullulation des bactéries, d'où suinte une eau douceâtre, chaude, de fort mauvaise qualité. Ce filtre n'est donc bon qu'entre les mains de personnes méticuleuses.

La bougie Chamberland, universellement employée dans les laboratoires de bactériologie pour isoler les microbes de l'eau de leurs bouillons de cultures, et stériliser à froid les liquides les plus divers, est au contraire un filtre parfait au point de vue microbien.

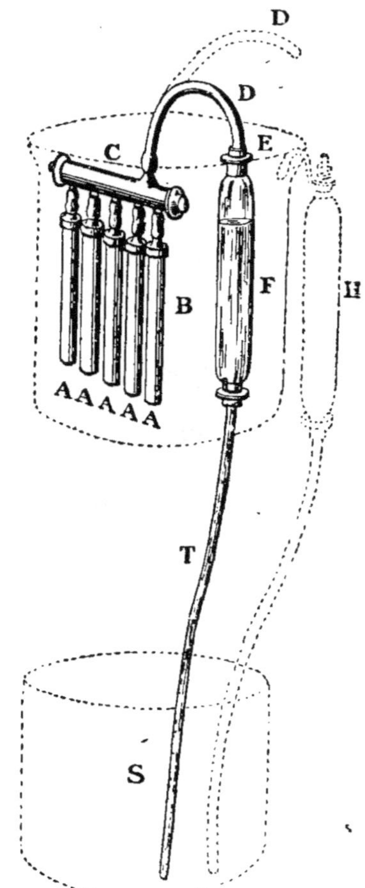

Fig. 5. — Filtre Chamberland par aspiration à cinq bougies.

Quand on dispose d'une pression suffisante, on peut monter une seule bougie contenue dans un cylindre métallique résistant. L'eau arrive dans ce cylindre, purgé d'air au préalable, passe à travers la bougie de porcelaine et s'écoule goutte à goutte, absolument pure dans le vase placé en dessous.

Après bien des tâtonnements on est arrivé à obtenir des bougies suffisamment poreuses pour se laisser traverser par l'eau sous de très faibles pressions.

On a ainsi des appareils d'une extrême simplicité, utilisables en tout lieu, à la ville comme à la campagne ; consistant en un seau percé d'une ouverture latérale, dans ce seau on plonge une batterie de trois bougies à laquelle est adapté un tube abducteur qu'on fait passer à travers l'ouverture latérale, dont on complète l'obturation au moyen d'un bouchon *ad hoc*, ensuite on remplit d'eau le seau, de façon à recouvrir les bougies, l'eau pénètre lentement dans le filtre en chassant l'air devant lui ; les bougies pleines, le liquide gagne le tube abducteur à étroit diamètre, il forme une colonne descendante capable de produire une succion très énergique, si le récipient où l'on recueille l'eau pure est situé fort en contre-bas du seau. Quelques mètres, un ou deux de différence de niveau, permettent d'obtenir assez rapidement le volume d'eau filtrée désiré. Cet appareil est donc d'une très grande simplicité et d'une marche automatique.

Mais le filtre Chamberland exige des soins délicats. Après quelque temps de séjour, variable avec la qualité de l'eau, il se recouvre d'un enduit glaiseux, son débit diminue et même, point plus grave, il cesse d'être un filtre parfait, une partie des microorganismes peuvent alors passer. Ces inconvénients peuvent être généralement évités, en procédant tous les mois et mieux toutes les semaines au brossage de la bougie. Peut-être serait-il bon de stériliser la bougie par la chaleur. Mais c'est là un procédé peu commode pour les non-initiés.

Miguel soutient qu'une bougie peut servir indéfiniment, quand on ne la casse pas par maladresse.

Approvisionnement d'eau. — « Plus les villes sont grandes et populeuses, plus elles se salissent. Plus elles se salissent, plus leur nettoyage doit être actif, régulier et complet, et comme il n'y a que l'eau qui soit un nettoyeur efficace des saletés humaines, il faut beaucoup d'eau pour assurer la propreté des grandes villes. Mais cette consommation croît bien plus vite que le nombre des habitants ; je veux dire que si une quantité d'eau représentée par 1 suffisait à une ville de 100.000 habitants, une quantité de 2 ne suffirait pas à une ville de 200.000 ; il en faudra une quantité 4. » (Émile Trélat. *Revue scientifique*, 7 juin 1890.)

Il n'est aucune question plus importante en effet que celle de l'approvisionnement de l'eau.

Nous avons déjà vu qu'il y avait lieu de diviser les eaux en deux groupes, les eaux d'*utilisation* (nutzwasser) et les *eaux d'alimentation* (trinkwasser). Il est évident qu'il serait préférable que toute l'eau distribuée dans une agglomération soit susceptible d'être bue sans inconvénient. Ce n'est pas sans danger que l'on utilise, par exemple pour le lavage des rues, une eau chargée de germes pathogènes, qui sont peut-être inoffensifs tant qu'ils sont déposés sur un sol humide, mais peuvent après dessiccation être portés partout.

Malheureusement il est souvent difficile d'assurer un minimum d'eau pour les usages privés.

Nature et étendue des besoins. — L'eau doit être fournie pour assurer :

1° Les besoins privés : eau d'alimentation, lavages domestiques, nettoyages, boissons des aliments ;

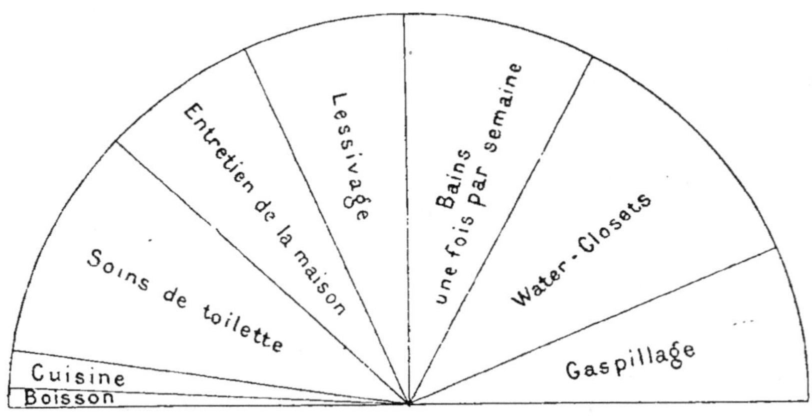

Fig. 6. — Répartition des besoins en eau.

2° Les besoins urbains : arrosage des rues, incendies, égouts ;

3° Besoins industriels.

La quantité d'eau par tête a été calculée par beaucoup d'hygiénistes. Dans les lignes citées plus haut, on voit que Trélat insiste sur la variabilité de chiffre avec la population totale.

Parkes demande 112 litres qu'il décompose ainsi :

		LITRES.
Boisson		1,5
Cuisine		3,5
Soins de toilette		22,5
Entretien de la maison		13,0
Lessivage		13,5
Bain (une fois par semaine)		18,0
Water-closets		27,0
Gaspillage inévitable		12,5
		112

Si on ajoute $22^l,5$ pour les animaux et autant pour l'industrie on arrive au chiffre moyen de 157 litres par habitant.

Le chiffre de 160 litres nous paraît en effet un chiffre minimum acceptable, mais à condition de diminuer la proportion de la dépense individuelle pour reporter l'excédent (20 litres environ) sur la dépense collective.

Il faut tenir compte des dépenses de l'industrie très variables d'une ville à l'autre, enfin il va de soi que le *tout à l'égout* entraîne immédiatement une augmentation d'eau considérable.

Le tableau ci-joint donne la quantité d'eau par tête d'habitant de quelques villes :

	ALIMENTATION PAR HABITANT ET PAR JOUR.
Paris	215 litres
Marseille	450 —
Carcassonne	400 —
Lyon	140 —
Toulouse	120 —
Nantes	150 —
Londres	135 —
Berlin	175 —
Dresde	228 —
New-York	297 —
Vienne	100 —
Saint-Pétersbourg	95 —
La Haye	75 —

		ALIMENTATION PAR HABITANT ET PAR JOUR.
Madrid	15 litres
Lausanne	560 —
Rome	1000 —

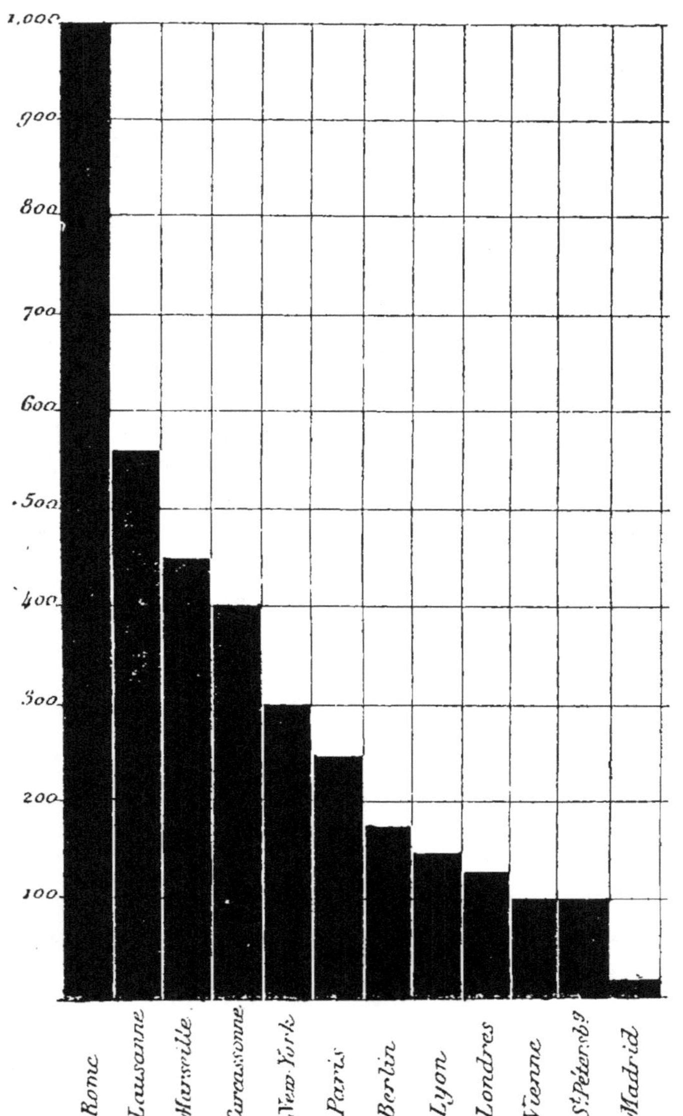

Fig. 7. — Alimentation en eau par tête d'habitants des principales villes.

Provenances de l'eau. — Depuis les recherches de Pasteur, il est hors de doute que les eaux de sources bien captées sont les *eaux de choix* ; mais si dans les pays de montagnes, il est facile, même pour les villes d'une certaine importance, d'amener l'eau de source en quantité suffisante, dans les villes de plaines le problème est plus difficile ; il devient presque impossible quand il s'agit d'assurer le service d'eau totale d'une ville considérable comme Londres, Paris, Berlin. De ces trois grandes capitales, Paris seul fait usage d'eau de source, mais il faut dans ce cas recourir à une double distribution ; l'une, conduisant l'eau de source destinée à l'alimentation et aux usages privés, l'autre servant à la distribution d'une eau moins pure, souvent suspecte, comme l'eau de rivière et qui est utilisée pour le nettoyage de la ville et les usages industriels. Cette question d'une double distribution d'eau d'origine différente a fait l'objet de nombreuses discussions. Elle présente en effet de grands inconvénients : complication des travaux de canalisation, et par suite dépenses considérables. Possibilité d'une confusion entre les deux eaux d'inégale qualité. En réalité, on ne doit voir dans la double distribution qu'un expédient de nature.à rendre parfois d'utiles services à défaut de solutions meilleures (Bechmann, Congrès de Londres, 1891). On a proposé, pour économiser l'eau de source, d'étendre le système de double canalisation jusque dans les demeures privées, en installant dans chaque maison une double colonne montante. Le système doit être absolument rejeté, il n'offrirait aucune garantie, et le seul point que l'on peut admettre, c'est l'utilisation de l'eau de rivière pour le service des appareils de chasse, des water-closets. Mais sous aucun prétexte cette eau ne doit être amenée dans les cuisines.

Il suffit, pour juger de la nécessité d'une double canalisation, de voir les difficultés rencontrées à Paris pour assurer aux habitants de cette ville une quantité d'eau potable représentant le tiers de l'eau totale.

Si la captation des eaux de la Dhuis et de la Vanne s'est faite sans trop de difficulté, l'amenée de l'Avre a entraîné des protestations énergiques des populations riveraines de ce cours d'eau, et il est évident que d'ici peu d'années, le problème se présentera de nouveau plus menaçant que jamais.

Nous avons indiqué plus haut le chiffre de 12 litres comme représentant le gaspillage inévitable, le chiffre est malheureusement bien au-dessous de la réalité. Les pertes inutiles sont en effet multiples. Les fuites dans les conduites sont encore trop fréquentes, mais c'est surtout le gaspillage voulu qui entraîne une dépense d'eau exagérée. On laisse volontiers couler les robinets pour avoir de l'eau plus fraîche en été ou pour rincer le linge. L'emploi du compteur à eau a pour résultat de prévenir ce gaspillage. Le compteur a réduit de moitié ou d'un tiers la consommation d'eau à Liverpool, Londres, Francfort. Malheureusement, faire payer l'eau a la mesure entraîne trop souvent une économie exagérée du liquide. Dans les petits logements, où le prix de l'eau est compris dans le loyer, le propriétaire s'ingénie à restreindre au minimum la quantité disponible pour chaque locataire. On peut il est vrai parer à cet inconvénient en établissant, par arrêté municipal, un minimum d'eau par tête de locataire.

Eau d'alimentation. — L'eau de source ne peut donner de garanties suffisantes que :

1° Si les sources sont à l'abri de toute infiltration suspecte ;

2° Si le captage est fait dans d'excellentes conditions.

En 1894, l'épidémie de fièvre typhoïde signalée à Paris paraît avoir été déterminée par un vice grave dans le captage et la canalisation de certaines sources supplémentaires de la Vanne.

Il est prudent, pour éviter toute contamination suspecte de la source elle-même, de s'assurer un périmètre de protection, en achetant une certaine étendue de terrain autour de son point d'émergence. Nous ne pouvons nous étendre ici sur les travaux proprement dits de captage et d'adduction, qui sont du ressort de l'ingénieur. Qu'il nous suffise d'énoncer quelques principes fondamentaux :

1° L'eau doit toujours être maintenue en mouvement depuis son point de captation jusqu'au robinet de consommation ;

2° L'eau doit toujours circuler à couvert, pour être à l'abri de toute souillure.

Au point de vue économique, on doit toujours chercher à déterminer l'amenée de l'eau par la seule force de la pesanteur. Mais c'est là un simple desideratum et dans chaque cas particulier, il est nécessaire de mettre en balance les

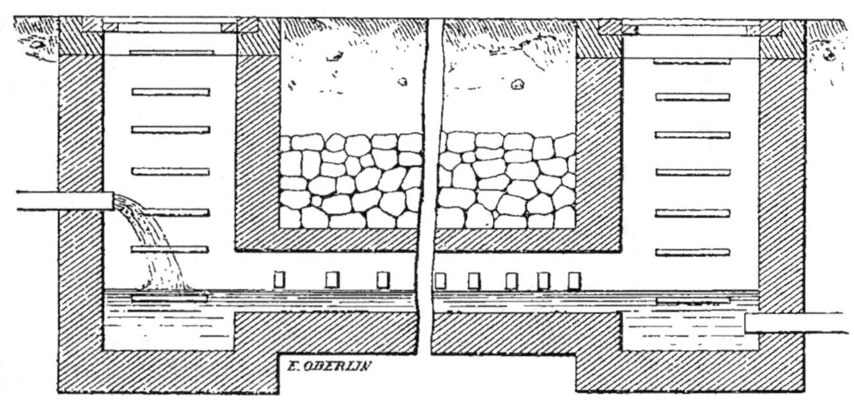

Fig. 8. — Tranchées avec pierres et regards pour le captage des sources ; conduite d'évacuation aux deux extrémités (coupe longitudinale) (Richard).

dépenses de premières mises nécessitées par une adduction éloignée ou bien les dépenses annuelles exigées par l'entretien de machines élévatoires. Il est impossible d'établir de règles à cet égard.

Eau souterraine. — Les eaux souterraines prises dans de bonnes conditions de protection peuvent être utilisées comme les eaux de sources. La seule différence dans ce cas étant que ces dernières sont jaillissantes, alors qu'il faut aller chercher le niveau des premières. Ce qu'il importe avant tout, c'est de s'assurer que ces eaux prises à une certaine profondeur, essentiellement variables suivant la localité (voir *Nappe d'eau souterraine*) sont à l'abri de toutes souillures.

Ces eaux peuvent être utilisées soit pour une distribution localisée, soit pour une grande distribution. Dans le premier cas, on pratique des puits, soit en maçonnerie, soit à l'aide de tubes métalliques.

Dans tous les cas, les puits doivent être éloignés d'une dizaine de mètres au moins des dépôts de fumiers et d'immondices, et à une distance plus considérable encore des puisarts. Le revêtement supérieur, jusqu'à une certaine profondeur, dépassant au besoin le niveau de la nappe d'eau souterraine, si celle-ci est superficielle, devra être étanche. Mais il faut ajouter que c'est là une condition difficile à réaliser, au bout d'un certain temps les tassements du sol, les poussées des terres amenant presque toujours des fissures. Une margelle de 60 centimètres de haut préservera le puits des souillures du sol et en même temps évitera les accidents possibles.

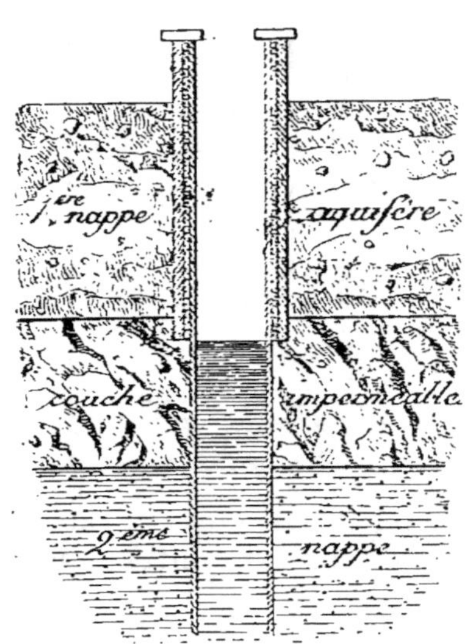

Fig. 9. — Puits tubé protégé contre l'ascension de la première nappe (Richard).

On peut perfectionner ces filtres, soit en remplissant le fond du tube de maçonnerie d'une couche de béton à travers laquelle passe un tuyau en poterie rempli de sable et de graviers fins, soit en pratiquant dans le fond du puits une double maçonnerie, l'extérieure en ciment, l'intérieure en pierres sèches, et en remplissant l'intervalle de gravier et de sable qui constituent ainsi un véritable filtre.

Dans quelques localités, la profondeur du puits est telle que l'eau souterraine est nécessairement aussi pure que l'eau de source et qu'il suffit d'assurer une maçonnerie étanche dans les premiers mètres.

Quand un puits a été contaminé, on peut le purifier en jetant un lait de chaux vive 10 kilogr. pour 50 litres d'eau, cette quantité étant souvent suffisante, au bout de trois jours on épuise le puits et on laisse ensuite le remplissage se faire par infiltration.

Les puits métalliques sont de plus en plus employés ; ils peuvent être rapidement creusés et coûtent fort peu : ils consistent en tube de fer forgé ou d'acier de 30 à 60 centimètres de diamètre, l'extrémité inférieure est munie d'un perforateur à vis ou à pointe et percée de trous. Les tubes d'une longueur de 1^m,50 à 2 mètres peuvent être mis bout à bout.

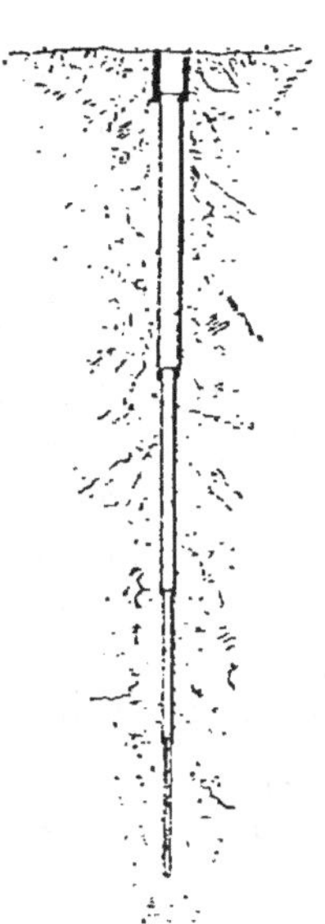

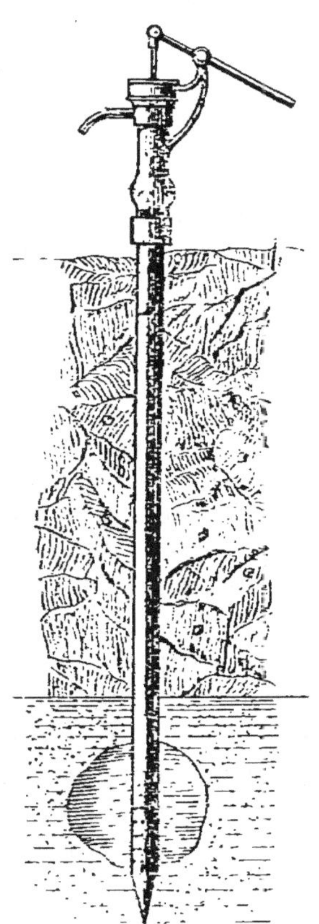

Fig. 10. — Puits tubé. (Richard).

Fig. 11. — Puits instantané (système Norton) (Richard).

Ces puits (type Norton) rendent surtout des services pour les armées en campagne, les grands chantiers de terrassements.

Quand il s'agit d'une distribution générale, on recueille l'eau de la nappe d'eau souterraine par une série de puits munis de galeries horizontales (galeries d'aspiration). Les eaux collectées sont réunies dans un puits central où elles sont puisées par des machines élévatoires.

Un des grands inconvénients de ce système réside dans la menace du développement du *crenothrix*. C'est ainsi qu'à Berlin on a dû renoncer à ce procédé pour cette cause. Un autre inconvénient réside dans l'inconstance du débit. Quand la nappe d'eau souterraine n'est pas très puissante, ne s'étend pas sur de lointains espaces, on voit souvent le niveau baisser dans les puits et la distribution tarir :

Citons pour mémoire les puits artésiens qui, en Europe du moins, jouent un rôle bien faible dans l'alimentation et dont le débit n'est certainement pas en rapport avec les dépenses et les aléas de leur creusement. En Algérie cependant, ils ont rendu de grands services, dans l'Oued-Riv notamment.

Eaux de fleuve ou de lac. — Les eaux de lac sont généralement assez pures ; presque toujours ces masses d'eaux sont alimentées par les fontes des neiges et des glaciers, ou tout au moins par des cours d'eaux de montagnes peu exposés aux contaminations. En outre, l'eau se purifie encore par le simple repos, mais peu de villes importantes peuvent recourir à ce moyen. Citons Glasgow, alimentée par le lach Kalvine ; Genève par son lac, Stockholm par le lac Méland, Chicago par le Michigan. New-York, Manchester ont, par des barrages, couverti les cours d'eaux en lacs réservoirs, où l'eau peut reposer longtemps. On a proposé pour alimenter Paris d'amener les eaux du lac de Neufchâtel par une dérivation gigantesque traversant le Jura.

Mais ce sont les eaux de fleuves qui alimentent une grande partie des villes. Ces eaux doivent toujours être considérées comme suspectes et subir des filtrations ou des corrections centrales avant d'être livrées au public. A Paris, où théoriquement l'eau d'alimentation est fournie par les sources, l'eau puisée dans la Seine, la Marne ou l'Ourcq ne subit jusqu'ici aucune correction. (Des travaux en cours d'exécution permettent d'espérer qu'une grande partie des eaux du fleuve serait bientôt les unes purifiées par le système Anderson, les autres filtrées.) On peut admettre que l'eau destinée aux services de la voirie ne doit pas être suspecte; les bactéries qu'elle renferme, pouvant après l'évaporation être disséminées dans l'atmosphère. Londres prend les neuf dixièmes de son eau à la Tamise et à la Lea.

Distribution d'eau. — Quelle que soit la provenance de l'eau, fleuve, lac, source ou puits, elle doit être amenée à l'agglomération et répartie entre les services publics et les particuliers. C'est l'ensemble des ouvrages construits dans ce but qui constitue la distribution d'eau.

Nous n'insisterons que sur les points essentiels qui intéressent directement l'hygiéniste; il existe en effet une série de problèmes qui sont plutôt du ressort des ingénieurs.

L'amenée de l'eau doit répondre aux deux conditions que nous avons déjà énoncées pour la captation des eaux de source.

1° L'eau doit toujours être en mouvement depuis son point de captation jusqu'au consommateur;

2° L'eau doit toujours circuler à couvert.

Cette seconde condition est indispensable, non pas pour protéger l'eau contre les germes atmosphériques, en somme peu redoutables, mais pour éviter toutes les souillures qu'elle pourrait recevoir.

Quant à la première, elle est loin d'être souvent réalisable. Il est presque toujours nécessaire d'intercaler le long de la conduite de vastes réservoirs régulateurs qui permettent de compenser les variations dans les irrégularités de la distribution.

La dépense en eau n'est pas constante, non seulement aux différents moments de la journée, mais suivant les jours et même les époques de l'année; d'autre part, le débit des sources peut varier, des réparations peuvent être nécessaires aux points de captation ou aux machines élévatoires; des réservoirs régulateurs sont donc indispensables. Ces réservoirs doivent, outre les conditions de solidité et de résistance dont nous n'avons pas à nous occuper, être hermétiques pour obéir au deuxième principe et recouverts d'une épaisse couche de terre, destinée à maintenir la température de l'eau constante.

Canalisation de distribution. — Donner le maximum d'indépendance des réseaux de conduite vis-à-vis les unes des autres est un des points essentiels d'une bonne canalisation. On peut ainsi faire les réparations sans arrêter la distribution sur un trop grand territoire. On arrive à ce résultat, en reliant les canalisations sous forme de ceintures, chaque tronçon étant alimenté par ses deux extrémités.

Les conduites sont généralement en fonte ; elles peuvent atteindre dans les grandes artères 1^m,30 de diamètre, chaque tronçon ayant 3 à 2 mètres de long. On utilise également des tuyaux de grès vernissés de ciment. On conçoit l'importance des joints étanches pour éviter et le gaspillage et les infiltrations, les fuites pouvant être très fortes quand la pression est élevée comme dans les parties basses des villes. On emploie les joints en plomb et quelquefois en caoutchouc (joint Lavril). Dans les maisons, on utilise presque exclusivement les tuyaux de plomb. Nous avons insisté plus haut sur les dangers que peuvent faire courir ces tuyaux et sur l'utilité, dans le cas d'eau peu chargée en carbonate, de n'employer que des tuyaux de plomb zingués ou étamés, ou même des tuyaux d'étain pur.

MALADIES TRANSPORTÉES PAR L'EAU

Le rôle joué par l'eau dans la propagation des maladies, entrevu depuis longtemps, a surtout pris une grande importance depuis les observations faites au sujet de la propagation de la fièvre thyphoïde et du choléra.

L'eau a été suspectée comme agent de transport de presque toutes les maladies infectieuses, mais il en est parmi le nombre quelques-unes surtout pour lesquelles cette étiologie est plus fondée. Nous n'insisterons que sur celles-là : la fièvre typhoïde, le choléra, la dysenterie. En ce qui concerne la variole, la scarlatine, les observations sont encore trop peu nombreuses et surtout trop peu précises pour entraîner l'opinion.

Strauss et Du Barry qui ont étudié la durée de résistance des différents microbes pathogènes dans l'eau stérilisée donnent les chiffres suivants :

Bactéridie charbonneuse.	16 à 131 jours
Bacille de la fièvre typhoïde.	30 à 81 —
— du choléra asiatique.	16 à 39 —
— de la tuberculose	24 à 115 —
— de la morve	19 à 57 —
Streptocoque pyogène.	8 à 15 —
Staphylococcus aureus , ...	9 à 21 —
Pneumocoque.	4 à 8 —

Toutefois ces chiffres ont été fort discutés. Les auteurs se sont servis d'eau stérilisée, et des recherches faites avec des eaux non stérilisées, tendent à faire admettre que beaucoup de troubles pathogènes, quand ils ont à lutter contre les agents qui contribuent à l'auto-purification des eaux : microbes non pathogènes, algues, oxydation, etc., ont une résistance beaucoup plus faible et nous trouvons en compulsant les résultats des chiffres bien différents de ceux de Strauss et Du Barry :

Bacille typhique . .	6 jours	Kraus. Karlinski.
Bacille du choléra. .	(2 jours	Wolffhugel et Rudel.
	(6 jours	Flugge.

Fièvre typhoïde. — Avant la découverte du bacille d'Eberth, le rôle joué par l'eau de boisson dans la transmission de la fièvre typhoïde avait été prouvé par les belles recherches de Budd en Angleterre, confirmées ensuite par Brouardel, Jaccoud, Bouchard en France. Depuis cette époque, la découverte dans l'intestin des typhiques et surtout dans la rate des typhiques d'un bacille caractéristique permet de préciser les règles de contage. Chantemesse et Widal s'attachèrent surtout à rechercher le bacille dans l'eau.

Dans une série de cas, aussi bien en France u'en

Allemagne (Mors à Multein, Michael à Dresde, Vaillard et Vincent, dans un certain nombre de villes), le bacille typhique fut signalé dans des eaux suspectes.

En même temps, certaines observations d'épidémies coïncidant avec des distributions d'eau polluées (eau de Seine substituée à l'eau de source) ressemblaient par leur précision à des expériences de laboratoire.

C'est ainsi que Chantemesse et Widal pouvaient, en 1887, s'appuyant sur les données statistiques de la ville de Paris, formuler cette loi : trois à quatre semaines après la distribution d'eau de rivière, le nombre des entrées par fièvre typhoïde dans les hôpitaux augmente et revient à son chiffre normal trois à quatre semaines après la fin de cette distribution.

Une autre expérience colossale était entreprise dans l'armée. Sous l'énergique impulsion du ministre de la guerre de Freycinet, les garnisons étaient pourvues soit d'eau de source, soit d'eau filtrée par les appareils Chamberlant. Rapidement les effets de cette mesure se faisaient sentir. De 864 en 1888, les décès par fièvre typhoïde tombaient à 292 en deux ans.

C'était le triomphe de la trinkwasser theorie, mais les partisans de la contagion par l'eau se montrèrent peut-être trop exclusifs : l'eau est certainement l'agent de contage le plus important, il n'est pas le seul et impartialement nous devons signaler les objections des adversaires.

Sans nier l'influence d'une eau pure sur l'état sanitaire en général et même et surtout au point de vue de la contagion de la fièvre typhoïde il faut, disent-ils avec l'école de Munich, faire une large place au sol. Dans les camps, le sol est souillé. A Munich, la fièvre typhoïde diminuera après le drainage du sol.

Mais les objections sont bien plutôt d'ordre bactériologique que d'ordre épidémiologique.

Nous avons signalé plus haut les difficultés que rencontre la différenciation du bacille typhique et du bacterium coli commune. Le bacille d'Eberth, d'après Karlinski, ne survit pas plus de trois mois dans les matières fécales. D'après Grimbert, le bacille typhique ne donne plus de réaction caractéristique trois jours après avoir été ensemencé dans l'eau avec du bacterium coli, alors que Hueppe les conserve vivants pendant plus de trente jours. Chantemesse, en changeant au bout de deux mois l'eau d'un vase rempli de sable, a vu la seconde eau chargée le lendemain de bacilles. Nous avons exposé impartialement les faits.

Mais il nous paraît en réalité que la question de savoir si le bacterium coli commune et le bacille d'Eberth sont une seule et même espèce à des états de virulence différents est plutôt scientifique que d'ordre pratique. En face des résultats acquis, on ne saurait nier l'importance d'une eau pure de germes au point de vue de l'hygiène et le doute qui règne encore ne peut avoir qu'un résultat : éviter la sécurité trompeuse qui découlerait de la notion d'une étiologie unique et multiplier les précautions hygiéniques.

Choléra. — C'est en 1849 que Snoro signala la propagation du choléra par l'eau. Depuis cette époque, partisans et adversaires de la propagation du choléra par l'eau, ont multiplié les observations. Koch, après avoir découvert le *Komma bacillus*, énonce cette opinion exclusive : on ne connaît pas un seul cas dans lequel le choléra se soit propagé par des objets secs.

Dans les grandes épidémies cholériques, il est difficile de suivre la marche du fléau, et c'est surtout dans les épidémies localisées comme celles de 1892, autour de Paris, qu'il est sinon facile, du moins possible de chercher les points de passage. En France, les membres du conseil d'hygiène : Brouardel, Proust, Netter et Thoinot, incriminent avant tout l'eau : « Le facteur principal, on pourrait dire presque exclusif de contagion, a été l'usage d'eau contaminée. » — « Il nous a paru que c'était dans l'eau de Seine prise en aval de Paris, que se trouvaient recelés les germes cholériques. » L'épidémie si grave de Hambourg, qui reçoit des eaux suspectes et le peu d'extension du fléau à Altona, dont l'eau est filtrée, a fourni également de puissants arguments en faveur de l'eau comme agent de contage (Koch, Plugge). L'opinion d'Arnould est plus éclectique : la propagation du choléra par l'eau n'est pas impossible, dit-il, dans le cas de projection directe et récente des excrétions cholériques dans l'eau de boisson ; mais ce mode est d'une réalisation difficile et *n'est pas nécessaire*.

L'opinion d'Arnould paraît basée sur le peu de résistance du bacille virgule dans l'eau. Malheureusement, sur ce point, il existe de grandes divergences parmi les observateurs. Si Strauss signale une résistance de durée de quatorze jours dans l'eau distillée, Wolffhugel ne reconnaît que deux jours dans les eaux de la Syrie, Hueppe admet dix jours dans l'eau des puits de Wiesbaden.

En réalité, l'étiologie du choléra reste aussi obscure que celle de la fièvre typhoïde. De même que l'on oppose au bacille d'Eberth, le bacterium coli commune, on soutient qu'à côté du *Komma bacillus*, il existe un certain nombre de pseudo-bacilles cholériques qui peuvent donner lieu à des erreurs d'interprétation. Leyden soutient qu'il existe aussi bien des cholériques sans bacille virgule que des non cholériques avec bacille virgule,

La conclusion est toujours la même : éliminer l'eau suspecte, véhicule possible du bacille pathogène, en tout cas cause adjuvante de son développement dans l'organisme.

Paludisme. — L'influence de la nature du sol sur le paludisme a été signalé au chapitre premier (p. 26). Le rôle joué par l'eau de boisson est encore problématique ; toutefois Laveran admet l'infection par l'eau potable. L'impossibilité de cultiver les hématozoaires rend la preuve expérimentale impossible et nous ignorons encore sous quelle forme vivent ces parasites dans le milieu extérieur, mais des observations nombreuses montrent le danger de boire de l'eau pure dans les pays paludiques.

Dans certaines localités malariques, il a suffi de mettre à la disposition des habitants une eau pure à la place de l'eau stagnante qui leur servait de boisson pour voir les fièvres disparaître. Salomone Marini, ayant fait boire de l'eau parvenant de contrées suspectes à vingt-cinq individus, constata que les sujets robustes n'avaient éprouvé que des nausées ; les plus délicats eurent des troubles gastriques et même de la fièvre, mais que les malades qui avaient eu antérieurement la fièvre, eurent des rechutes et on trouva les hématozoaires dans leur sang. Laveran conclut que pour contracter le paludisme, comme pour la plupart des autres maladies, il faut une prédisposition.

Dysenteries. — Le symptôme dysentérique ne constitue pas une entité morbide. Non seulement les microbes, mais les amibes peuvent déterminer des formes dysentériques. En tout cas l'eau peut être considérée comme le véhicule le plus probable de ces agents. Pendant l'expédition du Dahomey, les accidents dysentériques n'éclatèrent que lorsque l'eau ne put être filtrée.

ANALYSE DE L'EAU POTABLE

Méthode d'analyse chimique du laboratoire municipal de Paris. — La forme du bulletin d'analyse, que l'on peut prendre comme type, est ainsi constituée :

Extrait à 180°.
Alcalinité en carbonate de chaux.
Degré hydrotimétrique total.
    —   —   après ébullition.
Oxygène consommé, liqueur acide.
    —   —   liqueur alcaline.
Nitrates (en nitrate de potasse).
Ammoniaque.
Chlorures (en chlorures de sodium).
Sulfates (en sulfate de chaux).
Chaux totale.
Magnésie.
Phosphates.

PRÉPARATION DES LIQUEURS TITRÉES

Alcalinité, SO^4H, normale au dixième : orangé de diméthylaniline à 1 gramme par litre.

Hydrotimétrie :

Solution A : (1)   Ba Cl² 2aq. . . . . 1 gr. 10
                 Eau. . . . . 2 000 gr.
Solution B : (2)

Dissoudre au bain-marie 250 grammes de savon officinal dans 3 litres d'alcool à 90° et filtrer dans un flacon de 6 litres renfermant 1 litre d'alcool et 2 litres d'eau. Laisser reposer au moins trois mois. Au moment de l'usage : filtrer et titrer ainsi.

Dans un flacon spécial introduire 40 cc. de la solution A, puis ajouter par 2 ou 3 divisions la liqueur savonneuse B en agitant jusqu'à ce que la mousse ait au moins 1/2 centimètre de haut, soit fine et persiste au minimum 5 minutes. Soit n le nombre des divisions trouvées sur la burette hydrotimétrique, on a

$$\frac{1}{23} = \frac{1000}{x}$$

et pour chaque litre de liqueur on ajoutera de — 1000 centimètres cubes d'un mélange de 2 volumes d'alcool et d'un volume d'eau. En répétant l'essai, on doit alors trouver 23 divisions ou 22 degrés.

Matières organiques. — La liqueur de permanganate de potasse normale au dixième renfermant par litre 3^{gr},162 de sel

1 cc. = 0 cc., 008 d'O et 0,0863 d'acide oxalique.

Liqueur A. (3) On ajoute à 125 cc. la quantité suffisante d'eau pour faire un litre.

1 cc. = 0 cc., 0001 d'O et 0,000788 d'acide oxalique.

Liqueur B. (4)	Sulfate ferreux cristallisé . .	5 grammes.
	Eau	1 litre.
	Acide sulfurique concentré .	20 cc.

Inutile de titrer exactement.

Liqueur C. (5) Solution saturée de Nao 2 Co².

Liqueur D. (6)	Acide sulfurique	200
	Eau	

Garder en flacon à l'éméri.

Nitrates :

Liqueur A. (7)	Phénole en neige	75 gr.
(sulfophéniquée)	Acide sulfurique pur.	925 gr.

Dissoudre par portion et en refroidissant.

Liqueur B. (8)	Nitrate de potasse sec.	0,50 cent.
	Eau.	Q.s.p. 1 l.

On évapore 10 cc. de cette solution à sec au bain-marie et après refroidissement, on promène sur le résidu pour le rassembler 1 cc. de réactif sulfo-phéniqué. On ajoute quelques centimètres d'eau, puis un excès d'ammoniaque. On dilue à un demi-litre et dans des tubes jaugés (9) à 50 cc. on introduit 50, 40, 30, 25, 15, 10, 8, 6, 4, 2, 1, centimètres cubes de cette solution et on complète au trait avec de l'eau. Sur chacun des tubes on note au diamant la quantité de liqueur jaune qu'il a reçu et qui représente le poids de nitrate de potasse par litre que renferme une eau traitée dans les mêmes conditions et présentant la même coloration. Les tubes bouchés à l'émeri et vaselinés sont disposés sur un porte-tube.

Ammoniaque. — Réactif de Nessler (10) :

Iodure de potassium	50 gr.
Eau bouillante	50 cc.

Ajouter solution bouillante de

Bichlorure de mercure	25 gr.
Eau	50 cc.

Ajouter quelques cristaux de KI si le précipité se dissout mal. Filtrer. Ajouter :

Lessive de potasse 45 B.	300 gr.
Eau	Q. s. p. 1 litre.
Solution de HgII à 5 p. 100	5 cc.

Laisser reposer, décanter et enfermer dans un flacon en verre brun bouché au caoutchouc, garder dans l'obscurité.

	Carbonate de soude cristallisé.	100 gr.
Solution B. (11)	Soude caustique à l'alcool.	50 gr.
	Eau.	200 gr.

Faire bouillir et après refroidissement ramener à 300 cc. avec de l'eau pure. Ce liquide ne doit pas se colorer avec le réactif de Nessler. Flacon bouché au caoutchouc.

	Chlorhydrate d'ammoniaque.	3,147
Solution C. (12)	Eau.	Q. s. p. 1 l.
	1 cc. = 1 milligramme d'ammoniaque.	

(13) On en dilue 50 cc. dans un litre et on introduit ce liquide N/20 dans un flacon-burette.

Chlorures :

A. Nitrate d'argent N/100, renfermant 1 gramme de nitrate par litre.

B. Chromate jaune de potasse, sans chlore à 10 p. 100 dans l'eau.

Sulfates :

Solution A. (14) $\begin{cases} \text{Ba Cl}^2\text{ 2 aq.} \dots \dots \dots \dots & \text{6 gr. 1} \\ \text{Eau.} \dots \dots \dots \dots \dots \dots & \text{Q. s. p. 1 l.} \end{cases}$

Solution B. (15) $\begin{cases} \text{K}^2\text{ Cr }^2\text{O7.} \dots \dots \dots \dots & \text{369} \\ \text{Eau.} \dots \dots \dots \dots \dots \dots & \text{Q. s. p. 1. l.} \end{cases}$

Dans une série de tubes jaugés à 50 cc. on introduit 0,1 à 1 centimètre cube par dixième de solution B. On complète le volume de 50 cc. et on bouche et vaseline.

MARCHE DE L'ANALYSE

1° *Résidu sec à* 180°. — Evaporer sur une capsule tronconique en platine, profonde de 45 millimètres, 500 cc. d'eau, en remplissant la capsule au fur et à mesure. Chauffer d'abord à feu nu, puis au bain-marie et finalement à l'étuve sèche à 180° pendant deux heures.

Multiplier le poids par 2 pour avoir le poids d'extrait sec par litre.

2° *Chaux*. — On humecte le résidu précédent avec un peu d'acide chlorhydrique pendant dix minutes. On reprend par 50 cc. d'eau et 10 cc. d'une solution de chlorhydrate d'ammoniaque à 10 p. 100. On fait bouillir et on ajoute de l'ammoniaque jusqu'à réaction alcaline. On filtre dans un ballon de 125 cc. en lavant le précipité sur le filtre jaugé à l'eau chaude.

Dans le ballon, on précipite la chaux par l'oxalate d'ammoniaque et on complète jusqu'au trait par de l'eau. Après repos, on filtre sur un filtre à analyse. Le liquide filtré est reçu dans un ballon de 100 cc. pour le dosage de la magnésie. Le précipité d'oxalate de chaux resté sur le filtre est lavé à l'eau chaude. On sèche et, après avoir ajouté un peu d'acide sulfurique dilué, on calcine et on pèse.

1 partie de sulfate de chaux correspond à 0,41154 de chaux. On a donc le poids de chaux par litre en multipliant par 0,823 le poids de sulfate de chaux trouvé.

Magnésie. — Les 100 cc. recueillis dans l'analyse précédente sont transvasés dans un becherglas, additionné de 50 cc. d'ammoniaque et d'un léger excès de phosphate de soude ou d'ammoniaque. On agite et on laisse reposer douze heures. On filtre, on lave avec de l'eau ammoniacale (1/7). On sèche et on calcine au rouge dans une capsule de porcelaine de Saxe et on pèse.

Le pyrophosphate de magnésie renfermant 0,3603 de magnésie et comme on opère que sur les 4/5 de la magnésie contenue dans un 1/2 litre d'eau, on multiplie par 0,901 le poids trouvé de pyrophosphate pour avoir le poids de magnésie par litre.

Alcalinité. — On mesure 100 cc. d'eau. On ajoute 4 gouttes d'orangé de méthyle et on titre par l'acide sulfurique N/10 en s'arrêtant au virage jaune orange.

Il faut déterminer au préalable le volume d'acide employé pour faire virer 100 cc. d'eau distillée, environ 0 cc.,3.

Il faut soustraire ce chiffre du volume d'acide employé. On compte 0,050 de carbonate de chaux par centimètre cube employé.

Degré hydrotimétrique. — Dans le flacon spécial on verse 10, 20 ou 40 cc. d'eau à analyser, suivant sa richesse alcaline déterminée provenant par un premier examen. On verse ensuite avec la burette hydrotimétrique la solution savonneuse (2), en agitant jusqu'à ce que la mousse soit fine, homogène, d'un demi-centimètre de hauteur et persistante cinq minutes.

Dans le ballon jaugé spécial de 100 cc., on fait bouillir 100 cc. d'eau pendant une demi-heure. On complète le volume avec de l'eau distillée et on traite comme plus haut.

Sulfates. — On prend 50 cc. de l'eau bouillie de l'analyse précédente, on ajoute 10 cc. de chlorure de barium (14), on fait bouillir cinq minutes et on ajoute pendant l'ébullition du chromate (15) jusqu'à ce que le liquide, quand on le retire du feu, présente une teinte jaune faible.

On refroidit le ballon à l'eau froide et on filtre dans un tube analogue aux tubes d'épreuves (16), on compare ces derniers avec le tube et on note le tube dont la teinte est égale. C'est le volume de chromate ajouté en excès et qu'on déduit du volume employé. La différence est calculée en sulfate de chaux anhydre à raison de 0 gr. 068 par litre pour 1 cc. de chlorure de barium consommé (différence entre le volume de chlorure de barium et celui de chromate).

Chlorures. — A 100 cc. d'eau on ajoute un peu de carbonate de chaux précipité et trois gouttes de chromate, puis la liqueur d'argent en agitant, on se sert comme type de comparaison d'un égal volume d'eau distillée renfermant les mêmes quantités de carbonates et de chromates. On s'arrête quand le ballon du dosage passe du jaune vert au jaune franc ou orangé.

On déduit le volume du nitrate employé pour arriver à la même teinte sans chlorure.

On multiplie le nombre de centimètres cubes trouvé par 0,00585 pour avoir le poids en chlorure de sodium par litre.

Matières organiques. — Dans des ballons on verse 200 cc. d'eau à analyser et dans le ballon témoin 200 cc. d'eau distillée. On ajoute dans chaque 10 cc. d'acide sulfurique, 20 cc. de permanganate (3). On fait bouillir dix minutes. On refroidit à 30° et on verse 20 cc. de sulfate ferreux (4), et on ramène au rose par le permanganate.

La différence entre le volume consommé par le ballon témoin et le ballon à analyser est calculée à raison de un demi-milligramme d'oxygène par litre pour 1 cc. de permanganate.

Nitrates. — 10 cc. d'eau sont évaporés à sec dans une

capsule de porcelaine au bain-marie. Après refroidissement, on ajoute 1 cc. du réactif sulfophéniqué et quelques centimètres cubes d'eau distillée et de l'ammoniaque en excès et on dilue à 50 cc. dans un tube jaugé semblable aux tubes préparés (9) avec lesquels on le compare. On obtient ainsi par simple lecture le chiffre de nitrate pour un litre.

Ammoniaque. — Dans une haute éprouvette bouchée à l'émeri, on verse 100 cc. d'eau avec 1 cc. de lessive alcaline et on bouche. Après quelques heures, on prend 50 cc. qu'on introduit dans un tube spécial jaugé, avec 1 cc. de réactif de Nessler. Si le liquide se trouble, il ne faut prendre que 5 à 25 cc. d'eau et diluer à 50 avec l'eau pure. Dans un tube témoin on verse 50 cc. d'eau distillée et 1 cc. de réactif de Nessler. Avec la burette on fait tomber dans ce tube témoin la liqueur titrée de sel ammoniacal jusqu'à ce que dans les deux tubes les nuances soient égales. Le nombre employé de centimètres cubes de chlorhydrate d'ammoniaque donne la quantité en milligramme d'ammoniaque par litre d'eau.

Phosphates. — Dans un becherglas, on introduit 100 cc. d'eau et 5 cc. de réactif molybdique du laboratoire, on laisse digérer quelques heures vers 50° et on observe s'il s'est formé un précipité jaune dont on note seulement la plus ou moins forte proportion.

MICROORGANISMES DE L'EAU

L'analyse bactériologique des eaux comporte cinq opérations distinctes :

1° Le prélèvement des échantillons ;
2° Le transport de l'eau prélevée ;
3° L'analyse quantitative ;
4° L'analyse qualitative ;
5° La lecture des résultats obtenus.

Il est utile d'insister ici sur les deux opérations premières et d'entrer dans quelques détails techniques.

Si l'analyse quantitative et surtout l'analyse qualitative

doivent être considérées comme du ressort des bactériologistes proprement dits, il faut concevoir que tout médecin, toute personne s'intéressant aux choses d'hygiène peut être appelé à demander un avis sur une eau suspecte, il est donc indispensable de connaître exactement les méthodes pratiques pour recueillir cette eau et l'envoyer au laboratoire d'analyse.

Du prélèvement des eaux. — On peut employer à cet usage des flacons de verre de 100 cc. à 200 cc. simplement bouchés au liège et auxquels on aura fait subir le traitement suivant[1] :

Les flacons, d'abord munis à leur goulot d'un tampon d'ouate, sont disposés dans un bain d'air dont on élève graduellement la température jusqu'à 200°. Au bout d'une demi-heure, on peut considérer les germes contenus dans l'intérieur des flacons comme irrévocablement détruits. Les flacons refroidis, on enlève, avec une pince ou un fil métallique flambé, le coton roussi, qu'on remplace par un bouchon de liège légèrement carbonisé à sa surface par la flamme d'une lampe à alcool ou d'un bec de gaz. Les flacons sont alors entourés d'une feuille de papier et cachetés dans cette enveloppe. C'est ainsi que l'on remet aux agents chargés du prélèvement des eaux à analyser les vases destinés à les contenir. Ces flacons restent indéfiniment stérilisés, d'abord parce qu'ils sont purgés de tout microbe et de toute humidité, ensuite parce que la partie extérieure de ces vases, surtout la fente circulaire qui sépare le goulot du bouchon, reste à l'abri des sédiments atmosphériques et de toutes autres impuretés.

Il va sans dire qu'en l'absence de four à flamber, on peut soumettre les flacons, à l'autoclave, à la température humide de 110°; on arrive encore à les stériliser en les chauffant lentement en tous sens dans une large flamme, de façon à les porter quelques instants vers 230°. Dans ce dernier cas, on se servira avantageusement de petits ballons, de petits

---

[1] Toute cette technique est empruntée à l'excellent *Manuel pratique d'analyse bactériologique des eaux* du Dr Miquel auquel nous renvoyons pour plus amples détails.

matras, de tubes à essais en verre mince ; le risque de voir les vases se casser sous l'inégale répartition de la chaleur sera considérablement diminué.

Pour remplir le flacon, il est bon d'éviter les projections de sable, de limon qui existent dans certaines sources, de faire couler un certain temps l'eau s'il s'agit d'une canalisation. Il faut avoir soin de tenir le bouchon à la main, en lui évitant tout contact. Quant aux microbes de l'atmosphère, si on agit rapidement, il n'y a pas lieu de s'en préoccuper.

Du transport des eaux. — La cause d'erreur la plus grave qui peut fausser le dosage quantitatif des bactéries est le pullulement de ces êtres dans l'échantillon pendant le laps de temps qui s'écoule entre la prise et l'examen bactériologique. L'idéal serait de faire immédiatement l'ensemencement, mais il est souvent impossible d'agir ainsi.

En trois heures, le nombre des bactéries s'accroît quelquefois suivant une progression géométrique ayant 2 pour raison. Ainsi que le montrent les chiffres suivants empruntés à Miquel.

	TEMPÉRATURE DE L'EAU	BACTÉRIES PAR CENT. CUBE
A midi	16°,6	67
A 1 h. 30	19 ,5	143
A 3 heures	20 ,9	456

Quand il s'agit de jours les chiffres deviennent fantastiques.

	TEMPÉRATURE DE L'EAU	BACTÉRIES PAR CENT. CUBE
Immédiatement.	15°.9	48
2 heures après	20 ,6	125
1 jour après.	21 ,0	38 000
2 jours après	20 ,5	125 000
3 jours après	22 ,3	590 000

Durant les premières heures, l'expérimentateur constate dans l'eau de la Vanne une richesse microbienne voisine de celle des eaux de source. Au bout de vingt-quatre heures, à ne considérer que les résultats numériques, il croirait avoir affaire à de l'eau de la Seine puisée entre les ponts d'Austerlitz et de l'Alma ; deux jours plus tard, à de l'eau de la Seine puisée en amont du collecteur à Clichy ; trois jours après, à de l'eau de la Seine prélevée en aval de ce même collecteur, c'est-à-dire souillée d'eau d'égout.

Bien que l'élévation de température ne doive pas être seule incriminée dans cette multiplication des bactéries, elle est certainement un des facteurs les plus puissants et aussi celui sur lequel il est le plus facile d'agir.

Miquel conseille le procédé suivant pour faire voyager les échantillons :

L'échantillon étant bouché et cacheté à la cire d'Espagne puis enveloppé de papier, est introduit à frottement doux dans une boîte métallique de forme cylindrique où il reste pendant le voyage à l'abri des ballottements et des chocs.

Cette première boîte est placée dans une seconde plus large de quelques centimètres dans toutes les dimensions, et l'espace vide est rempli de sciure de bois. Ce système bien fermé est ensuite déposé dans une boîte métallique beaucoup plus vaste qu'on remplit de glace concassée en gros morceaux. En été, pour les trajets qui durent trente-six heures, ainsi qu'on a pu s'en assurer par les envois qui ont été faits des points de la France les plus éloignés de Paris, il faut employer de 3 kilogrammes à 4 kilogrammes de glace ; enfin, cette troisième et dernière boîte, bien exactement fermée, est enfouie dans la sciure dans une caisse de bois munie d'un couvercle à charnières et d'une poignée.

Même avec ces précautions, il est rare que l'eau arrive à une température inférieure à 5°.

Analyse quantitative. — Le procédé d'analyse par ensemencements fractionnés dans le bouillon exige un grand matériel, une grande patience et beaucoup d'habitude ; il consiste à diluer les eaux à analyser de telle façon que sur 100 conserves de bouillon ensemencé, 20 à 25 d'entre elles soient au plus le sujet d'une altération par les bactéries. Bien que Miquel considère cette méthode comme supérieure aux procédés sur milieux solides, il en reconnaît lui-même les difficultés, surtout entre des mains peu exercées.

Le procédé de Miquel, qui a trouvé en Allemagne d'ardents contradicteurs, présentent cependant des avantages d'exactitude qu'il est difficile de nier. Quand les bactéries sont trop nombreuses, elles envahissent toutes les plaques et il est impossible de les énumérer. Certaines espèces, se développant plus rapidement, masquent l'existence même des espèces plus lentes, et la gélatine se liquifiant on est forcé d'accepter un chiffre avant le développement total. Enfin certaines espèces et non des moins importantes (b. de la tuberculose, de la diphtérie) ne se développent qu'à une température supérieure à 22°, température que ne peuvent dépasser sans se liquéfier les plaques de gélatine.

Nous ne croyons pas pouvoir insister ici sur les méthodes employées sur la constitution des milieux de cultures, solides ou liquides, etc. Mais nous donnerons cependant un procédé approximatif dû à Miquel, qui a le grand avantage d'être très commode.

Procédé. — Cette méthode repose sur la faculté que possède la gelée de lichen d'absorber promptement un volume d'eau considérable après qu'elle a été desséchée en lames minces sur une feuille de papier. Ce terrain, infertile à l'état sec, récupère ses facultés nutritives et peut, après avoir été convenablement humecté, nourrir des bactéries qui se développent sur les deux faces du papier.

Ainsi donc, l'analyse micrographique des eaux par les papiers nutritifs est de la plus grande simplicité. Le papier nutritif, taillé en rectangle, muni d'un fil suspenseur en platine, est enveloppé de papier joseph, introduit dans un autoclave et chauffé une heure à 110° ; le papier sort de l'appareil sec et purgé de tout germe.

Au moment de l'analyse, on le pend par son fil suspenseur en platine dans une éprouvette bouchée à l'émeri (voir fig. 16), on le tare et on le plonge dans l'eau à doser : les couches nutritives gonflent rapidement, et au bout de cinq minutes l'opération est terminée. Il reste à connaître le poids de l'eau absorbée, ce que donne une seconde pesée, et à placer le tout à l'étuve sous une cloche dont l'air est lui-même saturé d'humidité.

Les colonies ne tardent pas à se développer en taches diversement colorées sur le papier nutritif : tantôt elles sont très confluentes si l'eau est impure, tantôt elles sont rares quand l'eau est pauvre en bactéries et en mucédinées. Au bout de huit ou quinze jours, lorsqu'on s'est assuré que le nombre des taches n'augmente pas, le papier est retiré du vase incubateur et porté à l'étuve à air à 45°. Quand le papier est sec, on colore ainsi :

A. Le papier est plongé pendant quelques minutes dans une solution aqueuse d'alun, puis dans l'eau ordinaire : cette opération a pour double but d'insolubiliser légèrement la gelée et de mordancer les surfaces à colorer.

B. La bande de papier, bien lavée, est alors immergée pendant vingt à trente secondes dans une solution de sulfate d'indigo titrant 2 grammes d'indigotine pure par litre. Ce bain se fait de la façon suivante : 2 grammes d'indigotine cristallisée sont mis à digérer pendant vingt-quatre heures avec 40 grammes à 50 grammes d'acide sulfurique fumant de Saxe, et le mélange qui en résulte, devenu soluble, est jeté dans un litre d'eau ; on neutralise partiellement la liqueur très acide, et l'on a ainsi la solution prête pour l'usage.

Au contact de la liqueur sulfindigotique, le papier et les bactéries se colorent promptement ; on pousse au noir la teinte des colonies et des moisissures, qui se détachent très visiblement sur la teinte moins foncée acquise par la gelée.

C. Il s'agit maintenant de remplacer le fond bleu clair de la gelée par un fond blanc ; on y arrive en introduisant, après un lavage soigné, la feuille dans un bain de permanganate de potasse à 1 pour 1 000 ; la gelée bleu clair passe au violet, ensuite au rose ; on lave une troisième fois et l'opération est terminée. Il importe de suivre attentivement cette dernière manipulation, qui dure environ une demi-minute : l'action trop prolongée du permanganate affaiblirait la teinte des colonies ; si l'expérimentateur commettait cette faute, le mal serait aisément réparable, il suffirait de replonger le papier dans l'indigo.

D. Pour donner plus de blancheur aux épreuves et arrêler l'action décolorante du permanganate en excès, on peut laisser séjourner une minute la bande de papier dans un bain d'acide oxalique à 40 p. 100, puis on lave à grande eau.

Les bactéries et les moisissures apparaissent alors en beau bleu sur fond blanc.

Analyse qualitative. — La détermination des espèces des microorganismes que l'on rencontre dans une eau suspecte est certainement la partie la plus utile de l'examen bactériologiste ; il faut ajouter qu'elle est aussi la plus délicate et qu'à l'heure actuelle, malgré les progrès réalisés, souvent impossible à réaliser.

En laissant de côté la différenciation des microbes indifférents dont l'étude présente surtout un caractère scientifique, il va de soi qu'on ne peut songer à isoler que les microbes pathogènes aujourd'hui bien connus, et la liste n'en est pas encore très longue :

Bacille du charbon ;
— du choléra ;
— du tétanos ;
— de la fièvre typhoïde.

Cette observation, bien que banale, mérite d'être faite, car souvent on demande aux bactériologistes de rechercher dans une eau les microbes des oreillons ou de la scarlatine alors que ceux-ci ne sont pas encore isolés.

Pour faire une analyse qualitative, il faut combiner une série de méthodes.

Il est bien difficile, sinon impossible, de reconnaître par l'examen microscopique un bacille au milieu d'autres microorganismes développés avec lui, dans les cultures soit en milieu liquide, soit même sur plaques. Il comporte, avant tout, d'isoler et de faire proliférer le bacille recherché.

Plusieurs procédés sont ici applicables suivant le microorganisme recherché.

Tel bacille a une température optimum ; en portant les tubes ensemencés à cette température, on hâte son développement en diminuant au contraire l'activité des autres microorganismes.

Ou bien en ajoutant telles ou telles substances chimiques dans le milieu de culture en proportion déterminée. Exemple : acide phénique pour le bacille typhique (Vincent).

Les cultures ainsi obtenues doivent être soumises à un certain nombre d'épreuves.

La diagnose tirée de la morphologie du microbe est certainement, étant donné le polymorphisme de la plupart des bactéries, une épreuve insuffisante.

Il en est, à quelques exceptions près, de même des réactions qu'elles présentent avec les différentes méthodes de coloration.

Examen des propriétés biochimiques. Un certain nombre de microorganismes par suite des diastases qu'ils forment donnent lieu dans des milieux de culture appropriés à des réactions en quelque sorte spécifiques, tel le ferment lactique, le ferment butyrique. C'est ainsi que l'on a voulu trouver un procédé de différenciation du bacille typhique avec le bacterium coli commune d'après leurs actions différentes sur certains sucres. Mais cette dernière réaction caractéristique est loin d'avoir été suffisamment démontrée.

Un dernier procédé de confirmation réside dans les inoculations aux animaux soit des cultures virulentes elles-mêmes, soit des produits solubles filtrés. Ici encore, il faut choisir l'animal de choix, qui est susceptible de réagir aux différents microbes.

Nous résumerons rapidement les méthodes différentes pour les bactéries les mieux connues.

Bacille du choléra. — La recherche du bacille cholérique dans l'eau était autrefois très difficile. Koch, Fraenkel et Lubarsch étaient seuls, en 1893, à avoir vu, chacun une fois, le Kommabicellus dans l'eau naturelle : Koch lui-même reconnaît qu'il est peu nombreux dans l'eau la plus suspecte et qu'il résiste mal aux autres microorganismes. Le procédé de Dunham permet sa recherche avec plus de facilité : le komma bacille se multiplie avec rapidité dans une solution stérilisée de peptone à 1 p. 100 et de sel marin à 0,05 p. 100. On ensemence les cultures avec quelques gouttes incriminées, et, en dix ou douze heures, à 37°, les bacilles se multiplient.

Les cultures sur plaques de gélatine donnent toujours (Koch) des résultats caractéristiques. Chaque volume forme un petit disque entouré de deux cercles, l'un granuleux, l'autre clair. Les bacilles sont plus petits que dans les cultures sur agar-agar : ils sont recourbés et souvent se présentent sous l'aspect de spirilles ou de longs filaments ondulés.

Koch donne également une importance considérable à la réaction du *rouge du choléra, choleraroth* : si l'on verse 5 à 10 gouttes d'acide chlorhydrique, on observe, au bout de quelques minutes, une coloration rose poncé dont l'intensité croît pendant une demi-heure.

L'inoculation aux animaux ne donne des résultats que si l'on alcalinise leur estomac et immobilise les intestins avec l'opium. A l'autopsie on trouve un intestin distendu par un liquide diarrhéique riche en bacilles virgules.

Quant aux caractères différentiels donnés pour diagnostiquer le bacille du choléra asiatique, du bacille du choléra nostras (?), bacille de Finkler et de Prior, ils sont trop hypothétiques pour nous arrêter.

Bacille du tétanos. — Maintenir l'eau suspecte à la température de 70° pendant une heure, et ensemencer dans de la gélose peptonisée additionnée de 2 p. 100 de sucre, placée dans des flacons de Friedreich privés d'oxygène[1]. Le bacille du tétanos étant anaérobie.

Si dans les colonnes qui se développent on découvre des bacilles terminés par une spore (en forme d'épingle courte), on les cultive par piqûres dans de la gélatine à l'abri de l'air. La piqûre dans la gélatine donne lieu à la production d'une sorte de culture en écouvillon, ressemblant beaucoup à celle du rouget de porc ; mais les bacilles de ces premières

---

[1] On arrive à obtenir des milieux de culture privés d'air en le recouvrant avant leur stérilisation d'une forte couche d'un mélange de paraffine et de vaseline.

Vaseline.	98
Paraffine.	2

cultures sont toujours munis d'une spore terminale plus volumineuse que le bâtonnet.

Une goutte de bouillon, envahie par le bacille de Nicolaïer, inoculée aux souris les tue en deux ou trois jours ; 10 gouttes ou un demi-centimètre cube du même bouillon donnent le tétanos à un cobaye de forte taille et même à un lapin.

Le bacille de Nicolaïer est assez fréquent dans l'eau de la Seine et de la Marne ; il se rencontre aussi dans les eaux d'égout.

Bactéridie charbonneuse. — La bactéridie charbonneuse est un gros bacille qui se cultive au contact de l'air dans presque tous les milieux : dans le bouillon, sur la gélose, dans les urines, à la condition que ces milieux ne soient pas sensiblement acides.

Procédé Miquel. — L'eau est portée à 65° pendant deux heures pour détruire la majeure partie des microphytes vulgaires ou autres qui ne résistent pas à ce degré de chaleur ; puis le liquide est incorporé à de la gélatine dont on fait de nombreuses plaques. On effectue ensuite des cultures dans du bouillon où l'espèce se développe en donnant un dépôt floconneux qui se réfugie au fond du vase. Dans la gélatine, le *Bacillus anthracis* donne une culture en forme de cyprès renversé qui liquéfie lentement le substratum. Enfin les bouillons inoculés à des souris les tuent en moins de vingt-quatre heures, et les cobayes succombent avant la fin du deuxième jour.

Bacille typhique. — La spécificité du bacille typhique a rencontré de nombreux adversaires. A l'heure actuelle, un certain nombre de bactériologistes soutiennent l'identité entre le bacille typhique et le bacterium coli commune, hôte habituel de l'intestin humain et qui, sous des influences de milieu, subirait des transformations, non seulement morphologiques, ce qui n'a pas d'importance, mais encore des modifications fonctionnelles importantes, surtout au point de vue pathogénique. Quoi qu'il en soit, étant donnée l'importance accordée à la présence du bacille typhique, nous croyons devoir nous étendre sur les techniques employés pour sa recherche.

Procédés d'isolement. — Suivant la richesse en microorganismes de l'eau, une ou plusieurs gouttes sont, au moyen d'une pipette, introduits dans environ 10 cc. d'eau stérilisée, maintenue pendant dix minutes à 44°. Cette température élimine un certain nombre de germes ou en retarde notablement l'évolution, tandis qu'elle n'exerce aucune action marquée sur le développement ultérieur des bacilles typhiques (Rodet).

Après agitation, deux gouttes de la solution sont semées l'une dans un tube de gélatine peptonisée, l'autre dans un tube de gélatine phéniquée à 1 p. 100 (Chantemesse et Widal), qu'à cet effet on liquéfie au bain-marie. Dès que la goutte a été répartie dans la gélatine, on verse le contenu de chaque tube sur une plaque de fragmentation (boîte de Pétri).

Deux ou trois jours après l'ensemencement, on explore les plaques à la loupe ; au moyen d'une aiguille stérilisée, on puise dans les colonies une parcelle de matière pour l'observer au microscope. Si le microbe se présente sous la forme d'un bacille ovoïde, long de 2 à 6 μ, large de 1 à 2 μ, arrondi aux deux bouts, ayant, soit un espace clair, soit deux ou trois sphérules dans sa masse ; s'il manifeste un mouvement rapide, non de translation, mais d'oscillation sur lui-même, et, sous l'influence d'une solution aqueuse de violet de méthyle, se colore fortement sans perdre sa motilité, il y a quelque chance d'être en présence d'un bacille typhique.

Procédé Vincent. — Dans un certain nombre de conserves de bouillon de bœuf peptonisé, ou simplement de bouillon de peptone, renfermant 7 décigrammes d'acide phénique cristallisé par litre, on introduit de quelques gouttes à quelques centimètres cubes des eaux à essayer, selon qu'elles sont pauvres ou très riches en bactéries. S'il s'agit d'eaux de source supposées contaminées par le bacille de la fièvre typhoïde, on pourra aller jusqu'à 100 cc. en prenant la précaution d'opérer dans un ballon ou dans un matras contenant au moins 1000 cc. de bouillon.

Les vases ainsi ensemencés seront portés dans un bain d'eau réglé à 42º ; dès que ces vases sont devenus louches, on transporte quelques gouttes de ces cultures dans de nouveaux ballons ou tubes de petite dimension à demi pleins de bouillon phéniqué, et de même exposés à 42º ; on pratique ainsi pour plus de sûreté 3 ou 4 inoculations successives.

Les caractères invoqués pour reconnaître le bacille typhique sont nombreux.

Sa morphologie est essentiellement variable, s'il est facile de le reconnaître quand il se présente sous sa forme typique avec les six ou huit flagelles qui l'entourent et lui constituent comme une couronne ; il n'en est pas de même quand les conditions de milieu varient.

Le bacille typhique vivant présente une grande mobilité grâce à ces cils. Il prend bien les couleurs d'aniline et sa décoloration est facile. Chantemesse insiste sur un caractère assez spécial et facile à constater. Les cultures sur milieux solides se dissocient avec la plus grande facilité dans l'eau, qu'elles louchissent rapidement lorsqu'elles y sont portées avec le fil de platine.

Il est utile de comparer la culture suspecte avec une culture témoin obtenue par ensemencement direct de la rate d'un typhique. Dans ce cas, les deux cultures devront :

Sur la *pomme de terre*, former des colonies à peu près invisibles ;

Sur la *gélatine peptonisée*, pousser très vite, apparaître dès le lendemain de l'inoculation et se développer sans la liquéfier ;

Bien pousser sur la gélatine glycérinée, la gélatine phéniquée, le sérum solidifié, l'agar-agar ;

Pousser, *en le troublant*, dans le bouillon de bœuf, lentement à la température ordinaire, très vite à 35º ; après quelques semaines, le bouillon devra *rougir* ;

Très bien pousser dans l'*urine* légèrement alcaline et dans le *lait* sans le coaguler ;

Pousser *aussi bien* qu'à l'air libre *dans le vide presque complet* (vide communément obtenu au moyen des trompes) ;

Se multiplier, dans les cultures, par scission transversale répétée ;

- Former, trois ou quatre jours après ensemencement sur pomme de terre, et culture à 37°, des *spores*, presque toujours uniques dans chaque bâtonnet, et la plupart terminales ;

Le spore ne devra pas se colorer sous l'influence des couleurs d'aniline. Elle devra être très réfringente, résister à la dessiccation et à la température de 90° maintenue cinq minutes, être tuée à 100°, phénomènes que permet d'apprécier un nouvel ensemencement, *absolument nécessaire ;*

Les cultures devront être enrayées par 1/20.000ᵉ de bichlorure de mercure, 1/800ᵉ de sulfate de quinine, 1/200ᵉ de phénol, 1/100ᵉ d'acide chlorhydrique, 5/100ᵉ de chlorure de chaux.

Caractères infectieux. — Le bacille incriminé doit tuer les souris blanches dans le même temps que le témoin : si la dose est minime (1/4 de goutte à 1 goutte) et introduite dans le tissu conjonctif, il doit leur communiquer une maladie lente, évoluant en une dizaine de jours et se terminant le plus souvent par la mort. Injecté à la dose de 4 gouttes, dans le péritoine des souris, il doit les tuer en trente-six heures.

Sur les souris mortes on doit trouver dans leur intestin une diarrhée liquide, constater la tuméfaction de leurs plaques de Peyer, s'assurer que leur rate, gonflée, et la moelle de leurs os contiennent le microbe, ce dernier offrant alors les réactions énumérées.

Distinction entre le bacille d'Eberth et le bacillus coli.

Nous nous contenterons d'énumérer les distinctions proposées :

1° Le bacterium coli commune n'aurait pas de cils. Ce point est controuvé ;

2° Les deux bacilles dégagent H²S avec la même énergie, mais avec cette différence que le bacille d'Eberth, pour des raisons encore inconnues, dégage ce gaz plus facilement sur les milieux additionnés de sels de fer et de plomb, tandis que le coli-bacille le dégage surtout sur les milieux additionnés de nitro-prussiate de soude (Orlowski).

3º Le bacillus coli ne produit de l'acide lactique que dans un milieu très riche en matière azotée, par exemple en peptone, tandis que le bacille d'Eberth donne de l'acide lactique, quelle que soit la richesse du milieu en peptone (Péré).

4º Le bacille typhique serait tué par le seul fait de se trouver exposé pendant une heure et un quart aux vapeurs de l'aldéhyde formique, fournie par la solution aqueuse du commerce (solution à 40 p. 100). Ces mêmes vapeurs, agissant pendant deux heures sur le coli, ne l'empêchent pas ensuite d'évoluer. Si l'on cultive les microbes dans du bouillon additionné de $1/10.000^e$ de la solution toxique, ils poussent l'un et l'autre, mais non aussi rapidement : le *coli* trouble alors le bouillon en moins de vingt-quatre heures, tandis que l'Eberth met toujours plus d'un jour et en emploie souvent deux pour produire le trouble (Schild).

Si à un tube de bouillon ensemencé avec du bacille typhique et mis à l'étuve à 35º pendant vingt-quatre heures, on ajoute 1 cc. d'une solution d'azotate de potasse renfermant 2 centigrammes de sel pour 100 grammes d'eau et ensuite quelques gouttes d'acide sulfurique, il ne se produit aucune coloration avec une culture de bacterium, on obtient une coloration rougeâtre, due à l'action de l'acide nitreux produit sur l'indol, qui n'existerait que dans les cultures du coli (Kilasalo).

Enfin Grimbert ensemençant dans la même eau bacille typhique et bacterium coli commune n'a pu trouver le bacille typhique au bout de quelques jours, seul le coli s'étant développé.

Résumé. — Les eaux se divisent en trois groupes : les eaux telluriques ou souterraines, les eaux atmosphériques ou météoriques et les eaux superficielles ou terrestres. Au point de vue de l'hygiène, la question de l'eau potable domine toutes les autres.

Eau potable. — Une eau potable doit répondre à certaines conditions chimiques et biologiques. Au point de vue chimique, présenter, sans s'en écarter, un degré de minéralisation oscillant entre 0 gr. 1 et 0 gr. 5 par litre. Les eaux trop calcaires (plus de 0 gr. 5) sont *dures*, indigestes, forment avec les aliments des composés insolubles. Les eaux riches en sulfates (ou *séléniteuses* 0,0) présentent les mêmes inconvénients à un plus haut degré.

Les eaux trop pauvres en sels calcaires amènent, si l'alimentation appropriée n'intervient pas un déchet des sels de l'organisme. Les eaux privées d'iode et de brome ont été incriminées comme favorisant le goitre. Des substances toxiques qui peuvent se trouver dans l'eau : arsenic, cuivre, plomb, ce dernier est le plus intéressant : les eaux très pauvres en carbonates attaquent les tuyaux de plomb de canalisation et entraînent les sels de plomb soit en dissolution, soit en suspension, pouvant déterminer ainsi l'intoxication saturnine : prophyllaxie. Diminuer la longueur des conduites en plomb, laisser couler l'eau un certain temps quand les prises sont espacées. Tuyaux de plomb zingués ou étamés.

Les matières organiques de l'eau (eau mauvaise correspondant à la décoloration de 3 milligrammes de permanganate de potasse) sont surtout un indice de contamination possible.

Organismes vivant dans l'eau. — L'absence de poissons dans une eau terrestre, cours d'eau ou lac, doit faire suspecter l'eau. Les organismes inférieurs : mollusques, crustacés, entomostracés, jouent plutôt un rôle protecteur, purificateur de l'eau.

Les microorganismes, absents dans l'eau de source, se multiplient rapidement dans l'eau en raison directe de sa richesse en matières organiques. Dans le nombre les uns sont indifférents, peuvent jouer même un rôle utile contre les autres microorganismes pathogènes.

L'eau abandonnée à elle-même présente des oscillations considérables dans le nombre de ses microorganismes. Dans l'eau stagnante les microbes se développent jusqu'au moment où par leurs sécrétions, ils ont rendu cette eau elle-même impropre à leur développement. Dans l'eau courante, sous l'influence des oxydations, des autres organismes, il se produit une purification spontanée du fleuve.

Le froid, s'il modère le développement des microbes, ne les supprime pas, d'où le danger de la glace prise dans des étangs suspects. Nécessité de n'utiliser que de la glace d'oxygène ou mieux encore de la glace artificielle faite avec de l'eau privée de germe.

Correction de l'eau. — L'eau doit être fraîche, et aérée, les eaux limoneuses sont précipitables par l'alun et la décantation.

Mais la correction de l'eau a surtout pour objet de la dépouiller de ses microorganismes.

Chaleur. — L'eau distillée est trop fade et trop pauvre en sels. L'ébullition, surtout prolongée, offre une garantie nulle, bien que certains microbes résistent à 100°. Mais l'eau bouillie a perdu ses gaz, elle est lourde à digérer. On obtient une eau stérile avec les appareils fonctionnant sous pression et permettant d'atteindre 118°.

Procédés chimiques. — L'alun, le tanin agissent sur les matières organiques, les corps en suspension mais la sécurité ne saurait être absolue. Le permanganate de potasse (0 gr. 10 par litre) est beaucoup plus actif et plus sûr : on supprime le dépôt de manganèse par une filtration sur braise de boulanger. Le fer spongieux donnant lieu à une série de réactions chimiques : réduction, oxydation, est également employé. En brassant l'eau dans de grands tambours remplis de fer en grenaille, on obtient une eau pure en quantité suffisante pour l'alimentation urbaine.

Filtration. — Il y a lieu de distinguer la filtration à domicile, obtenue avec les filtres à charbon, les filtres en porcelaine dégourdie (type Chamberland) et la filtration centrale, faite sur l'eau totale destinée à être livrée au public et dans laquelle imitant la filtration naturelle, on fait traverser à l'eau suspecte des lits de graviers, puis de sable avec une vitesse très lente. Ce système adopté à Berlin, à Londres donne de bons résultats.

Approvisionnement d'eau. — Il est fort difficile de fixer le minimum d'eau nécessaire par tête d'habitant pour une ville. Plus les villes sont grandes et plus la proportion d'eau par tête s'élève. Un minimum d'eau de 160 litres paraît cependant pouvoir être fixé. Dans les villes où l'eau ne provient pas de source ou n'est pas en totalité filtrée, il y a lieu de distinguer l'eau d'alimentation et l'eau d'utilisation. Dans la première catégorie on doit ranger non seulement l'eau de boisson, mais l'eau destinée à tous les usages domestiques, l'eau d'utilisation étant réservée aux nettoyages de la ville, au tout à l'égout et aux usages industriels.

L'eau de choix est certainement l'eau de source captée avec le plus grand soin : l'eau des lacs, de montagne arrive ensuite ; celle des fleuves doit être filtrée et celle obtenue par les puits, provenant de la nappe d'eau souterraine, est souvent suspecte.

Maladies transmissibles par l'eau. — Le transport de toutes

les maladies contagieuses par l'eau a été incriminée ; mais il
n'existe d'observations nombreuses et précises que pour le choléra et la fièvre typhoïde.

La substitution d'une eau pure à une eau suspecte modifie
toujours l'état sanitaire d'une agglomération et la mortalité par
fièvre typhoïde s'abaisse après la prise de ces précautions. Toutefois la théorie exclusive du transport de la fièvre typhoïde, et
surtout du choléra par l'eau, rencontre une réelle opposition.

CHAPITRE III

L'ATMOSPHÈRE

Composition de l'air atmosphérique. — L'air atmosphérique exerce une action continuelle sur notre organisme. L'oxygène qu'il renferme est de tous les éléments le plus indispensable à la vie, celui dont le besoin est incessant. Théoriquement l'air est un mélange et non une combinaison d'azote et d'oxygène, ce dernier entrant pour un cinquième environ (21 p. 100). Mais normalement on trouve également dans l'air d'autres gaz ou de vapeurs dont les variations sont importantes à connaître : l'acide carbonique, l'ammoniaque, l'acide nitrique, l'acide nitreux et de la vapeur d'eau. Les autres composés gazeux que l'on trouve parfois dans l'air, n'y sont qu'à titre accidentel : hydrogène sulfureux, sulfhydrate d'ammoniaque, oxyde de carbone, etc.

L'analyse chimique de l'air faite en dehors des grandes agglomérations et sur les différents points du globe montre une constance remarquable. Seuls de tous les éléments, la vapeur d'eau varie.

Azote et argon. — L'azote qui constitue les 4/5 (79 p. 100) de l'air atmosphérique joue un rôle essentiellement modérateur ; il est inexact toutefois de dire qu'il pourrait être rempacé par tout autre gaz indifférent. Son utilité ne consiste pas simplement à diluer l'oxygène atmosphérique qui à l'état pur constituerait un véritable milieu dangereux ; mais s'il ne joue pas un rôle actif et immédiat dans la vie des animaux (ce qui est encore douteux), il en est tout autrement pour les plantes qui prennent soit directement, soit principalement par l'intermédiaire des bactéries, une partie de leur azote dans l'atmosphère.

La découverte d'un nouveau corps constituant dans l'atmosphère : l'*argon*, par Rayleigh et Ramsay (1895), très importante au point de vue scientifique, ne saurait encore préoccuper l'hygiéniste. Ce corps, simple ou complexe, le point n'est pas encore élucidé, d'une densité assez élevée, soluble dans l'eau, n'a pas encore pu être étudié au point de vue de son action physiologique. Peut-être des expériences ultérieures démontreront-elles que son nom d'*argon* (α.εργον, qui n'agit pas) doit être changé.

Oxygène. — La teneur de l'air en oxygène est remarquablement constante. Les analyses faites à Paris, à Berlin, sur l'océan, donnent tous un chiffre constant de 20,91 ; la troisième décimale seule diffère.

Dans les espaces clos cette teneur peut s'abaisser, mais dans les appartements, la diminution est toujours excessivement faible : 20,74 dans un théâtre, 20,70 sous un tunnel (Smith). Mais dans les mines, où la ventilation n'est pas suffisamment assurée, par suite des combustions lentes et même des combustions vives comme les explosions de poudre, la proportion peut descendre à des chiffres très bas, 17,50 dans les mines de Cornouailles. Dans les mines de cuivre de Huelgoat, les mineurs travaillent quelquefois dans une atmosphère ne renfermant que 15,5 d'oxygène. C'est là un chiffre minimum pour un séjour prolongé et quand on arrive à une proportion de 10 p. 100, tout séjour est impossible.

Ozone. — Sous des influences diverses, mais principalement par suite des effluves électriques atmosphériques, l'oxygène subit une transformation spéciale, une véritable condensation de ses atomes : l'ozone. On peut admettre que l'oxygène ordinaire étant constitué par deux atomes réunis en une molécule ($O = O$), l'ozone est constituée par trois atomes, chacun des atomes étant lié par ses deux affinités aux atomes voisins

Cette conception suffit pour faire entrevoir le peu de stabilité de l'ozone, ses molécules étant faiblement liées entre elles. Et en effet, l'ozone est un oxydant énergique, agissant à froid sur des composés organiques ou non, que l'oxygène ne saurait oxyder. Ces propriétés oxydantes énergiques ont fait attribuer à l'ozone des propriétés physiologiques spéciales. Si ce corps a trouvé des détracteurs, voyant un danger, une action nocive dans cette puissance même d'oxydation, il a trouvé plus encore de défenseurs, qui ont voulu utiliser ses propriétés dans un but thérapeutique.

Une atmosphère riche en ozone constituerait, d'après eux, un milieu extrêmement favorable. Cette question reste encore loin d'être tranchée; jusqu'ici l'utilisation des propriétés de l'ozone a surtout été exploitée avec trop de fracas et de réclame pour que l'on puisse conclure de la plupart des résultats annoncés.

Il est facile, grâce au développement de l'industrie électrique, de produire de grandes quantités d'ozone.

Réaction et dosage de l'ozone. — En présence de l'ozone, l'iodure de potassium est décomposé et l'iode mis en liberté. Schönbein a utilisé cette propriété pour reconnaître et même doser l'ozone dans l'atmosphère. Un papier imbibé de colle d'amidon ioduré exposé dans un milieu renfermant de l'ozone vire au bleu. Si l'on a soin de placer le papier dans une sorte de tube ou de boîte ouverte aux deux bouts et qu'on laisse le papier un temps déterminé, on peut, d'après la nuance obtenue, juger de la richesse relative en ozone de l'endroit. Ce procédé, on le conçoit, n'a rien de précis.

Les recherches de Christmas (1893) ont montré que les prétendues propriétés bactéricides de l'ozone n'existaient pas. Dans un milieu renfermant $0^{gr},05$ par litre et irrespirable, les cultures n'étaient pas influencées, la viande se putréfiait, etc.

Quant aux relations entre les épidémies et les variations de l'ozone, il n'existe encore aucune données sérieuses à ce sujet.

Acide carbonique. — L'acide carbonique existe toujours, quoique en quantité généralement très faible dans l'air; on

loit donc le considérer comme un de ses constituants nor-
maux.

Les principales sources de production de l'acide carbonique de l'atmosphère sont :

1° Le sol. Poggendorf a calculé que la quantité d'acide
carbonique fourni par le sol représentait plus des 9/10e de
a production totale, et il admettait que s'il n'existait pas
d'autres causes permanentes de réduction, il suffirait de
380 ans pour doubler la proportion actuelle. Cet acide provient
presque en totalité des combustions lentes qui se produisent
à la surface du sol ;

2° La respiration des animaux ;

3° Les processus de combustion ;

4° Les fermentations ;

5° La combustion des carbonates de chaux et leur transformation en chaux vive ;

6° L'abandon de l'acide carbonique tenu en solution dans
certaines eaux.

L'acide carbonique étant plus lourd que l'air, D = 1,52,
il a une tendance à séjourner dans les parties basses des
endroits où il se forme, si les courants d'air ne viennent
pas assurer son mélange et sa diffusion avec l'air.

Il est très soluble dans l'eau, puisque 100 volumes d'eau
à 0° dissolvent 180 volumes de CO^2, la chaleur le chasse de
ces dissolutions et d'autre part si la pression est augmentée,
les eaux peuvent en renfermer un volume bien plus considérable, comme certaines eaux de sources minérales, par
exemple. Cette richesse en acide carbonique a une autre
conséquence ; grâce à sa présence, ces eaux peuvent garder
en suspension de grandes quantités de carbonates de chaux
ou de magnésie.

Malgré la production incessante d'acide carbonique, la
quantité observée dans l'air ne paraît pas varier avec le
temps. Au contraire, l'observation des flores disparues fait
supposer qu'aux périodes jurassiques et crétacées, la richesse
de l'air en acide carbonique était plus considérable. C'est
grâce à l'action réductrice de la chlorophylle que le chiffre
d'acide carbonique est maintenu dans une limite constante.

Il existe cependant certaines fixations d'oxygène, qui

paraissent échapper au cycle de mutation perpétuelle, telles, par exemple, les transformations des oxydes en sesquioxydes. Mais la masse d'air est telle que, même en supposant l'arrêt de la fonction réductrice des plantes et partant de cette donnée que les hommes au nombre de 1 milliard consommant chacun 1 kilogramme d'oxygène par jour, les animaux et les oxydations en exigeant quatre fois plus, au bout de cent ans, la diminution de l'oxygène serait de $\frac{1}{8000}$. variations inappréciables avec la méthode eudiométrique la plus exacte.

Dosage de l'acide carbonique. — Les procédés rigoureux employés pour l'analyse de l'air dans les laboratoires ne peuvent être employés en hygiène. Il est du reste inutile de déterminer avec une grande précision la richesse en acide carbonique et nous ne signalerons ici que les procédés pratiques, permettant une lecture rapide et pouvant par suite être répétés fréquemment.

Procédé de Pettenkofer. — Deux solutions, une de baryte hydratée à 7 p. 1000 et une d'acide oxalique à 2,86 p. 1000 : 1 centimètre cube de la solution acide correspondant à un milligramme d'acide carbonique. — Solution de phtaléine qui se colore en rose en milieu alcalin. Dans un flacon de 5 litres on fait passer à l'aide d'un soufflet un courant d'air, puis on verse une quantité donnée de la solution barytique, colorée avec de la phtaléine, on agite dix minutes, l'acide carbonique est absorbé, et à l'aide d'une pipette graduée on ajoute la solution oxalique, jusqu'à décoloration. Un calcul permet de déterminer ainsi la quantité de baryte neutralisée par l'acide carbonique de l'air contenu dans le flacon.

L'appareil de Hesse est une modification heureuse de celui de Pettenkofer.

L'appareil de Schultze d'Erlangen, que nous avons utilisé dans le laboratoire du professeur Rosenthal, est très simple et très pratique.

Il comprend : 1° un aspirateur composé d'un cylindre de verre gradué, en communication par sa partie inférieure avec un flacon que l'on peut élever et abaisser à volonté ;

2° un barboteur formé d'une éprouvette fermée par un bouchon à deux trous, dans l'un pénètre un tube plongeant jusqu'au fond, effilé à sa pointe capillaire et communiquant par sa partie supérieure avec l'air ; le tube du second trou est en communication avec l'aspirateur. On remplit l'éprouvette avec 20 centimètres cubes d'une solution de carbonate de soude normale colorée avec la phénalphtaléine et l'aspirateur étant rempli (en élevant le flacon mobile) il suffit d'abaisser ce dernier pour déterminer un appel d'air par le tube effilé. Quand la décoloration se produit, on note le nombre de centimètres cubes d'air passés en lisant le niveau de l'eau dans l'aspirateur gradué. Un simple calcul, ou la lecture d'une table construite *ad hoc* suffit pour connaître la teneur en acide carbonique par mètre cube.

Cet appareil nous paraît supérieur à celui connu sous le nom de procédé minimétrique de Smith et qui repose en somme sur le même principe : la quantité minima d'air pour saturer un milieu barytique donné : Dans un ballon renfermant une solution titrée de baryte, on injecte l'air à l'aide d'une poire en caoutchouc jusqu'à ce que l'on observe un trouble *decided*, le nombre de pressions sur la poire indique la plus ou moins grande richesse en acide carbonique.

L'acide carbonique n'est pas un gaz très dangereux en ce sens que l'homme peut respirer sans être incommodé dans un milieu renfermant 10 p. 100 d'acide carbonique. Dans l'asphyxie, il est toujours difficile de faire la part entre le rôle joué par le déficit d'oxygène et l'excès d'acide carbonique.

L'animal meurt quand on le met dans un milieu confiné où reste l'acide carbonique, même quand on renouvelle l'oxygène ; mais il faut, d'après les recherches de Richet et Langlois, une proportion énorme d'acide carbonique pour obtenir l'asphyxie, 50 p. 100 au moins. La tension d'acide carbonique dans l'air confiné est telle alors qu'elle s'oppose à la diffusion de ce même gaz en dehors du plasma sanguin, et l'animal ne peut plus éliminer le carbone oxydé dans ses tissus.

Les accidents mortels causés par l'air confiné ne doivent pas être attribués à l'excès d'acide carbonique, mais à un ensemble de causes mal déterminées entraînant des troubles respiratoires : manque d'oxygène, poison humain, etc.

Ammoniaque. — L'ammoniaque de l'air est toujours en très faible proportion de 1 à 5 milligrammes par mètre cube. A cette dose il est absolument inoffensif. Nous verrons plus loin son danger quand il s'accumule dans les espaces clos.

Acides. — L'acide nitrique existe en petite quantité dans l'air, il se produit sans doute pendant les orages, sous l'action puissante de l'électricité atmosphérique. L'acide nitreux ainsi formé se combine à l'ammoniaque, et les nitrates d'ammoniaque ainsi formés, précipités par les pluies, apportent aux plantes une réserve d'azote.

Dans le voisinage des villes, on trouve souvent de l'acide sulfurique, qui provient presque en totalité de la combustion dans les foyers d'usines de charbon renfermant des composés sulfurés. Quelquefois, l'air est assez acide pour faire virer au rouge le papier de tournesol bleu. A Lille, Laduveau a trouvé par un temps calme jusqu'à 2 cc. d'acide sulfurique par mètre cube d'air.

Vapeur d'eau. — La quantité de vapeur d'eau qui existe dans l'air est très variable, elle dépend de deux facteurs principaux : l'un local, géographique pour ainsi dire, la nature de la contrée, l'autre essentiellement variable, la température.

Dans les endroits secs, privés de cours d'eau comme le désert, la quantité de vapeur d'eau est nécessairement très limitée. Au contraire, dans les contrées humides, au-dessus ou près des grandes collections liquides, mers et lacs, la quantité de vapeur d'eau dépend de la température.

Au contact d'une nappe liquide l'air est nécessairement saturé, c'est-à-dire qu'il renferme le maximum de vapeur qu'il peut contenir à cette température. Tout abaissement thermométrique déterminera dans ce cas une certaine condensation de vapeur.

Il y a lieu de distinguer l'*humidité absolue*, l'*humidité relative*, la tension de vapeur et le *déficit de saturation*. L'*humidité absolue* est le poids d'eau, exprimé en grammes, contenu à l'état de vapeur dans un mètre cube. L'*humidité relative*, ou *état hygrométrique* H est le rapport entre : le poids d'eau contenu dans un mètre cube d'air à une température déterminée (humidité absolue) p, et le poids d'eau contenu dans un mètre cube d'air à la même température, mais au point de saturation P.

$$H = \frac{p}{P}$$

Le *déficit de saturation* représente la différence entre le chiffre de saturation et celui de l'humidité absolue

$$D = P - p$$

C'est ce déficit de saturation, qui est réellement utile à connaître, car à sa seule détermination on peut juger la quantité d'eau manquante pour obtenir une humidité convenable.

La *tension de la vapeur d'eau* est la force élastique de la vapeur d'eau à une température donnée, indiquée en millimètres de mercure.

A 0°, la tension est encore de $4^{mm},6$: pour atteindre $12^{mm},7$ à 15° et 76 millimètres à 100°.

Dosages. — Pour déterminer l'humidité de l'atmosphère, il existe plusieurs procédés. Le plus exact, mais aussi le plus délicat et le plus long, est le *procédé chimique*. On fait barboter un volume connu d'air dans des récipients remplis de pierre ponce imbibée d'acide sulfurique. En procédant avec lenteur toute la vapeur d'eau est absorbée et l'augmentation de poids des récipients correspond au poids de la vapeur d'eau, et donne ainsi l'humidité absolue.

Les hygromètres qui reposent sur la tension de torsion de substances organiques : cheveu, corde à boyau, plaque de corne, sous l'influence des variations de l'humidité atmosphérique donne des résultats peu exacts, mais quelquefois suffisants, ils sont gradués en disposant les appareils dans des milieux, soit complètement desséchés, soit saturés à 15°. Les indications intermédiaires doivent également ment être déterminés expérimentalement car ils ne sont nullement proportionnels aux degrés d'humidité.

Les hygromètres à condensation donnent des indications

précises, on emploie de préférence le psychromètre qui consiste en deux thermomètres : l'un sec, l'autre entouré d'une enveloppe de gaz constamment humectée et exposée à l'évaporation. La différence de température des deux thermomètres permet d'établir le degré hydrotimétrique en utilisant la formule simplifiée de Jamain

$$x = F - 0,000635\ (t-t')H$$

F étant la tension de la vapeur, à la température de saturation, H la pression atmosphérique.

Les hygromètres permettent de déterminer le point de rosée, c'est-à-dire de noter la température à laquelle se fait la condensation de la vapeur d'eau atmosphérique et par suite la tension même de cette vapeur à la température de l'atmosphère. Les hygromètres de Daniell, de Regnault sont construits dans ce but. Leur principe est le suivant : On refroidit une boule brillante (renfermant un thermomètre) par évaporation de l'éther jusqu'à ce que la surface se ternisse par la condensation. On note la température de la surface à ce moment.

La connaissance du point de rosée peut servir à pronostiquer le temps. Si on trouve, par exemple, un soir d'été, que la température étant de 12°, le point de rosée se produit à 10°, on peut annoncer de la pluie le lendemain. Pendant les nuits d'été, la température baisse environ de 2 à 3°; il y a donc toute probabilité pour qu'il y ait condensation dans l'atmosphère.

Oscillations de l'humidité. — Les oscillations de l'humidité absolue et de l'humidité relative présentent une marche inverse, toutes deux mais en sens contraire subissant les influences des variations thermiques.

L'humidité absolue marche parallèlement avec la température; sur le bord de la mer elle a son maximum vers midi. Dans les terres elle présente deux maximum, vers 8 heures du matin et du soir. L'humidité relative atteint au contraire son mininum vers 3 heures du matin.

La moyenne annuelle en France est légèrement supérieure à la demi-saturation, 72 p. 100 d'humidité relative, correspondant à 6^{gr},4 d'humidité absolue.

Evaporomètres. — Les hygromètres nous donnent des indications sur l'humidité de l'atmosphère, les évaporomètres ou atmomètres ont également leur utilité. Ils nous font connaître la rapidité de l'évaporation en un point donné et en un temps donné. L'évaporomètre de Prestel consiste en une cuve plate, sur laquelle est monté un tube de verre gradué, fermé à son extrémité supérieure et portant à son extrémité inférieure un orifice latéral, placé à la hauteur de la surface du liquide dans la cuve. On remplit le tube, on le renverse plein dans la cuve, après l'avoir fixé, on ouvre le pertuis latéral. Lorsque par évaporation le niveau baisse dans la cuve, une petite quantité d'eau s'échappe par le trou latéral et est remplacée par de l'air. Le niveau reste constant dans la cuve et il suffit de lire le volume d'air entré dans le tube.

Température. — La température de l'atmosphère a nécessairement pour origine la chaleur solaire, mais étant donnée la faible chaleur spécifique de l'air (0,26), les oscillations thermiques se produisent rapidement.

Pour prendre la température de l'atmosphère, il est nécessaire de recourir à certaines précautions si l'on veut éviter de grandes erreurs. Il faut éviter en effet que le thermomètre ne s'échauffe par suite d'une absorption directe de calorique s'il est exposé au soleil, par conductibilité s'il est en contact avec des corps susceptibles d'emmagasiner eux-mêmes du calorique. Le thermomètre doit être placé dans un endroit à l'abri du soleil et des vents. Un simple toit et un rideau d'arbres verts constituent un excellent poste thermométrique, en ayant soin de placer l'appareil à 1^m,50 du sol. Pour les mesures rapides, dans un endroit quelconque, il suffit de fixer une corde à un thermomètre et de lui imprimer un rapide mouvement de giration. (thermomètre fronde d'Arago).

En météorologie on tend de plus en plus à substituer aux appareils exigeant une lecture incessante des appareils enregistreurs. Ces appareils grâce aux perfectionnements qui y ont été apportés, notamment par Richard frères en France, ont contribué grandement aux progrès de la météorologie. Ils donnent des indications constantes, permettent de suivre la marche graduelle des variations atmosphériques, peuvent être laissés dans des endroits non habités (observatoire du mont Blanc), ne sont jamais surpris par une perturbation brusque (appareil sismographique pour les tremblements de terre), enfin évitent les inconvénients qui résultent du voisinage de l'observateur au moment de la lecture des appareils ordinaires.

Les lectures journalières et mieux les graphiques obtenus par les thermographes permettent de reconnaître les oscillations de la température de l'atmosphère.

On obtient ainsi un certain nombre de données :

La *moyenne journalière* calculée en divisant la somme des températures des **24** heures par ce nombre ;

La *moyenne mensuelle*, d'après la moyenne journalière ;

L'*oscillation annuelle*, représentant l'écart entre la moyenne du mois le plus froid et la moyenne du mois le plus chaud ;

L'*oscillation mensuelle*, l'écart entre la moyenne du jour le plus froid et du jour le plus froid du mois ;

L'*oscillation diurne*, l'écart entre le maximum et le minimum de chaque jour.

Au point de vue de l'hygiène, les moyennes thermiques sont à peu près négligeables : ce sont les écarts de température, soit brusques, soit graduels et périodiques qui exercent le plus d'influence sur les conditions de la vie.

Un certain nombre de causes viennent influencer les oscillations, et il est facile de s'en rendre compte en étudiant les courbes des *lignes isothermes.*

On désigne sous ce nom les lignes formées en réunissant sur les différents points du globe les pays ayant même moyenne annuelle. Il serait impossible de réunir par des lignes semblables les régions de mêmes oscillations diurnes.

Latitude. — En observant les lignes isothermes, on voit qu'elles subissent évidemment l'influence de la latitude, mais sans s'y conformer absolument. L'équateur thermique ne coïncide pas avec l'équateur géographique, bien que ce soit en ce point où les rayons caloriques solaires tombent perpendiculairement. La ligne isotherme de 28°, qui est la ligne équatoriale en question, ne quitte l'hémisphère nord qu'en un point vers la presqu'île de Malacca.

En règle générale, les lignes isothermes aussi bien en Amérique que dans l'ancien monde, ont une tendance, en allant de l'ouest à l'est à s'incliner vers le sud, après s'être élevée dans leur passage à travers l'océan Atlantique.

On obtient assez exactement la moyenne annuelle de l'année en prenant la température d'une cave profonde ou encore, sauf quelques exceptions en plongeant un thermomètre dans une source.

La ligne isotherme maximale (l'équateur thermique) est de 28°, la ligne minima, ou plutôt la région minima au moins pour l'hémisphère nord paraît être au nord de la Sibérie par le 70° parallèle (— 15°). Les régions australes sont encore trop peu connues pour que les lignes isothermes puissent y être tracées.

Les lignes isothères (lignes de même température estivale) et les lignes isochimènes (lignes de même température hivernale) sont intéressantes également, car elles permettent de se rendre compte des oscillations thermiques remarquables entre deux points placés sous la même latitude.

Influence des mers. — La seule inspection des lignes isothermes suffit pour montrer l'influence des grandes masses d'eau sur la régularisation de la température. La chaleur spécifique de l'eau fait des mers de vastes et puissants régulateurs de la température de l'atmosphère. Les régions maritimes, les îles surtout ont une température presque constante, lignes isothères et isochimènes se confondent presque, l'oscillation annuelle étant des plus faibles, alors que dans l'intérieur des terres cet écart est considérable.

	MAXIMUM	MINIMUM	OSCILLATION
Reikiavick (Islande). .	+ 8,1	— 16°	14,1
Monach (îles Hébrides).	+ 12,5	+ 6,1	6,7
Moscou.	+ 19,2	— 10,9	30,1
Yakoulsk.	+ 14	— 39,	53,
Paris.	+ 14,37	— 2,13	16,5

Mais le voisinage de la mer n'est pas seul en cause, il faut encore signaler l'énorme influence exercée par les courants sous-marins. Les eaux chaudes du golfe du Mexique, apportées par le *Gulfstream*, déterminent précisément l'élévation des lignes isothermes de l'Europe occidentale, alors que l'abaissement de ces mêmes lignes, et surtout des lignes isochimènes sur la côte occidentale des Etats-Unis, est causé par les courants glacés qui descendent des ice fields groenlandais.

Les Yankees, pour éviter à New-York la rudesse de ses hivers, ne proposent pas moins de détourner le grand courant groenlandais !

Les masses d'eau jouent encore un grand rôle en contribuant à maintenir l'humidité de l'atmosphère. La vapeur d'eau de l'air constitue elle-même un régulateur de l'atmosphère, elle absorbe du calorique pour se vaporiser ou même simplement élever sa température, elle en restitue en se refroidissant et en se condensant. Ce sont dans les pays secs (Sahara) que les refroidissements des nuits acquièrent leur plus grande intensité.

Altitude. — L'échauffement de l'air ayant lieu beaucoup plus par contact et rayonnement du sol que par absorption directe des calories, la température s'abaisse avec l'altitude. Rendu admet que cette chute est de 1° par 220 mètres en hiver, 140 mètres en été. On conçoit que trop de facteurs entrent en jeu pour que cette règle soit générale. Néanmoins on peut, surtout pour les ascensions en ballon, calculer d'après ces indications. La flore des hautes altitudes correspond à la flore des contrées froides.

La limite des neiges perpétuelles permet de montrer les influences de l'orientation, de la latitude, des régions, des vents régnants :

	LIMITE DES NEIGES PERPÉTUELLES.
Alpes	2.708 mètres.
Pyrénées	2.750 —
Himalaya	4.500 —
Andes de l'équateur	4,800 —

Pression atmosphérique. — La pression barométrique —
ou tension du mélange respiré — joue un rôle considérable dans les échanges, la tension partielle de chaque gaz
devant suivre les oscillations de la tension totale. Et,
d'autre part, à pression égale, invariable, la tension de
chaque gaz d'un mélange, du mélange *air* par exemple,
étant proportionnelle à la quantité de ce gaz dans le mélange, les variations de composition d'un mélange pourront
agir exactement comme les variations de pression de
celui-ci à condition toutefois que ces variations aient
quelque importance dans les limites d'*une* atmosphère.
C'est ainsi que les choses se passent, en effet, et les belles
recherches de Paul Bert résumées dans sa *Pression Barométrique* ont notablement contribué à l'avancement de nos
connaissances à ce sujet. Augmentez la pression atmosphérique, en comprimant l'air — c'est le cas des caissons
pneumatiques où les ouvriers travaillent aux piles de pont
par exemple, et où pour contre-balancer le poids de l'eau
plus la pression atmosphérique, il faut développer une
pression intérieure de 4 ou 5 atmosphères ; c'est aussi le
cas des scaphandres employés pour fouiller les navires
coulés et les gisements d'éponge ou de corail. Si l'on augmente la pression atmosphérique, la tension des gaz s'accroît
proportionnellement autant que la pression de l'air ; à 5,
à 10 atmosphères encore il n'y a pas d'accidents. Mais, à
partir de 17 atmosphères pour l'air, de 3 1/2 atmosphères
pour l'oxygène pur, il se développe des phénomènes formi-
dables, des convulsions analogues à celle de l'empoisonnement strychnique, au milieu desquelles la mort survient
bientôt. L'animal et l'homme y succombent, et les plantes,
et les ferments figurés eux-mêmes meurent après avoir
présenté un ralentissement marqué d'activité fonctionnelle.
Que s'est-il donc passé ? Y a-t-il action mécanique, y a-t-il
empoisonnement par CO_2 ? Non : il y a empoisonnement
par l'oxygène et ce qui le prouve c'est que les accidents
arrivent d'autant plus vite, à pression égale, que l'air est
plus riche en oxygène. Le gaz vivifiant par excellence est
devenu poison, et c'est lui, qui tue. Ce n'est pas là le seul
danger de l'augmentation de la pression barométrique ; il

en est un autre, mais qui ne surgit que lors du retour à la pression normale. Dans une cloche, contenant un oiseau, ou un petit mammifère, on ne constate aucun trouble si l'on élève graduellement la pression de l'air jusqu'à 5 ou 10 atmosphères, mais si on laisse alors sortir brusquement l'air, rétablissant ainsi la communication avec l'atmosphère : l'animal meurt en quelques secondes. Parce que le sang, qui sous l'influence d'une pression plus forte avait dissous une proportion double, triple, décuple d'O et de CO^2, et surtout d'azote, restitue lors de la décompression ces gaz accumulés à l'atmosphère ; ils se dégagent du sang, et, ne pouvant instantanément traverser les tissus, ils forment des bulles dans ce liquide, et des embolies dans tout le système circulatoire d'où la mort rapide ; les choses se passent comme si l'on avait brusquement poussé une forte injection d'air dans les artères et les veines. Pour éviter ces accidents, bien connus des scaphandriers et de tous les ouvriers qui travaillent dans l'air comprimé, il faut opérer la décompression de façon lente et graduelle ; les gaz se dégagent lentement du sang, lors du passage de celui-ci par le poumon, et les choses reviennent peu à peu à l'état normal. Ces ouvriers ont même une expression très pittoresque pour indiquer les dangers de la compression de l'air : « On ne paye qu'en sortant. » Mais c'est parce qu'on sort trop vite que l'on paye ; en sortant lentement, c'est-à-dire en passant graduellement de la pression forte à la pression normale, on ne paye rien. On peut donc dire que les véritables dangers de l'augmentation de pression, dans les mesures où l'homme y est soumis, est tout entier dans la décompression. On observe ces phénomènes avec les organismes marins. Tels d'entre eux vivent à 8 kilomètres de profondeur, à 800 atmosphères de pression ! les gaz de leurs tissus et de leur sang sont naturellement soumis à cette pression. Lorsqu'ils s'élèvent vers la surface, ils sont victimes des accidents de la décompression dont le premier, chez les poissons pourvus de vessie natatoire, est la distension de cette vessie par les gaz qu'elle renferme, et qui à pression moindre occupent un volume supérieur ; la vessie se dilate, les paralyse et les entraîne à la surface, comme le ferait un ballon, et elle éclate souvent. Du reste, il se fait en même temps un dégagement violent des gaz des tissus, qui dilacèrent ces derniers, et les tissus sont encore lésés d'une autre manière ; comme l'a montré Regnard dans ses belles expériences, où il a étudié l'influence de pressions atteignant jusqu'à 1,000 atmosphères, les tissus soumis aux pressions élevées, chez les animaux aquatiques s'hydratent, et renferment une proportion considérable d'eau en quelque sorte condensée. Lors de la décompression, naturelle ou artificielle, cette eau est éliminée mécaniquement, et cette élimination ne va point sans léser les tissus.

Diminution de pression. — Dans les montagnes, la pression diminue à mesure que l'altitude s'élève. A 1,000, 2,000 mètres, pas d'accidents. La respiration est légèrement accélérée, mais moins ample, et c'est tout. A 3,000 mètres, et à 4,000 surtout, il y a chez beaucoup de personnes et d'animaux des signes de faiblesse évidents ; les muscles ont moins de force, la température baisse, et la respiration s'accélère encore. C'est que l'oxygène devient rare, ou plutôt sa tension est faible et ce qui le prouve, c'est que ces symptômes peuvent être dissipés dans la montagne par l'inhalation d'un air plus riche en oxygène, ou déterminés à la pression normale par l'inhalation d'un air contenant peu de ce gaz. Pourtant il y a des populations qui vivent normalement et habituellement à des altitudes variant entre 3 et 4,000 mètres (hauts plateaux du Pérou, etc.). A quoi tient leur acclimatement évident? pourquoi ne sont-elles pas elles aussi victimes de la *puna,* du mal de montagne? Cela tient tout simplement à ce que — par un mécanisme qui nous échappe d'ailleurs — ces populations sont plus riches en hémoglobine, si toutefois, comme cela est vraisemblable, ce qui est vrai des animaux l'est aussi de l'homme. En effet, Paul Bert a vu que le sang des herbivores des hauts plateaux renferme plus d'oxygène (21 p. 100) que celui des mêmes animaux vivant dans la plaine (12-15 p. 100). Müntz a vu que le sang de lapins de chou lâchés pendant un an sur le pic du Midi devient plus riche en hémoglobine que celui des lapins vivant à des altitudes moindres ; Regnard enfin, soumettant un cobaye un mois durant à l'influence de la décompression, en le faisant vivre dans une cloche où la pression était inférieure à la pression atmosphérique (pression égale à peu près à celle qui règne à l'altitude de 3,000 mètres) a constaté que le sang de ce cobaye absorbe 21 cc. d'oxygène, au lieu que celui de cobaye vivant en liberté à côté du précédent, mais à la pression normale, n'en absorbe que de 14 à 17 cc. Le simple fait de la décompression — ceci ressort bien de l'expérience de Regnard — suffit à déterminer une augmentation d'hémoglobine. Il y a là une adaptation remarquable et on comprend bien que les organismes vivant dans un milieu pauvre en oxygène puissent néanmoins résister, si leur capacité d'absorption de ce gaz est accrue. Ce fait explique encore l'influence bienfaisante des *altitudes :* sous l'influence du séjour dans la montagne, l'hémoglobine augmente, et l'état général de l'organisme s'améliore.

L'adaptation dont il s'agit ne peut toutefois pas s'opérer instantanément, et quand l'homme gravit une montagne élevée, il se produit chez lui, à partir de 3 ou 4.000 mètres, des accidents qui n'ont pas lieu chez des individus adaptés. Ces accidents consistent en le *mal des montagnes :* fatigue excessive, accélération du cœur et de la respiration, éblouissements, vertiges, hémorragies par les muqueuses, etc. Durant les ascensions aéronautiques ils ne se présentent qu'à des altitudes plus élevées (6,000 mètres). La fatigue de l'ascension à pied, en hâte évidemment l'apparition. Ils sont dus à la diminution de pression de l'oxygène, à la diminution d'oxygène dans le sang, à l'*anoxyhémie* et non à un dégagement de gaz et à des embolies gazeuses, comme cela a lieu lors du passage brusque d'une pression forte à la pression normale. Cette *anoxyhémie*, qui est naturellement plus prononcée et se présente plus vite lors de l'ascension à pied, laquelle demande des efforts musculaires exigeant une forte consommation d'O, cette anoxyhémie est uniquement le résultat de la faiblesse de pression de l'oxygène. Dans l'air normal, déprimé à 20 centimètres (au lieu de 76), l'oiseau meurt vite ; mais il vivra à une pression moindre (13 centimètres) si l'atmosphère ambiante est de l'oxygène pur. C'est à Paul Bert que nous devons la connaissance de ces faits ; il a étudié sur lui-même l'effet bienfaisant des inhalations d'oxygène durant la dépression, et il était à tel point animé de l'exactitude de ses résultats qu'il avait remis des sacs d'oxygène à Croce-Spinelli, Sivel et Gaston Tissandier avant leur ascension mémorable du 15 avril 1875. Mais les deux premiers y perdirent la vie, n'ayant pas eu le temps d'atteindre ces sacs dont ils connaissaient pourtant l'utilité, l'ayant expérimentée dans une précédente ascension à 7,800 mètres. Tissandier survécut, s'étant évanoui, ayant par conséquent réduit ses échanges respiratoires au minimum : chez lui les besoins se proportionnèrent aux ressources, en quelque sorte, tandis que chez ses compagnons la mort survint, les ressources n'ayant pu être proportionnées aux besoins. On remarquera une fois de plus combien la composition et la pression peuvent être substituées l'une à l'autre : une grande quantité d'un gaz à faible pression peut produire le même effet qu'une petite quantité de ce gaz, sous pression forte.

Des climats. — Le climat est l'ensemble des conditions physiques propres à chaque localité, envisagées dans leurs rapports avec les êtres organisés vivants (Bouchardat et Proust).

En ne tenant compte que du facteur le plus important, on peut définir encore les climats un ensemble de lignes isothermes. Bien que cette définition soit trop exclusive, puisqu'elle ne fait pas entrer en considération les conditions météorologiques autres que la chaleur, elle est en réalité suffisamment juste et correspond aux classifications adoptées par presque tous les hygiénistes.

CLASSIFICATION DE ROCHARD

```
Zone torride. De l'équateur thermique 28 à la ligne isotherme   — 25
Climats chauds. De la ligne isotherme + 25   —        —      + 15
Climats tempérés.        —       —      + 15  —        —      +  5
Climats froids.          —       —      +  5  —        —      —  5
Climats polaires.        —       —      —  5  —        —      — 15
```

Si l'on veut ajouter à ces divisions, deux subdivisions, en comprenant dans chacune d'elles des climats continentaux, ou à grandes oscillations thermiques et des climats maritimes ou à faibles oscillations thermiques, la classification répondra véritablement aux besoins des études. En effet, l'état hygrométrique de l'atmosphère, le facteur le plus important après la température, est intimement lié aux variations de cette dernière.

Climats torrides (+ 28, + 25). — La zone torride par le fait de sa disposition géographique (zone équatoriale) est caractérisée en outre de sa température très élevée, par l'uniformité des phénomènes astronomiques et météorologiques, égalité des nuits et des jours, partage de l'année en deux saisons de six mois. Saison des pluies ou hivernage. Saison sèche ou d'été. A quelques exceptions, la zone torride est essentiellement humide, la tension de la vapeur d'eau atteint un chiffre élevé et par suite la résistance à la chaleur est d'autant plus difficile. Ces climats sont presque tous insalubres.

Climats chauds (+ 25, + 15). — Midi de l'Europe, nord de l'Afrique, Asie centrale, partie sud de l'Amérique du Nord, et dans l'hémisphère austral, région du Cap, Australie habitée et partie sud de l'Amérique du Sud. Les modifications astronomiques et météorologiques sont moins régulières. Les saisons se dessinent déjà. Dans les régions humides, la chaleur y est encore très pénible, et la maladie redoutable, mais quand le climat est sec, le sol assaini, ces régions sont susceptibles de recevoir les races européennes.

Climats tempérés (+ 15, + 5). — L'Europe presque tout entière, sauf les régions sud et nord, l'Asie centrale, les Etats-Unis.

Les différences astronomiques et météorologiques atteignent leur maximum : les quatre saisons sont à peu près égales.

C'est la région la plus favorable à la race humaine, celle où elle atteint son maximum d'intensité et non seulement comme population, mais aussi d'activité physique et intellectuelle.

Les maladies qui s'y rencontrent sont souvent provoquées par la densité même de la population.

Climats froids (+ 5, — 5). — Suède, Norvège; Empire russe, partie nord; Dominion. — L'hiver domine. Les inégalités des jours et des nuits s'accentuent. Malgré la rigueur de la saison, les difficultés matérielles de la vie, les climats froids sont sains.

Climats polaires (— 5, — 15). — Laponie, Sibérie nord, Groenland et territoires de la Baie d'Hudson. — Soleil de minuit. Deux saisons caractérisées surtout par la prédominence ou l'absence de lumière. A peine habités par quelques indigènes.

Influence des variations thermiques. — L'homme est un animal à température constante (homéotherme) c'est-à-dire que quelle que soit la température extérieure il maintient sa température propre sensiblement autour de $37°,5$. Les observations de Marié Davy, de Brown-Séquard et d'un grand nombre de voyageurs ont montré que la température des individus soit dans les pays tropicaux où la moyenne isothérique atteint $40°$ et les pays hyperboréens où le thermomètre reste pendant de longs mois au-dessous de $— 10°$ ne varie guère au delà de un degré. Il existe bien quelques chiffres supérieurs ($2°,25$ à Rio-de-Janeiro. *Mentegazza*), mais ces cas exceptionnels peuvent s'expliquer par une perturbation des fonctions de régulations, qui rentrent alors dans le cadre pathologique. La régulation thermique est en effet obtenue par une série de mesures : Dilatation des vaisseaux périphériques, évaporation cutanée, exhalaison pulmonaire ; sur lesquelles nous n'avons pas ici à insister. (Voir *Manuel de Physiologie*, de Langlois et de Varigny, *Thermogénie et Calorimétrie*, p. 431.)

Ce qu'il importe plus d'étudier, au point de vue hygiénique, est l'influence lente exercée par les climats extrêmes sur l'organisme.

Influence des variations extrêmes de température. — *Chaleur.* Les recherches des physiologistes anglais du siècle dernier ont montré que l'homme pouvait résister à des températures très élevées, un certain espace de temps, si le milieu extérieur est sec (90°). Mais cette résistance disparaît si l'air est saturé de vapeur d'eau. Le maximum atteint dépasse difficilement alors 50°. Il est facile de comprendre que dans le premier cas, l'individu résiste à l'échauffement par une évaporation d'eau proportionnelle, grâce à l'exhalaison pulmonaire et cutanée. Dans le second cas, ce système de défense est réduit au minimum. Duveyrier a trouvé 60° à l'ombre dans le pays des Touaregs. Dans les chambres de chauffe des vapeurs traversant la mer Rouge, la température atteint parfois 69°.

L'excès de chaleur peut se produire sous des formes et surtout dans des cas différents, qui permettent de faire trois groupes.

1° Le coup de soleil (*Sonnenstich*), souvent réduit à une action locale sur l'épiderme (érythème) entraînant une desquamation ultérieure, mais quelquefois aussi une forme plus grave, susceptible même d'amener la mort. Bien que certains auteurs attribuent la mort dans ce cas à une altération du myocarde, il nous paraît probable qu'il s'agit surtout d'accidents réflexes.

2° Le coup d'échauffement (*Hitzschlag, Heatstroke*) qui se produit à la suite d'un travail musculaire exagéré, sous une température élevée. C'est le cas des troupes en marche, des moissonneurs. La chaleur ici n'intervient pas seule et il est fort probable qu'on se trouve en présence d'une intoxication produite par les musculo-toxines dans des conditions spéciales et agissant sur un organisme rendu moins réfractaire à leur action par un premier échauffement, l'élévation de la température interne favorisant l'action des poisons (Richet et Langlois).

3° Le coup de chaleur (*Warmeschlag, Heat apoplexy*), différencié du second, en ce sens que la chaleur paraît être seule en cause, l'individu étant frappé en plein repos. On a voulu attribuer les troubles nerveux observés à un commencement de fusion de la myéline (Harless). Cette explication est peu plausible, la myéline n'entrant en fusion chez l'homme qu'à 52°. Il est plus simple d'admettre dans ce cas, sous l'influence de l'hyperthermie, une double transformation et dans l'activité de la cellule cérébrale et dans la production générale des toxines.

Au point de vue prophylactique, le seul qui intéresse l'hygiène, pour éviter les insolations quelles qu'elles soient, il suffit de prendre quelques précautions souvent faciles. Ne jamais sortir au soleil sans chapeau protecteur. En Cochinchine, des règlements sévères interdisent aux militaires de sortir en dehors des bâtiments, sans le casque colonial, la meilleure coiffure pour les pays chauds. Ne jamais faire marcher les hommes en colonne serrée, mais au contraire insister sur l'éparpillement. Dans une colonne en marche, la température au centre s'élève de plusieurs degrés. Enfin contre les coups de chaleur véritables, qui n'existent que dans les régions tropicales, veiller à l'habitation, aux soins corporels, aux distributions d'eau fraîche et pure.

Il faut ici combattre un préjugé : l'emploi de l'eau fraîche, aussi bien à l'extérieur qu'à l'intérieur est loin d'être dangereux, si l'on a soin de marcher ensuite pour assurer la réaction et c'est le procédé le plus énergique et le plus sûr pour lutter contre l'hyperthermie.

On a souvent signalé sous l'influence des températures élevées, de véritables épidémies à formes délirantes, avec tendance au suicide, la *Calenture* des Espagnols. En outre, des indications d'hygiène que nous venons d'énoncer, l'influence morale est ici dominante. Il n'y a rien de contagieux comme l'idée de suicide.

Dans les pays chauds, en dehors des accidents brusques, il y a lieu d'étudier les modifications lentes apportés par l'élévation du milieu thermique.

La radiation thermique étant des plus réduites, quelquefois nulle ou même inverse, quand la température est au-dessus de 38° : l'organisme lutte, 1° en restreignant ses combustions, 2° en évaporant de l'eau.

Les aliments n'ont plus, pour ainsi dire, qu'un seul but, assurer l'énergétique animale, par suite les graisses sont éliminées en partie de l'alimentation, au bénéfice des féculents et des sucres.

Le riz, le sorgho, le maïs constituent la base de la nourriture des indigènes.

Le rythme respiratoire s'accélère, l'exhalation de la vapeur d'eau constituant, en effet, le plus puissant agent de réfrigération, celui qui, dans les cas extrêmes, permet de continuer la lutte, inconsciemment, par une action réflexe ayant son centre dans le bulbe (polypnée thermique de Richet). Cette accélération de la respiration a bien nettement pour objet la réfrigération, car la quantité absolue d'acide carbonique diminue.

La tension artérielle diminue et, suivant les lois physiologiques, cette diminution dans la tension détermine une accélération du rythme cardiaque. Les troubles digestifs sont plus importants. L'inappétence est un des grands dangers des Européens dans les pays chauds, l'emploi des condiments, des épices s'explique par cette perte d'appétit. Quant aux fonctions hépatiques elles subissent des perturbations profondes. Pour expliquer les lésions si fréquentes du foie, on a voulu faire jouer à cet organe un rôle exagéré dans la destruction des aliments carbonés. C'est, a-t-on écrit, le poumon des pays chauds, et sous cet excès de service, l'organe fatigué présente une moindre résistance aux actions pathogènes. Cette hyperactivité du foie reste encore à prouver.

Le système nerveux est très touché dans les pays chauds. Une série de causes, tant morales que physiques contribuent à cette transformation. On peut caractériser l'état du créole en disant qu'il existe chez lui un affaiblissement de ses centres régulateurs. Impulsif, il est susceptible de décisions promptes, énergiques, mais peu durables, presque toujours il est incapable d'efforts prolongés, persistants. Et nulle part mieux que dans l'activité sexuelle on constate cette hyperexcitabilité suivie bientôt d'une dépression intense.

Influence du froid. — Les effets du froid sur l'organisme sont locaux ou généraux ; il y a lieu d'étudier les phénomènes morbides qui se produisent sur l'homme ou les vertébrés à sang chaud quand ils sont soumis partiellement ou totalement à un froid intense et, d'autre part, d'exposer ce que l'on sait sur la résistance au froid des animaux moins élevés dans l'échelle des êtres ainsi que des plantes. Le froid exerce une action désorganisatrice intense sur les tissus, action ayant une grande analogie avec celle des hautes températures, aussi a-t-on pu comparer les degrés de *froidures* à ceux admis dans les classifications des brûlures. La rubéfaction simple, la vésication et l'ulcération simple sont les premiers stades ayant pour conséquences les crevasses, les engelures, mais si l'action du froid est plus intense, on observe de véritables phénomènes de congélation, amenant un arrêt complet dans la vie des tissus et consécutivement la gangrène des parties lésées.

Ce sont les extrémités des membres, les orteils principalement, ainsi que le nez et les oreilles qui sont le plus exposés aux congélations. Un fait remarquable est la rapidité avec laquelle cette congélation se produit. Le capitaine Rose signale à ce point de vue des faits extraordinaires et qui s'expliquent difficilement avec la rapidité de la circulation sanguine. Après quelque séjour dans une température qui ne peut nuire, dit-il, il suffit de tourner un angle pour être exposé à quelques courants d'air dont l'effet est aussi soudain qu'inévitable ; la partie frappée de congélation change immédiatement de couleur. Celui qui éprouve cet accident est le seul qui ne s'en aperçoive pas. Cette perte si brusque de la sensibilité indique bien la rapidité avec laquelle disparaît la vitalité dans la région congelée. On a refait expérimentalement ces congélations intenses. Hunter obtenait la congélation des oreilles d'un lapin ou d'une crête de coq en serrant ces organes entre deux plaques de fer refroidies à —18. Maintenant on arrive rapidement à des résultats plus complets en dirigeant sur la partie à refroidir un jet de chlorure de méthyle sous pression, ou, plus énergiquement encore, de l'acide carbonique liquide. Sur des organes de faible épaisseur, on obtient ainsi une rapide congélation ; l'oreille du lapin devient dure, crépitante, on peut arriver à la casser et sans qu'il s'écoule du sang. Les parties congelées, soit expérimentalement, soit par suite d'accident, peuvent rentrer dans les conditions normales. Les tissus se ramollissent, la circulation se rétablit et avec elle la coloration, la chaleur et la sensibilité. Ce retour donne même lieu à une réaction fort vive dans laquelle réside souvent le danger. Si, en effet, dans les cas heureux, après quelques phénomènes inflammatoires, tout rentre dans l'ordre, il n'en est pas toujours ainsi et la région congelée, après la période de durcissement, se ramollit, puis devient livide et noirâtre, et enfin apparaît la gangrène avec tous ses symptômes. Cette gangrène présente une marche différente suivant qu'elle s'est produite lentement, après que la région a passé par toutes les phases inflammatoires ; dans ce cas, elle présente un caractère envahissant, les parties avoisinantes atteintes, elles aussi, par la congélation dans leur vitalité, finissent également par se sphacéler, quand la teinte livide caractéristique de la gangrène apparaît, au contraire, immédiatement après la décongélation, dans ce cas désigné sous le nom de gangrène d'emblée ; on a noté presque toujours une tendance à rester localisée, limitée au point exactement touché. Les accidents dus à la congélation sont évidemment graves ; ils exigent un traitement prudent. Le grand danger réside dans le retour trop rapide de la chaleur, aussi faut-il écarter les applications chaudes et surtout la chaleur rayonnante. Nous avons signalé la disparition brusque de la sensibilité, aussi l'individu atteint ne s'aperçoit-il pas de la congélation dont il vient d'être victime ; les Russes, qui sont exposés souvent à ces accidents, n'hésitent pas, quand ils voient un passant dont le nez ou les oreilles blanchissent subitement, à se précipiter sans perdre de temps à des paroles inutiles et à opérer un vigoureux frottement. Ces frictions sont, en effet, le traitement le plus efficace et le plus commode ; quand la réaction apparaît, il faut se contenter de surveiller ce phénomène en essayant de le modérer par des applications froides, s'il devient trop intense. Si la gangrène apparaît, on la traitera suivant les méthodes antiseptiques actuellement employées pour toutes les plaies. Chez les animaux à sang chaud, les phénomènes de congélation restent toujours limités en profondeur ; les expériences de la société de Edimburg ont montré qu'on ne peut geler tous les membres d'un

animal avant qu'il n'ait lui-même succombé au froid. La
vie est, en effet, incompatible après un abaissement de 16°
environ. Les animaux à sang froid peuvent subir des froids
intenses. Si les poissons congelés ne sauraient être rap-
pelés à la vie, il n'en est pas de même des batraciens et
des reptiles. Gaimard, dans un voyage en Islande, fit con-
geler des crapauds en les exposant simplement à l'air extérieur. Les membres étaient raides et cassants, les espaces
intermusculaires remplis de glaçons, pas une goutte de
sang ne sortait des vaisseaux sectionnés ou cassés ; la vie
reparut après une immersion de quelques minutes dans
l'eau tiède. Ces expériences ont souvent été répétées
depuis.

Les accidents généraux dus aux froids intenses ont été
signalés dans un certain nombre de cas célèbres : retraite
de Russie, guerre de Crimée. Expédition du Sud Oranais,
(1879). Les hommes sont frappés d'un engourdissement
profond, d'une asthénie complète tels, qu'ils sont incapables
de faire le moindre mouvement et qu'ils se couchent sur la
route, sachant qu'une fois immobiles ils ne se relèveront
plus. Dans presque tous les cas de mort par le froid, on
doit signaler que les individus frappés étaient à jeun ou
encore avaient bu de l'alcool.

La prophylaxie des accidents du froid est enfin nettement
indiquée par ces deux observations : Nourriture abondante,
dans laquelle domineront les matières grasses et suppression
ou tout au moins stricte limitation des boissons alcooliques. Très souvent dans les expéditions, on a vu, dans
les cas de froids intenses, les hommes du Midi résister
alors que les hommes du Nord succombaient, cette différence s'explique facilement par les habitudes de tempérance des méridionaux.

En dehors de ces accidents brusques, on peut affirmer
que les pays froids, même ceux des régions boréales, sont
plus sains pour l'homme que les pays tropicaux. Et les
hivernages, faits dans des conditions hygiéniques suffisantes
ont toujours donné un chiffre de morbidité très faible ; ici
encore le moral est appelé à jouer un grand rôle dans
l'état sanitaire. Un équipage discipliné, obéissant à un

chef énergique et prudent passera victorieusement les froids les plus intenses.

Pluies. — En étudiant la vapeur d'eau nous avons vu qu'il suffit d'un abaissement de température pour amener sa condensation, quand la vapeur se trouve à un point limité de saturation. Cette condensation peut se présenter sous différentes formes : brouillard, nuages, rosée, pluie, neige et grêle.

Brouillards et brume. — Les brouillards constituent le premier stade de la condensation, la vapeur d'eau prend l'état vésiculaire. Elle reste suffisamment légère pour ne pas être précipitée sur le sol. Très souvent les brouillards proviennent des vapeurs émises par le sol plus chaud que l'atmosphère.

D'après les expériences d'Aitkens, la condition nécessaire de la formation des brouillards serait la présence de corpuscules organiques ou inorganiques qui serviraient de noyaux autour desquels se constitueraient les vésicules. Dans un air privé de poussière la formation de brouillards ne serait plus possible. Cela expliquerait la réputation d'insalubrité, très justifiée du reste, qu'ont les brouillards ; ils favoriseraient l'absorption des germes et leur adhérence aux muqueuses des premières voies.

Nuages. — Les nuages ne sont que des brouillards qui se maintiennent à une hauteur plus ou moins grande dans l'atmosphère. Leur rôle hygiénique consiste surtout à modifier les conditions de l'insolation à la surface de la terre. Ils empêchent l'arrivée directe des rayons solaires et diminuent par suite la quantité de calorique qui arrive au sol, mais ils empêchent aussi le rayonnement nocturne et le refroidissement qui en est la conséquence ; ils sont des régulateurs de la chaleur solaire.

Rosée. — La rosée est la précipitation de la vapeur d'eau de l'air à la surface du sol. On admet que par suite du rayonnement nocturne le sol se refroidit plus rapidement que l'air, et joue ainsi le rôle de la paroi froide, amenant la précipitation de la vapeur d'eau de l'air en contact. Bien

que Stockbridge soutienne que le sol ne perd pas autant
de calorique et qu'il en céderait plutôt à l'air, qui se refroidirait plus vite que les corps terrestres, la première théorie
reste classique. Le rôle du rayonnement nocturne est indiscutable ; la rosée en effet ne se produit que par une nuit
sans nuage, et on prévient les effets des rosées trop froide
(gelée blanche) en déterminant des nuages artificiels de
fumée qui s'opposent au rayonnement. Dans les régions
sèches et pendant les saisons sèches, la rosée supplée en
partie à l'absence de la pluie.

La pluie. — La pluie provient des vapeurs émises à la
surface des mers. Les vapeurs entraînées par les courants
aériens chauds, subissent déjà une première condensation
sous forme de nuage, et si la température s'abaisse, la condensation est complète et l'eau tombe sous forme de pluie.
On conçoit que toutes les causes qui influent sur la température de l'atmosphère jouent un rôle dans la formation
de la pluie ; parmi ces causes, le relief du sol est une des
plus importantes; aussi a-t-on pu établir cette loi, *que la
pluviométrie d'une région en reproduit l'orographie.* Étant
donnée une région, on peut déterminer, la carte en main,
quels seront les vents susceptibles d'amener la pluie. En
France, par exemple, les vents de l'ouest et du sud-ouest,
saturés de vapeur d'eau dans leur passage au-dessus de
l'océan, et à une température assez élevée en arrivant dans
des contrées plus froides, doivent forcément subir la condensation. Les vents du nord et du nord-est au contraire,
venant des régions froides, s'échauffent au contact de notre
sol et par suite s'éloignent de leur point de saturation.

Pluviomètres ou udromètres. — Ce sont des appareils
destinés à mesurer la quantité de pluie tombée pendant un
temps déterminé. Le principe de l'appareil est des plus
simples. Un entonnoir d'une superficie déterminée conduit
l'eau dans un flacon gradué. Celle-ci est évaluée en millimètres de hauteur. Des dispositions spéciales permettent
d'éviter l'évaporation de l'eau tombée, d'adapter un appareil enregistreur, etc. Le flacon est souvent gradué de telle
façon qu'une division corresponde à 1 10 de millimètre

d'eau tombée sur une surface de 500 centimètres carrés.
Les mesures sont prises tous les jours, et il est intéressant
d'étudier les variations journalières, saisonnières, etc. On
tient généralement les cartes sur le chiffre total de l'année.
Ces chiffres sont assez variables, puisque, même pour un
pays comme la France où les services météorologiques sont
convenablement institués, les auteurs ne s'entendent pas
pour admettre une moyenne udométrique générale à la
France. Levasseur donne 605 millimètres. Fonssagrives 810.

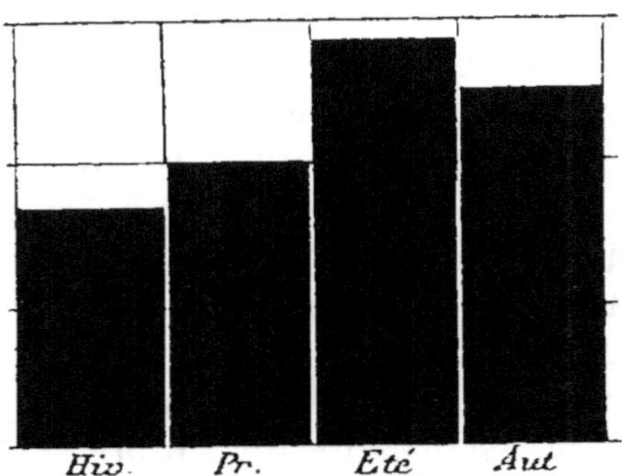

Fig. 12. — Répartition des pluies par saisons (région ouest).

A Paris, cette moyenne serait de 570 millimètres environ
(Raulin). La répartition des pluies par saison dans les deux
régions orientale et occidentale de la France, serait la suivante (Ch. Martins).

	EST	OUEST
Hiver	23.4	19.5
Printemps	18,3	23.4
Été	25,1	29.8
Automne	33,3	27.3

Sous l'équateur il existe une zone de quelques degrés
d'étendue où il pleut tous les jours dans l'après-midi. Au
delà de cette zone sont les régions à pluies périodiques
dans lesquelles l'année se divise en deux saisons, saison
sèche et saison pluvieuse. En s'avançant vers le nord et
vers le sud, on trouve, formant une sorte de ceinture, une
zone aride à pluies rares ou nulles, à laquelle succèdent les
régions tempérées avec leurs pluies irrégulières, plus abon-

dantes comme quantité en été et en automne, mais plus fréquentes en hiver. Ces zones suivent à peu près les lignes isothermes.

	MILLIMÈTRES.
Cherraponjée (Indes Orientales).	12,500
Maranhao (Brésil)	7,100
Sierra-Leone (Côte Occid. d'Afrique) . .	4,800
Lialas (Lozère).	2,600
Bombay.	2,080
Rome	700
Londres	630
Saint-Pétersbourg	450
Stockholm.	420
Suez.	28

Si l'on ne tient compte que des moyennes, on peut dire que la quantité d'eau tombée diminue de l'équateur au pôle et peut être représentée par une courbe.

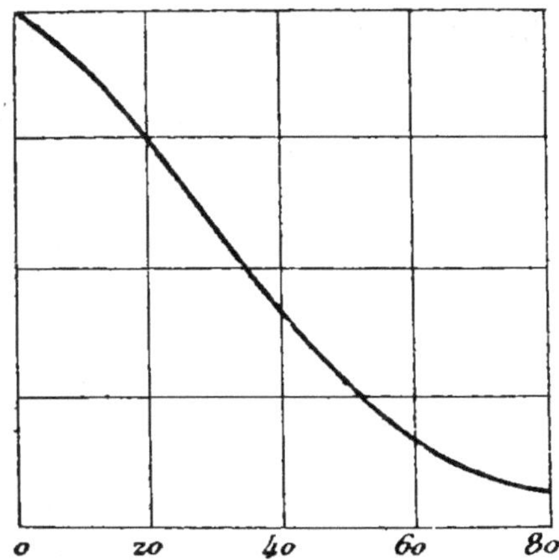

Fig. 13. — Répartition proportionnelle des pluies suivant les degrés de latitude.

Le nombre des jours de pluie n'est pas nécessairement lié aux moyennes udométriques; il suffit en effet de quelques pluies abondantes, se présentant presque régulièrement chaque année, pour donner un chiffre élevé.

En France, on évalue le nombre de jours de pluies à 112; en Angleterre, il serait de 152, alors qu'en Sibérie il tombe à 60.

Influences sanitaires des pluies. — La pluie agit mécaniquement en précipitant sur le sol les microorganismes de l'air, elle purifie ce dernier et Miguel a montré qu'immédiatement après la pluie, l'air était très pauvre en bactéries. Aussi dans les nouvelles salles d'opération, cherche-t-on à imiter l'action, en faisant *avant* l'opération une pluie artificielle dans la salle. Le Spray, jadis employé au début de l'antisepsie, a également son utilité ; *avant* l'opération, il agit de même, seulement, par suite, il est plutôt dangereux *pendant* en favorisant la précipitation des germes atmosphériques sur le champ opératoire. Mais la pluie ne purifie l'atmosphère qu'en précipitant les germes sur le sol ; elle contribue donc à l'infection de ce dernier, et l'humidité consécutive aux pluies transforme le sol en un milieu plus favorable au développement des agents pathogènes.

Aussi, est-ce après les périodes de pluies que l'on a signalé des apparitions ou des recrudescences de fièvre typhoïde, de typhus exanthématique, etc. Les mois humides sont marqués par une mortalité plus considérable (Craper à Paris et à Berlin, Lombard à Genève, etc.).

Mais il ne faut jamais oublier que la pluie n'est jamais facteur unique. Comment expliquerait-on alors ces différences paradoxales constatées aux Indes. A Calcutta, à Bombay le choléra diminue avec les pluies, à Lahore au contraire la sécheresse seule amène sa décroissance ?

Les mêmes observations contradictoires se rencontrent avec la malaria. Dans les pays tropicaux, c'est au début de la saison des pluies qu'elle sévit avec le plus d'intensité et elle décroît lorsque les pluies deviennent très abondantes. En Italie, les épidémies les plus graves éclatent quand la sécheresse succède pendant l'été, aux pluies abondantes de printemps.

Des vents. — Epicure disait du vent que c'est de l'air qui coule. C'est Hadley et Franklin qui ont donné la première explication sur les causes du vent.

Le vent provient de la distribution inégale de la chaleur dans l'air. Supposons deux régions limitrophes portées à des températures inégales, et les causes de variations ther-

miques sont nombreuses ; direction plus ou moins perpendiculaire des rayons solaires, état du sol, voisinage des
mers et des nuages. L'air en contact avec la région chaude
s'échauffe, se dilate, devient plus léger et tend à s'élever
pour être remplacé par de l'air qui arrive des rayons plus
froids. Mais la colonne d'air dilatée se refroidit en s'élevant,
elle tend à se déverser de chaque côté de façon à engendrer
des courants supérieurs qui marcheront en sens contraire
des vents de terre, en formant des courants descendants.
Si les causes qui amènent ces inégalités de température
se reproduisent périodiquement, il va de soit que les vents
seront eux-mêmes réguliers. Tels les brises de terre et de
mer. De 8 heures du matin à 5 heures du soir le vent
souffle de la mer, brise de mer ; puis il se produit dans la
source un courant inverse, brise de terre. Les marins utilisent ces mouvements réguliers pour gagner la mer dans
la soirée et rentrer au port dans la journée.

Les moussons sont également des vents réguliers, qui
pendant six mois soufflent dans une direction et six mois
dans l'autre.

A partir du mois d'avril, dans l'hémisphère boréal,
l'échauffement moyen de la terre est plus grand que celui
de la mer, d'où mousson du printemps qui vient de la mer.
Le mousson d'automne commence en octobre, le vent vient
de terre plus froide alors que la mer. Dans l'hémisphère
australe, les saisons étant inverses, les deux moussons sont
également de directions différentes. Les vents alizés, qui
soufflent de l'est à l'ouest dans le voisinage de l'équateur,
sont déterminés, d'une part par l'action des rayons perpendiculaires du soleil et d'autre part par la direction du
mouvement giratoire de la terre, la terre tournant de l'ouest
à l'est, les vents ont une direction inverse de l'est à l'ouest.

En réalité, tous les vents obéissent à cette influence du
mouvement du globe terrestre et d'une façon générale, les
changements dans la direction des vents suivent une loi assez
régulière : *La loi de rotation des vents* de Dowe. Dans l'hémisphère nord les vents tournent dans le sens des aiguilles
d'une montre : le vent N.-E. passe à l'E., le S.-E. au S., etc.
Dans l'hémisphère sud la rotation est dans le sens opposé.

Vitesse du vent. — La vitesse du vent est mesurée à l'aide d'anémomètres. Les uns consistent en de véritables girouettes à quatre branches, montées sur un pivot actionnant une série d'engrenages (anémomètre de Robinson), d'autres sont constitués par un tube en U dont l'une des ouvertures coudées est en forme d'entonnoir, le tout monté sur une girouette pour présenter toujours l'orifice à la direction du vent. La dépression du liquide contenu dans le tube permet de juger la pression et par suite la vitesse. Enfin il existe des appareils enregistreurs anémographes de Richard.

VITESSE EN MÈTRES PAR SECONDE

0ᵐ,50	= Courant presque insensible.
1 mètre.	Vent sensible.
2 —	— modéré.
10 —	— fort. Vent frais.
20 —	— très fort. Très grand frais.
22 —	Tempête.
40 —	Ouragan.

Importance hygiénique des vents. — Le vent a une grande importance en hygiène ; c'est grâce aux courants atmosphériques que l'air reste de composition à peu près constante, il disperse les substances étrangères, les dissémine, mais par ce fait même, il présente ce danger d'être le véhicule d'affections contagieuses. Bien que cette question de la contagion par l'air soit encore discutée, elle est au moins assez probable pour quelques maladies : grippe, variole, malaria surtout. Enfin l'école de Pettenkofer attribue aux vents un rôle dans l'exacerbation des affections typhoïdes et autres dont ils placent les agents dans le sol. Le vent déterminerait une aspiration au niveau du sol qui faciliterait la *montée* des germes.

Le vent exerce enfin une action directe physique sur l'homme, il change à chaque instant la couche d'air qui l'entoure, couche d'air chaude et saturée de vapeur d'eau. Les températures basses, très bien supportées quand il n'y a pas de vents, deviennent pénibles et même dangereuses quand l'air est en mouvement. Les *courants d'air*, en déter-

minant des refroidissements locaux sur une région déterminée, peuvent être dangereux quand les sujets sont
immobiles. En pleine réaction, ils n'ont aucun inconvénient
et ils sont souvent indispensables à une bonne aération.

Lumière. — Nous parlerons plus tard de la nécessité
d'un bon éclairage des bâtiments, mais en traitant dans ce
chapitre de l'atmosphère, nous ne pouvons passer sous
silence l'influence heureuse qu'exerce la lumière solaire
sur les animaux comme sur les plantes.

Dans les pays nébuleux, il est difficile de faire la part
respective du défaut de lumière et de l'excès d'humidité
sur l'état sanitaire ; mais il paraît toutefois bien probable,
étant donné ce que l'on observe sur les sujets placés dans
des milieux simplement obscurs et non humides, que l'influence de la lumière est considérable et que la préférence
donnée pour les logements exposés au midi est parfaitement justifiée.

Mais il est un autre fait plus important et qui, signalé par
Duclaux et Arloing, a été confirmé de nouveau dans ces
derniers temps, c'est l'action atténuatrice de la lumière
sur les microorganismes pathogènes. Arloing a montré que
la bactéridie charbonneuse ne résistait pas à une exposition au soleil de deux heures. Avorati avec le bacille septique, le bacille du tétanos, a obtenu des résultats analogues. Dans l'épuration spontanée des cours d'eau, la lumière
solaire joue certainement un rôle incontestable. Dans certains cas, l'action de la lumière, si elle est insuffisante pour
amener la disparition des bacilles, provoque une atténuation de leur virulence (Palermo à propos du bacille cholérique). L'importance de la lumière répandue à profusion
trouve dans ces recherches une confirmation scientifique
précieuse.

Les actinomètres ont pour but de mesurer l'intensité des
rayons solaires. Le plus simple est constitué par deux thermomètres renfermés dans des enveloppes de verre où l'on
a fait le vide. L'une de ces enveloppes est noircie, l'autre
transparente, la différence de température de ces deux
appareils est la fonction de la richesse actinométrique.

Les microorganismes de l'air. — Il existe toujours dans l'air une quantité plus ou moins considérable de poussières et de microorganismes : bactéries, levures, moisissures.

Pasteur dans une de ses premières expériences qui constituent la base même de toute la science bactériologique montra l'existence de ces germes. Un ballon rempli de bouillon et stérilisé est terminé par un tube de platine porté au rouge. Au moment du refroidissement, l'air rentre lentement dans le ballon en passant par le tube chauffé au rouge. L'appareil étant ensuite fermé à la lampe, les bouillons restent intacts indéfiniment alors que, si on laisse pénétrer de l'air directement, des altérations se produisent plus ou moins rapidement. Au lieu de chauffer l'air et pour répondre à des objections faites, Pasteur obtint les mêmes résultats en filtrant l'air sur un tampon de ouate.

Tyndall, par des expériences d'optique, montra que l'air filtré par la ouate présente des propriétés optiques différentes ; qu'en réalité, c'est aux poussières et aux microbes qu'il renferme, que l'on peut distinguer par exemple la trace du rayon solaire filtrant par une fente dans une pièce obscure. L'air *optiquement pur* de Tyndall est un air aseptique.

Numération des bactéries. — Pour recueillir et compter les microorganismes de l'air, plusieurs procédés ont été préconisés.

Les premiers appareils, désignés sous le nom d'*aéroscopes*, consistaient en un appareil, sous forme de tube ou de cloche, muni d'un aspirateur et renfermant dans son intérieur une lamelle enduite d'une substance visqueuse sur laquelle se déposait au passage les poussières de l'air.

L'aéroscopie ne saurait donner aucun résultat précis ; aussi cette méthode est-elle complètement abandonnée aujourd'hui et remplacée par les ensemencements ; en France, on a encore recours souvent aux milieux liquides, mais à l'étranger et même en France, on utilise de plus en plus les milieux solides bien préférables.

Le procédé de Miquel, du laboratoire de Montsouris, consiste à recevoir dans un certain nombre de tubes à boules, remplis de bouillon stérilisé une quantité d'air à analyser déterminée. On calcule d'après le nombre des ballons ensemencés, en tenant compte de la quantité d'air passée dans le tube. On peut, comme le fait Emmerich de Munich, assurer un barbottage plus complet de l'air en multipliant les boules et les contours.

Hesse fait passer l'air à travers un tube en verre de 70 centimètres, dont la paroi inférieure est préalablement enduite de gélatine nutritive solide. En portant ensuite le tube à l'étuve, on voit vers le troisième jour généralement se dessiner les colonnes. Il est rare qu'il y ait des colonnes sur plus de la moitié de la longueur du tube, ce qui indique que la presque totalité des microorganismes est ainsi arrêtée.

Pétri se sert de sable fin en grain de 0,25 à 0,5 de millimètres de diamètre, placé dans un tube de verre muni d'un aspirateur. Le sable est ensuite versé par fracture dans des réservoirs, verre de montre, tube à essai, rempli de gélatine nutritive. On porte à l'étuve et on examine les colonies formées.

Gautier propose de remplacer le sable par le sulfate de soude desséché, qui a l'avantage sur le sable de se dissoudre dans le liquide de culture et de répandre plus uniformément tous les germes, mais ce sel n'est applicable que dans un milieu sec.

Nous devons signaler encore l'ingénieux procédé de Miquel et Benoit, employé par eux pour observer les variations horaires des bactéries atmosphériques. Sur un cylindre tournant, on dispose un papier enduit de gelée de lichen nutritive, maintenue humide grâce à une éponge imbibée d'une solution de sublimé placée sous la cloche de l'enregistreur.

Teneur en microorganismes. — Ces différents procédés de mensuration ont permis d'étudier les variations en nombre des bactéries dans l'atmosphère. Ces variations sont très considérables, même pour un même lieu. Les saisons, les heures, les variations atmosphériques sont autant de causes influentes.

Aux hautes altitudes, l'air peut être considéré comme biologiquement pur. Pasteur avait déjà montré, en opérant comme il a été dit plus haut, qu'en montagne, il fallait ouvrir un grand nombre de ballons, pour obtenir un seul ensemencement, et Miquel admet *une bactérie* par mètre cube dans ces conditions. Dans les milieux habités les bac-

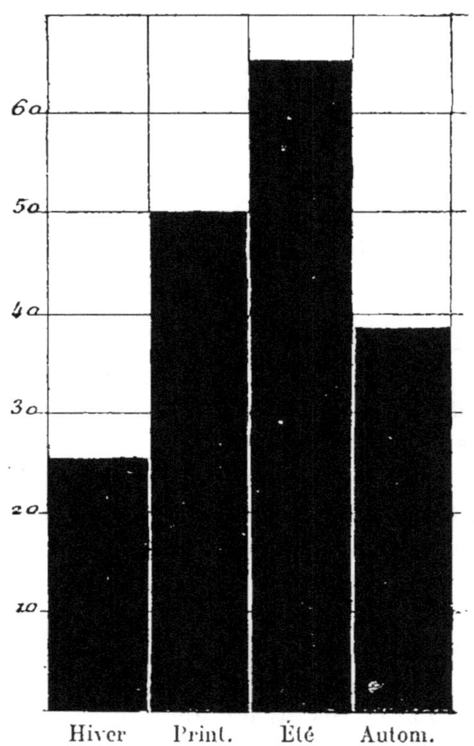

Fig. 14. — Moyenne des bactéries par saison (Montsouris).

téries sont beaucoup plus nombreuses, et sans doute en fonction du mouvement urbain et de la fréquence et de la vitesse des vents régnants. Alors qu'au parc de Montsouris, Miquel trouve 480 colonies par mètre cube, il en compte 3.480 dans la rue de Rivoli (moyenne de quatre années).

L'influence des saisons est mise en évidence par le graphique (fig. 14). La pluie est le grand agent purificateur de l'air.

Dans les espaces clos (fig. 15) le nombre des bactéries varie dans des proportions énormes.

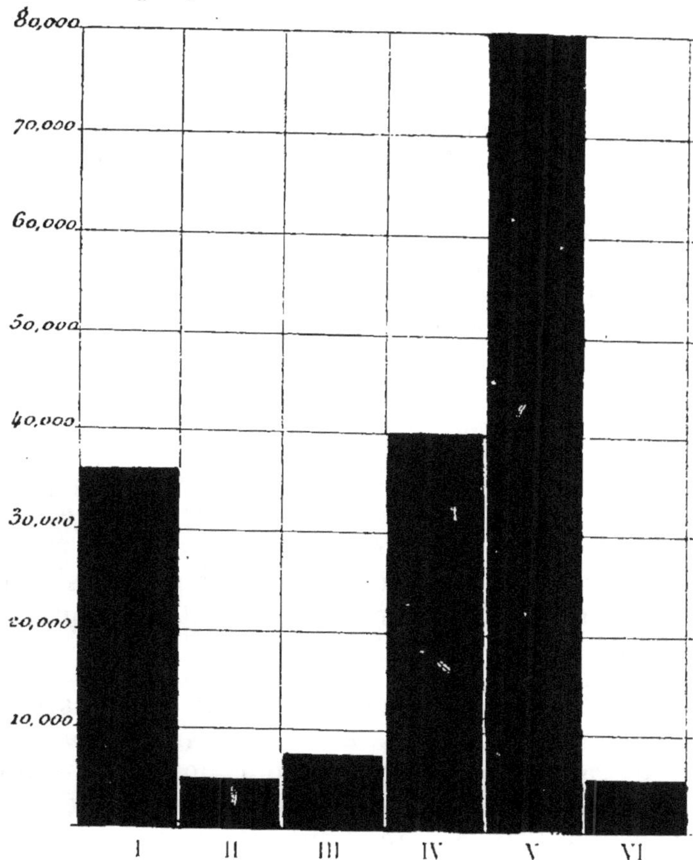

Fig. 15. — Richesse en bactéries d'espaces clos (Miquel).

I. Appartements de la rue Monge. — II. Appartements (neufs) de la rue Censier. — III. Laboratoire de Montsouris. — IV. Hôtel-Dieu de Paris. — V. Hôpital de la Pitié. — VI. Égouts de Paris.

Nature des microorganismes de l'air. — Toutes les formes de microorganismes : microcoques, bactéries, bacilles, vibrions se rencontrent dans l'air. Toutefois les bactéries pathogènes sont relativement très rares dans l'atmosphère extérieure, mais il n'en est pas ainsi dans les endroits exposés plus que tout autre à la contamination ; c'est ainsi que l'on a trouvé les staphylocoques pyogènes dans les salles de chirurgie (Ullmann), des streptocoques, des bacilles de la tuberculose, dans beaucoup de salles d'hôpitaux, Emmerich, Babes, Cornet, et même d'après Fraenkel, l'air des villes serait assez riche avec des bactéries pathogènes.

La croyance dans le contage par l'air autrefois très répandue est aujourd'hui battue en brèche, grâce surtout aux partisants aujourd'hui encore victorieux de la trinkwasser theorie. Mais on ne saurait de nos connaissances actuelles conclure à innocenter complètement l'air. Nous ne connaissons pas les microorganismes des fièvres éruptives : rougeole, scarlatine.

Miquel a montré que la recrudescence des maladies contagieuses coïncidait avec une augmentation notable dans les germes de l'air. Il n'y a sans doute pas là une simple coïncidence.

Tuberculose. — Les bacilles de la tuberculose projetés à terre dans les crachats, peuvent quand ces derniers sont desséchés être entraînés dans l'atmosphère. On a pu réaliser cette contamination expérimentalement en faisant respirer à des animaux un milieu renfermant des poussières de crachats de tuberculeux desséchés (Koch).

Choléra. — En 1866, la conférence sanitaire internationale de Constantinople attribuait à l'air ambiant le rôle principal dans la propagation du choléra au moins pour les distances rapprochées. En 1884, Grancher au contraire rejetait cette transmission par l'air, même dans une atmosphère confinée. Flugge, qui contre Pettenkoffer et l'école de Munich soutient la contagion par l'eau de boisson, après avoir affirmé que « le Kommabacille ne peut être dangereux sous la forme de poussières sèches, admet cependant qu'il peut se rencontrer dans l'air des fragments de fibres végétales, des croûtes stercorales encore humides et qui seraient dangereuses ; il admet en outre le contage possible par les mouches qui vont se poser sur les aliments après avoir touché des linges ou des déjections contaminés.

Variole. — La diffusion par l'air du germe varioleux est encore très discutée aujourd'hui. Bertillon en 1880, la commission anglaise de 1882, admettent cette contagion par l'atmosphère et insistent sur la nécessité d'isoler, loin des centres, les varioleux. L'observation faite à Bicêtre pendant la guerre de 70-71 est instructive : l'hôpital de Bicêtre était rempli de varioleux ; or les marins qui occupaient le fort à cent mètres de l'hôpital restèrent indemnes, alors que les troupes de terre peu éloignées de l'hôpital, mais en communications incessantes avec lui étaient atteintes. Léon Colin, sans nier le contage par l'air estimait qu'il suffit d'un rideau d'arbre, d'un mur de 3 à 5 mètres pour prévenir tout danger de diffusion. Telle est également l'opinion de Brouardel. Les danger du voisinage d'un centre variolique réside bien plus dans les allées et venues du personnel, dans le contage direct que dans la diffusion atmosphérique.

Diphtérie. — La diffusibilité atmosphérique de la diphtérie est également très faible (L. Collin). L'expérience faite dans le service du professeur Grancher tendrait même à penser qu'elle est presque nulle. Il a suffi, en effet, d'isoler les enfants dans des boxes séparés par des grillages, et en évitant tout contact suspect, pour supprimer presque totalement les cas intérieurs.

Rougeole. — Le contage de la rougeole est diffusible dans l'atmosphère, mais sa diffusion est très limitée, il ne semble pas pouvoir se répandre au delà de quelques mètres (Béclère). On admet du reste que ce contage, en dehors de l'organisme, est peu résistant, que sa propagation même par les contacts directs est difficile.

Scarlatine. — La résistance du contage scarlatineux, la desquamation abondante qui se produit au moment de la convalescence feraient supposer que le contage par l'air peut être fréquent. Toutefois les observations sont plutôt en faveur d'une faible diffusibilité.

Fièvre typhoïde. — La propagation de la fièvre typhoïde par l'air atmosphérique est aujourd'hui admise par tous les hygiénistes. Toutefois il existe une certaine divergence dans l'importance de ce mode de transport. Alors que Pettenkofer et beaucoup d'hygiénistes, en dehors même de l'école de Munich donnent à l'étiologie par l'air le rôle prépondérant ; Brouardel et tous les partisans de la Trink-wasser Théorie considèrent ce mode comme accidentel. 10 p. 100 d'après Brouardel. Brouardel et Chantemesse, tout en insistant sur le rôle de l'eau dans une épidémie localisée à Lorient, constataient que les soldats qui couchaient à chaque étage autour de la fenêtre située au-dessus de cabinets d'aisances souillés par les déjections typhiques étaient tous pris de fièvre typhoïde.

À Jitomir, en Russie, la fièvre typhoïde ne cesse qu'après la désinfection des casernes.

La présence du bacille d'Eberth a du reste été constatée dans les poussières : Lassime, en faisant passer sur des surfaces tapissées de bacilles typhiques desséchés de la vapeur d'eau pulvérisée, a montré que celles-ci se chargeaient de microbes qu'elle transportent à distance.

Grippe. — La contagion par l'air de la grippe peut seule expliquer la rapidité avec laquelle cette affection se développe dans une localité à la suite d'un premier arrivant malade. Des navires en rade, sans communication avec la terre, ont été atteints.

En réalité, l'air, dans les conditions ordinaires, est peu dangereux au point de vue microbien, et s'il est plus prudent dans une salle d'opération de pulvériser de la vapeur d'eau *avant* l'opération pour précipiter les microorganismes et non pendant, comme le préconisait au début Lister, ce n'est pas dans l'air qu'existe généralement le danger, mais dans les contacts directs.

RÉSUMÉ. — Les éléments constituants de l'air pur sont l'oxygène 20.99, l'azote 79.01, l'argon (?). La proportion d'oxygène est rigoureusement constante dans l'atmosphère. À côté de ces principes essentiels constituant essentiellement le mélange atmosphérique, viennent s'ajouter quelques gaz ou vapeurs en proportion diffrente, suivant les circonstances : l'acide carbonique, l'ammoniaque, la vapeur d'eau, les acides nitriques, nitreux, chlorhydriques, etc., l'ozone.

L'acide carbonique n'est réellement dangereux qu'à dose très élevée, 30 à 40 p. 1000 et, dans ce cas, il l'est surtout par sa substitution à l'oxygène. Les propriétés hygiéniques, antiseptiques de l'ozone sont tout au moins douteuses.

La vapeur d'eau contenue dans l'atmosphère est essentiellement variable. L'*état hygrométrique* est défini par le rapport entre le poids d'eau contenu dans un volume d'eau donné à une température T et le poids d'eau contenu dans le même volume saturé à la même température. Les hygromètres indiquent plus ou moins exactement ce rapport. La moyenne annuelle en France est légèrement supérieure à la demi-saturation (72°) correspondant à 6^{gr},40 d'humidité absolue. La vapeur d'eau, en se condensant donne lieu aux phénomènes divers de la neige, de la pluie, des brouillards, qui tous exercent une influence réelle sur les conditions hygiéniques d'un pays. La pluie purifie l'air en précipitant les germes.

Les animaux homéothermes possèdent un système de régulation thermique complexe : évaporation cutanée et pulmonaire, sudation, vaso-dilatation périphérique, etc., qui leur permet de maintenir leur température constante malgré les variations extérieures. Il existe toutefois des limites extrêmes incompatibles avec la vie ; 90° dans l'air sec, 50° dans l'air humide. (Il est plus difficile de fixer une limite minima. — 42 observations de Pary.) Il y a lieu de distinguer dans les accidents dus à la chaleur : le coup de soleil (action périphérique) : le coup d'échauffement (travail musculaire et température élevée) ; le coup de chaleur (chaleur élevée seule).

Les accidents dus au froid sont locaux ou généraux : le froid détermine des congélations locales, qui vont de la simple engelure à la destruction totale au membre par gangrène. Les *froidures* présentent à la civilisation une résistance plus grande que les *brûlures*. Les accidents généraux sont caractérisés par une sidération totale du système nerveux, supprimant toute résistance de l'organisme. Le froid est d'autant plus redoutable que l'individu est à jeun ou a bu des boissons alcooliques.

Température. — Les oscillations thermiques de l'atmosphère sont considérables par suite de la faible chaleur spécifique de l'air (0,26).

La température moyenne annuelle ne donne au point de vue de l'hygiène que des renseignements peu importants. La grandeur des oscillations thermiques, soit brusques, soit saisonnières, étant plus intéressantes à connaitre qu'une moyenne. Aussi les lignes isothères et isochimènes (températures moyennes estivales et hivernales) donnent-elles des indications plus curieuses que les lignes isothermes (température annuelle). La mer joue un grand rôle comme régulateur thermique ; le climat insulaire tend vers l'uniformité.

8.

La division des climats repose sur les oscillations thermiques d'une région ; elle n'est pas rigoureusement liée aux dispositions géographiques, par suite des influences des mers, des vents, de l'altitude qui modifient et la température et l'humidité : les deux facteurs importants de la détermination d'un climat.

L'homme peut subir une pression de 10 atmosphères sans accidents, mais au delà les accidents dus à l'intoxication par l'oxygène (P. Bert) se produisent. Il faut toujours procéder par compression et décompression graduelle. Le mal de montagne, à partir de 3.000 mètres au moins sur les sujets non adaptés paraît se rattacher à un défaut d'oxygène.

Microorganismes. — L'air des montagnes est presque biologiquement pur, 1 bactérie par mètre cube. Dans les lieux habités, le nombre des bactéries varie avec les causes de pollution, la direction et la rapidité des vents, la quantité de pluie tombée. Les bactéries pathogènes sont rares dans l'atmosphère. La contagion par l'air des maladies contagieuses, douteuse dans certains cas, est certainement très limitée comme distance.

CHAPITRE IV

DE L'ALIMENTATION

Lavoisier a dit de la vie qu'elle était une fonction chimique. L'être vivant en effet dépense continuellement des forces vives et c'est par une continuelle mutation de matières qu'il peut trouver la source nécessaire d'énergie pour sa croissance et son entretien.

L'être vivant ne peut assurer sa croissance, son entretien et l'intégrité de toutes les fonctions vitales, que par une continuelle mutation de matière. Ces mutations entraînent forcément la formation de produits de déchets qui doivent être éliminés et remplacer par d'autres substances possédant l'énergie latente. Ces substances nouvelles introduites dans l'organisme sont les aliments.

La définition exacte et précise du mot aliment reste encore à trouver. Les physiologistes à cet égard en ont donné de nombreuses, aucune n'a trouvé grâce devant une critique sévère (Richet. *Dictionnaire de Physiologie*, fasc. I), et sans avoir la prétention de donner la définition idéale, Richet conclut ainsi : « Nous dirons que les aliments sont des substances introduites dans l'organisme pour : 1° subvenir à ses dépenses en forces vives ; 2° fournir des matériaux de réparation ou de croissance.

Au point de vue spécial de l'hygiène, la question de l'alimentation peut être envisagée plus simplement. Il importe surtout d'étudier l'influence que l'alimentation plus ou moins bien comprise peut exercer sur la santé. Quelles sont, en résumé, les conditions d'une alimentation saine, suivant les circonstances multiples de la vie. Dans les diverses conditions sociales en effet, chez l'ouvrier, le soldat, le travailleur intellectuel, le régime alimentaire varie nécessairement. Les conditions d'habitat influent également, le lazarone de Naples, travaillant et radiant peu, a des besoins tout autres que l'Eskimau du Groenland, ramant toute la journée dans son kayack par une température inférieure de 50 degrés à celle de son corps.

Classification. — La composition même du corps de l'animal vivant permet de prévoir quels sont les éléments mêmes qui constituent les aliments. En réalité, la liste des corps simples qui entrent dans les groupements moléculaires, bases de l'organisme, sont nombreux. Métalloïdes et métaux s'y trouvent en proportion variable.

La classification chimique est la seule acceptable. On peut la présenter ainsi, d'après Richet :

1° Aliments ne contenant pas de carbone, ou inorganiques : oxyde, sels, eau ;

2° Aliments contenant du carbone ou organiques. Ce second groupe comprend une première subdivision :

α Aliments organiques ne contenant pas d'azote.

β Aliments organiques contenant de l'azote.

Le groupe α se subdivisant en deux sous-groupes :

α' Aliments organiques non azotés, dont l'hydrogène et l'oxygène sont dans le rapport (en volumes gazeux) de 2 à 1 : ce sont les hydrates de carbone.

β' Aliments organiques non azotés, contenant de l'hydrogène dans des proportions plus grandes par rapport à l'oxygène que dans les hydrates de carbone : ce sont les aliments gras.

En résumé, on a le tableau suivant :

A. *Aliments inorganiques sans C.*

α sans azote. { α' Hydrate de carbone.
{ β Corps gras.

B. *Aliments organiques avec C.*

β avec azote. { α'' albuminoïdes.
{ β'' non albuminoïdes.

Bien que jamais, ou presque jamais, nous n'absorbions des principes simples, tels que de l'albumine pure, des hydrates de carbone pur, il est indispensable pour établir un bilan de la nutrition d'étudier les besoins de l'organisme pour chacun de ces principes. Germain Sée fait une distinction entre les aliments vrais tels que nous venons de les classer et les substances alimentaires usuels qui sont un mélange complexe de ces différents principes.

Albumine. — Les principes azotés sont les plus importants de l'organisme. Les albuminates en effet sont non seulement indispensables pour le maintien intégral de l'individu, mais ils peuvent encore remplacer les hydrates de carbone et les graisses. C'est cette suppléance fonctionnelle possible qui ne permet plus d'accepter la classification de Liebig en aliments plastiques et aliments respiratoires.

Les données sur la désassimilation permettent de fixer le chiffre d'albuminoïdes nécessaires pour la ration d'entretien. Les 20 grammes d'azote pur excrété par jour représentent 120 grammes d'albuminoïdes, soit 500 grammes de viande.

Quant à la suppléance des graisses et des hydrates de carbone, elle est plutôt d'ordre théorique ; pour remplacer en effet les 250 de carbone exhalé, il faut faire intervenir plus de 2 kilogrammes de viande, soit un excès d'azote énorme.

Or, cet excès d'azote est complètement inutile, car il ne fait que passer dans l'organisme sans s'y fixer, le plus léger excès de viande est en effet immédiatement caractérisé par un excès d'urée dans nos urines.

L'hypothèse de Voït permet de se rendre compte de ce passage rapide. Dans le corps, les albuminoïdes se divisent biologiquement en deux grands groupes :

Des albuminoïdes fixes dans les tissus, formant partie intégrante de ces éléments et ne subissant qu'une lente désorganisation. A côté de cette albumine fixe, on doit tenir compte de l'albumine de circulation dissoute sous des formes multiples dans les légendes de l'organisme, peu stable en réalité, se transformant rapidement en produits de déchets, en urée. L'excès d'albumine ingérée reste sous cette dernière forme, d'albumine circulante ; aussi est-elle rapidement éliminée.

Chez l'animal soumis à la diète, la perte en albumine est considérable dans les deux premiers jours, mais rapidement elle s'arrête, car l'albumine de circulation, seule ou presque seule, paye les frais de cette désassimilation, l'albumine fixe passe à peine et si une partie quitte certains organes comme les muscles, se transforme quelque temps en albumine de circulation, c'est pour aller se fixer sur les organes qui restent indemnes pendant l'inanition : le cerveau, le cœur.

En réalité, l'alimentation exclusive par les albuminoïdes purs est impossible, et l'animal nourri avec de la fibrine meurt au bout de quarante jours (Magendie).

L'albumine se trouve dans le règne animal : albumine, fibrine, caséine, globuline, syntonine et dans le règne végétal : gluten, légumine.

Les pseudo-albumines. — La gélatine que l'on trouve en grande quantité dans la viande, qui est très riche en azote, possède-t-elle des propriétés nutritives? Cette question a été longtemps discutée. Sans entrer dans un exposé historique qui n'a pas sa place ici, nous pouvons résumer la question, en disant que la gélatine introduite dans l'organisme se conduit vis-à-vis de l'albumine vivante comme le fer thérapeutique vis-à-vis du fer hématique. En réalité, la gélatine est absorbée par l'intestin, oxydée dans les tissus, et finalement transformée en uréide, mais elle est incapable de donner lieu à de l'albumine fixe. Toutefois elle empêche ou modère la désassimilation de l'albumine organique ; elle économise en quelque sorte l'albumine, elle peut donc être associée avec avantage à l'albumine, mais ne saurait être considérée seule. C'est donc un aliment d'épargne en ce sens qu'il épargne la désassimilation de l'albumine. L'usage de la gelée de viande, du bouillon trouve ainsi sa justification et c'est précisément quand il s'agit de modérer la désassimilation que ces aliments sont empiriquement employés.

L'asparagine qui se rencontre dans les légumineuses, les

céréales, les pommes de terre, joue un rôle analogue à la gélatine animale (Zuntz).

Les graisses. — Liebig avait classé les graisses dans les aliments respiratoires ou calorigènes, ne leur assignant en réalité que cette fonction. Il est loin d'en être ainsi si les graisses renferment une énergie latente considérable qui est utilisée avec profit et comme source de chaleur et plus encore comme source de travail, elles ont encore, au point de vue plastique, un rôle important quoique indirecte.

Comme la gélatine, citée plus haut, elles jouent vis-à-vis de l'albumine le rôle d'aliment d'épargne.

Avec une nourriture exclusivement azotée, il se produit une déperdition d'azote telle que la dépense dépasse les recettes ; ce rapport est renversé par l'adition d'une faible quantité de graisse. Les observations de Forster sur les chiens, de Rubner, de Debove et Flamant sur l'homme sont les plus instructives. Un homme qui prenait en viande dégraissée 48^{gr},8 d'azote en éliminait 50^{gr},8 sous forme d'urée. Un autre sujet, ne consommant que 23^{gr},5 d'azote sous forme de viande et de pain, mais prenant en outre 191 grammes de graisse, n'éliminait que 19 grammes d'azote.

C'est la graisse emmagasinée dans l'organisme et consommée au fur et à mesure des besoins, qui explique la résistance des obèses à l'inanition. Pendant qu'ils brûlent leurs graisses, ils ménagent leurs albuminoïdes L'huile de foie de morue agit surtout comme anti-déperditeur.

Les hydrates de carbone. — Tous les hydrates de carbone, fécules et sucres ont pour caractéristiques de se consumer totalement dans l'organisme et de pouvoir être éliminés sous forme de produits ultimes : acide carbonique et eau. Ils sont donc des aliments respiratoires par excellence, à l'inverse des graisses, qui, plus riches en calories disponibles, ne s'oxydent que lentement ; les hydrates de carbone en effet cèdent immédiatement à l'organisme leur énergie latente. Comme les graisses d'ailleurs, ils concourent encore à épargner la consommation d'albumine. Ils peuvent du reste subir partiellement la transformation en graisse, et concourir en outre à la désagrégation des albuminoïdes en urée et en graisse.

La ration alimentaire. — Suivant la définition même du mot aliment, la ration alimentaire, c'est-à-dire la quantité

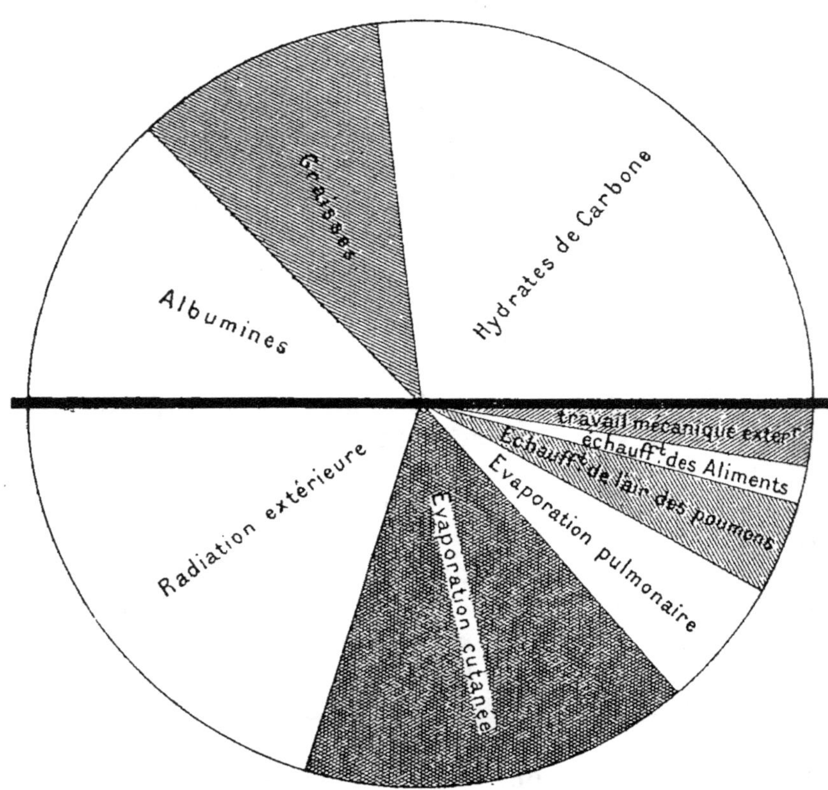

Fig. 16. — Schéma de la valeur en calories de la ration alimentaire et des dépenses effectives en calories (Ch. Richet).

et la proportion relative des divers aliments doit répondre à deux besoins : 1° fournir une quantité d'énergie potentielle équivalente aux dépenses de force vive, chaleur et travail mécanique ; 2° fournir des substances chimiques déterminées, dont l'organisme fait une certaine consommation, sans qu'il puisse remplacer l'une de ces substances par aucune autre, ni la fabriquer lui-même aux dépens d'autres.

Nous connaissons aujourd'hui, très approximativement du moins, les quantités de calories dégagées par l'animal vivant au repos. Etant donné que la température ne varie pas ou tout au moins dans de faibles limites, il est logique d'admettre que la quantité de calories dégagées correspond à la même quantité de calories produites par l'animal. Connaissant, d'autre part, la valeur en calories des divers aliments, on peut établir le chiffre nécessaire de ces substances pour maintenir la fonction thermogénique.

Toutefois la valeur thermique de ces aliments données par la bombe calorimétrique ne saurait représenter la valeur thermique de ces mêmes aliments transformés dans l'organisme. Il faut tenir compte, et des substances passant dans la fèce et des produits de transition éliminés avant leur transformation totale en produits ultimes.

En se plaçant uniquement au point de vue de l'énergie potentielle, la ration alimentaire peut s'évaluer simplement en calories et, dans ce cas, les substances alimentaires peuvent se substituer les unes aux autres. Rubner, qui a introduit en physiologie la notion de l'isodynamie, a calculé quelles étaient les quantités de calories fournies réellement à l'organisme par les aliments et il trouve le chiffre suivant :

```
1 gramme de graisse dégage. . . . . . . . . .   9.3
1    —    d'albumine   —  . . . . . . . . .   4.1
1    —    d'amidon     —  . . . . . . . . .   4.1
```

En d'autres termes, pour obtenir dans l'organisme 10 calories, on peut substituer à $1^{gr},4$ de graisse $2^{gr},15$ d'albumine ou d'amidon, ou, ce qui revient au même, dire que ces quantités différentes sont isodynames.

Les quantités de substances alimentaires suivantes sont isodynames à 100 grammes de graisse.

	Observées.	Calculées.
Syntonine.	225	213
Fécule.	232	229
Chaire musculaire	243	235
Sucre de canne	234	235
Sucre de raisin	256	255

Mais cette conception de l'isodynamie, si intéressante

qu'elle soit, ne saurait être adoptée rigoureusement au point de vue pratique ; il ne faut pas oublier que l'aliment a un autre but : assurer l'intégrité de l'organisme toujours en voie de désassimilation et il faut encore tenir compte de la forme même sous laquelle il se présente.

Il est donc intéressant, non seulement de déterminer quelle est la quantité de calories qu'il faut fournir à la machine animale, mais encore dans quelle proportion la plus avantageuse les différentes sources d'énergie doivent être données.

Dans leur article *Aliment,* du Dictionnaire de physiologie, Richet et Lapicque ont déterminé par un procédé fort indirect la ration alimentaire du Parisien adulte. Ils ont pris, d'après les statistiques municipales, la quantité par catégories de matières alimentaires introduites annuellement dans Paris ; et d'autre part, ont estimé *en adultes hommes* la population totale à 1.820.000, suivant les méthodes employées en physique, c'est-à-dire en donnant un coefficient de besoins alimentaires aux enfants et aux femmes suivant leurs poids. 1 femme = 0.83 d'homme. Enfants de cinq à dix ans = 0.37.

Bien qu'au point de vue du rigorisme scientifique, le procédé laisse beaucoup à désirer, la méthode est néanmoins fort ingénieuse et les résultats ainsi obtenus doivent être signalés.

RATION ALIMENTAIRE D'UN PARISIEN ADULTE

ALIMENT	ALBUMINE	HYDRATES DE CARBONE	GRAISSES
	grammes.	grammes.	grammes.
550 grammes pain	38,5	29,7	2
280 — viande	50.4	»	22,4
125 — lait.	4,25	6,25	5
35 — œufs	5,25	»	5,5
600 — fruits et légumes .	6	54	1
30 — légumes secs . . .	7	17	0,5
100 — féculents	6	77	»
45 — sucre.	»	43	»
26 — fromage	6,25	»	6,50
40 — beurre et huile . .	»	»	37
Total.	124	494	80,5

Si l'on fait le calcul, on trouve un total de 3.278 calories.

Admettons pour le poids moyen des Parisiens le chiffre de 62 kilogrammes donné par Tenon ; la surface correspondante, calculée d'après la formule de Mech : $S = 1,23\sqrt{P^2}$ donne $1^{mq},93$. Si nous divisons par cette surface le nombre des calories, il vient 1.690 calories par mètre carré.

Le chiffre de 3.278 calories est plus élevé que celui donné par les divers auteurs, 3.000 calories (Voit et Pettenkofer) (Lapicque et Marette), 2.800 (Breisacher), mais l'explication donnée par Lapicque et Richet est parfaitement plausible. La population parisienne fournit un travail considérable et il s'agit par conséquent d'une ration non seulement d'entretien, mais de travail.

Ration de repos et ration de travail. — Il est évident *a priori* que la quantité d'énergie dépensée par les combustions vitales varie suivant que le sujet reste au repos, ou produit en dehors de lui un travail mécanique. Mais on conçoit aussi que la loi qui exprime l'augmentation de ces combustions par suite du travail n'est pas simple et ne peut s'exprimer directement en partant de l'équivalent mécanique de la chaleur et du coefficient de rendement de la machine animale. D'abord ce rendement ne peut être précisé ; il varie suivant le genre de travail ; ensuite la quantité d'énergie qui n'est pas transformée en travail, soit, pour donner un chiffre schématique, les quatre cinquièmes de l'énergie potentielle consommée, apparaît sous forme de chaleur, et cette chaleur vient en déduction de la consommation nécessaire pour maintenir la température constante. D'autre part, cette utilisation, pour le maintien de la température, de la chaleur perdue pour le travail, est essentiellement variable suivant les cas. Si le travail mécanique extérieur est assez faible pour la chaleur dégagée en un temps donné, soit inférieure ou au plus égale à la perte par rayonnement dans ce même temps (déduction faite de la chaleur dégagée dans ce même temps par le travail intérieur, circulation, respiration, etc., qui ne peut s'arrêter) l'énergie totale des combustibles détruits se trouve utilisée. Mais si, le travail augmentant, la quantité de chaleur produite dépasse la dépense normale, l'organisme tend à s'échauffer et fait intervenir alors des moyens de dépenses supplémentaires, vaso-dilatation cutanée, et surtout évaporation d'eau (par la peau : *homme*, *cheval*; par le poumon : *chien*). Il y a alors de la chaleur réellement perdue sans aucune compensation. On voit dès lors que tout calcul à partir du nombre de kilogrammètres produits dans une journée devient illusoire, l'économie de la chaleur pouvait varier considérablement suivant que la production du travail est répartie en des périodes plus ou moins longues, ou réunie dans des temps courts d'efforts violents. On ne peut tenir compte que des chiffres obtenus expérimentalement et s'appliquant seulement au cas spécial pour lequel ils ont été obtenus, ou bien, si l'on veut généraliser, se contenter d'approximations très larges.

Rubner a dressé, pour l'homme, le tableau suivant, au moyen des données puisées dans les recherches de Pettenkofer, Voit, Forster, Playfair, etc. [1].

CATÉGORIE DU TRAVAIL	RATION BRUTE des 24 heures.	RATION NETTE fèces déduits.
	Calories.	Calories.
Repos et jeûne.	»	2 304
I. *Médecin, concierge*	2 631	2 445
II. Travail modéré, *garçon, menuisier, soldat*.	3 121	2 868
III. Travail intense, *manœuvre tournant une roue*.	3 659	3 362
IV. *Mineurs, valets de ferme, bûcherons*.	5 213	4 790

Besoin de substances chimiques déterminées. — Au point de vue de la quantité d'énergie fournie à l'animal, les diverses espèces d'aliments s'équivalent suivant une proportion que nous avons indiquée. Mais il ne suffit pas à l'animal de recevoir chaque jour une quantité d'énergie potentielle égale à ses dépenses, en force vive. Il a besoin, pour maintenir son organisme, de recevoir par son alimentation les éléments chimiques qu'il élimine par ses diverses excrétions, et il faut que ces éléments lui soient fournis sous forme de combinaisons déterminées. Les transformations et les synthèses qu'il peut accomplir sont limitées. Il détruit chaque jour une certaine quantité de molécules qu'il ne peut rebâtir au moyen de leurs éléments, et il faut qu'il trouve dans son alimentation, soit les mêmes molécules, soit des molécules assez semblables pour que la transformation à opérer soit à sa portée.

On croyait aussi, jusque dans ces derniers temps, qu'il était nécessaire que la ration alimentaire contînt les trois grandes espèces d'aliments simples; les expériences de Magendie, de Tiedemann, de Gosselin, de Chossat, avaient donné des résultats d'où l'on avait cru pouvoir conclure qu'une ration composée exclusivement d'aliments azotés, aussi bien qu'une ration composée exclusivement d'aliments ternaires, était impropre à entretenir la vie. Il ne faut pas oublier qu'à cette époque on attribuait à l'organisme animal une aptitude à faire des transformations chimiques bien moindres que celle qu'il possède en réalité; et l'on pensait que, l'organisme détruisant du sucre, de la graisse et des albuminoïdes, il fallait lui fournir du sucre, de la graisse et des albuminoïdes. On ne se préoccupait que de déterminer exactement la proportion dans laquelle ces trois espèces d'aliments devaient se trouver combinées dans la ration.

Depuis, on a démontré que les animaux pouvaient faire de la graisse avec de l'albumine, puis, qu'ils pouvaient en faire avec des hydrates de carbone; ils peuvent aussi faire du glycogène, c'est-à-dire du sucre, avec des albuminoïdes. Les albuminoïdes, donnés en quantité suffisante, doivent donc suffire à tous les besoins de l'organisme. En fait, la démonstration directe de ce fait a été donnée récemment par Pfluger. Il a pris un chien de 30 kilogrammes, très maigre, et du 9 mai au 19 décembre 1890, il l'a nourri uniquement avec de la viande ne contenant que des quantités minimes de graisse et d'hydrocarbones. A ce chien il faisait accomplir un travail musculaire considérable. Par conséquent, il a démontré par cette simple expérience que l'albu-

150 PRÉCIS D'HYGIÈNE PUBLIQUE ET PRIVÉE

mine, à elle seule, peut suffire à tout, à la chaleur, à l'engraissement et au travail mécanique.

Il est assez facile de se rendre compte théoriquement de la formation de graisse et d'hydrates de carbone à partir de la molécule d'albumine, par une hydratation et un dédoublement tout à fait analogue aux dédoublements des fermentations.

Voici, par exemple, l'équation proposée par A. Gautier[1] (schématiquement et en négligeant des produits secondaires en minime quantité) :

$$4C^{72} H^{112} Az^{18} S O^{22} + 68H^2O =$$

Albumine.

$$36CO\,Az^2H^4 + 3C^{55}H^{104}O^6 + 12C^6H^{10}O^5 + 4SO^3H^2 + 15CO^2$$

Urée.   Oléo-stéaro-margarine. Glycogène.

c'est-à-dire que, si un animal qui ne reçoit que des albuminoïdes a besoin pour l'utiliser à une fonction déterminée telle que la contraction musculaire, que l'énergie potentielle lui soit fournie sous forme d'un combustible déterminé tel que le sucre (et nous savons qu'en réalité il en est ainsi), cet animal peut probablement dans le foie dédoubler les albuminoïdes de sa nourriture pour fournir à ses muscles le sucre dont ils ont besoin.

Comme il peut d'autre part faire de la graisse avec des hydrates de carbone — on le sait par des expériences directes, — comme il n'est pas douteux non plus qu'il ne puisse faire du sucre avec sa graisse, on voit qu'il n'y a pas à chercher la quantité de graisse ou d'hydrates de carbone nécessaire à un animal : il suffit que le besoin de chaleur soit couvert, soit par l'albumine seule, soit par l'albumine jointe à l'un quelconque des aliments ternaires.

Mais l'albumine ne peut être supprimée d'une ration. Quelle que soit l'énergie potentielle fournie par les aliments ternaires que l'on donne à l'animal, celui-ci consomme de sa propre albumine, comme il est facile de le constater par les déchets azotés que son urine élimine constamment.

RATION ALIMENTAIRE DE L'EUROPÉEN (d'après Kœnig.)

AUTEURS	SUJETS	ALBUMINE	GRAISSE	HYDRATES DE CARBONE
		grammes.	grammes.	grammes.
Moleschott.	Homme avec travail modéré	130	84	404
Voit et Pettenkofer. Payen.	Ouvrier vigoureux	137	173	352
	— anglais . .	140	34	435
	— français . .	138	80	502

Pettenkofer et Voit ont posé comme règle la ration suivante pour *l'ouvrier moyen* :

Albumine . . . . 118 grammes.
Graisse.   50   —
Hydrate de carbone. 500   —

Cette ration totale vaut 3.050 calories ; l'albumine qui y est comprise vaut $118 \times 41 = 552$ calories. La valeur thermique de l'albumine est donc égale aux 18 centièmes de la valeur totale de la ration. Cette proportion est-elle nécessaire? ou bien une fraction notable de cette albumine peut-elle être remplacée par une quantité isodyname d'un aliment ternaire.

Dans le travail de Richet et Lapicque, il est intéressant de noter que ces auteurs arrivent au chiffre de 124 grammes d'albumine pour un Parisien. Il est vraiment curieux de signaler la corrélation entre ce chiffre déduit des données de l'octroi avec celui obtenu expérimentalement par Voit et Pettenkofer.

Et cependant, ce chiffre de 120 grammes d'albumine est loin souvent d'être atteint. Lapicque dans son voyage si instructif à bord de la *Sémiramis*, a étudié, chez les Abyssins, un type d'alimentation par la durrha, et chez les Malais, un type d'alimentation par le riz. Voici ce qu'il a observé :

les Abyssins se contentent de la durrha, ou n'y ajoutent que fort peu de viande, de lait, de légumineuses ; les Malais joignent à leur riz, d'une façon constante, de petites quantités de poisson ou de volaille.

Au total, les Abyssins, pesant 52 kilogrammes, consomment 50 grammes d'albumine et 2.000 à 2.200 calories ; les Malais, pesant également 52 kilogrammes, consomment le même nombre de calories avec 60 grammes d'albumine.

Il n'est pas nécessaire d'établir chimiquement leur bilan nutritif pour démontrer que cette ration leur suffit ; il n'y a qu'à constater qu'ils vivent avec ce régime, qu'ils travaillent, et qu'ils se reproduisent, et, autant qu'on peut le savoir, que ce régime est le même depuis des générations, vraisemblablement depuis des siècles. Une telle constatation, si elle est suffisamment établie, répond d'elle-même à toutes les objections théoriques.

Les soldats japonais (notons en passant que le meilleur travail sur le bilan nutritif des rations alimentaires des soldats nous est fourni par les savants japonais) ne consomment que 71 grammes d'albumine (Mori Oï, et S, Jhisima). Le tableau suivant montre d'ailleurs quel est le déficit en albumine de la plupart des rations alimentaires :

	POIDS en kilogr.	ALBUMINE	ALBUMINE pour 100 kilogr.
L'ouvrier de Voit et Pettenkoffer.	70	118	169
Hirschfeld.	73	39	60
Kumagawa.	48	54,7	114
Peschel	77	33	42
Breisacher.	55	67,8	123
Soldats japonais, d'après R. Mori, etc.	59	60,4	101
Etudiants japonais, d'après Tsuboï et M.	46	52	119
Sujet n° 2, de Lapicque et Marette.	73	57	78
Abyssin, d'après Lapicque . . .	52	50	96
Malais, d'après Lapicque. . . .	52	60	115

En observant surtout la dernière colonne, on arrive à cette conclusion de Lapicque que l'on peut fixer très approximativement *à 1 gramme par kilogramme d'individus la ration minimum en albumine.*

Les matières alimentaires. — *La viande.* — La chair est constituée essentiellement par le tissu musculaire des animaux, mais on n'applique généralement le mot de viande qu'à la chair des animaux à sang chaud : mammifères et oiseaux.

Telle qu'elle est constituée, la viande renferme tous les principes nécessaires à l'entretien de l'individu, et il ne saurait en être autrement, puisqu'un grand nombre d'animaux sont des carnivores purs ; toutefois les proportions dans lesquels se trouvent ses produits ne correspondent pas à la ration théorique de l'homme. Pour se nourrir exclusivement de viandes, il faut donc prendre un excès de quelques éléments albuminoïdes, pour assurer l'ingestion des quantités suffisantes d'hydrocarbonés.

Constitution chimique. — Berzelius donne la composition centésimale suivante du filet de bœuf :

Fibrine musculaire	16
Albumine	2
Gelatine	2
Osmazone et lactates alcalins	3
Eau	77
	100

En réalité, cette analyse est trop succincte et insuffisante. Elle ne mentionne pas les graisses et les traces du glycogène dont la présence est des plus importantes.

Les matières azotées de la viande appartiennent aux deux groupes étudiés : d'une part les albuminoïdes : fibrine, musculine, sérine, hémoglobine. D'autre part, les substances gélatineuses susceptibles de se transformer en gélatine par la cuisson, enfin une série de substances que sont déjà des oxydés, véritables produits de désassimilation qui n'ont par suite aucune valeur nutritive et peuvent même être toxiques, telles la série des leucomaïnes : xanthine, créatine, créatinine, et avec elles les uréides et les urées.

Les matières non azotées sont représentées d'une part par

le glycogène, existant dans la viande fraîche, mais qui s'est vite transformé en sucre et en acide lactique ; l'inosite qui subit également la décomposition en acide lactique ; la dextrine. Les matières grasses sont en proportion plus ou moins considérable, suivant l'état de l'animal, mais il existe toujours de la graisse intra-musculaire : stéarine, margarine, oléine et les acides de la série grasse.

Les matières inorganiques sont, en premier lieu, l'eau dont la proportion oscille entre 77,5 p. 100 bœuf et 70,7 p. 100 porc, et les sels, environ $1^{gr},30$ p. 100, en ordre d'importance les phosphates potassiques, et calciques, le chlorure de sodium. De tous ces sels le plus important au point de vue de la nutrition c'est le phosphate de potasse ; car c'est par la viande surtout que nous récupérons les phosphates éliminés par l'urine.

Au point de vue de la valeur alimentaire des viandes, il y a lieu de tenir compte non seulement de leur richesse en principes azotés et gras, mais surtout de la facilité d'assimilation de ces principes. Lawes et Gilbert ont établi les taux pour cent des quantités totales de matières azotées et de graisses utilisées par l'homme dans son alimentation.

	MATIÈRES AZOTÉES	GRAISSES
Bœuf.	60	80
Veau.	60	95
Agneau.	50	95
Mouton.	50	75
Porc.	78	90

Ces chiffres montrent que de toutes les viandes, la plus économique, abstraction même faite du prix de vente est la viande de porc dont nous utilisons les 9 dixièmes de graisse et les 8 dixièmes d'albuminoïdes.

La valeur alimentaire des animaux varie évidemment suivant l'espèce et pour une espèce donnée, suivant les conditions d'âge, de santé, de nourriture. Enfin les différents morceaux n'ont pas la même composition.

Distinction des viandes par qualité. — Dans la mercuriale des marchés, dans tous les cahiers des charges des administrations publiques, des hôpitaux, des lycées, etc., on indique toujours une distinction par qualité.

La distinction en trois qualités est beaucoup plus théorique que réelle et on peut affirmer que seul des gens du métier, bouchers et vétérinaires, peuvent se déclarer compétents pour classer telle ou telle viande dans ces trois classes. Toutefois il est indispensable d'avoir quelques notions sur ce sujet. Nous nous contenterons de résumer le chapitre consacré à ce sujet par MM. Villain et Bascou dans leur traité si complet *De l'inspecteur des viandes*.

Bœuf, vache et taureau. — Les auteurs placent dans la première qualité un bœuf qui aura la viande ferme au boucher, les rognons de graisses volumineux ; une graisse en couverture bien répartie sur toute la surface du corps et d'égale épaisseur, le *grain fin* et le *persillé*[1] selon la race.

La seconde qualité comprend les bœufs qui ont moins de graisse en couverture et autour des rognons, qui sont *plus verts*. Le grain est grossier. Enfin la troisième qualité comprend les animaux ayant peu ou point de couverture, peu de graisse dans le bassin et sur la fente, c'est-à-dire autour des apophyses épineuses.

La moelle des os longs doit être ferme, solide, d'un blanc jaunâtre ou très légèrement rose[2]. Quant à la distinction entre le bœuf et la vache, elle ne repose que sur ce fait indéniable : c'est que la vache n'est, sauf force majeure, abattue qu'après un long service et dans un âge relati-

---

[1] Le *grain de viande* est formé par les faisceaux musculaires ; ils se traduisent, après une incision transversale, par de petits cubes plus ou moins saillants.

Le grain est fin quand le toucher ne perçoit aucune aspérité sur la coupe d'un morceau. Chez les animaux jeunes le grain est grossier.

Le *persillé* consiste en marbrures blanchâtre formée par la graisse intra-musculaire. Caractérisant l'engraissement extrême, le persillé est apprécié par les bouchers sur la coupe transversale de l'attache supérieure du grand dentelé de l'épaule, la *pièce parée*, mais il n'existe pas dans toutes les races : Ex. : la normande.

[2] Les vétérinaires ne nous paraissent pas avoir attaché à cette étude de la moelle des os, l'importance pronostique qu'elle mérite. Dans des études, malheureusement trop incomplètes jusqu'ici pour pouvoir être publiées, il nous a paru qu'une observation même superficielle de ce tissu pouvait donner des indications précieuses sur l'état de santé des animaux sacrifiés.

vement avancée. A égalité d'âge et d'engraissement les deux viandes se valent. La viande de taureau même jeune est trop coriace et elle donne un bouillon sans saveur.

Veau. — Chez le veau, les qualités sont plus faciles à déterminer, car elles s'appuient sur l'évolution physiologique des tissus, suivant l'âge et une nourriture exclusive.

La première qualité est constituée par l'animal jeune, âgé de trois mois, nourri exclusivement de lait et d'œufs et dont la viande est blanche, la graisse bien répartie, d'un blanc satiné. Sur la coupe, la viande apparaît avec des reflets brillants d'un vert très pâle : c'est le *vert de blanc* des bouchers.

La deuxième qualité est représentée par des veaux généralement placés dans les mêmes conditions, mais qui ont été ou souffrants, ou moins bien nourris ; leur chair est plus foncée en couleur, la graisse rosée, le rognon de graisse *vitré*, c'est-à-dire recouvert par le péritoine.

La troisième qualité comprend les animaux à chair ténue, avec graisse peu abondante et grise, résultat d'une nourriture herbacée.

La première qualité est assez rare, parce que le transport seul, l'inanition pendant vingt-quatre ou quarante-huit heures, suffit pour modifier un organisme jeune. Aussi, s'il est souvent impossible d'exiger une viande *vert de blanc*, doit-on exiger tout au moins une chair seulement rosée.

Mouton. — La diversité des races et de nourriture rend la démarcation en trois qualités presque impossible. L'état de la graisse et de la couleur de la chair peuvent néanmoins servir de base.

Les moutons trop gras doivent être rejetés dans la seconde qualité. Le mouton algérien est assez déprécié et range dans la troisième qualité avec les vieilles brebis les béliers ; mais quand il ne se sent pas le suint, il peut être mieux considéré. Des procédés d'élevage mieux entendus suffisent d'ailleurs pour en faire une bête de consommation très ferme au moins pendant six mois de l'année.

Porc. — Les indications précédentes s'appliquent au porc ; c'est principalement l'examen du lard, qui sert dans ce cas ; il doit être ferme, blanc et onctueux, la chair rosée.

Inutile de dire que, malgré quelques règlements municipaux, la démarcation des viandes en qualités est lettre morte. Jamais un boucher ne consentirait à mettre à l'étal des viandes marquées comme de seconde qualité. Quelle que soit la désignation faite à l'abattoir, arrivée à la boucherie, la viande est toujours annoncée comme de première qualité.

Division des viandes par catégories. — On divise encore les viandes de boucherie en trois catégories, suivant la région où elle est prise. Bien que ces divisions soient surtout affaire de goût, qu'elles n'aient en réalité qu'une raison d'être commerciale et non hygiénique, les analyses et l'observation expérimentale montrant que ce ne sont pas les morceaux les plus chers (le filet par exemple) qui possèdent la plus grande richesse alimentaire ; nous indiquerons sommairement ces trois catégories :

Première catégorie : Les muscles des régions fessières, ischio-tibiales, sus et sous-lombaires sous le nom de *culotte, manche grasse, gîte à la noix, aloyaux, filet.*

2e catégorie, muscles de l'épaule et de la région costale : *paleron, talon de collier, bavette d'aloyau.*

3e catégorie muscles d'un cou, de la tête, abdominaux : *collier, poitrine, surlinge, gîte de devant.*

Parallèle entre la viande saine et la viande malade. — Il est souvent fort difficile sinon impossible de juger sur un morceau séparé la qualité hygiénique d'une viande. Aussi n'est-ce pas à l'étal du boucher, mais à l'abattoir que l'examen doit être fait par les vétérinaires. Le mieux encore est de procéder à un premier contrôle sur l'animal vivant.

Nous reviendrons plus loin, à propos de la police municipale, sur la réglementation de cette inspection. Dans les communes où cette organisation existe, il est rare que la viande livrée au public soit malsaine ; toutefois il arrive dans certains cas que des animaux malades soient abattus par leurs propriétaires, dépecés par eux et leur chair livrée directement au consommateur.

En dehors des caractères pathognomoniques que peuvent présenter ces viandes, leur aspect suffit souvent pour éveiller leur soupçon. Préparées en effet par des mains inexpérimentées, les viandes sont mal parées, la section des os n'est pas nette, la surface de la viande tachée par le sang.

L'examen de la viande ou suivant l'expression de **M. Villain**, l'*autopsie musculaire* exige une grande habitude; il y a lieu de tenir compte des odeurs, des couleurs et de la consistance de la viande.

Il est difficile de définir l'odeur spéciale à chaque espèce animale. La viande de bœuf et de vache a une odeur fade, se rapprochant assez de celle de l'étable; celle de taureau est plus forte, même spermatique. Mais l'alimentation suffit souvent pour donner une odeur spéciale. Les tourteaux de lin et de colza donnent une odeur de ranceté (Pascault). L'Artemisia absinthum communique à la viande une saveur spéciale (Cornevin). La viande de veau a une légère odeur de lait. La chair de mouton sent la laine, quelquefois même le suint et cette odeur s'accentue encore par la cuisson. La viande de porc bien nourri n'a aucune odeur propre, il en est de même du cheval.

Les viandes des bêtes malades dégagent une odeur typique, l'*odeur de fièvre*, qui rappelle l'haleine des fébricitants.

Si on fait rôtir la viande fiévreuse, elle dégage encore une odeur désagréable.

C'est principalement dans les accidents de parturition, la péritonite, la fièvre vitulaire, le charbon bactéridien, et en général dans toutes les maladies aiguës, que l'odeur de fièvre est très accentuée, au point souvent qu'il n'y a pas besoin de faire d'incision pour la déceler.

La viande fiévreuse est toujours retirée de la consommation à cause des leucomaïnes qu'elle peut renfermer. Du reste, il y a toujours des lésions pathologiques indiquant clairement que la bête, objet de l'examen, était primitivement malade et qu'elle a dû être saignée *in extremis*.

On doit être en garde contre l'odeur assez forte que répand la chair pantelante et que les bouchers traduisent en disant que la viande sent le *chaud*.

Cette odeur s'accentue davantage si on vient à expédier les quartiers de l'animal avant leur refroidissement complet, mais elle n'est pas comparable à celle de la fièvre et se dissipe assez vite au contact de l'air.

Les viandes septiques sont sales, la section des os spongieux est terreuse, les muscles ont une teinte grisâtre, le tissu cellulaire est imprégné de liquides sanieux, la graisse est terne, les plèvres et le péritoine ont perdu leur brillant, enfin les gaz gonflent les tissus en même temps qu'une odeur fétide se dégage d'une incision pratiquée dans leur intérieur.

Bien souvent, l'odeur est ammoniacale, urineuse. Les nombreuses maladies des voies urinaires, la néphrite parenchymateuse, l'hydronéphrose, très commune chez le porc, la cystite calculeuse, en général toutes les affections qui s'opposent au cours normal de l'urine et occasionnent un empoisonnement général, l'urémie, qui, tout en décolorant la viande, surtout dans les quartiers de derrière, provoque, en outre, une odeur spéciale perçue à une incision légère des fibres musculaires, entraînent la saisie dans tous les cas.

S'il y a rupture de la vessie, l'urine se répand dans la cavité abdominale et communique bientôt, par imbibition, une odeur d'urine à la viande.

L'odeur ammoniacale peut également provenir de l'administration de l'ammoniaque dans le cas de météorisation.

On a signalé un grand nombre d'odeurs attribuées aux aliments ou aux médicaments donnés aux animaux. Toute viande présentant une odeur particulière doit être tenue pour suspecte.

Nous reviendrons plus loin sur les viandes avariées ayant déjà subi un commencement de décomposition.

Couleur. — Bien qu'il y ait des différences de coloration variables avec les espèces, on peut, en règle générale, établir que chez un animal sain, le tissus cellulaire sous-cutané doit être blanc, la graisse ferme, de couleur blanc rosé ou légèrement jaunâtre, le tissu musculaire d'un beau rouge ou d'un blanc rosé chez les jeunes sujets.

La viande des animaux malades a une teinte grise, prenant au contact de l'air une coloration rouge pâle semblable à la chair du saumon ou de la *viande cuite*. C'est, du reste, ainsi qu'elle est désignée en boucherie. Dans le cas de maladies aiguës, on rencontre sur le bord des muscles des bandes de 2 à 3 centimètres d'épaisseur plus grise, les *lisières* des anciens vétérinaires. Chez les moutons, on constate assez souvent une couleur jaunâtre, indice d'une ictère qui parfois passe inaperçu pendant la vie.

Consistance. — Le toucher donne de bonnes indications. Pendant les dix heures qui suivent l'abatage, la viande *chaude*, pantelante, reste molle. La rigidité qui suit n'est que temporaire, la viande conserve néanmoins une certaine fermeté, elle est *rassise*. Chez les animaux préparés *post mortem*, la rigidité n'apparaît pas.

Les viandes malades sont toujours plus molles, la crépitation indique parfois la présence des gaz. Chez les animaux surmenés, on trouve une viande poisseuse, collante aux doigts.

Viandes suspectes. — Si nous choisissons cette dénomination assez vague de viandes suspectes, c'est d'une part, que dans les données actuelles, nous ne pouvons pas affirmer d'une façon positive l'action neutre de certaines viandes et d'autre part qu'il suffit dans certains cas d'une cuisson complète pour rendre certaines viandes inoffensives.

On peut diviser ces viandes en trois groupes :

Viandes d'animaux malades, mais de maladies non transmissibles à l'homme.

Viandes d'animaux renfermant des parasites ou des germes de maladies transmissibles.

Viandes toxiques.

1º Viandes d'animaux malades de maladies transmissibles à l'homme.

Tuberculose. — La tuberculose est relativement fréquente chez les bovidés, elle se manifeste par des amas de tubercules formant des agrégats assez volumineux, occupant de préférence les poumons, mais s'étendant également aux organes de la cavité abdominale et notamment au péritoine.

Jusqu'à ces dernières années, le diagnostic de la tuberculose sur les animaux vivants était fort obscur, tout au moins chez les sujets non cachectisés, et c'était uniquement à l'abattoir par l'examen des poumons et des viscères que l'on pouvait affirmer l'existence de cette maladie.

L'emploi, aujourd'hui, de la tuberculine de Koch permet au contraire de faire un diagnostic précoce. Il suffit d'injecter chez un animal en puissance de tuberculose pour déterminer une réaction fébrile sensible dans les vingt-quatre heures. Les animaux sains ne réagissent pas.

La proportion d'animaux tuberculeux amenés aux abattoirs varie d'une ville à l'autre. A Paris, on admet le chiffre moyen de 6 p. 1000, à Bruxelles de 461. En Russie, d'après Semmer, la maladie inconnue dans le sud atteindrait dans le nord l'énorme proportion de 500 p. 1000. Aux Etats-Unis, on trouve un chiffre presque aussi fort, 300, d'après Liautard. La tuberculose est rarement constatée chez le veau ; il en est de même du porc, non que ce dernier soit réfractaire, mais au contraire parce que les jeunes porcs ne supportent pas l'infection et meurent très rapidement.

Il est inutile d'exposer en détail la question du bacille tuberculeux.

Si l'on admet une différenciation, sinon absolue au moins très importante entre le bacille de la tuberculose aviaire et celui de la tuberculose humaine, l'identité entre ce dernier et celui des bovidés est loin de conteste.

La transmission de la tuberculose par la voie digestive est également démontrée. Les observations de tuberculisation à la suite d'ingestion d'organes tuberculeux crus sont aujourd'hui nombreuses, depuis les premières expériences de Villemin (1868) jusqu'au renard de Nocard (1890). Notons cependant que très souvent la contamination n'a pas été observée, le milieu gastro-intestinal étant en fait, un milieu peu favorable, bien que d'après Nocard la tuberculose doive être comme le type le plus accusé des maladies virulentes inoculables par les voies digestives.

Mais le problème qui est posé est celui-ci :

Doit-on exclure de la consommation toute la viande provenant d'un animal atteint de tuberculose ?

Au Congrès de la tuberculose, en 1888, sur l'inspiration de M. Arloing, qu' s'appuyait sur ce fait que le suc musculaire des animaux malades avait une fois sur deux déterminé la tuberculose chez les animaux injectés, on avait voté la proposition suivante : il y a lieu de poursuivre par tous les moyens, y compris l'indemnisation des intéressés, l'application générale du principe de la saisie et de la destruction totale pour toutes les viandes provenant d'animaux tuberculeux, quelle que soit la gravité des lésions spécifiques trouvées.

L'arrêté ministériel du 28 juillet 1888 est moins rigoriste ; il est inspiré par les idées plus larges de M. Nocard, qui, lui, dans des expériences identiques à celles de M. Arloing, n'avait obtenu qu'une inoculation effective sur vingt et une séries d'animaux inoculés.

Art. 11. — Les viandes provenant d'animaux tuberculeux sont exclues de la consommation :

1° Si les lésions sont généralisées, c'est-à-dire non confinées exclusivement dans les organes viscéraux et leurs ganglions lymphatiques.

2° Si les lésions, bien que localisées, ont envahi la plus grande partie d'un viscère, ou se traduisent par une éruption sur les parois de la poitrine.

Ces viandes exclues de la consommation doivent être détruites.

Cet arrêté est loin de satisfaire les partisans de l'interdiction absolue.

Si la quantité de viande ainsi supprimée était minime, rien ne s'opposerait à leur destruction, mais les chiffres cités plus haut montrent qu'il est loin d'en être ainsi. Aussi en Allemagne l'on a déjà mis en pratique un système fort sage et conciliant tous les intérêts.

A Berlin et à Lübeck, on utilise les étuves à vapeur de Rohrbeck et de Henneberg, pour la cuisson et la stérilisation des viandes des animaux tuberculeux. Grâce à cette disposition, on peut donner, aux classes pauvres, de la viande inoffensive à moins de un franc le kilogramme avec un bon bouillon en plus, et cela tout en rémunérant le capital employé pour l'installation des étuves.

Si l'utilisation des étuves à vapeur assure une stérilisation absolue, en est-il de même de la cuisson telle que nous la pratiquons ?

L'ébullition prolongée, telle qu'elle est pratiquée pour obtenir le bouillon, assure évidemment la stérilisation, (L'ébullition dans la solution saline se faisant d'ailleurs entre 101 et 103°.) Mais on ne saurait assurer la même garantie pour les viandes rôties. Très souvent dans les morceaux épais, la température n'atteint pas 60°. (L'albumine du sang n'est pas coagulée.)

Charbon. — Dans les campagnes, on consomme assez fréquemment la viande des moutons abattus quand ils présentent les premiers symptômes du sang de rate. Dans les villes, cette viande ne passe pas par les abattoirs, mais elle est introduite par les marchands forains et il est difficile de reconnaître l'affection charbonneuse sur les morceaux séparés surtout quand les animaux ont été sacrifiés dans le premier stade de la maladie. Le seul signe qui puisse attirer l'attention est la coloration. La chaire au contact de l'air prend rapidement une teinte brune. Mais, en cas de doute la constatation de la présence du bacille charbonneux au microscope, et plus sûrement encore l'inoculation à un cobaye lèvera toute incertitude.

Les viandes charbonneuses doivent être non seulement interdites, mais détruites par le feu. Leur manipulation en effet, est des plus dangereuses, la moindre écorchure peut servir de porte d'entrée au bacille charbonneux et faire éclater la pustule maligne si redoutable encore aujourd'hui. Signalons à ce sujet les heureux résultats obtenus à Paris grâce à l'administration qui a fait adopter le couvre-nuque aux forts de la viande. Les cas de pustules malignes, au cou et à l'épaule, que l'on constatait autrefois, dans ce milieu ont presque totalement disparu.

La viande charbonneuse ingérée par la voie gastrique peut-elle communiquer le charbon ? Il est certain que le milieu gastro-intestinal est peu favorable au bacille du charbon, que dans la Beauce, comme nous le rappellions plus haut, l'ingestion de moutons atteints du sang de rate est assez commune. Mais cette innocuité n'est que relative. Elle implique tout d'abord une intégrité complète de l'épithélium du tube digestif, intégrité dont on n'est jamais sûre. Les expériences de Pasteur et de Toussaint ont montré qu'il suffit d'ajouter aux herbages ordinaires infectés, des végétaux piquants, chardons, etc., pour assurer l'infection des animaux. Bollinger admet que certains cas de charbon intestinal se sont développés par cette voie. Quant aux viandes cuites, l'observation faite pour la tuberculose est encore applicable, si le bouilli est stérilisé ; il n'en est pas de même des rôtis. Boulet, de Chartres, en 1876, a montré que les inoculations faites avec le jus recueilli d'un bifteck d'animal charbonneux, réussissaient très bien.

Rage, morve et clavelée. — La rage est rare chez les animaux comestibles : nos connaissances actuelles sur l'innocuité du sang des animaux enragés, conduisent à admettre que la viande serait inoffensive. Decroix a mangé, en effet, impunément du chien enragé ; en tout cas cette question intéresse peu l'hygiène alimentaire.

La morve frappe surtout les chevaux ; dans un certain nombre de cas, les animaux atteints ont été consommés. Bien que, dans les observations citées, les circonstances fussent plutôt favorables aux développements d'accidents : famine, villes assiégées, les auteurs de ces relations ne signalent rien de particulier.

Il est cependant logique d'interdire le transport de ces viandes.

La clavelée des moutons, qui paraît identique à la vaccine est transmissible à l'homme, mais simplement par contact direct ; elle détermine des boutons analogues à ceux de la vaccine et les *placeurs de moutons* dans les abattoirs, qui ont eu une première inoculation paraissent vaccinés contre des inoculations antérieures (Villain et Bascou).

En ce qui concerne les viandes, la saisie n'est pas ordonnée, car elles ne présentent aucune lésion, sauf toutefois dans les cas de clavelée confluente, où elle présente les lésions générales des animaux fébricitants.

La *fièvre aphteuse* est dans des conditions analogues à la clavelée : innocuité des viandes, danger de contamination dans la manipulation des animaux non dépecés.

2° Viandes d'animaux malades, de maladies non transmissibles à l'homme. — Il règne encore une certaine incertitude sur la transmissibilité ou la non-transmissibilité de plusieurs affections ; mais un certain nombre de maladies des animaux n'ont pas jusqu'ici été assimilées à celles qui frappent l'humanité. Ce sont les affections de ce groupe que nous signalerons ici, en rappelant tout d'abord qu'en principe, tout animal malade doit être écarté de la consommation.

Peste bovine. — La viande des animaux atteints de la peste bovine ne présente aucune lésion caractéristique sur les morceaux isolés ; il est à peu près impossible de reconnaître le typhus des bêtes bovines. Très souvent cette viande a pu être mangée impunément, notamment pendant la guerre de 1870-1871, et presque tous les auteurs s'accordent à reconnaître que la viande des animaux abattus à une période peu avancée de la maladie peut être consommée sans danger (Reynal, Bouley, Zundel) ; néanmoins la loi du 21 juillet 1881 en interdit le débit, par une prudence que nous ne saurons blâmer.

Péripneumonie. — La viande des animaux atteints de péripneumonie contagieuse n'offre rien de spécial et l'inspection sanitaire la laisse passer.

3° Viandes d'animaux renfermant des parasites.

Trichinose. — La trichinose est déterminée par la pénétration dans les muscles d'un nématode long d'un millimètre environ qui s'enkyste. La trichine présente comme un grand nombre de vers parasites les phénomènes d'alternance. Dans son kyste le nématode est asexué, il reste ainsi sans donner lieu à aucune manifestation vitale, et si l'animal résiste, le ver disparaît, le kyste se transformant en une masse granuleuse avec enveloppe calcaire. Mais si la chair ainsi infectée est ingérée, le suc gastrique dissout le kyste, la trichine se déroule, devient sexuée et donne naissance à des embryons (cent par trichine femelle) qui, traversant l'intestin, vont s'enkyster à leur tour dans les muscles. Un kilogramme de porc peut contenir cinq millions de trichine.

On admet *aujourd'hui* que le porc contracte la trichine en mangeant des rats et des souris infectés de ce parasite, ces rongeurs prenant eux-mêmes le parasite des insectes (Colin). Les symptômes de trichinose, observés assez fréquemment en Allemagne, très rarement en France, sont assez mal définis, pour avoir été quelquefois méconnus. Dans un premier stade (stade cholériforme), les accidents gastro-intestinaux dominent : vomissements et diarrhée. Puis un second stade (phase musculaire ou typhique) est caractérisé par des troubles dans l'appareil moteur, fourmillement, contractures douloureuses, puis abattement allant jusqu'au coma. La mort survient souvent à ce moment et quelquefois après un œdème plus ou mois généralisé.

L'issue fatale est variable. Dans les petites épidémies observées, la proportion des décès aux cas constatés varie entre $\frac{1}{17}$ et $\frac{1}{3}$.

Dans tous les cas observés, l'injection de viandes de porc trichiné a presque toujours pu être constatée. C'est donc elle, qui est la cause première. Si la trichinose sévit surtout en Allemagne, c'est que l'habitude de manger la viande de porc crue ou très peu cuite est fréquente, alors qu'en France ou une seule épidémie a été observée (Crépy-en-Vallois, 1875) la viande est beaucoup mieux cuite. La trichine intra-musculaire ne résiste pas en effet à une température de 70°. On a soutenu qu'il en était de même de la saumure. Les salaisons américaines sont trop pénétrées de sels (*fully Cured*) pour leur permettre d'arriver en bon état en Europe. Ce sont cependant les produits américains qui ont été le plus incriminés et qui en France ont été prohibés par le décret du 18 février 1881. Mais, dans cet arrêté, l'hygiène n'a été qu'un prétexte et c'est dans un but uniquement commercial, pour obéir au courant protectionniste régnant, qu'il a été pris.

Pour reconnaître la trichine, il faut prélever les échantillons, principalement au voisinage des tendons. Quelques coupes grossières faites aux ciseaux, et écrasées entre deux lames de verres, suffisent avec un grossissement de 90 diamètres. Afin de s'assurer si les trichines sont vivantes dans les salaisons, M. Colin conseille de faire manger à des oiseaux quelques parcelles du tissu musculaire infesté. Au bout de huit jours au plus, on trouve dans le excréments rendus des trichines déroulées. Dans le cas contraire, la trichine est digérée avec la viande et on ne trouve rien.

Ladrerie. — La viande de porc et celle du bœuf est quelquefois infectée par des helminthes enkystés. Chez le porc, il s'agit du *cysticercus cellulosæ* qui est la forme enkystée du *tænia solium;* chez le porc est la forme enkystée du *tænia mediocanellata* ou *siginata.* Pendant longtemps on a surtout incriminé la viande de porc et l'infection du tænia solium, mais l'usage de la viande de bœuf crue, des rosbeef mal cuits a favorisé le développement chez les Français du tænia mediocanellata, improprement appelé d'ailleurs, tænia inermes par opposition au ver solitaire classique, le tænia solium.

Chez le porc vivant, on reconnaît la ladrerie aux grelons qui se montrent à la partie inférieure de la langue (Aristote !). Cette observation antique est encore utilisée dans les abattoirs où l'on procède pour chaque porc à cet examen dit *Langueyage.* Quelquefois même des vendeurs retirent avec la pointe d'un couteau les grains de ladre visibles sous la langue ; le porc est dit alors épinglé et l'infection peut passer inaperçue. Mais l'examen de la viande permet de reconnaître la fraude. En comprimant la viande entre les doigts, on fait saillir les vésicules, si elles ne sont pas visibles à la section. L'examen microscopique est des plus faciles. On écrase entre les doigts ou entre les lames de verre un kyste et la tête se désinvagine. Avec un grossissement de 80 diamètres on peut non seulement reconnaître la tête ; mais diagnostiquer l'espèce. Les viandes ladrés, susceptibles de communiquer le tænia, doivent être rejetées de la consommation, et un arrêté du tribunal de la Seine (1876) par une extension peut-être large de la loi du 27 mars 1851 a condamné un charcutier à trois mois de prison pour avoir livré des viandes à cysticerques.

La cuisson complète détruit la vitalité de l'helminthe. Bien que la ladrerie du bœuf soit aujourd'hui plus souvent incriminée, le nombre des cysticerques étant beaucoup plus faible, l'expertise est plus difficile. D'après Alix, c'est encore à la langue que l'on trouve le plus souvent les kystes. Kohlmann considère comme lieu d'élection pour l'examen les muscles ptérygoïdiens.

Nous signalerons, pour mémoire, les échinococcus qui déterminent les kystes hydatiques chez tous les animaux domestiques comme chez l'homme, le *cysticercus pisiformis* du lapin, le *ternuicolis du bœuf* et du mouton, etc., etc., en général peu ou point dangereux.

Psorospermose. — Les viandes de boucherie sont assez fréquemment infestées par les psorospermies : *Miescheria tenella, Balibana gigantea, Sarcocystis Miescheri.* Ces viandes doivent être rejetées de la circulation, bien qu'une étude très complète manque encore sur les dangers qu'elles présentent.

4° **Viandes toxiques.** — En outre des viandes provenant d'animaux atteints de parasites : microbes ou helminthes, il faut tenir compte encore des viandes dont l'ingestion peut produire des symptômes d'empoisonnement, par suite de la présence en eux de produits toxiques, préexistant avant l'abatage ou développés après. Dans le premier cas, ces viandes peuvent renfermer des leucomaïnes ou des toxines dont elles ont été saturées pendant la vie : viandes surmenées, viandes malades sans microbes spécifiques. Dans le second cas, ce sont des ptomaïnes qui se sont développées après la mort. On conçoit du reste que les deux causes d'intoxication peuvent coexister ; les conditions déterminant l'excès des leucomaïnes étant en même temps favorables à la production des ptomaïnes. Une viande surmenée, par exemple, est le siège d'une putréfaction rapide (Baillet).

Enfin on peut établir une troisième catégorie, fort rare il est vrai. Les viandes provenant d'animaux empoisonnés :

arsenic, phosphore, etc. Si la cuisson peut détruire les agents virulents, elle est sans action contre les produits solubles. La cuisson supprime l'action des agents vivants. mais si le temps qui s'écoule entre la cuisson et la consommation est assez long, il peut se produire une nouvelle infection par les germes de l'air, et les viandes cuites antérieures et consommées ensuite sans avoir été de nouveau aseptisées peuvent renfermer à la fois toxines et micro-organismes.

Il y a donc lieu d'étudier séparément :

1° Les aliments frais ou conservés depuis un temps assez court ;

2° Les aliments de conserve ou analogue.

Nous rangerons dans les premiers groupes les viandes faisandées ; il est évident que ces viandes, quel que soit le bon renom qu'elles peuvent avoir auprès des amateurs, sont des viandes malsaines, dans lesquelles se sont développées un certain nombre de ptomaïnes qui donnent précisément le fumet spécial recherché des gourmets. De nombreux exemples montrent que l'ingestion de cette viande n'est pas toujours sans inconvénients et les troubles gastro-intestinaux ont été observés. Chez les individus au foie malade, chez lesquels par conséquent l'importante fonction anti-toxique de cet organe est diminuée, des accidents d'intoxications générales ont été observés. On peut néanmoins distinguer entre la viande faite, dans lesquels les ptomaïnes se sont peu développées et les viandes franchement faisandées, véritables substances toxiques que l'hygiéniste doit prohiber.

Les empoisonnements par des viandes livrées comme fraîches ont été souvent constatés dans les régiments, où des fournisseurs peu scrupuleux n'ont pas hésité à livrer des viandes suspectes. Les symptômes observés sont presque toujours les mêmes : les accidents débutent par la faiblesse les vertiges, les défaillances, puis viennent les nausées, les vomissements, la colique et la diarrhée. Dans les cas légers ces accidents cessent assez vite, faisant place à un état saburral. Dans les cas graves ils se prolongent et aboutissent soit à l'état cholériforme soit à l'état typhoïde et quelquefois à la mort (Polin et Labit). La mortalité est très variable. 84 morts sur 155 cas (Kerner) ; 1 décès sur 227 (Polin et Labit). La gravité des accidents paraît dépendre de l'état cru ou cuit de la viande, de la quantité ingérée, des fonctions digestives individuelles, etc.

Les aliments de conserve. — Les accidents observés avec les viandes de conserve, même quand un examen superficiel ne permettait pas de suspecter les aliments, sont analogues à ceux décrits pour les viandes fraîches. Il suffira d'indiquer les signes qui peuvent mettre en éveil contre l'intégrité des produits : le bombage du couvercle indice de la fermentation ; la liquéfaction de la gélatine ; la saponification de la graisse, les modifications de texture et de consistance de la viande, l'odeur aigre, de rance, de poisson gâté. Enfin l'analyse bactériologique au microscope et par la méthode des cultures peut lever les doutes.

Le pain. — Dans les nations civilisées, le pain forme la base alimentaire par excellence. En France surtout, la consommation du pain est considérable, et si les statistiques générales indiquent seulement une consommation de 820 grammes par jour et par tête, c'est que la classe aisée et beaucoup d'ouvriers des villes mangent plus de viande que de pain ; mais dans les campagnes nos paysans consomment facilement 1.500 à 1.700 grammes par jour pour les hommes et 1.000 à 1.100 pour les femmes.

On conçoit combien au point de vue de l'hygiène sociale le prix de vente du blé et par suite du pain est important. Les mesures législatives, qui pendant longtemps ont aidé à maintenir le prix des farines à un taux plus ou moins élevé étaient donc complètement absurdes et l'on peut affirmer que le grand mouvement populaire qui a amené la chute de la royauté en 1792 a été en grande partie motivée par la chèreté du pain. En réalité, toutes les mesures protectionnistes qui ont pour but apparent de soulager le paysan, amènent presque fatalement un malaise général et ne servent qu'aux agioteurs et à leurs complices.

La préparation du pain telle qu'elle se fait en France comporte plusieurs opérations :

L'hydratation et le pétrissage. — A la farine soit de blé,
soit d'un mélange de farine de blé et de seigle, on ajoute
un volume égal d'eau environ. Cette addition se fait successivement, à mesure que par le pétrissage on assure l'imbibition de la farine. Ce pétrissage se fait soit à la main, soit
avec des pétrins mécaniques. A cette pâte on ajoute le
levain.

Fermentation. — Ce levain est constitué par de la pâte
préparée la veille, avec de la farine et de la levure de bière,
ou encore avec de la pâte ayant déjà subi la fermentation
(pâte aigre). Les ferments du levain, en se multipliant dans
un milieu favorable, transforment l'amidon en dextrine et
en glucose, et ce dernier subissant la fermentation alcoolique donne de l'alcool et de l'acide carbonique. Toutefois
Duclaux conteste la fermentation de nature alcoolique, car,
d'après lui, dans cette pâte fermentée, l'alcool n'existe pas.
L'acide carbonique, en se dégageant, fait gonfler le pain,
des bulles emprisonnées par la pâte, subissant ensuite des
dilatations excessives par la chaleur de la cuisson forment
les yeux du pain, lui donnent sa porosité.

Ce dégagement d'acide carbonique se fait successivement
au détriment des hydrates de carbone du pain ; la perte de
ces produits oscille entre 2 et 4 p. 100. Pour éviter ces
pertes, on a cherché à obtenir la porosité du pain par des
procédés chimiques autres : incorporation dans la pâte de
bicarbonate de soude et d'une solution étendue d'acide
chlorhydrique (Liebig) ou encore : phosphate acide de
chaux et de magnésie avec bicarbonate de soude (poudre de
Horsford), enfin injection dans la pâte d'acide carbonique
sous pression, *aered bread* (Daughsh). Le prix de revient de
ces procédés coûte en général plus que la valeur de la matière alimentaire supprimée par la fermentation.

La *cuisson* se fait généralement vers 200 ou 250° et dure
40 ou 45'. Mais la température au centre du pain n'atteint
guère que 60° et dans les pains peu cuits reste inférieure à
55° (Brouardel). On voit que l'eau qui a servi à l'hydratation
n'est pas stérilisée par la cuisson d'où, l'importance d'une
eau pure.

Sous l'influence de la cuisson une partie de l'eau surtout de la surface s'évapore. La perte peut être évaluée à 25 p. 100 du poids de la pâte. De sorte que 100 kilogrammes de farine mélangée à un volume égal d'eau donnent 150 à 160 kilogrammes de pain.

Au point de vue alimentaire il y a lieu de distinguer dans le pain : la partie superficielle exposée à une chaleur plus forte et qui constitue la *croûte* et la partie centrale, ou mie

Le tableau emprunté à Barral montre ces différences :

	Pain total.	Croûte.	Mie.
Eau	38.30	17.15	44.45
Matières azotées insolubles (Gluten)	6.24	7.30	5.92
Matières azotées solubles (albumines).	1.86	5.70	0.75
Matières non azotées solubles (dextrine, sucres).	4.04	4.88	3.79
Amidon	47.84	62.58	43.55
Matières grasses	0.81	1.18	0.70
Matières minérales.	0.91	1.21	0.84
	100.00	100.00	100.00

On voit que la proportion de matières azotées dans la croûte 13 p. 100 est le double de celles dans la mie 6,7 p. 100. Si l'on remarque d'autre part que la croûte est beaucoup plus soluble dans l'eau on conçoit facilement combien la croûte est plus utile au point de vue alimentaire et doit être préférée dans l'alimentation des malades, des enfants.

Le pain blanc est-il plus nourrissant que le pain bis ? Les recherches de Violet ont montré que le pain de première qualité renfermait plus d'azote (1,57) que le pain de seconde qualité.

Quant au pain de seigle pur, s'il renferme moins d'albuminate, il est un peu plus riche en dextrine. Son grand défaut au point de vue de la digestibilité est sa teneur en tissu cellulaire et il est établi que chez les individus non entraînés, il détermine des troubles intestinaux sérieux.

Altération du pain et falsification du pain. — Le pain est susceptible de s'altérer comme toutes les substances organiques; il forme un bon milieu de culture pour un certain nombre de moisissures. Les moisissures jaunes (*Oidium aurantiacum*) et noires (*Rhizopus nigricans*), qui se développent sur les pains moisis ont donné lieu à des phénomènes d'intoxication ou plutôt d'indigestion ; car les accidents n'ont jamais été graves et il est encore impossible de préciser aujourd'hui quel est l'agent pathogène dans ce cas : champignon lui-même ou produits d'altération du pain lui-même. Forster a signalé à ce sujet l'innocuité habituelle des altérations spontanées des matières alimentaires végétales.

Mais la farine peut renfermer des principes toxiques, susceptibles de donner lieu à des accidents plus ou moins graves : l'ergotisme, le lathyrisme, le ténuilentisme, la pellagre, etc.

Ergotisme. — L'ergotisme est, comme son nom l'indique, déterminé par une intoxication due à la présence dans le seigle d'une certaine quantité de grains attaqués par l'ergot de seigle, le *claviceps purpurea*. Cette affection est caractérisée par des plaques de gangrène et dans certains cas par des accidents convulsifs. Elle se présente parfois sous forme épidémique, ce qui se conçoit facilement, les populations d'une commune, quelquefois d'une région, tirant leur seigle de la même contrée contaminée par l'ergot. Toutefois la pathogénie même de cette maladie est loin d'être nettement démontrée; ou du moins on range actuellement sous le même nom des manifestations d'empoisonnements qui sont peut-être dues à des causes différentes. Un examen plus sévère des seigles destinés à l'alimentation suffit pour prévenir ces dangers et, en réalité, l'ergotisme a diminué considérablement en France.

On a rattaché à l'ergotisme les accidents convulsif décrits sous le nom de *feu du moyen âge, mal des ardents, érythème épidémique, acrodynie*, qui ont sévi à plusieurs reprises en Allemagne et dont on a observé une épidémie en France en 1828-29.

Pellagre. — La pellagre sévit à l'état d'endémo-épidémie parmi certaines populations rurales dont le maïs constitue la principale alimentation. Elle est surtout fréquente en Lombardie (100.000 pellagreux, d'après l'enquête italienne de 1880). En France, observée dans les Landes, elle est en voie de disparition. Elle est caractérisée par des éruptions cutanées siégeant de préférence à la face dorsale des mains et des pieds, par la desquamation et l'altération profonde de la peau de ces régions, et, à une période plus avancée, par des troubles de la sensibilité, du mouvement et de l'intelligence associés à un profond marasme. Cette affection, dont sont indemnes les pays où le maïs est bien desséché avant d'être consommé, est due, d'après Balardini et de Roussel, à l'usage de farines de cette céréale altérées par des moisissures. L'ergot de maïs a été tout particulièrement incriminé. La *pellagrozéine* de Lambroso serait analogue à l'ergotine.

Lathyrisme. — En Algérie et en Italie, on mélange quelquefois à la farine, quand on n'en fait pas en temps de disette la base alimentaire, des gesses, *Lathyrus cicera-sativus*, qui ont donné lieu à une maladie spéciale : le lathyrisme, caractérisé par des accidents paraplégiques ou spasmodiques. L'agent actif qui a certainement une action électrice sur la moelle n'a pas encore été bien isolé.

Ténuilentisme. — La graine d'ivraie mêlée au blé ou au seigle peut donner lieu à des accidents nerveux, généralement peu graves ; ce sont des troubles spasmodiques, peu durables, et accompagnés de troubles psychiques analogues à l'ivresse.

La nielle de blé mélangée au blé ou plus souvent au seigle a déterminé quelquefois des troubles nerveux analogues à ceux de la santonine. On a en effet comparé l'action de la gilhagine, principe actif de la nielle, à la santonine. Toutefois il y a lieu de remarquer qu'en Russie les paysans emploient du seigle contenant jusqu'à 10 p. 100 de nielle sans éprouver aucun inconvénient. Lebedeff (1894) a montré que, sous l'influence de la cuisson, une partie de la gilhagine est décomposée, et que du pain renfermant 20 p. 100 de nielle ne donne lieu à aucun symptôme d'intoxication.

Substances minérales. — Les deux substances minérales que l'on a incriminées sont le cuivre et le plomb.

La présence du cuivre peut résulter du *chaulage* au vitriol bleu des champs de blé (Gallipe). La quantité en est toujours très minime, mais quelquefois aussi les boulangers ajoutent une petite quantité de sulfate de cuivre dans le but de prévenir le développement de la fermentation dans des farines suspectes. La quantité est trop faible 1 p. 30 000 pour constituer un danger d'intoxication cuprique, mais elle doit être néanmoins interdite, puisque l'addition du cuivre a pour effet l'utilisation de farines avariées.

Les accidents de saturnisme dus au plomb ont été quelquefois constatés, soit que des boulangers aient ajouté de l'acétate de plomb, soit, cas le plus fréquent, que le four ait été chauffé avec des bois de démolitions peints à la céruse. L'utilisation de ces bois doit donc être prohibée.

Biscuit. — Le biscuit est obtenu en déshydratant une pâte de farines riches en gluten et ayant subi une courte fermentation. Destiné à servir de réserves alimentaires aux troupes en campagne, aux marins embarqués, il doit sous un faible volume présenter une certaine richesse alimentaire et ne pas être susceptible d'altération. La conservation du biscuit est en réalité très difficile : s'il résiste aux moisissures quand il est bien préparé, il est souvent attaqué par certaines larves. Mais si les études nouvelles permettent de le préserver de l'attaque des insectes, il offre le plus grave inconvénient pour un aliment, celui d'être des plus indigestes : au bout de quelques jours d'alimentation avec le biscuit, l'intestin ne le digère plus et le rend inattaqué. Sa présence même suffit pour déterminer des troubles intestinaux graves : la diarrhée du biscuit des médecins militaires. L'introduction des fours de campagne dans les armées en marche et la rapidité des voyages sur mer permettent aujourd'hui de restreindre la consommation du biscuit au grand avantage de l'état sanitaire des hommes.

Légumes. — Les légumes herbacés ne sauraient constituer une alimentation suffisante. La cellulose qu'ils renferment en grande quantité n'est presque pas attaquée dans l'intestin de l'homme, les principes alimentaires : albumine, graisse, hydrate de carbone sont en trop faibles proportions. Mais, par contre, la proportion des sels de calcium et de magnésium y est assez élevée, et compense le déficit qu'une alimentation trop exclusive de viande déterminerait dans notre organisme. Les principes aromatiques ou autres que les légumes verts renferment constituent de précieux condiments. Leur action de présence facilite et excite les mouvements de l'intestin et il est bien démontré par l'expérience de chaque jour que la privation absolue de légumes verts est incompatible avec un bon état de santé.

Quant aux fruits pulpeux, si leur valeur alimentaire est presque nulle, à l'exception du suc qu'ils renferment, ils doivent surtout être considérés comme des condiments réveillant l'activité digestive, permettant d'utiliser des substances plus riches en principes utiles. Toutefois l'abus des fruits peut déterminer des troubles gastro-intestinaux allant jusqu'à la dysenterie.

Les sucs des fruits introduits dans l'intestin servent d'excellent terrain pour le développement des microorganismes et les produits de la fermentation acide sont des irritants de la muqueuse intestinale.

Racines, tubercules. — Parmi ce groupe d'aliments, dans lequel rentrent les carottes, les navets, les salsifis, etc., il faut ranger au premier rang la *pomme de terre*. Si dans les grandes villes la pomme de terre joue un rôle relativement faible comparée à la viande et au pain ainsi que nous le montrions dans la statistique sur l'alimentation du Parisien, il n'en est pas de même de certains pays où la pomme de terre forme la base de l'alimentation. En Irlande, quand la précieuse solanée ne donne pas une année, la famine éclate immédiatement.

Composition de la pomme de terre.

Eau	75.8
Albumine	1.8
Graisse	0.2
Hydrocarbines	20.5
Cellulose	0.7
Cendres	1.0
	100.0

Ces chiffres suffisent pour montrer que la pomme de terre est surtout un aliment hydrocarboné ; les albuminoïdes y sont en trop faible proportion. Quant à la graisse, elle fait presque absolument défaut. Elle ne saurait donc constituer à elle seule une alimentation et son usage exclusif amène la distension de l'estomac et du ventre par la masse nécessaire pour assurer une nutrition encore défectueuse.

Les pommes de terre germées ont été incriminées comme susceptibles d'avoir déterminé des intoxications. Il est de fait qu'il se développe à ce moment une série d'alcaloïdes, de glucosides, solanine, asparagine, dont l'action peut être toxique.

Dans certains pays montagneux la châtaigne joue le rôle de la pomme de terre dans les pays de plaine. Bien que son usage soit moins répandu, il faut reconnaître que sous un poids égal, la châtaigne bien qu'encore insuffisante, représente plus de richesses alimentaires que la pomme de terre, quatre fois plus d'albuminoïdes, autant d'hydrate de carbone et une quantité faible, mais appréciable de graisses et de sels.

Dans les pays chauds, les indigènes demandent aux dattes les ressources que la châtaigne ou la pomme de terre donnent aux habitants des pays plus froids. Les albuminoïdes y sont dans une proportion moyenne entre la pomme de terre et la châtaigne : 3 p. 100, les hydrocarbonés assez abondants sous forme de glucose, etc.

Champignons. — Bien que les champignons ne constituent pas un aliment très souvent employé ou tout au moins consommé dans des proportions suffisantes pour former une base alimentaire, les empoisonnements que l'ingestion de certains d'entre eux a déterminés rend leur étude intéressante au point de vue de l'hygiène.

Par leur composition chimique, les champignons se rapprochent plus que tous les autres aliments végétaux des produits d'origine animale ; leur teneur en azote y est importante (dans les truffes, la teneur en azote atteint 1,55 p. 100). Les hydrates de carbone, les graisses s'y trouvent en quantité appréciable, mais il faut tenir compte de ce fait que l'azote n'y est pas à l'état de matières albuminoïdes, mais bien à l'état de matière extractive. Or, ce sont précisément des matières azotées qui dans certaines espèces donnent aux champignons leurs propriétés toxiques. Il est malheureusement impossible de donner en quelques lignes et sans s'étendre sur des détails botaniques, la différenciation entre les espèces toxiques et les espèces venimeuses ; alors que, dans une courte *leçon de chose* avec les champignons en présence, il est assez facile de faire reconnaître les espèces comestibles. Quant à celles dont la différenciation est toujours douteuse, mieux vaut les éliminer de parti pris.

A Paris où on n'autorise la mise en vente que de quatre ou cinq espèces de champignons, champignon de couche, cèpe ou bolet comestible, morille, truffe, les empoisonnements par champignons sont à peu près inconnus. Outre ces espèces, on mange encore dans les diverses régions de la France l'oronge vraie, la chanterelle ou *gyrolle*, *gyrelle*, le mousseron et une foule d'autres dont l'expérience locale, qu'il serait peut-être dangereux de généraliser, a démontré l'innocuité.

Quant au procédé de la cuillère d'argent qui noircit avec les champignons venimeux, ou l'addition de vinaigre qui annihilerait les effets toxiques, ce sont des méthodes de fausse sécurité qu'il faut rejeter complètement.

Huiles. — Les graisses végétales sont, au point de vue alimentaire, comparables aux graisses animales, qu'elles peuvent suppléer au besoin. L'huile d'olive est la plus répandue en France ; mais ses succédanés : huile de noix, de faînes, de hêtre, d'arachides présentent les mêmes propriétés et c'est une simple question de goût et surtout d'économie, l'huile d'olive étant d'un prix relativement élevé.

Pour cette dernière raison, on falsifie fréquemment l'huile d'olive par des mélanges avec des huiles de prix de revient inférieur. Il y a évidemment tromperie sur la marchandise vendue et les poursuites sont légitimes, mais l'hygiène n'a pas dans ce cas à intervenir.

CONSERVATION DES SUBSTANCES ALIMENTAIRES

Etablir autour de lui des réserves de substances alimentaires a toujours été un des désirs de l'homme même le plus sauvage, et l'observation montre qu'il en est de même de certains animaux prudents. Mais si quelques produits alimentaires telles que les céréales se conservent facilement en les mettant simplement à l'abri de l'humidité, il en est loin d'être ainsi d'autres aliments et notamment des aliments d'origine animale.

Dès les temps historiques, nous voyons les peuples conserver la viande en la desséchant, la fumant, la salant; mais les conditions économiques nouvelles, les moyens dont dispose l'industrie, nos connaissances sur le mécanisme des altérations organiques ont conduit à utiliser des procédés nouveaux qui permettent de consommer une viande très peu modifiée et conservée depuis fort longtemps.

Les procédés de conservation de la viande peuvent être groupés en quatre divisions.

1° Conservation par dessiccation ;
2° Conservation par les antiseptiques.
3° Conservation par élimination d'air et stérilisation ;
4° Conservation par réfrigération.

Dessiccation. — La dessiccation a pour objet de priver la viande de son eau, rendant ainsi la propagation des germes sinon impossible au moins difficile. C'est le procédé primitif par excellence.

En Amérique, la *carne secca* des Argentins, le *tasajo* des Gauchos, le *pemmican* des chasseurs du nord est formé par de la viande coupée en fines tranches et séchées au soleil, le plus souvent même salée.

Les poudres de viandes employées en médecine sont préparées d'une façon analogue. On chauffe la viande réduite en pulpe à une température de 55°, suffisante pour amener l'évaporation de l'eau mais laissant intactes les substances albuminoïdes. Ces poudres sont généralement mélangées avec d'autres produits alimentaires farine, sucre, etc. ; qui ont pour effet d'en masquer le goût, l'odeur et l'aspect qualités qui malgré les progrès réalisés, font encore trop souvent défaut, étant donné qu'elles sont destinées à des sujets inappétents.

Fumage. — Les viandes fumées, boucanées, subissent en partie du moins, la dessiccation comme les précédentes ; mais elles sont en outre, plus ou moins imprégnées des produits antiseptiques formées dans les foyers de hêtre, de genièvre, de sapin qui servent à produire la fumée. La viande de cochon ainsi traitée joue un grand rôle dans l'alimentation des populations de l'est. Et on conserve ainsi beaucoup de poissons sans inconvénient.

Salaisons. — Le sel marin est très fréquemment employé, soit seul, soit associé à l'enfumage ou à l'enrobement dans la graisse. L'action du chlorure de sodium est complexe. Son pouvoir antiseptique est en réalité assez faible, mais c'est surtout par déshydratation qu'il agit sur les produits conservés. Sous l'influence d'une forte salure la texture de la viande se modifie, les albuminoïdes subissent évidemment une transformation. Il en résulte une modification dans l'apparence de la viande et surtout dans sa couleur. On remédie à ce dernier inconvénient en ajoutant du salpêtre (2 à 3 p. 100) au sel. La viande garde alors une agréable couleur rose.

La viande salée perd environ le tiers de son poids de viande fraîche (33 p. 100 d'après Erwin Voit). Certes la perte en eau est surtout considérable, mais elle porte également sur les matières extractives, sur les albuminoïdes et sur l'acide phosphorique qui disparaît presque complètement. L'usage prolongé des salaisons entraîne des troubles digestifs, puis des troubles généraux graves qu'il faut attribuer d'une part à la difficile digestibilité de cette viande et d'autre part à la pauvreté en sels phosphatiques. Aussi ces troubles peuvent-ils être amendés par l'addition de légumes verts qui comblent le déficit en sels dont souffre l'organisme.

Le plus grand reproche que l'on peut faire à la méthode des salaisons est son insécurité. Trop souvent les viandes salées ont donné lieu à des empoisonnements alimentaires,

l'action du sel étant trop lente ou inefficace pour empêcher le développement des ptomaïnes toxiques.

Antiseptiques. — L'emploi des antiseptiques doit être
complètement prohibé. (Circulaire du 7 février 1881.) Les
uns, tels que l'acide borique, le borax, sont peut-être inoffensifs pour l'organisme humain, mais leur action préser-
vatrice est trop aléatoire et l'acide salicylique, s'il est plus
puissant, est aussi plus dangereux pour le consommateur.
Sur les personnes qui éliminent mal, tous les antiseptiques
pris à doses répétées quoique faibles peuvent déterminer des
accidents réels.

L'enrobage consiste à protéger les viandes cuites du
contact de l'air et des germes en les recouvrant d'un corps
inerte : graisse, gélatine, huile, sucre ; en réalité, ce procédé
se rattache à celui de la stérilisation par la chaleur.

Stérilisation par la chaleur. — L'idée de soumettre les
produits alimentaires à la chaleur pour les conserver
ensuite en vase clos date de 1796. Cette méthode exploitée
par Appert est encore une des plus employées et des meilleures. Les connaissances actuelles sur les origines de la
putréfaction en même temps qu'elles expliquaient le mécanisme du procédé, ont conduit à le perfectionner. Dans le
procédé primitif, Appert faisait chauffer la viande dans des
récipients de verre, au bain-marie ; on fermait ensuite par
un couvercle hermétique. La substitution du fer-blanc au
verre permet d'éviter les bris de récipients très fréquents
alors et surtout une fermeture plus complète ; il suffisait de
laisser au couvercle un petit orifice pour laisser l'air et les
vapeurs s'échapper et de fermer la cuisson obtenue par une
goutte de soudure.

Les recherches de l'école pastorienne, en montrant qu'un
grand nombre de germes résistent à 100 degrés expliquè-
rent les insuccès fréquents constatés avec l'ébullition au
bain-marie. On substitua alors à l'eau pure une solution
saline concentrée, dont le point d'ébullition atteint 110
degrés (procédé Forestier). Dans le procédé d'Aberdeen,
on ferme les boîtes avant de les chauffer, puis on fait
ensuite par un orifice partir les gaz et l'on ferme. Cette

fermeture se faisant quand le contenu est encore à une température élevée, il doit se produire par refroidissement un certain vide dans la boîte, et le couvercle sous l'influence de la pression atmosphérique prend une forme concave. A la seule inspection de la boîte on peut donc s'assurer si le vide existe, c'est-à-dire si la fermeture a eu lieu après un chauffage sérieux. C'est une première garantie pour le consommateur ; elle n'est malheureusement pas absolue. Certaines altérations peuvent se former sans dégagement de gaz.

En admettant que toute la masse de viande eût été portée à 115 degrés, ce qui ne peut s'obtenir qu'avec des boîtes de faibles dimensions, si l'on ne veut s'exposer à porter la partie périphérique à une température trop élevée et surtout trop prolongée, la viande conservée peut encore être dangereuse, soit que par suite d'un retard dans la fermeture des germes de l'air aient pénétré par l'orifice de sûreté, soit, fait plus grave, que les viandes employées contiennent, avant l'opération, des ptomaïnes qui échappent à l'action de la chaleur (Cassedebat). Aussi doit-on surveiller avec le plus grand soin les viandes utilisées pour ces conserves et veiller à leur rapide fermeture. Pouchet a signalé la non-digestibilité des viandes ayant subi une trop longue stérilisation. Des chiens nourris avec des conserves chauffées plusieurs fois pendant deux heures ont présenté de la diarrhée et tous les symptômes de l'inanition : ces aliments traversaient le tube digestif inaltérés.

Les légumes sont facilement conservés par le même procédé.

Réfrigération. — Le froid ne tue pas les microbes, mais il arrête leur développement. On peut donc conserver la viande en la maintenant constamment à une température inférieure à zéro. Les mammouths trouvés intacts dans des blocs de glace de Sibérie prouvent que cette conservation peut être indéfinie. Toutefois la viande ainsi conservée doit être immédiatement consommée aussitôt après sa décongellation. C'est certes là un inconvénient réel, sur les conserves par la chaleur. La réfrigération bonne dans les

centres, sur les navires qui peuvent disposer de réfrigéra-
teurs, ne saurait s'appliquer aux petits groupes, ayant
besoin de porter avec eux des réserves alimentaires.

L'emploi de la glace ordinaire, des glacières naturelles
est trop dispendieux et ne peut donner que de médiocres
résultats, mais aujourd'hui l'industrie dispose de puissants
moyens pour produire du froid. Aux appareils primitifs du
système Carré, on a substitué les appareils de Pictet, de
Giffard, ceux qui utilisent le froid par décompression de
l'air, et les *calories* fournies par le combustible à la
machine donnent par transformation un nombre sinon
équivalent au moins se rapprochant de *frigories*. Les
machines Hall produisent facilement un froid de 70 degrés.
Mais il n'est pas nécessaire d'arriver à ces abaissements
considérables, quand il s'agit de conserver la viande quelques jours seulement, ainsi qu'on le fait à la bourse du
commerce de Paris, pour éviter les pertes de viandes les
jours de grands arrivages.

Un froid de — 1° suffit, et on obtient ce résultat en faisant
circuler dans les pièces où se trouve la viande, de l'eau salée
renfermée dans une série de tuyaux et maintenue à — 6°.
Quand il s'agit au contraire de conserves de longues durées,
comme sur les navires qui transportent les moutons
d'Australie ou de la République Argentine, il est utile de
porter quelque temps la température à — 15° pour assurer
la congélation totale et complète, puis on maintient ensuite
à — 5°. C'est le système qui est adopté par l'administration de
la guerre française dans ses réserves en viandes congelées,
établies à Billancourt (1894) et dans un certain nombre de
places fortes importantes. La viande congelée présente
une couleur un peu terne et Maljean a montré qu'il était
facile de reconnaître les viandes ainsi conservées par un
simple examen microscopique. Les globules rouges sont
déformés, ils ont perdu leur pouvoir isotonique et laissent
filtrer leur hémoglobine qui colore le sérum. Le grand
inconvénient de ces viandes, c'est qu'elles se corrompent
très rapidement après leur sortie du réfrigérant. D'après
Hoffmann, cette altération viendrait de ce que, lorsqu'on la met
à l'air, elle est encore froide et détermine une précipitation

à sa surface de la vapeur d'eau et des germes atmosphériques.

CONSERVES SPÉCIALES

Réunir sous un petit volume une masse alimentaire facile à conserver est un des desiderata des hygiénistes militaires. Aussi s'est-on attaché depuis plusieurs années à la fabrication de produits d'origine complexe et réalisant une ration alimentaire type. Ces conserves mixtes sont en général composées d'un mélange d'aliments azotés : poudre de viande, d'aliment gras : graisse, margarine et d'aliments hydrocarbonés : farine de légumineuses ou de céréales. Il nous suffira de donner la composition de quelques-uns de ces essais.

Farine de Hassah. — Viande dégraissée, fécule d'arrow-root. Sucre, sel et épices.

Biscuits-viandes de Thiel. — Viande et farine, le tout desséché comme du biscuit.

Farines-viandes de Gehrig, renfermant 35 p. 100 de matières albuminoïdes.

Saucissons aux pois. Erbswurst. — Viande de porc hachée et farine de poids très utilisée par l'armée allemande en 1870-71 — 15 p. 100 d'albuminoïdes.

Soupes portatives. — Mélange de viande et de légumes comprimés. Poudre de viandes, de Hoffmann, d'Adrian, etc., composée avec de la viande desséchée et de la farine de pois et du lactose.

Tous ces produits peuvent rendre quelques services, si leur usage n'est pas suivi ; mais aucun ne saurait constituer une base alimentaire et leur usage entraine toujours des troubles gastro-intestinaux. Les poudres de viande, si vantées par les industriels qui les lancent, sont en réalité incapables de restaurer un organisme délabré.

Condiments. — En cherchant à définir le mot aliment, nous avons dit qu'il s'agissait de substances capables de fournir une certaine quantité d'énergie à l'organisme ou de réparer les pertes subies par lui ; mais il existe en dehors de ces substances réellement alimentaires un certain nombre de produits utilisés dans l'alimentation et qui, bien que très appréciées, ne paraissent pas apporter à l'organisme un appoint sérieux comme source d'énergie ou de réparation. Ce sont les condiments. Les uns qui rentrent dans la classe des assaisonnements ont pour objet, par leur odeur, leur saveur de relever le goût de l'aliment réel, et de nous le faire prendre avec plaisir. Tels les épices : poivre, muscades, etc., etc. Les autres sont surtout des excitants du système nerveux, ce sont les agents désignés sous le nom discutable d'ailleurs d'aliments d'épargne.

Il existe des condiments âcres et des condiments acides.

Les principaux condiments âcres, aromatiques ou sulfurés sont les épices, poivre, muscade, girofle, cannelle, piment, vanille, etc., etc., l'ail, la moutarde. Ils doivent leurs propriétés à des huiles essentielles dont quelques-unes contiennent du soufre.

Les huiles éthérées qu'ils renferment exercent une action stimulante sur la muqueuse digestive. Ces condiments, objets presque de luxe dans les climats tempérés deviennent une nécessité impérieuse dans les climats tropicaux où l'atonie digestive sévit. Il y a lieu de remarquer, que presque toutes les épices sont originaires de ces contrées. L'action même de ces substances sur la muqueuse gastro-intestinale indique que leur emploi et surtout leur abus n'est pas toujours sans inconvénient. Signalons en passant l'action antiseptique des essences de moutarde, de cannelle, de girofle observée par Koch, par Chamberland, sans toutefois y attacher une importance réelle.

Les condiments acides ont pour type le vinaigre.

Depuis longtemps on substitue au vinaigre de bois des solutions d'acide acétique obtenues par distillation du bois ou de tout autre produit.

L'abus du vinaigre amène des troubles gastriques intenses, et il suffit de signaler la fâcheuse habitude de certaines femmes de boire du vinaigre pour obtenir un amaigrissement en rapport avec leur goût esthétique.

Les aliments dits d'épargne. — Il existe un certain nombre .

de substances qui prises en très petite quantité déterminent une sensation de bien-être, de puissance, qui permet à l'individu, même sans prendre d'autres aliments d'exécuter pendant un certain temps un effort vigoureux intellectuel ou physique. Tels sont les alcools et les différents excitants à base de caféine :

Le *café*, originaire de l'Afrique orientale; le *thé* originaire de l'Extrême-Orient, la *kola* de l'Afrique occidentale; le *maté* et le *guarana* de l'Amérique du Sud.

Dans le thé et le maté, ce sont les feuilles qui sont utilisées; dans le café, la kola et le guarana, ce sont les graines.

Voici les proportions de caféine contenues dans ces substances :

Café.	1,28 p. 100
Thé.	3,5 —
Maté	1,0 —
Kola	2,35 —
Guarana.	4 — (environ).

A côté de la caféine ces substances contiennent toutes du tanin en quantité plus ou moins considérable ; ce corps a peu d'importance. Il n'en est pas de même des huiles essentielles qui préexistent dans ces substances (kola) ou s'y produisent par la torréfaction (thé, café). L'action physiologique des huiles essentielles n'est pas très bien connue, mais elle est appréciable. L'infusion de thé diffère suffisamment de 'infusion de café pour que dans certains cas, l'une produise de l'insomnie chez des sujets habitués à l'autre. L'huile essentielle de la kola serait aphrodisiaque.

La caféine est un excitant cérébral et médullaire. Ingéré à la dose de 10 à 30 centigrammes, elle produit un sentiment de bien-être général, de force et de légèreté qui subjectivement, ne diffère pas beaucoup du sentiment produit par les doses modérées d'alcool. Mais, à l'inverse de celui-ci, elle procure effectivement une augmentation de la force et une accélération dans les réactions psycho-motrices.

C'est cette action sur le système nerveux qui fait rechercher les substances à caféine, car, excepté pour le thé leurs propriétés organoleptiques sont plutôt désagréables. Il faut être habitué au café pour l'aimer, et encore, il est habituel en Europe qu'on l'additionne de sucre pour masquer son amertume.

Les peuples musulmans, auxquels leur religion interdit l'alcool, font un grand usage du café (Arabes) ou du thé (Persans), remplaçant ainsi une excitation par une autre.

A côté des substances à caféine, on pourrait ranger le cacao, qui contient, outre très peu de caféine, un homologue inférieur de la caféine, la *théobromine (diméthylxanthine)*. Mais ce corps ne possède que des propriétés excitantes très faibles ; d'autre part, les fruits du cacao, par leur *beurre*, particulièrement jouissent de propriétés nutritives réelles, et le *chocolat*, mélange de sucre et de cacao, qui est la forme de consommation la plus habituelle du cacao, est bien un véritable aliment.

La composition du cacao est la suivante (amandes grillées) :

Eau	5,6
Substances azotées	14,1
Théobromine	1,55
Caféine	0,17
Graisse	50,0
Fécule	8,77
Substances extra non azotées	13,9
Cellulose	3,9
Cendres	3,6

Dans la conception de l'isodynamie telle que nous l'avons signalée brièvement, ces substances ne représentent qu'une faible quantité d'énergie latente, étant donnée les quantités ingérées et même la presque totalité de la caféine absorbée se retrouve inaltérée dans les urines. Aussi l'explication même de leur action sur l'organisme est-elle encore assez obscure. Le terme d'aliments d'épargne introduit dans la science par Schultz en 1831 indique nettement l'idée que l'on s'est fait pendant longtemps, idée qui est encore trop souvent accréditée aujourd'hui sur leur moyen d'action.

C'est ainsi qu'en 1850 Gasparin, ignorant la question de l'isodynamie et frappé de ce fait que les mineurs n'absorbaient que 15 grammes d'azote par jour, expliquait leur résistance par l'action du café qui diminuait les pertes en azote de l'organisme. Gasparin s'appuyait sur des analyses de Bocker, montrant que l'excrétion de l'urée est diminuée par le café. Cette diminution de l'urée était, pour les partisans de la théorie de l'épargne, le grand argument à évoquer. Malheureusement pour eux, on a pu leur objecter : 1° que l'abaissement du taux de l'urée n'est pas un fait constant, loin de là. Pour chacune des substances à caféine, à côté d'une liste d'expérimentateurs qui ont trouvé une diminution, on peut mettre une autre liste d'expérimentateurs qui ont trouvé une augmentation de l'urée excrétée sous l'influence de ces substances ; d'autres leur dénient toute action caractéristique sur l'excrétion de l'azote ; 2° la quantité d'azote excrété n'est nullement une mesure des réserves consommées ; elle l'est seulement des réserves azotées, et nous savons que les réserves ternaires ont un rôle au moins aussi considérable dans la production de la force et de la chaleur.

Or, toutes les expériences récentes montrent au contraire que, sous l'influence de la caféine, la température et le taux d'élimination de l'acide carbonique s'élève, qu'il y a en un mot suractivité des échanges chimiques dans l'organisme.

On trouve, en outre, des séries d'expériences qui montrent tout le contraire d'une action d'épargne. Si l'on met des animaux à l'inanition complète ou à un régime insuffisant, on voit que l'administration de ces substances non seulement ne prolonge pas leur vie, mais souvent les fait mourir plus vite.

En réalité, les prétendus aliments d'épargne ne sont autres que des excitants du système nerveux et l'opinion déjà émise par Liebig est seule vraie : l' « eau-de-vie, disait-il, par son action sur les nerfs, permet de réparer *aux dépens du corps* la force qui nous manque, de dépenser aujourd'hui la force qui ne devrait s'employer que demain. C'est comme une lettre de change sur sa santé ».

Cette appréciation de Liebig est surtout vraie pour les excitants à base de caféine, car l'alcool représente par lui-même une énergie potentielle réelle et quand il brûle dans l'organisme, il peut jusqu'à un certain point épargner la combustion d'une quantité isodyname des autres éléments organiques.

Le lait. — En France seulement, il existe, d'après la statistique du ministre de l'agriculture (1888), cinq millions de vaches laitières donnant soixante-huit millions d'hectolitres de lait, et en évaluant ce lait au prix moyen de douze francs l'hectolitre, on voit que l'industrie du lait représente un mouvement de fonds de huit cents millions de francs environ.

Cette somme n'a rien qui doive nous étonner si l'on songe aux usages si importants du lait lui-même et de ses produits : le beurre et les fromages.

Non seulement, en effet, le lait constitue un aliment type, capable à lui seul d'entretenir l'organisme et de lui fournir les forces vives dont il a besoin, mais si on se place au point de vue économique, c'est de toutes les substances alimentaires celle qui donne, au prix le moins élevé, le kilogramme d'azote utilisable. Nous empruntons à un travail de M. Duclaux un tableau qui met bien en évidence cette valeur économique du lait ; il a été construit d'après les tables de Payen et le cours des halles au 1er janvier 1888 :

	PRIX du kilogr. d'azote.	VALEUR proportionnelle.
	francs.	francs.
Lait	40	1
Fromage de gruyère	30	0,75
— cantal	27	0,66
— brie	80	2
Chair de bœuf	110	2,7
— mouton	100	2,5
— porc.	90	2,2
Œufs.	150	3,8
Bouillon	200	5

In vitro le lait de femme et le lait de vache se comportent

11.

très différemment. En faisant agir l'acide acétique ou la présure sur du lait de femme, on obtient un précipité, mais en grains si fins que Maggenhofen avait nié son existence, ces grains sont en parties solubles dans un excès d'eau.

Biedert a soumis les précipités obtenus par la coagulation des différents laits au moyen de la présure de veau, à l'action du suc gastrique par une température de 38°. En quelques heures le coagulum provenant du lait de femme est complètement dissout alors que celui du lait de vache résistait, même après l'addition au préalable dans le lait d'eau, de bicarbonate de soude, de sels.

Le lait de chèvre donne un coagulum dur comme celui de vache, un peu plus nacré, alors que celui fourni par le lait de jument ou d'ânesse est peu abondant, léger, granuleux.

Après le lait de vache, c'est le lait de chèvre qui entre le plus dans l'alimentation. Ce lait se rapproche assez du lait de femme quoique à une plus grande distance que celui d'ânesse. La caséine s'y trouve en proportion assez notable, 25 à 30 grammes par litre.

Le lait de chienne s'écarte beaucoup des laits précédemment cités, il présente une densité très élevée 1041 et le poids des matières fixes atteint 22 grammes p. 100 alors que pour les laits précédents il oscille de 11 (femme) à 15 (vache). La proportion d'eau est donc très faible : 78.

Les matières albuminoïdes atteignent 9 à 11 grammes, le beurre s'y trouve dans la proportion de 9 grammes, soit 90 et jusqu'à 100 grammes par litre. Seul, le sucre est en déficit.

Il est difficile qu'un tel lait puisse être digéré par un jeune enfant, les cas d'allaitements authentiques d'enfants par des chiennes sont d'ailleurs très rares et on sait par contre la difficulté d'élever des jeunes chiens dans les premiers jours avec du lait de vache.

Il serait intéressant d'étudier les différentes espèces animales au point de vue de leur rendement en lait par kilogramme d'animal vivant et aussi par kilogramme de substances alimentaires absorbés. Malheureusement, nous n'avons sur ces faits que des données très contradictoires et peu complètes. Les chiffres que l'on peut donner ne sauraient être acceptés même comme de larges moyennes.

Une femme bonne nourrice donne vers son 7e mois (poids 55 kilogr.) environ 1 litre de lait. Une vache normande (poids 300 kilogr.) au 5e mois 25 litres et les vaches hollandaises jusqu'à 40 litres.

Le lait de vache. — L'étude du lait de vache est la plus intéressante au point de vue de l'hygiène, puisque c'est lui qui constitue presque la totalité du lait consommé.

La moyenne adoptée aujourd'hui par le laboratoire municipal et qui diffère très peu des chiffres donnés par Boussingault et Boudet en 1856, est cependant un peu plus élevée.

Densité.	10
Crémomètre	10,33
Eau	87
Matières fixes.	13
Cendres.	0,60
Beurre	4
Lactine.	5
Caséine.	3,40

Le lait qui arrive directement des fermes productrices en gare de Paris ne présente pas exactement cette composition, établie d'après du lait trait devant les inspecteurs. Les différences observées dans les chiffres suivants, calculés d'après une quinzaine d'analyses faites sur des échantillons prélevés en gare des Batignolles le 27 février 1889, et surtout les données du crémomètre permettent de suspecter l'écrémage :

TERMES DE COMPARAISON	LAIT PUR	LAIT EXPÉDIÉ à Paris.
Densité	1033	1031,7
Crémomètre.	10,00	7,7
Eau.	87,00	88,63
Matières fixes	13,00	12,37
Cendres	0,60	0,57
Beurre.	4,00	3,44
Lactine	5,00	4,92
Caséine	3,40	3,40

Vacheries urbaines. — Les vaches placées dans les vacheries *intra muros* sont la plupart du temps dans des conditions hygiéniques déplorables : manque d'espace et par suite d'air, contamination fréquente de la tuberculose, enfin nourriture toute spéciale ayant pour objet de déterminer une sécrétion lactée intense.

La plupart du temps, ces vaches sont nourries avec la drèche, résidu de brasserie et de distillerie coûtant très bon marché, mais essentiellement pauvre en matières azotées digestibles. Cette nourriture très aqueuse permet d'augmenter considérablement la production du lait et, comme le disent MM. Girard et L'Hote dans un rapport, « certains nourrisseurs savent, au moyen d'une nourriture très aqueuse, faire passer dans le lait, l'eau qu'ils n'ajoutent pas directement ».

Un grand nombre d'analyses faites par le laboratoire municipal sur des laits pris au moment même de la traite montrent que ces laits sont très pauvres. La densité oscille entre 1.028 et 1.029,5 et la quantité de beurrée descend dans certains cas à 1^{gr},34 p. 100.

Quand les vaches sont bien nourries, avec de la betterave, du regain et du son, on trouve des laits dont la composition chimique ne s'écarte pas de la moyenne, mais il y a lieu d'observer que presque tous les laits de vacherie présentent une saveur désagréable, quelquefois même nauséeuse.

Cette modification dans les caractères organoleptiques du lait doit éveiller l'attention, elle indique la présence dans ces laits de substances encore inconnues aujourd'hui, mais dont l'action physiologique n'est sans doute pas à négliger.

Digestibilité différente du lait cru et du lait cuit. — Le lait cuit et le lait cru se comportent-ils dans le tube digestif identiquement, et la chaleur ne modifie-t-elle pas dans un sens défavorable la digestibilité du lait ?

Cette question est de la plus haute importance. De tout temps, en effet, on a fait bouillir le lait dans le but d'assurer sa conservation pendant un temps limité. Mais, aujourd'hui, d'autres raisons conduisent à porter le lait à une température élevée. Dans les pages suivantes, nous signalons l'existence possible dans le lait de microbes pathogènes et surtout du bacille de la tuberculose.

Le seul procédé pour s'assurer de l'innocuité du lait est de le soumettre à une température élevée, de le stériliser. Le bacille de la tuberculose ne résiste heureusement pas à la température de 103° (point d'ébullition du lait), il suffit donc de faire bouillir le lait suspect. Il est nécessaire toutefois, pour être certain de la stérilisation complète, que le lait reste quelques instants à cette température, c'est-à-dire qu'il ne faut pas se contenter de retirer le lait quand il monte, mais de le remettre immédiatement sur le feu après qu'il est retombé et de prolonger l'ébullition pendant cinq à six minutes au moins. Pour éviter de porter le lait à cette température de 103, on peut le chauffer au bain-marie (100°) mais il faut alors maintenir la durée de l'ébullition, 15 minutes environ.

Dans le procédé conseillé par *Soxhlet*, le lait est porté plusieurs fois à une température de 65°.

Au point de vue chimique, les modifications apportées par la cuisson sont peu importantes, si elle n'est pas prolongée, ainsi que le montrent les chiffres suivants empruntés à Duclaux :

LAIT FILTRÉ SUR LA PORCELAINE

COMPOSITION DU LAIT	LAIT CRU	LAIT porté à l'ébullition 1 minute.
Sucre de lait.	5,43	5,47
Caséine	0,31	0,30
Cendres	0,49	0,50

Il existe cependant des modifications qui au point de vue physiologique ont leur importance.

L'ébullition retarde la coagulation du lait.

D'après Arthus et Pagès, ce retard dans la coagulation

serait déterminé par ce fait que le lait bouilli est privé d'une partie de ses sels calciques (phosphate de chaux), ces sels se précipitant en partie par suite de l'élimination de l'acide carbonique.

Il suffit d'ajouter des sels calciques ou de faire passer un courant d'acide carbonique pour diminuer ce retard de coagulation du lait bouilli.

Les recherches de Leeds sur la digestion *in vitro* du lait cru et du lait cuit tendent à montrer que le suc gastrique et le suc pancréatique modifient moins facilement le lait cuit, que ce dernier est par suite moins facilement digéré.

Les différences sont beaucoup moins sensibles quand le lait alcalinisé n'a été porté qu'à 68° pendant six minutes. Mais cette température et cette courte durée ne sont pas suffisantes pour être certain de la stérilisation, à moins que l'on ne fasse des chauffages successifs, comme l'indique Soxhlet. On trouve actuellement dans le commerce du lait stérilisé, qui se conserve parfaitement, indice certain de sa stérilisation, car les microbes pathogènes sont moins résistants que les microbes susceptibles de coaguler le lait. Certaines maisons mettent même en vente des flacons de 150 grammes fermés à la paraffine et que l'on peut transformer en biberon en leur adaptant directement un tube *ad hoc*. On évite ainsi tout danger de contamination ultérieure.

Allaitement artificiel. — De tous les laits employés à l'alimentation de l'enfance le lait d'ânesse est celui qui se rapproche le plus du lait de femme. Il peut donc être employé pur, ou du moins ne subir un léger coupage que dans les premiers jours qui suivent la naissance. Malheureusement le lait d'ânesse est difficile à se procurer et il est d'un prix inabordable à beaucoup de ménages. On doit donc recourir au lait de vache.

Il est curieux de noter les opinions des auteurs sur cette question du lait de vache comme aliment de l'enfant : Biedert déclare qu'il renferme trop d'albuminoïde et pas assez de graisse, Jacobi qu'il a trop de graisse parce que l'enfant perd beaucoup de graisse dans les selles, Zulzer trouve qu'il n'y a pas assez d'albuminoïdes, le rapport des substances non azotées aux substances azotées étant plus élevé que dans le lait de femme.

Il est certain que le rapport de la graisse aux albuminoïdes est plus grand dans le lait de femme que dans celui de vache. Le lait de la première renferme, pour 100 parties d'albuminoïdes, 158 de graisses, alors que celui de la vache n'en a que 98. D'où cette conclusion que le lait de vache se rapproche d'autant plus du lait de femme qu'il est plus riche en graisse.

Le lait de femme est moins riche en sels.

Coupage du lait. — Le lait de vache, qui sert presque exclusivement à l'alimentation artificielle, renferme, comme nous l'avons vu, une proportion plus grande de matières fixes que le lait de femme (154 grammes au lieu de 112). Pour les nouveau-nés, il est donc nécessaire de le ramener à un degré de concentration moindre pour le rendre plus facile à digérer. Nous devons toutefois faire remarquer que tel n'est pas l'avis de Parrot, qui dans son remarquable traité de l'*Athrepsie* s'élève contre cette opinion et préfère le lait de vache pur.

Cazeaux conseille de couper le lait des trois quarts d'eau dans la première semaine, de moitié dans les trois premiers mois, puis d'un quart jusqu'au sixième mois, époque à laquelle on peut le donner pur.

On a proposé différents coupages du lait : le suivant, donné par Coulier, aurait pour effet de rendre le lait de vache chimiquement pareil à celui de femme :

COMPOSITION DU LAIT	LAIT PUR	LAIT DE PARIS
Lait de vache	600	720
Crème.	13	43
Sucre de lait.	15	15
Phosphate de chaux	1,5	1,5
Eau.	339,5	220,5

La distinction faite plus haut sur la nature différente des albuminoïdes subsiste toujours. On peut, il est vrai, décaséiner partiellement le lait de vache, soit par les acides, soit par la présure. Ce dernier procédé est préférable, on arrête l'action de la présure au moment voulu, en élevant la température ou en refroidissant brusquement le lait (Vigier). Des coupages plus employés sont ceux faits avec l'eau d'orge, l'eau panée (Trousseau, Depaul), l'eau gommeuse ou gélatineuse (Biedert), une solution d'ichtyocolle (Fleischmann), le bouillon de poulet (Desormeaux), l'eau distillée (Tarnier). Ce dernier auteur conseille, avec West, d'ajouter à l'eau sucrée à 5 p. 100, dans les cas : de digestions difficiles, quelques grains de sel ; de constipation, 5 centigrammes de bicarbonate de soude ; de diarrhée, une cuillerée à café d'eau de chaux.

Le biberon. — On peut donner le lait à l'enfant, au verre, à la cuillère ou au biberon. Trousseau jadis avait préconisé le biberon, parce que, disait-il, avec le verre ou la cuillère, le lait traverse trop rapidement la bouche, sans avoir le temps de se mêler à la salive, dont l'alcalescence empêche la coagulation trop prompte du lait à son arrivée dans l'estomac. (*Clinique*, III, p. 162.)

Nous ne décrirons pas ici les multiples modèles de biberons.

Ce sont des fioles en verre, munies d'un bouchon dans lequel est adapté directement ou par l'intermédiaire d'un tube de caoutchouc un mamelon artificiel. On s'ingéniait surtout autrefois à ce que l'enfant en saisissant le mamelon artificiel puisse faire arriver le lait dans sa bouche par un mouvement de succion identique et comme mécanisme et surtout comme force à celui qu'il doit déployer quand il prend le sein.

Aujourd'hui ce que l'on demande essentiellement au biberon quand on est forcé de l'employer, c'est d'être facile à nettoyer, disons plutôt facile à désinfecter. Un tel résultat ne peut être obtenu que par des appareils d'une simplicité extrême dont toutes les parties peuvent subir l'action de l'eau bouillante prolongée. A ce point de vue, les biberons plats, connus sous les noms de biberon sabot, biberon limande, etc., dans lesquels il n'existe aucun bouchon de liège, aucun tube de caoutchouc répondent aux desiderata exprimés.

Le biberon doit être lavé à l'eau chaude, bouillante même et chargée au besoin de carbonate de soude chaque fois qu'il vient de servir.

Entre les mains de personnes propres, comprenant la nécessité de ces lavages, le biberon, croyons-nous, est tout aussi inoffensif que le verre et la cuiller.

Nous n'avons pas ici à parler de l'alimentation directe par la mère ou la nourrice mercenaire. Disons cependant, au point de vue de l'hygiène sociale, que trop souvent les enfants des nourrices sont sacrifiés aux détriments de la classe plus aisée et que les règlements qui exigent un laps de temps avant que la nourrice puisse quitter son propre enfant, ne sont jamais exécutés.

MICROORGANISMES DU LAIT

Le nombre des bactéries du lait. — Le lait est un excellent milieu de culture pour les microbes. Levures et bactéries se développent avec une très grande rapidité dans le lait. M. Miquel, qui a fait la numération des microbes qui se développent dans le lait abandonné à lui-même, est arrivé à des chiffres fort éloquents.

C'est ainsi que dans une expérience le lait trait en octobre à 6 heures du matin contenait deux heures après par centimètre cube :

A l'arrivée au laboratoire.	9 000 bactéries.	
1 heure plus tard	31 700	—
2 —	36 250	—
3 —	35 000	—
4 —	40 000	—
7 —	60 000	—
8 —	67 000	—
9 —	120 000	—
25 —	5 600 000	—

Inutile d'insister sur les nombreux microorganismes trouvés dans le lait et qui n'ont pas d'action pathogène. Le ferment lactique, si bien étudié par Pasteur, et le plus important, est en même temps le plus fréquent et celui qui détermine la réaction acide en transformant le lactose en acide lactique.

Laits colorés. Microbes chromogènes. — On observe parfois de curieux changements d'aspect dans le lait qui perd sa couleur blanche normale et devient plus ou moins rouge, bleu, jaune. Ces modifications dont on ne connaissait pas autrefois la cause sont la résultante du développement de certains microorganismes chromogènes.

Lait jaune. — La coloration jaune du lait est due à une bactérie découverte par Ehrenberg qui lui a donné le nom de *Bacterium synxanthum*. Les microbes ont une longueur de $0^\mu,7$ à 1_μ, ce sont des bâtonnets très mobiles qui diffèrent très peu du bacterium termo (microorganisme saprogène très commun).

Lait bleu. Bacillus cyanogenus (Fuchs). — Ce microbe se présente sous la forme de bâtonnets mobiles de $2^\mu,5$ à $3^\mu,5$ de longueur. Souvent ces bâtonnets sont associés par deux et en chaînes. Cultivés sur la gélatine, ces microbes forment une couche blanche à la surface et développent dans la masse de gélatine une coloration ardoisée. Ces bacilles peuvent être cultivés dans le lait, sur les pommes de terre, l'amidon. La matière colorante formée varie suivant le milieu nutritif. Dans le lait, la coloration est bleu ardoise, mais quand le lait devient acide sous l'action du ferment lactique, la couleur devient d'un bleu intense.

La coloration bleue du lait a été remarquée surtout en Allemagne pendant les chaleurs.

Lait rouge. — Plusieurs microorganismes peuvent donner au lait une coloration rouge. C'est ainsi que R. Demme a signalé l'existence d'une levure rouge dans le lait et le fromage. Il lui a donné le nom de *saccharomyces ruber*. Cette levure peut donner lieu à des catarrhes intestinaux chez les enfants en bas âge. (*Ann. de micrographie*, 1889-90, p. 555.)

On rencontre fréquemment aussi un microbe qui se développe en masse d'un rouge vif à la surface des milieux de cultures solides. C'est le *micrococcus prodigiosus*. Ce n'est pas en réalité un coccus, mais bien un bâtonnet très court mesurant de 0µ,5 à 1µ de long.

Microbes pathogènes. — Mais l'étude la plus intéressante et sans contredit la plus importante au point de l'hygiène et de la prophylaxie des malades est celle des bactéries pathogènes que peut receler le lait.

M. Ballard a relevé à Islington, en Angleterre, l'histoire d'une petite épidémie de fièvre typhoïde ayant atteint uniquement les clients d'une même laiterie dans laquelle il y avait eu quelque temps auparavant un typhique. La contagion s'était produite par la contamination de l'eau qui servait dans la laiterie.

M. Bell a signalé des faits analogues relatifs à la fièvre scarlatine. Enfin on a même signalé des cas de diphtérie propagée par le lait.

Mais il est une autre maladie beaucoup plus fréquente et par cela même beaucoup plus dangereuse dont le lait peut être l'agent de transmission; c'est la tuberculose.

Hirchberger a inoculé du lait fourni par des vaches tuberculeuses à divers animaux. Avec le lait de cinq vaches il y a eu quatre inoculations positives, une négative et avec le lait de neuf animaux n'ayant qu'une tuberculose localisée aux poumons, il a encore obtenu trois inoculations positives pour six négatives.

Ces faits, réunis à bien d'autres, montrent le danger inhérent à la consommation du lait de vaches tuberculeuses. M. Brouardel, dans une récente communication au Comité d'hygiène, a cité le cas d'un couvent où il y avait une vache tuberculeuse et où cinq jeunes filles, exemptes en apparence de toute tare héréditaire, sont mortes de tuberculose dans un court espace de temps.

Conclusion pratique : il ne faut jamais consommer du lait cru quand l'origine de ce lait est suspecte et c'est le cas le plus fréquent pour le lait de Paris, comme l'ont montré les recherches de Hippolyte Martin.

Les microbes pathogènes gardent-ils longtemps leur vitalité dans le lait ?

M Galtier a vu que le bacille tuberculeux se conservait plusieurs jours dans le sérum et le fromage frais ou sec et salé.

M. Heim s'est demandé combien de temps pourraient vivre dans le lait et ses produits les microbes du choléra, du typhus abdominal, de la tuberculose. Il ensemence ces microbes et il a trouvé qu'ils pouvaient vivre dans :

PRODUITS COMPARÉS	CHOLÉRA	TYPHUS	TUBERCULOSE
Le lait.	6 jours.	35 jours.	10 jours.
Le beurre.	32 —	21 —	30 —
Le fromage blanc. . .	0 —	1 —	2 —
Le petit lait.	2 —	1 —	14 —
Le fromage	1 —	3 —	15 —

Analyse du lait. — Nous ne pouvons ici donner les procédés scientifiques du dosage des différents aliments constituant le lait. Ces procédés exigent, non seulement un laboratoire outillé, mais une grande habitude [1].

Au laboratoire municipal de Paris, les laits sont soumis à huit épreuves :

1o Examen des propriétés organoleptiques ;

2o Examen microscopique ;

3o Détermination de la densité à $+ 15°$;

4o Détermination de la crème au crémomètre ;

5o Détermination de l'extrait ;

6o Détermination du beurre au lacto-butyromètre ou par épuisement ;

7o Détermination de la lactose par la liqueur de Fehling ;

8o Détermination des cendres.

Les propriétés organoleptiques du lait sont la couleur, la saveur et l'odeur. Ces trois facteurs sont d'un secours précieux pour un dégustateur expérimenté, qui peut à

---

[1] Voir *Le lait*, par P. Langlois. 1 vol. de la collection des *Aides-mémoires*.

première vue déterminer ainsi le degré de mouillage d'un lait, mais l'expérience seule peut guider sur ce point.

La densité du lait est prise avec le lacto-densimètre de Quevenne et la détermination de la crème faite avec le crémomètre de Chevalier. Cet appareil exige un repos du lait de 24 heures et les nombreuses causes qui agissent sur la montée de la crème ne permettent qu'un dosage approximatif, dosage impossible même quand il s'agit du lait bouilli.

Dosage de l'eau et de la substance sèche. — On obtient l'extrait (beurre, caséine, albumine et sels) en évaporant 10 centimètres cubes de lait dans une étuve à air chaud, maintenue à une température constante de 95°. Si la température s'élevait au delà de 95°, l'extrait se charbonne et le chiffre obtenu est trop faible.

Pour calculer le mouillage, on admet que le lait moyen renferme 13 p. 100 d'extrait.

Supposons un lait ne donnant que 10 p. 100 d'extrait, on établit la proportion suivante :

$$\frac{13}{10} = \frac{100}{x} \text{ d'où } x = 76,9$$

Le dosage sera égal à 100 — 76,9 = 23,10 p. 100.

Dosage de l'albumine et du sucre de lait. — Le petit lait B de l'opération précédente, avec les eaux de lavage du coagulum, est porté à l'ébullition pour coaguler l'albumine. On recueille celle-ci sur un filtre taré, on lave, on sèche et on pèse après refroidissement. Le poids multiplié par 50 donne la teneur en albumine du litre.

Le dosage du sucre se fait dans la liqueur filtrée avec la liqueur de Fehling.

Le pouvoir réducteur du sucre de lait est, d'après Poggral, à celui de la glucose comme 136 est à 96. Un centimètre cube de la liqueur cuprique réduisant 0 ,005 de glucose, 1 centimètre cube de la même liqueur réduira 0,00635 de sucre de lait et 10 centimètres cubes réduiront 0^{gr},0635.

Soit *n* le nombre de centimètres cubes de liqueur sucrée

nécessaire pour réduire 10 centimètres cubes de la liqueur cupro-potassique, $\dfrac{0,0635}{n}$ sera la quantité de sucre contenu dans un centimètre cube de la liqueur sucrée. Mais comme le lait était dilué au dixième, 1 centimètre cube de lait renferme dix fois plus de sucre, soit $\dfrac{0,635}{n}$.

Un litre de lait contient donc :

$$\frac{1000 \times 0,635}{n} = \frac{635}{n}$$

de grammes de sucre.

Dosage des sels solubles. — 100 centimètres cubes de la liqueur précédente séparée de l'albumine sont évaporés, puis calcinés sans dépasser le rouge sombre pour ne pas volatiliser une partie du chlorure de sodium. Le poids du rendu multiplié par 100 donne la teneur en sels solubles par litre.

Le dosage du beurre se fait généralement avec le lacto-butyromètre de Marchand.

L'appareil de Marchand ne donne que la teneur en beurre, il est fondé sur ce principe que le beurre est soluble dans l'éther, peu soluble au contraire dans un mélange à volumes égaux d'éther et d'alcool, et qu'une petite quantité de soude caustique n'agit pas sur les matières grasses mêlées avec le sucre de lait et la caséine.

Le lacto-butyromètre, employé pour cette recherche, consiste en un tube de verre fermé d'un bout et d'une contenance d'environ 40 centimètres cubes (fig. 17). A partir de son extrémité fermée, il est divisé en trois parties de 10 centimètres cubes chacune ; devant la première est écrit le mot *Lait;* devant la seconde, *Éther;* devant la troisième, *Alcool.*

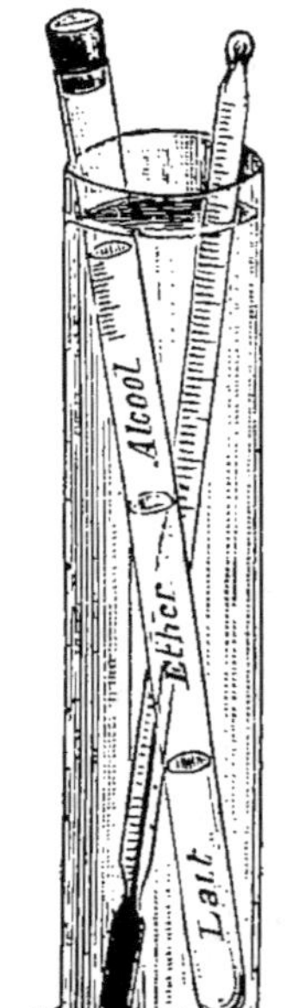

Fig. 17.—Lacto-butyromètre.

Un curseur en laiton peut glisser le long du tube ; il porte lui-même une division et est muni d'une fente à travers laquelle on peut observer commodément la couche de matière grasse.

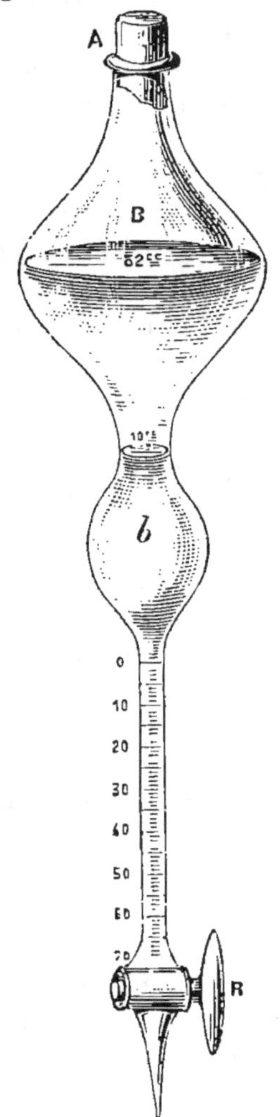

Fig. 18.
Galactotimètre d'Adam.

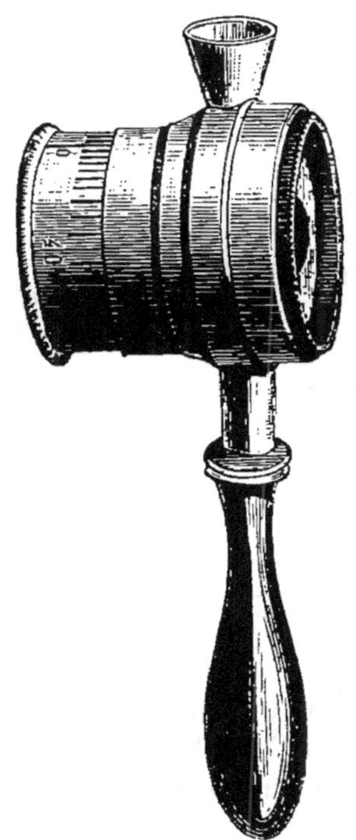

Fig. 19.
Lactoscope de Donné.

Au laboratoire municipal on emploie un mélange :

Alcool à 90° . . . . 500 cent. cubes.
Éther à 66° eau. 500   —
Ammoniaque pur : densité, 0,920. . . 5   —

Le lait ayant été mis jusqu'au premier trait, on achève de remplir avec ce mélange jusqu'au trait supérieur. Les chiffres indiqués par le curseur doivent être diminués de 2^{gr},50. Avec cette solution, on chauffe au bain-marie jusqu'à 40° ; le beurre monte à la surface et il suffit de lire sur le curseur la hauteur de la couche huileuse, chaque degré correspondant à 2 grammes de beurre par litre. Il faut ajouter à ce chiffre 12^{gr},6 équivalant à la quantité calculée pour un litre, restée en dissolution dans la liqueur éthéro-alcoolique.

Le procédé Adam permet de faire une analyse plus complète. Nous n'insisterons pas sur son mode d'emploi trop long à décrire et que l'on trouve d'ailleurs avec l'appareil lui-même (fig. 18).

Les appareils centrifugeurs, en opérant rapidement la séparation des substances grasses, permettent de faire de rapides lectures et surtout d'agir simultanément sur plusieurs échantillons. Dans l'industrie, ils sont désormais très employés : contrôleur de Fjord, Lakctocrit, de Laval, etc.

Les lactoscopes ont pour objet de donner immédiatement par l'examen optique du lait sa richesse en matières grasses.

Ils reposent tous sur ce principe que plus le lait est riche en graisse, plus il est opaque.

Le plus employé en France est le lactoscope de Donné (fig. 19).

En Allemagne on emploie surtout celui de Feser. Il consiste en un récipient muni de deux glaces transparentes, dans lequel on verse le lait et à travers lequel on doit apercevoir la flamme d'une bougie située à une certaine distance. Tantôt les glaces peuvent s'écarter ou se rapprocher à volonté comme dans le *lactoscope Donné*, et c'est de la distance obtenue qu'on déduit, au moyen de tables, la richesse en beurre ; tantôt la distance restant invariable, on ajoute au lait plus ou moins d'eau et c'est la proportion d'eau ajoutée qui détermine cette richesse, comme dans le *lactoscope Vogel*. Malheureusement il y a dans l'emploi de cet instrument une grave cause d'erreur tenant à la différence d'acuité visuelle des divers observateurs.

Butyroscope de Langlet. — Le butyroscope de Langlet repose sur le même principe.

1° Il consiste en un disque de gutta-percha noirci dont la partie centrale est légèrement surélevée et présente une faible concavité destinée à recevoir le lait.

2° Un disque de verre, présentant trois secteurs colorés différemment, l'un blanc correspondant à la crème, le

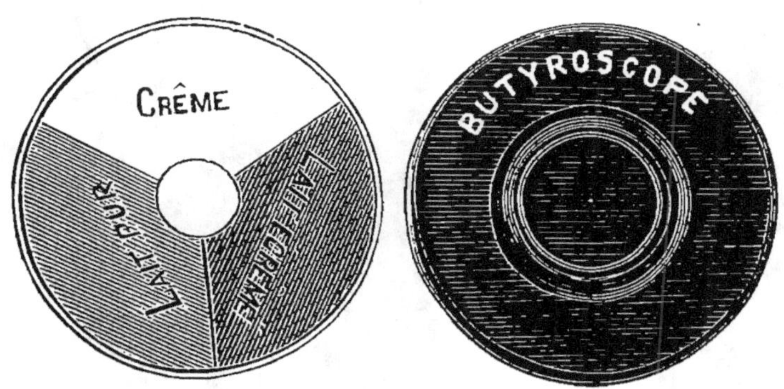

Fig. 20. — Butyroscope de Langlet.

second légèrement bleuté pour le lait pur, enfin le troisième plus fortement teinté de bleu correspond au lait écrémé. Au centre, le disque est transparent et quand on l'applique sur du lait quelques gouttes disposées dans la cupule du disque en gutta, on obtient une teinte dont la coloration varie suivant la richesse du lait en globules gras et que l'on peut comparer avec les teintes types fournies par les secteurs.

Lacto-densimètres. — Un aréomètre ordinaire constitue déjà un lacto-densimètre, mais on a construit un certain nombre d'appareils, d'après le même principe et qui ont tous pour objet de donner la densité du lait.

Avant de décrire ces appareils, nous pouvons en faire une critique générale.

Les indications données par les lacto-densimètres sont insuffisantes, elles permettent d'affirmer qu'un lait est mauvais, mais non qu'il est bon, le mouillage combiné à l'écrémage permettant de rétablir la densité normale dans un lait privé en partie de ses éléments nutritifs.

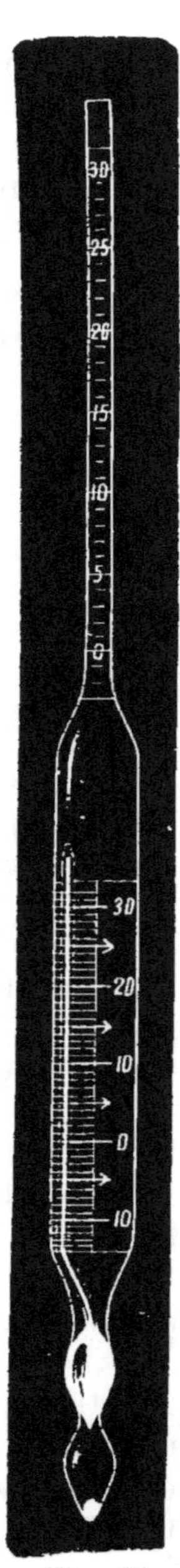

Fig. 21.
Pèse-lait correcteur.

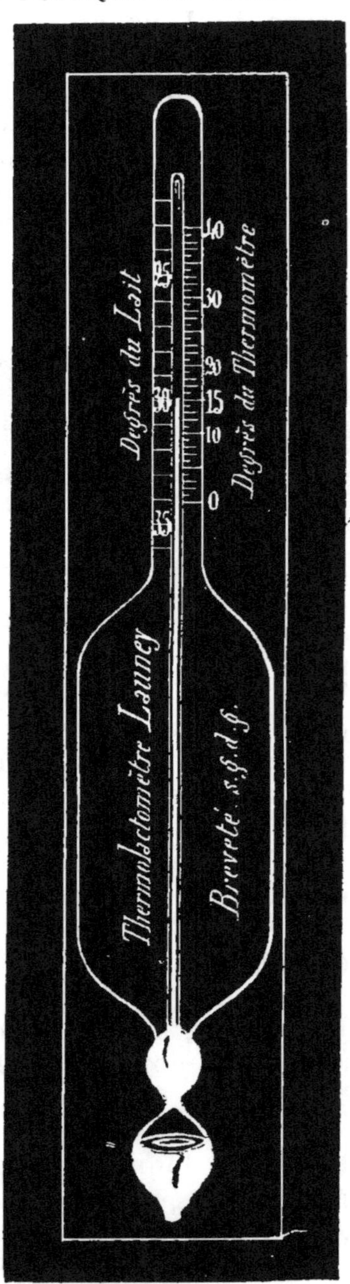

Fig. 22.
Thermo-lactomètre de Launay.

Au point de vue scientifique, les indications des lacto-densimètres ne sauraient également être considérées comme permettant de déterminer la densité exacte des laits étudiés.

En admettant même que l'appareil soit bien étalonné pour 'l'eau , c'est-à-dire qu'il marque exactement 1 030 dans une solution saline dont la densité a été déterminée au préalable par la méthode des pesées, le même densi-mètre plongé dans du lait n'indiquera pas le même chiffre alors même que la densité de ce lait serait réellement 1 030. Il y a lieu de tenir compte de l'influence de la tension superficielle des liquides sur les mesures aérométriques. (Duclaux. *Journal de Physique*, t. I, p. 1872.)

Le lacto-densimètre de Quevenne et Bouchardat est aujourd'hui le plus employé, non seulement en France mais en Belgique, en Suisse et dans l'Allemagne du Sud ; c'est un véritable aéromètre donnant le poids spécifique. Sa tige porte les chiffres de 14 au sommet et 42 à la base cor-respondant aux densités 1 014 à 1 042, limites extrêmes des densités du lait. En outre de ces indications purement densimétriques, il existe deux graduations accessoires indi-quant en dixièmes le coupage du lait, l'échelle teinte en jaune se rapportant au lait non écrémé, l'échelle bleue au lait ayant subi l'écrémage.

Quand l'affleurement se fait dans le lait de vache entre 1 030 et 1034, le lait doit être considéré comme pur s'il n'a pas été écrémé ; comme coupé d'un dixième s'il a subi l'écrémage. La densité des liquides varie avec la tempéra-ture, l'appareil de Quevenne étant gradué pour 15°, le ther-mo-lactomètre de Launay permet d'éviter toutes corrections dues à la température.

Les crémomètres. — Les crémomètres sont de simples éprouvettes graduées où on laisse monter la crème pendant un certain temps.

La crème monte lentement, et au bout de 15 à 20 heures, on peut lire la hauteur de crème. Un bon lait marque 10 à 16. Au-dessous de 8, on peut être sûr que le lait a été écrémé (Duquesnel), surtout s'il s'agit du lait provenant de plusieurs vaches. Quelques animaux en effet donnent du lait n'indiquant que 7, mais ce sont des cas exceptionnels.

On objecte au crémomètre le temps nécessaire à la montée de la crème, et, critique plus grave, que dans le lait additionné d'eau, la crème monte plus aisément et occupe plus de place, donnant des indications fautives. La discordance entre les indications du lacto-densimètre et du crémomètre doit donc éveiller l'attention.

Le lait bouilli donne des chiffres plus faibles, et exige un temps considérable, 48 heures. Un lait qui donne 11° de crème avant l'ébullition ne donne plus que 6° après cette opération.

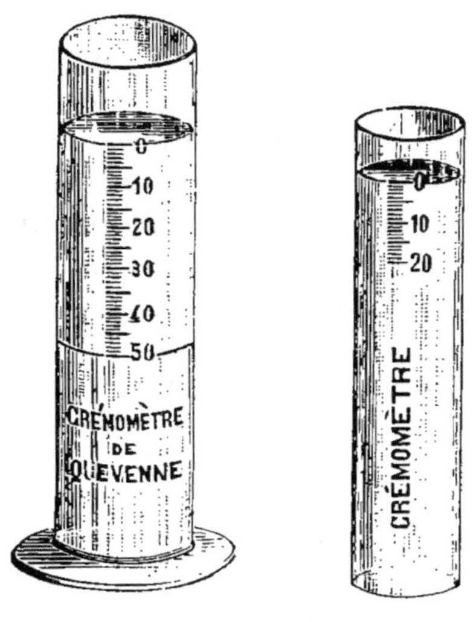

Fig. 23. — Crémomètres.

Le crémomètre de Langlet est beaucoup plus petit que celui de Chevalier et par suite plus pratique exigeant moins de lait et coûtant moins cher.

FALSIFICATIONS DU LAIT

On a beaucoup écrit sur les falsifications du lait, on peut affirmer que les seules falsifications qui se font commercialement sont le *mouillage* et l'*écrémage*. Les falsificateurs ont toujours pour but une affaire lucrative, or étant donné le prix du lait pris chez les fournisseurs de la campagne, 0,15 à 0,20 centimes, on conçoit que l'emploi des substances incriminées, chargées de ramener la densité du lait ou de relever sa saveur est plus que limité. Tous les traités de falsifications donnent les caractères microscopiques permettant de reconnaître les fibres ou les cellules nerveuses provenant de cervelles d'animaux, préalablement triturées et délayées, les émulsions de graisses oléagineuses, les grains d'amidon, etc., nous n'insisterons pas.

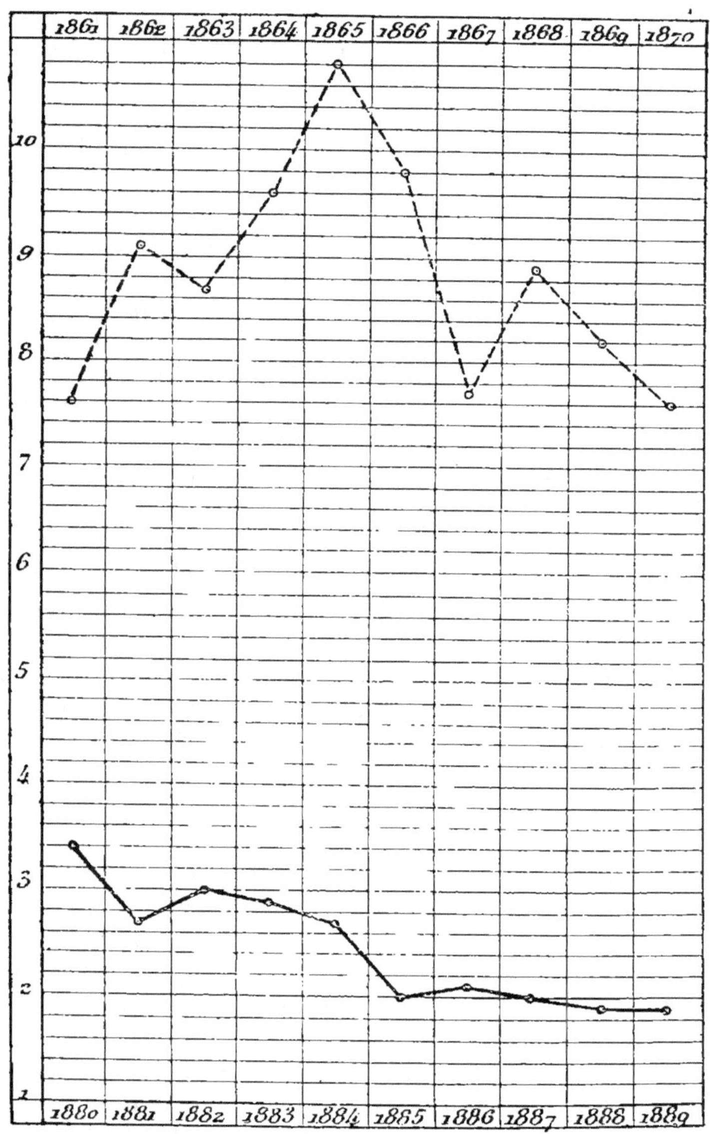

Fig. 24. — Courbe indiquant l'influence exercée par les prélèvements de lait : 1° sur la qualité des laits vendus ; 2° sur les décès par athrepsie (d'après Gérard).

Le mouillage est par contre très fréquent. Un examen superficiel au lacto-densimètre permet de se rendre compte rapidement de cette fraude. Tout lait qui marque plus de 1032 doit être considéré comme mouillé. Nous avons vu cependant que certaines vaches hollandaises nourries avec des drèches donnent un lait de cette densité; mais on peut, dans ce cas, admettre qu'il existe alors un véritable mouillage physiologique, fait dans le corps même de la bête et au point de vue de la valeur nutritive, un tel lait doit être rejeté. Mais les densimètres donnent des indications insuffisantes. Si l'eau augmente la densité du lait, l'écrémage la diminue. On peut donc, en combinant adroitement le mouillage et l'écrémage, obtenir un liquide de densité normale. L'emploi du crémomètre de Quevenne, du lacto-butyromètre de Marchand, du lactoscope de Donné ou de Feser permettent de supposer cette fraude, en décelant une diminution dans l'épaisseur de la crème, de la richesse du beurre, ou de l'opacité du liquide. Dans les laboratoires, on obtient avec précision le degré de mouillage en pesant l'extrait.

Quant à l'écrémage sans mouillage, outre les données densimétriques, le dosage du beurre et des autres matières sèches l'indique facilement.

Tout extrait entier de lait qui ne renferme pas 21 p. 100 de beurre, et contient 79 p. 100 des autres matières peut être considéré comme écrémé. La courbe (fig. 21) montre l'utilité d'un contrôle sérieux sur la pureté des laits vendus au public.

Substances chimiques employées pour conserver le lait. — Le lait est un excellent milieu de culture pour les microorganismes, et les fermentations acides s'y développent rapidement. Les laitiers ont donc cherché à préserver le lait soumis à de nombreuses contaminations dans le trajet de la vacherie au consommateur.

Le *bicarbonate de soude* a simplement pour effet de neutraliser l'acide lactique à mesure qu'il se forme, et d'empêcher ainsi l'aigrissement du lait. A faible dose, deux grammes par litre, le bicarbonate ne saurait être dangereux, mais par suite des nombreuses manipulations que subit le lait, cette dose est fortement dépassée, on a vu du lait renfermer plus de 10 grammes par litre.

Le *borax* est utilisé pour ses propriétés antiseptiques, mais son emploi chez les enfants et les personnes malades ne saurait être considéré comme inoffensif. Le procédé le plus simple est d'évaporer le lait, de calciner le résidu, on ajoute de l'alcool aux cendres et on allume. La flamme est verte s'il y a du borax.

L'*acide salicylique* est peut-être encore plus dangereux que le borax, si son usage est proscrit avec juste raison pour les aliments et les boissons ordinaires, on conçoit que le lait administré très souvent à des malades dont le rein ne fonctionne pas, constitue, quand il est salicylé, un aliment des plus nuisibles.

Le perchlorure de fer permet de reconnaître facilement cette addition.

Conservation du lait. — La nécessité où l'on se trouve dans les grandes villes de faire venir le lait de distances parfois considérables, le transport entraînant par suite un laps de temps suffisant pour que le lait soit infecté et « tourné » ; les recherches récentes, qui ont mis en évidence le rôle joué par certains laits dans le transport des affections contagieuses, soit que le germe morbide préexistât dans le lait avant la traite comme pour la tuberculose, soit que les agents de contage ne fussent introduits que secondairement par le contact des gens qui le manipulent, ainsi qu'on a pu le constater pour la scarlatine et la diphtérie, ou encore par l'eau qui est ajoutée au lait frauduleusement ou qui sert honnêtement au lavage des vases, comme il existe de nombreux exemples pour la fièvre typhoïde ; toutes ces raisons ont conduit à chercher le moyen de conserver du lait privé de microorganismes.

L'emploi des antiseptiques, tels que le borax, l'acide salicylique offre de trop grands inconvénients, au point de vue de l'alimentation, pour pouvoir être toléré.

Le refroidissement conseillé par plusieurs auteurs permet en effet d'éviter, du moins de retarder le développement du *bacterium acedi aceti* et par suite d'empêcher le lait d'aigrir, mais ce procédé ne répond qu'à la première partie du problème, il ne donne aucune garantie contre les microorganismes pathogènes.

La chaleur seule, ou, suivant le terme adopté, la *pasteurisation*, est le seul procédé efficace.

Un seul chauffage à l'ébullition ne suffit malheureusement pas pour stériliser le lait et Gay-Lussac, sans songer à cette époque aux méthodes actuelles, avait déjà signalé la nécessité, pour conserver le lait, de le soumettre à des ébullitions successives.

Industriellement aujourd'hui, on obtient des laits qui ont été stérilisés en les portant plusieurs fois à la température de 65 à 85°. Nous avons étudié, plus haut, l'influence que la chaleur peut exercer sur la valeur nutritive de ces laits, envisagée surtout au point de vue de l'alimentation du nouveau-né.

Appareil de Thiel. — Le lait est porté rapidement à la température de 75 à 80° par un passage sur une surface métallique ondulée, chauffée par l'extérieur puis refroidie brusquement de 10° par un réfrigérant entouré de glace. Van Geuns a montré qu'un court passage dans l'appareil de Thiel faisait tomber de 2 500 000 à moins de 10 000 le nombre des microorganismes contenus dans un centimètre cube de lait de commerce.

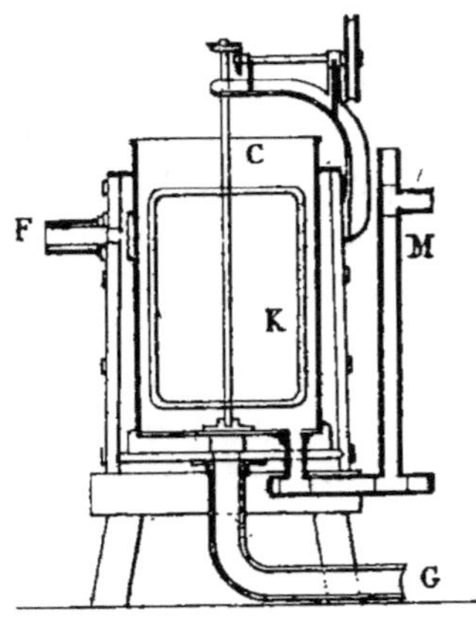

Fig. 25.
Appareil du Dr Fjord.

L'appareil du Dr Fjord (fig. 25) consiste en un réservoir en cuivre C, recouvert d'un réservoir annulaire en bois, dans l'espace compris entre ces deux surfaces, arrive un jet de vapeur. Le lait arrive en M par le bas du réservoir et s'écoule par en haut; une palette K l'agite constamment.

Appareil Egli-Sinclair. — Cet appareil, qui est à peu près identique à celui de Soxhlet, ce qui évitera de décrire ce dernier, permet d'obtenir une stérilisation *temporaire* incomplète, il est vrai, mais suffisante pour empêcher le développement des germes pendant un temps. Il consiste en une marmite de fer-blanc munie d'un couvercle, dans laquelle s'emboîte un support en fil de fer étamé pouvant contenir 7 bouteilles de 16 centilitres environ, dont chacune est destinée à un repas de l'enfant. On les remplit avec la quantité de lait déterminée, dilué d'eau si le coupage est indiqué et on les place *sans les boucher*, avec le support dans la marmite remplie d'eau aux trois quarts. On met sur le feu et quand l'eau est en pleine ébullition, on bouche les bouteilles hermétiquement avec des bouchons en caoutchouc et l'on ferme le couvercle. Au bout d'une demi-heure, on enlève l'appareil et les bouteilles sont mises au frais. Il suffit de remplacer le bouchon de caoutchouc par une petite tétine appropriée pour donner le lait à l'enfant sans manipuler le lait.

Le *bacillus subtilis* résiste à cette stérilisation quoique son développement soit fortement atténué, mais le bactérium de l'acide lactique, le plus important dans l'espèce, est détruit.

Les boissons. — L'eau constitue une des éléments les plus importants de l'organisme, le corps de l'homme contient environ 63 p. 100 d'eau. Or il n'est pas de circulation plus active que celle de l'eau. Par quatre voies différentes nous éliminons des quantités considérables qu'il s'agit de remplacer pour maintenir l'intégrité de nos fonctions.

Pour estimer la quantité d'eau nécessaire chaque jour, il suffit d'évaluer nos pertes quotidiennes par l'évaporation pulmonaire, l'urine, la sueur et les fèces. Mais ces quatre émonctoires fonctionnent avec des activités variables suivant les conditions individuelles et les variations du milieu ambiant. Toutefois on peut admettre comme moyenne une élimination de plus de 2¹,50 et se répartissant ainsi :

Poumon	0¹,300
Rein	1¹,200
Peau	0¹,800
Fèces	0¹,200

Ces pertes sont compensées : 1° par l'eau contenue dans

nos aliments ; 2° par l'eau formée par la combinaison de l'hydrogène avec l'oxygène ; 3° par l'eau ingérée soit pure, soit mélangée avec d'autres substances sous forme de boisson.

Les aliments dits solides contiennent une forte proportion d'eau. Il nous suffira de citer les chiffres puisés dans l'article déjà cité de Richet et Lapicque sur la ration alimentaire des Parisiens.

EAU DE LA RATION ALIMENTAIRE

		EAU	
		MOYENNE p. 100.	QUANTITÉ ABSOLUE
550 grammes,	pain	35	192
280 —	viande	73	205
35 —	œufs.	74	26
30 —	légumes secs.	14	4
600 —	fruits et légumes frais . .	87	522
45 —	sucre, féculents.	12,5	15
25 —	fromages.	45	11
40 —	beurre et huile.	7	3
	Total.		978 gr.

Mais à cette eau de constitution, il faut encore ajouter l'eau qui résulte de la transformation de ces matériaux. Dans cette ration type, il y a 48 grammes d'hydrogène qui, se combinant avec 384 grammes d'oxygène, pris soit aux aliments eux-mêmes, soit à l'air respiré, donneront 432 grammes d'eau.

On voit que la ration alimentaire solide donne déjà un apport de 1400 grammes environ d'eau.

A ces chiffres viennent s'ajouter les quantités d'eau prises comme boissons. Mais ici la statistique prise pour base est insuffisante.

Les 1000 grammes de vins et alcools et les 100 grammes de lait attribués au Parisien adulte ne représentent pas en effet la totalité des boissons. L'eau potable échappe jusqu'ici à l'octroi et la majorité des Parisiens coupent le vin de beaucoup d'eau, enfin un certain nombre ne boivent que de l'eau, les uns par nécessité, les autres par goût ou par sagesse.

Mais on peut néanmoins admettre que la quantité d'eau entrant dans la circulation ne dépasse pas trois litres, car d'une part, la cuisson fait perdre aux aliments une partie de leur eau, de 25 à 50 p. 100 dans quelques cas (Lapicque) et d'autre part, nous avons supposé tous les aliments transformés en leurs éléments ultimes CO_2 et H_2O alors qu'une partie est éliminée sans subir ces transformations, souvent même sans modification aucune.

Eau potable. — Ayant traité au chapitre II toutes les conditions auxquelles doit répondre une eau d'alimentation, nous ne reviendrons pas ici sur cette question. Les boissons autres que l'eau pure peuvent être rangées en deux grands groupes : les boissons non fermentées, les boissons alcooliques.

Boissons stimulantes. — Parmi les boissons non fermentées, les plus usuelles sont celles à base de caféine : le café, le thé, le maté. Nous avons étudié plus haut, à propos des aliments d'épargne, le rôle joué par ces produits. Comme boissons, les infusions de thé, de café sont surtout prises comme stimulant. Les Arabes emploient une décoction, qui, a-t-on dit, supprimerait une partie de l'action excitante du café.

Cependant la caféine ne s'évapore pas à l'air. On calcule généralement 15 grammes de café en grains torréfiés par tasse, soit 10 centigrammes de caféine.

La tasse de thé faite avec 5 à 6 grammes de feuilles correspond à la même quantité de caféine. Le thé noir et le thé vert proviennent de la même plante, mais alors que le premier est rapidement desséché après la cueillette, le second subit un commencement de fermentation qui paraît favoriser chez ce dernier le développement plus considérable d'huiles essentielles 0,80 au lieu de 0,60 p. 100 pour le thé noir.

Le café et le thé constituent, pris à dose modérée, un stimulant utile. La nécessité de faire bouillir l'eau pour l'infusion est encore, surtout dans les pays où l'eau est suspecte, pour les armées en campagne, les travailleurs dans les terrassements, etc., un précieux avantage, qui explique et justifie son emploi. Mais il ne faut pas oublier que la caféine est un excitant du cœur, qu'elle peut amener un surmenage dangereux et qu'en tout cas, l'abus des boissons à caféine n'est pas sans danger.

Falsifications du café. — Le café, frappé de droits d'entrée très élevés est fort cher, aussi est-il l'objet de nombreuses falsifications. Le café en grain lui-même est fabriqué de toutes pièces avec des pâtes diverses, de l'argile même, etc., etc., versés dans des moules et colorés avec des substances dangereuses, blanc de céruse, chromate de plomb. Ces grains trempés dans une dilution très faible d'acide azotique, ou bien se dissolvent, ou, quand il s'agit de graines de fèves colorées, perdent leur coloration artificielle.

Mais c'est surtout sur la poudre de café, beaucoup plus facile à imiter, que se sont portées les sophistications. La plus commune est la substitution de la poudre de chicorée. En Allemagne seulement, d'après Thiel, on consomme 150 à 200 millions de chicorée, ce qui prouve l'importance qu'a dans l'alimentation cette substance prise sous son vrai nom, ou, ce qui est probablement plus fréquent, sous le nom de café.

La chicorée n'a ni les qualités de goût, d'arome, ni les propriétés stimulantes et toniques du café. Toutefois ses propriétés laxatives peuvent rendre service, et c'est sans doute grâce à la chicorée que les populations des départements du nord prennent des quantités considérables de liquides vendus sous le nom de café. Il y a néanmoins tromperie sur la marchandise vendue. Le microscope permet de reconnaître les corps mélangés au café en poudre : farine, fécules, etc.

La falsification du thé se fait également avec un certain nombre de feuilles desséchées, mais la plus fréquente peut-être, consiste à revendre les feuilles ayant déjà servi et séchées, puis mélangées avec une certaine quantité de produit neuf.

Les boissons alcooliques. — L'emploi des boissons fermentées se rencontre chez presque tous les peuples de la terre à l'exception de ceux qui par religion doivent s'en abstenir.

Nous envisagerons tout d'abord d'une façon générale l'action de l'alcool sur l'organisme. A propos des aliments d'épargne nous avons déjà parlé brièvement du rôle de l'alcool.

L'alcool est-il une substance alimentaire. Il est certain qu'une partie de l'alcool est brûlée dans le corps et qu'une minime partie seulement est éliminée en nature par les urines et le poumon qu'il constitue donc une source de force vive dans l'organisme. Le point qui reste à démontrer est de savoir si cette force vive est employée utilement, soit en contribuant au maintien de la température normale, soit en empêchant l'usure des autres éléments (aliments antidéperditeurs). Bunge fait remarquer que si l'alcool augmente d'un côté la production de chaleur, de l'autre il en augmente aussi la déperdition, en favorisant la dilatation périphérique et le résultat final est un abaissement de la température.

Quant au rôle joué par les boissons alcooliques sur le ralentissement de la désassimilation il est nul.

La diminution de l'urée excrétée est tout au moins contestée, et quand les quantités ingérées sont trop grandes on note au contraire une désassimilation plus rapide des albuminoïdes.

Au point de vue de l'énergie soit musculaire soit psychique, l'excitation due à l'alcool est plus apparente que réelle ; les idées semblent venir plus rapidement, en réalité les sensations sont affaiblies. Les recherches de psychologie expérimentale montrent que sous l'influence de l'alcool les temps de réaction loin d'être diminués sont notablement augmentés et avec l'ergographe de Mosso on peut constater que la courbe de fatigue prise sur le même individu avant et après ingestion de boissons alcooliques en excès est diminuée dans le second cas.

Nous n'insisterons pas sur les manifestations de l'alcoolisme aigu, de l'ivresse. Rappelons seulement que l'on distingue trois phases : 1° une période d'agitation, 2° une période de résolution et de sommeil, 3° une période syncopale ou algide ; cette dernière étant en réalité heureusement assez rare. Signalons cependant les nombreux cas de congestion mortelle , frappant par les temps froids, les sujets en état d'ivresse.

L'alcoolisme chronique est en réalité plus grave et plus pernicieux. L'action de l'alcool s'exerce sur tous les organes sur la muqueuse gastrique où il détermine un catarrhe chronique (pituite des buveurs sur les reins, où il entraîne des néphrites graves sur le foie déterminant une cirrhose hépatique, sur le système cardio-vasculaire, dégénérescence graisseuse du cœur, athérome, artério-sclérose ; enfin sur le système nerveux où les désordres sont particulièrement remarquables. L'innervation est altérée, tremblement, sclérose en plaques, etc., enfin troubles psychiques des plus graves. Le plus grand nombre des cas de folie observés se rencontrent chez des alcooliques. La démence simple, la paralysie générale ont souvent pour cause unique l'alcoolisme, mais c'est principalement sur les prédisposés, sur les héréditaires que cette action est des plus manifestes.

Au point de vue de la criminalité, même constatation, sur les détenus pour assassinat on trouve 53 p. 100 d'alcooliques, 37 p. 100 sur les détenus pour incendie, 70 p. 100 sur les condamnés pour mendicité, 90 p. 100 sur les condamnés pour coups et blessures (Motet).

La tuberculose trouve chez les alcooliques un terrain des plus favorables. C'est ainsi qu'à Rouen et au Havre, où la consommation d'alcool s'élève à 14 litres par tête et par an, il y a 402 et 522 décès phtisiques par 100,000 habitants, tandis qu'à Toulouse où la consommation n'est que de 2 litres, il n'y a que 290 décès phtisiques. De plus, on peut lui attribuer la proportion de plus en plus élevée des décès phtisiques masculins par rapport aux décès féminins. Dans la première moitié de ce siècle, la phtisie tuait beaucoup plus de femmes que d'hommes, contrairement à ce qui s'observe actuellement. Durant les cinq années 1826-1830, à Paris pour 6,793

phtisiques féminins, il y en eut 5,065 masculins en 1893,
alors que depuis 1850 la consommation d'alcool s'est élevée
de 1,46 à plus de 4ˡ,36 par habitant, on n'enregistre que
4,128 décès phtisiques féminins pour 6,513 décès masculins (Lagneau).

Les progrès de l'alcoolisme inquiètent aujourd'hui non
seulement les hygiénistes, mais tous ceux qui s'occupent
des questions sociales. Non seulement la consommation en alcool par tête d'habitant s'est singulièrement
élevée depuis trente ans, mais la toxicité de ces alcools a augmenté dans de singulières proportions. En 1873 la consommation par tête ne dépassait pas 2 litres, en 1881 elle attei-
gnait 3,80 et dépasse 4 litres aujourd'hui et pendant ce
temps la production d'alcool de fruits qui était de 800,000 hectolitres tombait à 25,000 en 1885, pour se relever un peu
depuis. Mais par contre, les alcools de grains, de mélasse de
betterave qui représentaient un commerce de 100,000 hecto ·
litres, atteignent aujourd'hui le chiffre énorme de 1,500,000.
Nous ne donnons là que des chiffres approximatifs, on ne
saurait en effet tabler sur les données des contributions il
faut tenir compte encore de la fraude qui s'exerce sur ce
produit et de la quantité formidable utilisée directement et
sans contrôle par les bouilleurs de cru. Il suffira de rappeler que le privilège des bouilleurs de cru couvre
600.000 producteurs pour justifier l'opinion de Cavalie esti-
mant à 2,000,000 d'hectolitres la quantité d'alcool ne payant
aucun droit au Trésor.

Toxicité des différentes boissons alcooliques. — Les boissons alcooliques ne sont pas identiques, au point de vue
surtout de l'action néfaste qu'elles peuvent exercer sur la
santé. Quand on parle d'alcool au point de vue chimique ou
physiologique on envisage l'action de l'alcool de vin, de
l'alcool éthylique mais au point de vue hygiénique il en est
tout autrement.

L'alcoolisme chronique par l'alcool éthylique n'existe pas
parce que le buveur n'a pas l'occasion de se procurer en
dehors de cas spéciaux cet alcool pur. L'eau-de-vie de vin,
obtenue directement par distillation des vins de la Charente

par exemple, renferme un certain nombre d'autres produits intéressants au point de vue de l'hygiène. L'analyse suivante empruntée à Morin (C. R. acad. des Sciences, 11 nov. 87) est suffisamment explicite :

	Aldéhyde.	Traces pour 100 litres.
Alcool éthylique.		$50^{gr},837$
— propylique.		27
— isobutylique.		6,51
— amylique.		190,21
Furfurol et bases		2,19
Huile odorante de vin.		7

Or si l'alcool éthylique est en réalité peu toxique, il n'en est pas de même des autres alcools. Dujardin-Beaumetz et Audigé ont montré que le pouvoir toxique des alcools s'élevait avec leur poids atomique et leur degré d'ébullition.

	Formule.	Point d'ébullition.	Dose toxique par kilogr. de chien.
Alcool éthylique.	C^2H^6O	77°	$6^{gr},52$
— propylique	C^3H^8O	97	3 ,28
— butylique.	$C^4H^{10}O$	116	1 ,90
— amylique.	$C^5H^{12}O$	137	1 ,55

Les alcools d'industrie renferment précisément ces alcools supérieurs en quantité plus grande encore que les alcools de vin. Aussi est-ce la raison du danger plus grand que présente la consommation de ces alcools, danger augmenté encore par le bas prix de revient de ces produits. On pourrait il est vrai rectifier ces alcools de façon à les débarrasser de leurs alcools supérieurs et obtenir par des rectifications successives de l'alcool éthylique presque pur.

A l'action néfaste de ces alcools vient s'ajouter l'action plus délétère encore d'autres substances, soit existant naturellement, soit ajoutées aux boissons alcooliques pour en modifier la saveur.

Tel le furfurol, ou aldéhyde pyromucique $C^{10}H^4O^4$, dont l'action convulsivante est caractéristique. On le trouve dans toutes les liqueurs alcooliques en quantité variable. Daremberg soutient même contre Laborde que les eaux-de-vie sont d'autant plus riche en furfurol qu'elles sont plus cotées.

L'absinthe, dont l'action épileptisante a été démontrée expérimentalement par Laborde et Magnan. La caractéristique de l'absinthisme chronique est précisément l'existence d'attaques épileptiques, que l'on ne rencontre pas chez les alcooliques qui n'ont pas abusé de la liqueur verte. C'est en vain que Cadeac et Meunier ont cherché à innocenter l'absinthe en accusant l'hysope et le fenouil ; le rapport de Laborde et Olivier et les expériences subséquentes ont nettement confirmé les premiers faits établis.

L'essence de reine-des-prés, souvent remplacée par l'aldéhyde salycilique qui forme une partie constituante du vermout et du bitter est également épileptisante.

On donne aux vins falsifiés un bouquet spécial par des substances appelées *huile de vin*. Ces substances, mélanges complexes d'aldéhydes divers, d'éther butyrique, caprylique, etc., sont d'une toxicité souvent très grande.

Ces liqueurs frelatées sont d'autant plus dangereuses que, grâce au bouquet donné, on peut faire passer des alcools mauvais goût, c'est-à-dire toxiques par eux-mêmes.

Prophylaxie de l'alcoolisme. — La lutte contre l'alcoolisme s'impose. La France qui jusqu'ici et précisément grâce à sa riche production en vin naturel avait échappé en partie du moins aux dangers qui menaçaient les populations du Nord, est aujourd'hui, comme nous venons de le voir, gravement atteinte. En Angleterre, aux États-Unis, en Suède et Norvège l'initiative privée a devancé les mesures législatives ; les sociétés de tempérance et d'abstinence ont pris une extension considérable et ont pu exercer une influence heureuse. Dans quelques États d'Amérique (Maine, Massachussets) la vente des boissons alcooliques est rigoureusement interdite sous menace d'amende énorme. En Suède et Norvège, le système dit de Gothembourg a donné d'excellents résultats. Les distilleries particulières existantes ont été partout supprimées. De grandes compagnies ont seules été autorisées à distiller, mais sous un contrôle sévère, et elles n'ont aucun intérêt à favoriser l'accroissement de la consommation ; tout bénéfice dépassant 5 p. 100 d'intérêt est employé par l'État pour des œuvres de moralisation ou d'utilité publique.

Grâce à ces dispositions, on a réduit considérablement et le nombre des distilleries et le nombre des débits et la consommation de l'alcool. En Norvège, on compte 21 distilleries, avec 1 débit environ pour 8,000 habitants. La consommation a passé de 7 quarts par tête d'habitant, en 1876, à 3,3 quarts, en 1892 ; en Suède, elle a passé de 14,2 quarts, en 1874, à 6,8, en 1892. La diminution est de plus de 50 p. 100.

Ce système a été adopté en Norvège par 51 villes, en Suède, par 78 ; il fonctionne à Stockholm depuis dix-sept ans, à Gothembourg, depuis trente et un ans ; l'opinion lui est de plus en plus favorable ; là où une fois il a été adopté, il n'a jamais été abandonné. Certes, surtout en Suède, on boit encore beaucoup d'alcool. Mais déjà d'immenses progrès ont été obtenus.

En Suisse, l'état fédéral a pris en main le monopole de la vente de l'alcool et la consommation a diminué de 10 p. 100.

En France, le monopole de la vente de l'alcool préconisé par Alglave et qui actuellement est sur le point d'être voté, ou tout au moins le monopole de la rectification de l'alcool présenterait un double avantage : Permettre la suppression de la fraude énorme et par suite assurer une rentrée considérable au Trésor, 1 milliard d'après Alglave, ne donner au public que de l'alcool bien rectifié par suite moins toxique. Mais il faudrait également prendre une autre mesure difficile au point de vue électoral. Rétablir l'autorisation préalable pour l'ouverture d'un débit et par suite en diminuer le nombre.

L'accroissement du nombre des cabarets depuis trente ans, et surtout depuis l'abrogation, par la loi du 17 juillet 1880, du décret de 1851 (29 décembre), a surtout contribué à répandre l'alcoolisme. En 1869, on comptait, en France, 365,875 cabarets ou débits de boissons ; en 1892, on en comptait 417,558 ; à quoi il faut ajouter environ 27,000 débits à Paris. Cela fait environ 1 débit par 80 habitants : c'est moins qu'en Belgique, où l'on en compte 1 par 39 habitants.

La loi de 1895 comporte outre le dégrèvement des boissons dites hygiéniques une surélévation considérable des droits sur l'alcool, 225 francs par hectolitre au lieu des 156 francs actuels. Il y a loin encore des 478 francs payés en Angleterre.

Quant à la loi de 1873 tendant à réprimer l'ivresse publique, il suffirait de l'appliquer, surtout en ce qui concerne les enfants pour en tirer une arme utile. Elle est actuellement presque tombée en désuétude. Alors en effet qu'en 1875 on relevait 90,000 procès-verbaux pour contravention, le nombre de ces constatations était tombé à 45,000 en 1885 et à un chiffre plus bas encore actuellement alors que l'alcoolisme augmente. Mais comment frapper le débitant coupable de verser l'alcool frelaté à l'ivrogne, à la femme ou à l'enfant quand ce débitant est le grand électeur de la commune, quelquefois même l'élu du suffrage universel.

Nous ne parlons pas des sociétés de tempérance. Si elles peuvent réussir chez les Anglo-Saxons, ou chez les peuples protestants, elles n'ont aucune chance de prospérer en France. Etant donné surtout qu'il paraît bien établi, que seuls, les abstinents et non les simples tempérants ont fait des prosélytes.

Du vin. — Le vin est le produit de la fermentation du raisin ; sa composition est complexe, on peut admettre les chiffres suivants variables dans de certaines limites d'un cru à l'autre :

Composition moyenne du vin rouge.

Eau	869
Alcool éthylique.	100
Alcools divers, aldéhyde, éthers et parfums.	traces
Glycérine	6,50
Acide succinique.	1,50
Matières albuminoïdes, grasses, sucrées, gommeuses et colorantes.	16

Tartrate de potasse. 4
Acide acétique, propionique 1.50
Chlorures, bromures, iodures, fluorures,
　　phosphates de potasse, de soude, de
　　chaux, de magnésie, oxyde de fer, albu-
　　mine, ammoniaque. 1.50

La proportion d'alcool surtout présente de grandes variations, quand on embrasse l'étude de tous les vins.

Vin de Marsala. . . . . 23.83 p. 100
— de Porto. . . . . 20　　—
— de Bagnols. . . . . 17　　—
— de Malaga . . . . 17,42　—
— de Roussillon . . . . 16,88　—
— de Graves . . . . 12,30　—
— de Champagne mousseux. . . 11.36　—
— de Volnay. . . . . 11　　—
— de Nuits 1846 . . . . 13.50　—
— de Bordeaux rouge 1841 . . . 10,10　—
— Château Margaux. . . . . . . 8,75　—
— du centre de la France. . . . 6 à 7　—

Dans l'étude des vins on peut procéder par deux classifications : classification commerciale, classification scientifique.

Classification commerciale. — Les vins se divisent en
deux groupes : vins blancs, vins rouges.

Les vins rouges se fabriquent avec la pulpe du raisin
qu'on laisse immerger dans le jus pendant la fermentation.
C'est la pulpe qui produit la matière colorante et communique au liquide sa couleur rouge.

Les vins blancs ne comprennent que le jus du raisin, la
pulpe est enlevée, mais on fabrique du vin blanc aussi bien
avec du raisin noir qu'avec du raisin blanc. Les différences
d'éléments qui entrent dans la fabrication du vin rouge et
du vin blanc font comprendre comment le même vignoble
peut fournir des vins blancs et des vins rouges d'une valeur
absolument différente.

Classification scientifique. — Dans la classification scientifique nous diviserons les vins en : vins secs, vins liquoreux et sucrés, vins mousseux.

Les vins secs, qu'on devrait pouvoir aussi appeler vins naturels, comprennent les vins de Bourgogne, de Bordeaux, du Roussillon, etc. Ils sont légèrement acides et astringents, légers et transparents.

Les vins liquoreux et sucrés ont été additionnés d'une assez grande quantité de sucre, ce qui les rend alcooliques et doux. Ce sont les vins d'Alicante, de Malaga, de Frontignan.

Les vins mousseux sont généralement blancs, ils sont aussi fabriqués avec du sucre, mais qu'on a laissé fermenter; aussi ces vins contiennent-ils de l'acide carbonique libre sous une forte pression. Ce sont les vins de Champagne, la blanquette de Limoux, les vins d'Est.

Densité. — Par la densité d'un vin quelconque, comparée à celle d'un vin naturel, de la même année, de la même vigne, on peut arriver à reconnaître si ce vin a été additionné d'eau et d'alcool, par la différence observée, mais souvent l'addition comporte autre chose que de l'alcool et de l'eau.

Il existe plusieurs procédés pour doser l'alcool d'un vin. Le procédé de l'alcoomètre, celui de l'ébullioscope et celui du liquomètre.

Le dosage de l'alcool par l'alcoomètre est le meilleur. Il consiste à distiller la première moitié du vin, à étendre la partie distillée au volume primitif et à prendre le titre en alcool de cette liqueur avec l'alcoomètre centésimal de Gay-Lussac. On a la quantité d'alcool réduit en volume, contenue dans 100 centimètres cubes de vin.

Cette expérience se fait avec le secours d'un appareil, dû à M. Salleron, et qui se compose d'une petite chaudière en verre ou en cuivre destinée à contenir le vin et chauffée par une lampe à alcool placée au-dessous. La chaudière est fermée par un bouchon traversé d'un tube relié par un caoutchouc à un serpentin logé dans un réfrigérant où circule constamment un courant d'eau froide. Le serpentin débouche au-dessus d'une éprouvette destinée à recevoir le liquide alcoolique condensé. Sur cette éprouvette sont marquées deux divisions : le volume indiqué par la première correspond à la moitié du volume indiqué par l'autre : on mesure donc ce dernier volume du vin à essayer, on le met dans la chaudière. Rincée à l'eau, on chauffe doucement et on reçoit dans l'éprouvette nettoyée le liquide distillé jusqu'à ce qu'il atteigne la hauteur de la première division. On interrompt alors l'opération ; on complète dans l'éprouvette le volume primitif avec de l'eau distillée et on y plonge l'alcoomètre centésinal bien lavé à l'alcool et à l'eau, et séché avec du papier Joseph.

Il faut que le liquide de l'éprouvette soit bien mélangé et que la surface soit parfaitement pure. Quant à la lecture, on doit presque toujours la faire au niveau inférieur du ménisque, à moins que l'instrument n'ait été gradué autrement. Il est bon du reste, dans ces déterminations, de se servir des alcoomètres poinçonnés par l'État.

La graduation de ces instruments étant faite à 15°, il est nécessaire d'introduire dans la lecture des corrections dues à la température du liquide qui peut être plus ou moins élevée. Cette température est mesurée par un thermomètre qu'on plonge dans l'éprouvette en même temps de l'alcoomètre ; il est important, avant de faire les lectures, d'attendre que les deux instruments aient bien pris la température du liquide, ce qui n'a lieu qu'au bout de quelques minutes.

Gay-Lussac a dressé des tables à double entrée pour indiquer la correction à apporter à la lecture de l'alcoomètre selon la température du liquide où il est plongé. Sur la ligne horizontale supérieure sont inscrits les degrés alcoométriques lus et sur la première ligne verticale se trouvent les températures ; le chiffre indiqué au croisement des deux colonnes considérées marque le titre alcoométrique réel.

Pour remplacer les tables, qui peuvent quelquefois manquer, M. A. Gauthier propose la formule suivante dont il a vérifié l'exactitude pour les mélanges alcooliques de 6 à 16° centésimaux, chiffre qui rentre dans les limites habituelles des vins :

$$x = a - 0°, 16 \, (t. - 15).$$

$x =$ titre alcoométrique réel.

$a =$ degré lu sur l'alcoomètre.

$t =$ température du liquide alcoolique.

Par la méthode de l'ébullioscope on peut déterminer la quantité d'alcool contenue dans un vin d'après la température à laquelle il commence à bouillir. L'alcool pur bouil-

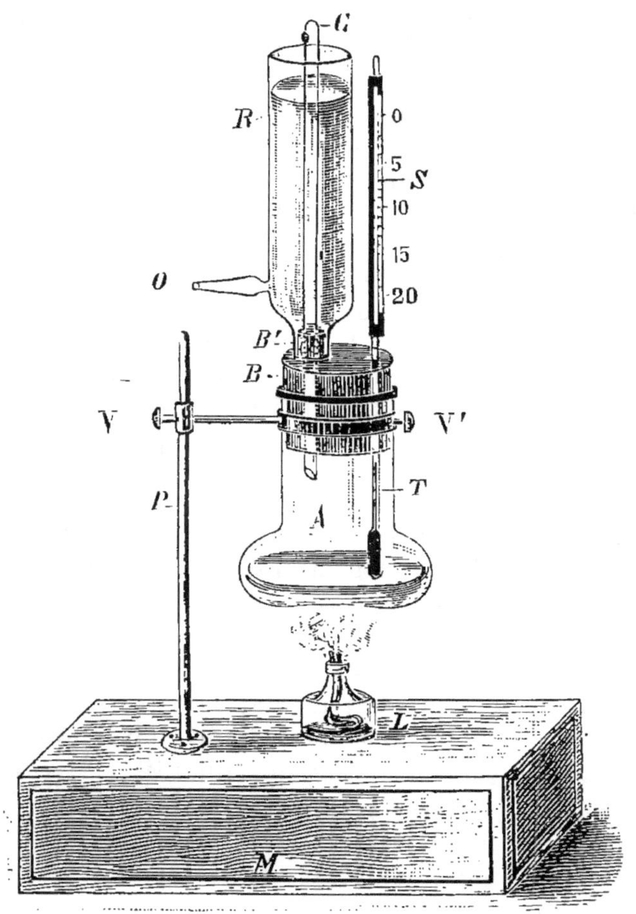

Fig. 26. — Œnozéomètre du Dr Langlois.

lant à 78°,4 et l'eau à 100°, un mélange des deux entrera en ébullition à une température intermédiaire d'autant plus élevée que la liqueur sera plus pauvre en alcool. On trouve dans le commerce des ébullioscopes de Maligand, de Salerne, d'Amagat, de Benevolo enfin nous avons fait construire par Langlet un appareil basé sur le même principe, mais dont le maniement est des plus simples. L'œnozéomètre de Langlois est tout en verre, il consiste en un récipient A surmonté d'un bouchon à deux trous l'un recevant un thermomètre à mercure S sans graduation sur la tige mais portant une règle en cuivre mobile et graduée, le second trou recevant le tube du condensateur R. On verse de l'eau en A et on porte à l'ébullition. On amène le O du curseur de cuivre au sommet de la colonne du mercure du thermomètre et on substitue à l'eau la liqueur alcoolique à analyser et on fait bouillir. Quand la colonne du thermomètre reste stationnaire, il suffit de lire sur le curseur pour avoir la richesse en alcool à 1/4 de degrés près jusqu'à 10° d'alcool. Au-dessus de ce chiffre, les degrés sont si rapprochés que l'erreur de 1/2 et même de 1 degré est facile, mais il suffit alors de dédoubler la liqueur alcoolique avant l'analyse.

On peut encore déterminer le degré alcoolique des vins par le liquomètre, mais c'est un instrument tellement incertain que nous ne faisons que le mentionner.

Extrait sec. — L'extrait sec doit se déterminer par plusieurs procédés : la détermination à 100°, celle dans le vide et celle de l'œnobaromètre.

La détermination à 100 degrés est la plus généralement employée parce qu'elle est rapide et commode et donne des résultats concordants et comparatifs, si on l'exécute toujours de même. Le principe consiste à évaporer dans une capsule de platine à fond plat une certaine quantité du vin à analyser en chauffant soit au bain-marie, soit à l'étuve de Guy-Lussac ; on doit continuer l'opération jusqu'à ce que le résidu sec ne change plus de poids.

Au laboratoire de Paris on détermine l'extrait sec sur 25 centimètres cubes de vin qu'on chauffe au bain-marie pendant sept heures. On mesure le vin, qu'on introduit dans la capsule, on place celle-ci sur le bain-marie ; au bout du temps nécessaire pour la détermination de l'extrait, on enlève la capsule, on la laisse refroidir, on essuie l'extérieur pour la sécher et on la pèse. Ce poids, diminué de la tare de la capsule représentera l'extrait sec de la prise d'essai ; il ne restera plus qu'à ramener ce nombre au litre.

Houdart a construit aussi pour déterminer l'extrait sec un densimètre très sensible qu'il a appelé œnobaromètre et qui comporte des divisions spéciales.

Sulfates. — Pour déterminer la quantité absolue de sulfate de potasse contenue dans un vin, on met dans une fiole à fond plat 100 centimètres cubes de vin auxquels on ajoute quelques gouttes d'acide chlorhydrique ; on chauffe quelques instants au bain-marie, on ajoute quelques centimètres cubes d'une solution concentrée de chlorure de baryum ; il se forme alors un précipité de sulfate de baryte. Au bout d'une heure de bain-marie, on jette le liquide sur un filtre sans plis placé dans un entonnoir en verre, on lave à fond le précipité avec de l'eau bouillante pour enlever le chlorure de baryum en excès. Le filtre séché est mis dans une capsule de platine tarée et calcinée en rouge jusqu'à ce que les cendres soient devenues blanches. L'augmentation de poids de la capsule indique la quantité de sulfate de baryte. Ce chiffre multiplié par le coefficient 0,7473 donne le poids de sulfate de potasse contenu dans les 100 centimètres cubes de la prise d'essai. On ramène cette quantité au litre en multipliant par 10.

Au point de vue du plâtrage du vin il faut que la quantité de sulfate ne dépasse pas 2 grammes par litre, si cette limite est dépassée, les services publics n'acceptent pas le vin, il faut le couper avec un vin moins sulfaté pour le livrer à la consommation.

Les fabricants d'instruments œnologiques sont arrivés à fournir des appareils commodes et portatifs, permettant de doser rapidement les sulfates d'un vin. Tel est le gypsomètre de M. Dujardin.

Chlorures. — Le chlore qui se trouve dans les vins frelatés peut provenir de deux causes différentes : soit d'une addition de sel marin qui augmente le poids de l'extrait sec soit du déplâtrage par le chlorure de baryum. Pour empêcher la fraude, les nouveaux règlements font arrêter en douane tous les vins contenant plus de 1 gramme de chlorure (calculé en chlorure de sodium) par litre, les vins naturels contiennent en général 0^{gr},1 de chlorure de sodium par litre.

Acidité totale. — La méthode la plus facile pour arriver à déterminer l'acidité totale d'un vin est celle de Ch. Girard On décolore par le noir animal un certain volume de vin, 100 centimètres cubes, par exemple. On filtre, on prélève 10 centimètres cubes du liquide que l'on colore par la teinture de tournesol et on opère comme pour un dosage d'acide ordinaire.

En France l'acidité des vins s'exprime en acide sulfurique monohydraté ; en Allemagne, elle se traduit en acide tartrique. Pour passer de l'acide sulfurique à l'acide tartrique il suffit de multiplier le nombre trouvé par le coefficient 1,53 ; réciproquement pour transformer l'acide tartrique en acide sulfurique, il faut diviser le chiffre obtenu par 1.53.

Falsification des vins. — La falsification des vins est en général assez difficile à découvrir, étant donnée la complexité de la composition de ces liquides, et les limites extrêmes de la quantité des éléments du vin sont trop variables, pour qu'à la simple inspection du chiffre trouvé on puisse affirmer que le vin est naturel ou non ; aussi la loi se contente-t-elle d'assigner certaines limites pour la plupart des éléments qui existent naturellement dans le vin ; elle interdit aussi d'introduire dans les vins des produits étrangers nuisibles ou toxiques, comme on peut être amené à le faire pour conserver le liquide, ou pour masquer d'autres fraudes.

Caractère des diverses falsifications des vins. — Le meilleur moyen de découvrir la falsification d'un vin est de faire la comparaison entre les deux analyses de l'échantillon et d'un vin authentique du même cru, de la même année et ayant subi le collage, le soutirage, etc. Il est très difficile d'assigner des limites aux éléments contenus dans le vin, éléments qui changent tous les ans, et subissent des influences diverses. Quand il est impossible de se procurer du vin analogue à celui de l'échantillon, on fera seulement la comparaison avec des vins semblables, ce qui arrive dans la plupart des cas.

Par la dégustation on arrive aussi quelquefois à découvrir les fraudes — mais ici, il n'y a ni règle ni principe. Un dégustateur habile peut arriver à définir la falsification des vins : mouillage, vinage, addition de certaines matières, et maladies que le vin peut avoir contractées.

Mouillage. — Pour reconnaître le mouillage d'un vin, il faut trouver les quantités d'alcool, d'extrait sec et l'acidité totale.

Si le vin est simplement additionné d'eau on le reconnaît par la faiblesse que présentent tous ces dosages relativement à un vin analogue. Mais ordinairement l'opération se complique d'alcool ajouté au vin; c'est par la diminution d'extrait sec que se trahit la falsification.

Addition de vins ou de piquettes de raisins secs. — Une des fraudes les plus répandues consiste à ajouter au vin une boisson obtenue en faisant fermenter avec de l'eau des raisins secs de Grèce, d'Asie Mineure. Ces vins ont une saveur sucrée toute particulière, et présentent tous les caractères d'un vin mouillé.

Vinage. — L'addition d'alcool au vin peut quelquefois être utile pour prévenir la moisissure des vins trop faibles naturellement, ou arrêter la fermentation dans des vins très sucrés et que l'on tient à garder sucrés (vins d'Espagne). On a discuté pour savoir si l'alcool éthylique introduit dans du vin présentait quelques inconvénients, par suite de sa non-assimilation avec le liquide déjà fermenté. L'addition de l'alcool dans la cuve, au moment de la fermentation, supprimerait cet inconvénient. En réalité, le grand danger du vinage consiste dans l'adjonction au vin non pas d'alcool éthylique, mais d'alcools industriels riches en alcools supérieurs. Le vinage tel qu'il est pratiqué actuellement, soit pour élever le taux alcoolique d'une piquette de raisin sec, soit pour permettre des coupages rémunérateurs après le passage des douanes ou des barrières d'octroi, constitue la falsification la plus fréquente et la plus dangereuse du vin. C'est au vinage fait avec de mauvais alcool, qu'il faut surtout attribuer les désordres produits dans l'organisme chez les buveurs de vin de nos grandes villes. Autrefois le buveur de vin ne présentait jamais le syndrome de l'alcoolisme, alors qu'aujourd'hui rien n'est plus fréquent.

Une loi de 1894 interdit heureusement, après de trop longues hésitations, le vinage quel qu'il soit.

L'addition d'alcool au vin a pour résultat l'augmentation du rapport du poids de l'alcool à celui de l'extrait sec.

Pour les vins rouges le ministre du commerce indique aux laboratoires comme maximum de ce rapport 4,5 avec tolérance de un dixième en plus. Quant aux vins blancs, si ce rapport dépasse 7,5 ou si la dentité est inférieure à 0,985, on peut conclure au vinage.

Plâtrage. — Le principal inconvénient du plâtrage consiste à introduire dans le vin une assez grande quantité de sulfate de potasse, ce qui rend le vin légèrement purgatif et malsain pour certains tempéraments. Les effets principaux du plâtrage bien connu des anciens, paraît-il, sont de clarifier le vin, d'aviver sa couleur, d'augmenter son acidité et par conséquent d'aider à sa conservation.

L'État regarde comme impropre à la consommation tous les vins qui contiennent plus de 2 grammes de sulfate de potasse par litre. Le but du dosage du sulfate dans le vin est simplement de savoir s'il contient plus de 2 grammes de sulfate de potasse par litre.

Déplâtrage. — Quand les vins contiennent trop de sulfate de potasse, les viticulteurs coupent leurs vins avec des vins moins plâtrés, afin de rentrer dans des limites légales. Dans ceci rien de dangereux pour le consommateur, mais les falsificateurs ont imaginé de déplâtrer les vins plâtrés en y ajoutant certaines substances : soit de chlorure de baryum, soit en agitant les vins avec du tartrate de strontium.

Dans le déplâtrage par le chlorure de baryum il se forme du sulfate de baryte insoluble qui se dépose et il reste en dissolution dans le liquide du chlorure de potassium, sel purgatif et nuisible ; de plus, le moindre excès de sels de baryte agit comme un véritable poison.

Les sels de strontium sont moins vénéneux que ceux de baryum. Mais ils agissent évidemment aussi sur l'économie animale. Le tartrate de strontium a pour effet de rétablir la composition initiale du vin quant au tartrate de potasse, mais le déplâtrage par ce procédé n'est jamais parfait. Quant au premier procédé il se reconnaît par le poids élevé des chlorures qu'on trouve dans le dosage du vin.

La caractéristique du déplâtrage, de quelque manière qu'il ait été effectué, est la présence de faibles quantités de baryte et de strontiane dans les cendres de vin.

Salicylage. — On ajoute de l'acide salicylique au vin afin d'arrêter la fermentation, d'empêcher certaines maladies et enfin pour conserver au vin sa saveur sucrée.

L'acide salicylique peut être très dangereux pour certaines personnes atteintes d'affections rénales. Pour découvrir si le vin contient de l'acide salicylique on ajoute un peu d'acide sulfurique à 50 centimètres cubes du vin et on l'agite avec de l'éther ; la couche supérieure est décantée, filtrée et évaporée au bain-marie ; s'il existe de l'acide salicylique, le résidu repris par l'eau et additionné de quelques gouttes d'une solution de perchlorure de fer donne une magnifique coloration violette.

Addition de matières colorantes. — On peut colorer les vins de deux manières, soit par coloration naturelle, soit par coloration artificielle.

L'usage des couleurs artificielles est peu répandu heureusement en France, quand on veut remonter un vin en couleur, on le coupe, avec un autre vin très foncé, procédé aucunement dangereux pour la santé publique. M. A. Gautier a analysé les matières colorantes naturelles des vins rouges ; il en a retiré une matière colorante rouge insoluble dans l'eau ; une matière colorante rouge soluble dans l'eau ; des matières colorantes azotées et ferrugineuses ; enfin une matière jaune résistant à l'oxydation.

On peut diviser en deux groupes les substances employées pour la coloration artificielle :

1° Les matières végétales comprenant la cochenille, le bois de campêche, le sureau, etc. ;

2° Les matières dérivées du goudron de houille, qui comprennent les dérivés de la fuchsine, les dérivés du phénol. Les couleurs diazoïques.

La recherche de la coloration des vins est une des plus difficiles opérations de l'analyse des vins.

L'*Agenda du chimiste* indique les méthodes suivantes :

1° On dépose une goutte de vin sur un bâton de craie albuminée. Tout vin donnant une tache verdâtre, violacée ou rose sera suspect ;

2° On sature 30 centimètres cubes de vin avec de l'eau de baryte jusqu'à coloration verte et on agite avec 15 centimètres cubes d'éther acétique ; on laisse reposer. Tout vin qui colore l'éther acétique doit être rejeté ; il renferme un dérivé basique du goudron de houille ;

3° On additionne 50 centimètres cubes de vin d'un excès d'ammoniaque et on agite avec 25 centimètres cubes d'alcool amylique pur ; si l'alcool se colore, on a affaire à l'orseille ou à un dérivé du goudron de houille.

On peut encore dans ce cas s'assurer de la coloration frauduleuse en décantant l'alcool amylique dans un tube à essai, et en l'évaporant en présence d'un mouchet de soie écrue. Si la fibre a fixé de la couleur, c'est que le vin était coloré artificiellement.

L'abbé P. Prade donne la méthode qui suit pour déterminer certaines couleurs artificielles dans le vin.

On étend le vin de deux à trois fois son volume d'eau ; on y ajoute quelques gouttes d'alun, puis de molybdate d'ammoniaque en solution neutre. Si le vin prend une teinte rancie, il est naturel ; s'il prend une teinte allant du violet au grenat clair, c'est qu'il a été fraudé avec du sureau.

Si le molybdate ne colore pas le vin, on le précipite par le sous-acétate de plomb ; les eaux de lavage qui seront rouges ou vineuses après ce traitement indiqueront un vin contenant des dérivés sulfoconjugués de la houille.

Pasteurisation. — Chauffage du vin. Pasteur a conseillé le chauffage des vins jusqu'à 60 degrés, parce qu'à cette température certains ferments nuisibles meurent ; le chauffage n'altère pas les propriétés du liquide, mais le vieillit ; c'est une opération malheureusement difficile à faire sur de grandes quantités de vins, mais qui est très simple quand il s'agit de vin en bouteilles.

Cidre. — Le cidre et le poiré sont des boissons alcooliques qui résultent de la fermentation des jus de pommes ou de poires. C'est surtout en France que la production en est importante.

Le cidre doit être fait avec des pommes de qualités différentes, des pommes douces, acides et amères, et on peut en faire en trois saisons. Les cidres de première saison sont clairs, agréables, peu colorés, peu alcooliques et ne se conservent pas. Les cidres de deuxième et de troisième saison au contraire sont alcooliques et peuvent se garder deux ou trois ans.

Les poires rendent plus de jus que les pommes, et ce jus est très sucré, il s'ensuit que le poiré est plus alcoolique que le cidre. On se sert quelquefois du poiré pour couper les vins blancs de qualité inférieure.

Les principales variétés de poires qui servent à fabriquer le cidre sont : les différentes espèces de carisi, le catelet, la longue queue, le roguenet, etc.

Le cidre diffère du vin en ce qu'il ne renferme ni tanin, ni matière colorante, ni crème de tartre ; de plus, il est peu alcoolique, il ne dépasse guère en alcool 6 p. 100, mais il contient les principes de fermentation : l'alcool, la glycérine et l'acide succinique.

Variétés de cidres. — On distingue, au point de vue de la quantité d'eau contenue dans les cidres, les gros cidres et les petits cidres. Les gros cidres contiennent peu d'eau, sont alcooliques ; il faut les étendre d'eau dans l'usage courant. Les petits cidres sont peu alcooliques, sont sains et rafraîchissants.

Sous le rapport de la fermentation on distingue les cidres doux et les cidres parés.

Les cidres doux ne sont presque pas fermentés, ils sont assez sucrés et purgent légèrement en général. Les cidres parés subissent la fermentation complète, leur sucre est devenu alcool, ils sont acides et pétillants.

L'on met du cidre en bouteilles avant que la fermentation soit terminée, l'acide carbonique se dissout sous pression dans le liquide qui devient mousseux. Le cidre peut alors se conserver plusieurs années ; c'est ce qu'on appelle le cidre mousseux.

Le poiré est moins nourrissant et plus excitant que le cidre ; il est moins répandu, et peut être sinon dangereux, du moins malsain pour certains tempéraments.

La fabrication du cidre laisse toujours beaucoup à désirer dans certains endroits, et souvent les mesures les plus élémentaires de propreté et d'hygiène manquent à sa préparation.

Dans quelques villages situés loin des cours d'eau, l'eau qui sert à faire le cidre vient de mares communes qui servent souvent aux habitants, aux bestiaux, et sont souillées de leurs déjections. Les cidres alors deviennent de véritables véhicules de microbes des maladies contagieuses.

Malgré les prix modérés du poiré et du cidre, les falsificateurs ont encore fraudé sur ces liquides. Les principales sophistications qu'on fait subir aux cidres sont : le mouillage, le vinage, l'addition de glucose, de sucre, de matières colorantes ; on y ajoute aussi de l'acide salicylique pour les conserver. Comme dans le vin, ces fraudes dérivent les unes des autres ; ainsi, l'addition de glucose augmente la proportion de l'alcool ; pour ramener l'alcool à son degré normal, on y ajoute de l'eau ; la couleur est affaiblie et on arrive aux colorations artificielles.

Le cidre est une excellente boisson, généralement très peu riche en alcool. Le cidre des paysans de Normandie, de Beauce et de Bretagne dépasse rarement 3° d'alcool. On a accusé cependant le cidre de provoquer par ses acides la carie des dents et les troubles intestinaux. Les recherches de Magitot ont montré que la question de l'intégrité des dents était avant tout une affaire de race. Quant aux troubles gastro-intestinaux, ils sont passagers, chez ceux qui font pour la première fois usage du cidre et chez d'autres, ce n'est pas au cidre mais à l'eau-de-vie de marc du bouilleur de cru qu'il faut attribuer ces désordres. Contrairement à l'opinion de Charcot qui accuse le cidre de prédisposer à la goutte, cette boisson agit heureusement sur les fonctions éliminatrices : la pierre est presque inconnue chez les buveurs de cidre (Denis Dumont).

Bière. — La bière est une boisson alcoolique qui résulte de la fermentation de grains d'orge ; on en fait aussi avec du froment, de l'avoine et du seigle. Dans la fabrication de la bière, avant la mise en train de la fermentation, on est obligé de transformer l'amidon qui forme la grande partie du grain en glucose ; on obtient ce résultat en provoquant la germination des grains ; pendant ce temps, la matière amylacée subit l'action d'un ferment soluble, d'une diastase, qui solubilise l'amidon en le changeant en dextrine et en glucose. On dessèche alors le grain pour arrêter la germination ; on brasse ce grain au malt avec de l'eau chaude, on obtient ce qu'on appelle le moût, et on fait fermenter.

La bière doit être consommée pendant qu'elle est en fermentation. C'est le houblon ajouté à l'orge qui donne à la bière sa saveur et son goût légèrement amer.

Il est admis généralement de diviser les bières en bières fortes et en bières douces.

Les bières fortes sont celles dans lesquelles l'amidon du grain a été presque entièrement transformé en alcool, comme dans les bières anglaises.

Dans les bières douces, une partie seulement de l'amidon a été transformée en alcool, comme dans les bières allemandes. Ces deux sortes de bières se distinguent aussi par des fermentations et des brassages différents.

Dans les bières fortes on emploie le brassage par infusion et la fermentation haute ; on obtient les bières douces par le brassage, par décoction et par la fermentation basse, ou par dépôt.

Les bières varient suivant leur pays d'origine.

Les principales bières sont les bières allemandes, anglaises, belges, françaises et russes.

Les bières allemandes sont des bières d'orge, obtenues par la fermentation basse. Une des plus renommées, la bière de Bavière, est très nourrissante ; elle est d'une couleur brune assez foncée, provenant de la dextrine qu'elle contient ; les fabricants y ajoutent certains aromates qui lui donnent une saveur particulière.

Les bières de Vienne et de Bohème sont moins nourrissantes que celles de Bavière ; la bière de Strasbourg de couleur ambrée est plus alcoolique que les précédentes.

Les principales bières anglaises sont le porter et l'ale. Le porter est une bière très brune qui contient parfois jusqu'à 9 p. 100 d'alcool. Le stout n'est qu'une variété du porter. L'ale est aussi une bière forte qui contient 6 à 7 p. 100 d'alcool.

Certaines bières françaises se rapprochent des bières allemandes, elles sont obtenues du reste par les mêmes procédés. Les bières de Paris comprennent la bière double et la petite bière obtenues toutes deux par fermentation haute, les bières du Nord se distinguent par une saveur sineuse particulière.

Dans les bières de Belgique il entre du froment et de l'orge, mais l'orge seule est mise à germer, le froment s'ajoute au moût au moment du brassage, puis quand le moût est obtenu, on le laisse fermenter spontanément sans y ajouter de levure, en maintenant la température assez basse, de sorte que la réaction qui s'établit est lente et peut s'assimiler à une fermentation par dépôt.

La bière de Russie ou kwass est faite avec un mélange de seigle et d'orge ou d'avoine ; on laisse fermenter le moût naturellement, sans levure.

Falsification des bières. — La principale falsification de la bière porte sur le houblon, qui est en général assez cher ; on a cherché à le remplacer par d'autres substances, telles que l'acide picrique, le fiel de bœuf, saule et salicine, noix vomique et strychnine et enfin le buis.

Pour remonter des bières on les additionne d'alcool ou de sirop de glucose ; pour les conserver on y ajoute de l'acide salicylique, et enfin pour les colorer on emploie du caramel ou des dérivés de goudron de houille.

Un moyen général de reconnaître si le houblon a été remplacé par une autre substance est celui-ci : comme le principe amer du houblon est précipité par le sous-acétate de plomb, si, après avoir débarrassé le liquide de l'excès du sel de plomb, il est encore amer, c'est qu'il y a une autre substance amère que du houblon.

L'acide picrique se démontre en plongeant un petit mouchet de laine dans de la bière concentrée; il se teint en jaune s'il y a de l'acide picrique.

En traitant de la bière par un mélange de bichromate de potasse et d'acide sulfurique, on découvre la strychnine s'il se développe une coloration violette.

La salicine peut se retrouver dans le liquide provenant du traitement de la bière par le sous-acétate de plomb; après élimination des sels de plomb en excès, la liqueur obtenue doit donner une coloration rouge avec l'acide sulfurique.

Le fiel de bœuf se recherche en évaporant la bière aux deux tiers de son volume; pendant qu'elle est chaude on la traite par l'alcool amylique qui dissout les matières colorantes du fiel. Pour s'assurer s'il y a de la bile on distille l'extrait alcoolique pour chasser l'alcool et on traite le résidu, par un peu d'eau et par quelques gouttes d'une solution de sucre à 25 p. 100; on ajoute peu à peu de l'acide sulfurique concentré jusqu'à dissolution du trouble qui se forme d'abord. S'il existe de la bile, le liquide passe au jaune, puis à l'orange, au carmin, au pourpre et au violet.

Le buis agit par l'amertume de la buxine, celle-ci est précipitée par le tanin, elle n'est colorée ni par l'acide sulfurique, ni par l'acide iodique; enfin avec la potasse elle donne un précipité soluble dans un excès.

Les eaux-de-vie. — Les diverses matières qui entrent dans la composition de l'eau-de-vie sont la glycérine, l'eau, l'alcool, puis des éthers provenant de la combinaison d'acides et d'alcools supérieurs, qui donnent aux eaux-de-vie ce qu'on appelle le bouquet.

Chaque eau-de-vie renferme des principes différents. Ainsi l'eau-de-vie de grains renferme de l'éther œnanthique, des acides œnanthique et margarique, caprylique et caprique, de l'alcool amylique et des huiles odorantes.

L'eau-de-vie de pommes de terre contient de l'alcool amylique, des éthers, des acides gras, des produits huileux.

L'eau-de-vie de marc de raisin renferme de l'éther œnanthique, des alcools propylique, amylique.

Dans l'alcool de betteraves on recueille des acides gras et des alcools supérieurs.

En mélangeant l'eau-de-vie avec son volume d'éther on peut trouver l'odeur particulière du liquide, l'éther s'empare des substances composantes, on ajoute de l'eau pour amener la séparation de l'éther qu'on laisse évaporer; le résidu qui reste donne l'odeur des principes autres que l'alcool éthylique.

Variétés d'alcools. — Les alcools provenant de la distillation des vins de fruits : raisins, prunes, pommes, cerises, des résidus des cannes à sucre sont compris sous la dénomination d'alcools bon goût.

Les liquides résultant de la distillation des marcs, de la fermentation des grains, des pommes de terre, des betteraves, des maïs sont appelés alcools de mauvais goût.

Des appareils distillatoires permettent de rectifier le mauvais goût de ces alcools, on les purifie aussi par divers agents chimiques, par le noir animal, et enfin par l'électricité.

L'alcool produit par l'industrie provient de différentes sources. Mais on peut dire que de toute substance contenant du sucre, ou des hydrates de carbone capables de produire du sucre, on peut faire de l'alcool. C'est ainsi qu'on fabrique de l'alcool avec des pommes de terre; on les fait cuire, on les écrase, on y ajoute de l'orge germée, on saccharifie et on laisse fermenter.

On fait aussi de l'alcool avec le froment, le seigle et l'orge. On laisse germer, l'amidon contenu dans le grain se transforme en glucose, on saccharifie et on fait fermenter.

Le maïs, le riz, les châtaignes, le sucre de canne, peuvent produire de l'alcool; de même que les raisins, les pommes, les poires, les prunes, les cerises, les framboises, les mûres, les groseilles. On écrase les fruits pour en extraire le jus qu'on met en fermentation.

Enfin on extrait de l'alcool de la sciure de bois, que l'on saccharifie par l'acide sulfurique, et qu'on laisse fermenter. Le liquide alcoolique une fois obtenu est distillé et purifié dans des appareils spéciaux, puis livré à la consommation.

Falsifications. — Les eaux-de-vie inférieures souvent mal

rectifiées contiennent alors des quantités considérables d'alcool méthylique et amylique.

Fuchs, Portes et Ruyssen ont imaginé le procédé suivant pour prouver la présence de l'alcool méthylique. Dans 10 centimètres cubes de l'alcool à essayer, on ajoute 5 centimètres cubes d'une solution saturée de potasse fraîchement préparée, 3 centimètres cubes d'une solution alcoolique ammoniacale et quelques gouttes du réactif iodhydrargyropotassique. Si l'alcool méthylique est absent, il se produit un précipité dont la couleur est celle du soufre doré d'antimoine. Dans le cas contraire, le précipité est d'un blanc jaunâtre.

Pour trouver l'alcool amylique on se sert du procédé Jorissen, qui est le suivant : Dans un tube à essai, on met 10 centimètres cubes de l'alcool à analyser, 10 gouttes d'aniline et 5 gouttes d'acide sulfurique étendu de son volume d'eau et on agite ce mélange. S'il existe de l'alcool amylique, il se produit une coloration rouge.

Le caramel est souvent employé pour colorer artificiellement les eaux-de-vie, ainsi que le suc de réglisse et le sirop de raisin.

Résumé. — Les aliments sont des substances introduites dans l'organisme pour : 1° subvenir à ses dépenses en forces vives, 2° fournir des matériaux de réparation et de croissance.

La ration alimentaire doit nécessairement varier suivant l'état de repos ou de travail. Pettenkofer et Voit donnent les chiffres suivants pour l'ouvrier : albumine 118 grammes, graisse 50 grammes, hydrate de carbone 500 grammes, cette ration représentant 3.050 calories.

Au point de vue de l'énergie, les aliments peuvent se substituer les uns les autres, en fonction des calories qu'ils dégagent : principe de l'isodynamie. La viande est surtout riche en albuminoïdes et pauvre en hydrocarbures, la viande la plus assimilable serait le porc.

Pour apprécier la valeur sanitaire d'une viande, l'examen doit être fait à l'abattoir, après un premier contrôle sur l'animal vivant. L'odeur, la couleur, la consistance servent de contrôle.

Les viandes provenant d'animaux tuberculeux ne sont exclues que si la tuberculose est généralisée. Les viandes tuberculeuses sont détruites immédiatement. La viande trichinée est prohibée, toutefois la trichine est tuée à 70°.

Le pain est la base alimentaire du paysan français : 1,500 grammes par jour. La cuisson se fait vers 200°, mais la température au centre n'atteint pas 60°. 100 kilogrammes de farine donnent 160 kilogrammes de pain.

La pomme de terre manque totalement de graisse et ne renferme que 2 p. 100 d'albumine ; elle est inférieure à la châtaigne 3 p. 100.

Les prétendus aliments d'épargne : thé, café, maté, etc., ne sont que des excitants du système nerveux, permettant de prendre, aux dépens du corps, une énergie factice et passagère.

Le lait est un aliment complet, de composition variable suivant l'espèce animale. Le lait de vache se distingue du lait de la femme par sa richesse en caséine et sa pauvreté en graisse. Le lait d'ânesse se rapproche de celui de la femme. Lait de vache, par litre, beurre 40, caséine 34, sucre 50. Le lait provenant de vaches tuberculeuses peut renfermer le bacille de la tuberculose, il faut donc le faire bouillir pendant 10 à 15 minutes au moins. Le lait cuit est peut-être plus indigeste pour l'enfant que le lait cru.

Boissons. — La ration alimentaire normale représente déjà 1.400 grammes d'eau auquel il faut ajouter 1.100 grammes de boissons (lait compris). L'eau potable a été étudiée chapitre III.

Les boissons se divisent en boissons stimulantes : café, thé, etc., et boissons alcooliques : vin, bière, cidre, alcool. L'alcool, bien que brûlant en partie dans l'organisme, ne constitue pas un aliment véritable ; il n'est surtout pas un antidéperditeur. Les alcools sont d'autant plus toxiques qu'ils ont une molécule plus élevée, l'alcool de vin ou éthylique étant le moins toxique. Les bouquets des vins, le furfurol, l'absinthe, les aldéhydes sont des toxiques graves souvent épileptisants.

Le degré alcoolique des vins varie de 16 p. 100 à 6 p. 100 : celui de la bière 8 à 3, du cidre 6 à 2 p. 100.

CHAPITRE V

LE VÊTEMENT

L'usage du vêtement ne repose que sur des besoins conventionnels, variant selon les latitudes et les mœurs des peuples. Dans notre monde civilisé, il fait partie inhérente avec l'individu et rentre, tout au moins par son côté pratique, dans le domaine de l'hygiène.

Le vêtement a pour but de rendre le corps moins sensible aux différences de température, et de le protéger contre les chocs, les frottements, la fatigue.

Dans nos climats, la surface du corps est plus chaude que l'air ambiant, sauf quelques exceptions ; elle cède de sa chaleur aux objets environnants par rayonnement, et par conduction.

Les expériences de Weistre, de Ch. Richet sur les animaux à fourrures, que l'on peut comparer aux hommes habillés, ont prouvé la gravité de la perte de chaleur par la peau nue.

Les moutons tondus, tout en mangeant autant qu'avant la tonte, maigrissent, parce qu'ils emploient à faire de la chaleur, les aliments qu'ils eussent convertis en viande.

Richet en déterminant l'intensité du rayonnement du lapin rasé a reconnu qu'il fait dévier l'aiguille galvanométrique d'une valeur de 8°5, et celui du lapin non rasé de 4°,5 seulement.

Conductibilité des tissus. — Les expériences de Krieger et de Schuster ont eu pour but de démontrer la conductibilité des étoffes. On entourait un réservoir de laiton plein d'eau chaude, successivement d'étoffes de soie, de flanelle, de laine simples ou doubles. Le cylindre perdait 3 p. 100 en moins d'unités de chaleur avec l'enveloppe de soie double qu'avec la soie simple ; 14 p. 100 en moins avec la flanelle simple ; mais le coefficient de conductibilité des diverses étoffes était à peu près le même pour toutes.

Ce n'est donc pas la nature même de l'étoffe qui constitue l'obstacle à la déperdition de calorique, mais sa structure, son épaisseur, et la couche d'eau plus ou moins épaisse qu'elle retiendra dans ses mailles. Ainsi les vêtements les plus chauds sont-ils les vêtements de laine et les fourrures qui emprisonnent dans leurs fibres et dans leurs poils une assez grande quantité d'air. L'air a un pouvoir de conductibilité très faible, près de 100 fois inférieur à celui des matières premières qui entrent dans la fabrication des étoffes. Les vêtements donnent une certaine fixité à l'air et en font une enveloppe conservatrice de la chaleur.

Les gilets de laine à mailles lâches, portés sur la peau, avec une chemise par-dessus, sont très chauds. La chemise de lin est froide non seulement parce qu'elle est fine et mince, mais aussi parce qu'elle adhère trop à la peau ; la chemise de coton est moins froide grâce aux villosités du tissu.

Le vêtement ample, s'il est suffisamment fermé, protège mieux contre le froid qu'un vêtement collant.

La superposition de plusieurs vêtements même légers, élève le pouvoir de retenir la chaleur, ce sont autant de couches d'air qu'on interpose entre la surface du corps et l'atmosphère extérieure.

Propriétés hygroscopiques des vêtements. — Le vêtement le plus avantageux est celui qui absorbe l'eau avec facilité, et qui l'abandonne avec lenteur. La laine réunit cette double propriété ; son emploi est donc indiqué à ceux qui, par leurs travaux, ou par simple disposition individuelle, sont exposés à une active sudation, et par suite aux refroidissements brusques.

Les travailleurs manuels, les soldats en campagne, les arthritiques, les rhumatisants, doivent faire usage de la flanelle, qui les soustraira aux variations de la température.

Le vrai vêtement hygiénique serait celui qui étant imperméable à l'eau, ne le serait pas à l'air ; des recherches ont été faites par Hiller et peuvent faire croire qu'on peut atteindre ce but en imprégnant les tissus de certains sels : alun, acétate de plomb, etc. Mais nous hésitons à croire que l'imbibition à la gélatine, comme complément de l'aluminage ne diminue pas la perméabilité des étoffes et ne leur donne pas les dangers, que présentent les vêtements caoutchoutés, qui sont anti-hygiéniques ; en effet les tissus recouverts de gutta-percha ou de caoutchouc ne protègent ni contre le chaud puisqu'ils sont un obstacle à l'évaporation, ni contre le froid puisqu'ils ne retiennent pas d'air dans leurs mailles.

Influence des couleurs. — La puissance d'émission ou d'absorption des étoffes varie avec la couleur. Cependant pour l'absorption du calorique la différence des étoffes n'est sensible qu'à la chaleur lumineuse du soleil et non à la chaleur obscure. D'après Franklin, Davy, etc., voici le classement des couleurs en commençant par celle qui absorbe le plus de calorique : noir, bleu, vert, rouge, jaune, blanc.

En hiver nous devons donc porter de préférence des vêtements faits avec des tissus mauvais conducteurs et de couleurs sombres, et en été nous choisirons les tissus bons conducteurs et de couleurs claires.

Formes et adaptations du vêtement. — Il est difficile de donner des règles invariables pour la forme du vêtement, car celui-ci varie suivant les mœurs nationales, le climat, les ressources du pays, et même selon les diversités de fortune et de position.

Contrairement aux croyances ordinaires, l'esthétique et l'hygiène ne s'excluent pas, les règles de l'hygiène ne s'appliquent-elles pas à préserver la beauté du corps en lui conservant la santé, et la femme à qui échoit naturellement la garde de l'art dans le costume, ferait mieux de les consulter que de se faire l'esclave d'une *mode*, souvent ridicule et quelquefois malsaine.

L'hygiène a le droit pourtant de demander que le vêtement masculin ou féminin, ne comporte ni ligature, ni constriction, qui empêchent le libre jeu des organes, gênant la circulation, et la respiration ne causent des déformations.

La propreté du linge de corps et des vêtements est aussi de première nécessité, les vêtements en contact direct avec la peau doivent être aérés et brossés, recommandation peut-être banale mais qui n'en est pas moins négligée dans les classes populaires et même dans des classes plus élevées.

Le lit. — Le lit dans lequel nous passons presque le tiers de notre vie doit être préservé de toute cause d'insalubrité.

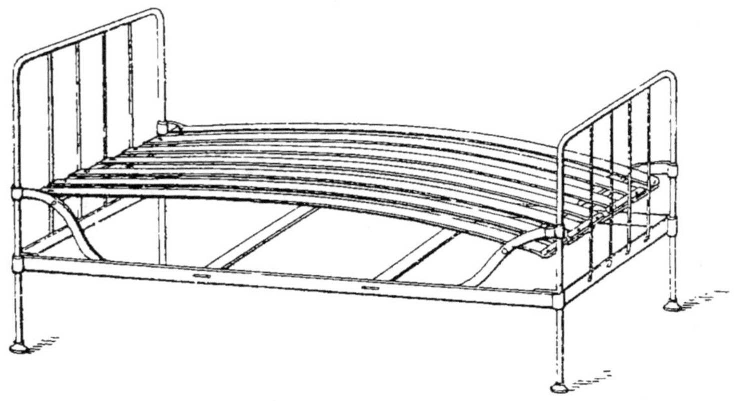

Fig. 27. — Lit en fer.

On doit préférer les lits de fer garnis de sommiers aux lits de bois.

Le lit devrait être préférablement en fer ou en cuivre, garni d'un sommier, et d'un ou deux matelas de crin. Les couvertures de laine sont le meilleur revêtement pour le repos nocturne ; on les multiplie selon la rigueur de la saison. Les édredons, d'un puissant effet pour la conservation du calorique, doivent être faits de duvet léger et sec, on ne doit en user que pour les nuits de température rigoureuse. Les matelas de plume doivent être abandonnés, ils ont deux inconvénients : trop chauds et trop mous. La plume amène des sueurs chez le dormeur, et si le lit est fait pour reposer, il ne doit point amollir.

Dans les villages et dans certaines petites villes, on ne connaît encore que l'usage de la *paillasse*, remplie de feuilles de maïs ou de paille ; elle a tout au moins l'avantage d'être détruite facilement par le feu et d'être renouvelée sans grand frais. La laine des matelas contient une assez grande quantité de substances azotées et sulfurées (10 kilogrammes pour 300 kilogrammes de laine), et ne tarde pas à devenir un terrain propre à toutes sortes de fermentations. D'où la nécessité de battre et de carder les matelas fréquemment, et, encore mieux, de les désinfecter.

Les draps de lit seront en toile de lin, ou de coton, ils sont au vêtement nocturne ce que le linge de corps est au vêtement diurne ; ils ménagent la propreté des matelas et des couvertures qui, semblables aux redingotes et aux paletots, ne sont guère changés que quand ils sont usés. Les draps de lit doivent être changés fréquemment.

Quand un traversin de crin peut suffire à soutenir la tête de l'individu, cela est préférable, mais souvent on est obligé de recourir à l'oreiller, il faut alors l'exposer souvent à l'air afin d'en renouveler autant que possible l'atmosphère intime à la faveur de la diffusion naturelle.

Le lit doit être placé dans un endroit où l'air et la lumière circulent librement autour de lui. Toutes les alcôves devraient être condamnées. Quant aux rideaux, moins il y en a, mieux ça vaut. En tout cas, ils ne doivent jamais être fermés. Chaque matin, dès le lever, le lit doit être défait, la literie mise à l'air et ce n'est qu'après un certain temps d'aération que le lit sera refait et recouvert.

Chaussures. — Il est évident que la forme des pieds a dû peu varier depuis son prototype. Que n'en peut-on dire autant de la forme des chaussures que la mode fait passer à son gré, par des phases différentes sans s'occuper de la déformation qui en résulte.

« Trouver chaussure à son pied » est un axiome que les cordonniers semblent devoir faire toujours mentir et voici, d'après A. Nystrom, ce qui résulte de leur pratique : « Des doigts de pieds atrophiés, serrés les uns contre les autres au point de remplacer leurs formes arrondies par des arêtes prismatiques permanentes ; le pouce recourbé se logeant où il peut, quelquefois sur les autres orteils, dévié de sa direction primitive ; le métatarse transformé en un moignon informe, des os atrophiés, des muscles qui ont disparu par suite de l'immobilité à laquelle on les a soumis, des callosités à toutes les saillies et à tous les points de frottement, une disposition à l'ongle incarné ; le froid habituel du pied, une disposition aux engelures et aux localisations goutteuses, etc.

Une bonne chaussure doit permettre au gros orteil de garder sa place, qui occupe le bord interne du pied et même le déborde en dedans. Les cordonniers prennent généralement mesure sur le pied en l'air, ils ont tort et on devrait leur apprendre le procédé suivant recommandé par Tourainne.

On place un pied bien d'aplomb sur un cuir à semelle ; à partir de la naissance du petit orteil, on trace avec un poinçon mousse une ligne qui contourne le pied jusqu'au niveau de l'articulation du gros orteil ; à 15 millimètres de l'extrémité antérieure de celui-ci, on tire une ligne perpendiculaire à l'axe du pied ; avec une règle placée au côté interne, à 5 millimètres en dedans du gros orteil, on réunit la ligne latérale interne avec la ligne perpendiculaire antérieure. On agit de même à l'égard du petit orteil ; mais on ne laisse entre lui et la règle que 3 millimètres. On coupe ensuite la semelle, on la retourne, on la place sur le cuir et en suivant le tracé qu'elle détermine, on coupe la deuxième semelle.

Depuis 1857, H. Meyer proposait la chaussure *dite rationnelle*, se basant sur l'anatomie et la physiologie du pied ; ses idées reprises par Manouvrier font des progrès ; on reproche aux chaussures fabriquées d'après ces principes : l'*inélégance*, et de faire les pieds en dedans, inconvénients qui, en réalité, s'ils existent, sont bien moindres que ceux qui résultent des chaussures trop étroites et trop pointues.

La semelle doit être assez épaisse, mais ne doit pas trop dépasser l'empeigne, car alors elle alourdit le soulier, et fatigue pendant la marche.

Le talon, deux à trois fois de la hauteur de la semelle, sera large — à bord extérieur vertical et non conique. Il doit correspondre au talon du pied, et non placé sur la voûte plantaire.

Les meilleures matériaux pour les chaussures sont ceux qui solides et souples, résistent aux chocs et se moulent sur le pied; c'est le pied qui doit s'imposer au cuir et non l'inverse. Ils doivent de plus être autant que possible imperméables à l'eau et perméables à l'air.

Chaussettes, bas et jarretières. — Le bas doit se mouler sur la jambe sans la comprimer, et ne doit pas être fait de tissus irritants pour la peau. C'est un intermédiaire indispensable entre la chaussure et le pied. On porte des bas en laine, en coton, en fil et même en soie, selon la saison; il faut tâcher d'éviter dans les nombreuses teintes maintenant à la mode, pour les chaussettes et les bas, celles qui sont toxiques et peuvent être la cause d'inflammation.

En été, les bas ou les chaussettes préservent le pied de la poussière et assainissent la véritable chaussure; en hiver, ils sont une protection contre le froid.

Il est à regretter que le soldat français ait encore à se fournir de chaussettes ; car tous n'ont pas le moyen d'en acheter, il est à croire que les congélations seraient moins fréquentes en hiver si cette partie du vêtement ne manquait pas, et si tous les soldats en étaient nantis.

Le bas a comme moyen d'attaché la jarretière.

La jarretière mal employée peut être la cause de graves désordres, en entravant la circulation du sang, elle provoque des varices et des ulcères; placée au-dessous du genou, elle déforme la jambe. Nous pensons qu'il est préférable de faire tenir le bas à la ceinture par une lanière élastique, l'hygiène et la plastique y trouveront leur compte.

Le corset. — Le corset survit à toutes les attaques et à toutes les dénonciations. Force est donc à l'hygiène de s'occuper de cet *engin*, qu'elle pourrait appeler son ennemi.

Le véritable but du corset est de créer des formes artificielles, de simuler là où il n'y a pas, d'atténuer, là où il y a trop, — mais pour arriver à ce résultat, les femmes s'exposent à une série d'accidents.

Par la compression du thorax et le surcroît du travail qu'il impose aux parties supérieures du poumon, le corset peut devenir cause d'emphysème vésiculaire. Par la gêne de la circulation veineuse qui oblige le cœur gauche à des efforts anormaux, il peut être la raison de dilatation cardiaque; en tout cas, lorsqu'il y a déjà hypertrophie cardiaque, le corset aggrave la situation.

En comprimant l'estomac, en abaissant le foie, en refoulant les intestins, et les organes génitaux internes, le corset entrave les fonctions digestives, et exerce une compression fâcheuse, surtout au moment de la congestion mensuelle.

Sur la question des seins, l'hygiène et l'usage du corset ne se rencontreront pas davantage. Ce n'est certainement pas le corset qui les fait naître, quand il n'y en a pas, et lorsqu'il y en a, il les compromet en ne les laissant pas à leur place naturelle.

Pour être inoffensif le corset doit réduire ses proportions à celles d'une large ceinture, destinée surtout à supporter les pièces de l'habillement : il doit s'adapter à la forme des parties qu'il soutiendra sans les comprimer, être doux et élastique, afin que les organes qu'il embrasse conservent leur libre exercice et fonctionnent librement.

La chemise. — Nous sommes loin du temps où la chemise, considérée comme un objet de luxe, était l'apanage d'une certaine classe, constituait un genre de cadeau précieux, encore la quittait-on en se mettant au lit, afin d'éviter l'usure.

La chemise est la pièce du vêtement en contact immédiat avec la peau ; elle peut être faite de lin, de coton ou de flanelle.

La chemise de toile expose, par ses propriétés, à de rapides et brusques refroidissements, quand elle est imprégnée de sueur, la chemise de coton n'a pas cet inconvénient. Quant à la flanelle, qui peut être portée sous la forme de gilet ou de chemise, elle est utile aux organismes délicats ou malades ; pour les enfants, l'éducation à l'eau froide lui est préférable en général.

La chemise demande à être changée souvent, au moins deux ou trois fois par semaine.

Le caleçon a pour effet d'atténuer le contact des vêtement à surface rugueuse que l'on met par-dessus ; en hiver il est aussi un protecteur contre le froid ; pour cette raison et pour quelques autres, le pantalon est un vêtement utile aux femmes.

Quelle que soit la mode qui régisse la coupe des vêtements, il est de première nécessité que les robes, les jupons, les redingotes et les gilets ne serrent pas trop la taille, et laissent aux membres leur libre exercice, il est entendu aussi que le tissu qui nous couvre doit varier avec les saisons, ou plutôt avec la température.

Coiffure. — D'une manière générale, la coiffure la meilleure est la moins lourde et la plus perméable à l'air.

Le chapeau à haute forme, fait en feutre, est peu perméable ; il est laid et ridicule, chez certains peuples voisins du nôtre, il est l'apanage des ramoneurs, — son seul avantage est que, vu sa hauteur, il conserve une atmosphère intérieure. — De petites ventouses d'aération sont pratiquées dans le fond des chapeaux à calottes moins hautes. — Le chapeau à bords larges sera utile à l'homme de la campagne, qui a besoin de s'abriter des rayons du soleil.

Mesures de température prise sur divers chapeaux en juillet, au soleil à Paris :

Chapeau noir haute forme.	46°
Casque d'officier marin	41°
Casque de sous-officier avec ventilateur . .	39°
Casque colonial blanc.	33°

Il est inutile d'emprisonner la tête des jeunes enfants dans une série de bonnets, qui compriment le crâne ; on pourra leur couvrir légèrement la tête afin d'éviter les refroidissements.

La coiffure naturelle de la femme est sa chevelure, — mais combien la maltraitent par des frisures au fer chaud, par l'emploi de cosmétiques et surtout par des teintures.

Le cou, en général, n'a pas plus besoin de vêtement que

la face, en tout cas, il ne doit jamais être trop serré ni par le col ni par la cravate. On doit laisser libre la circulation des gros vaisseaux. Quant à préserver le cou contre les intempéries des saisons, l'expérience montre que les personnes qui font usage du boa ou du cache-nez, sont plus sujettes aux angines et aux maux de gorge.

Les bains. — La propreté consiste à débarrasser l'épiderme des poussières extérieures qui s'y déposent, et de ses sécrétions qui s'y accumulent; le moyen le plus pratique pour arriver à ce résultat, c'est le bain. Dans l'antiquité, le bain tenait une grande place dans la vie de l'homme. il était un des devoirs de l'hospitalité. — Moïse et Mahomet ont fait des ablutions journalières, des pratiques religieuses. Mais l'Arabe s'attachant plus à la lettre qu'à l'idée, change le but de Coran. quand l'eau lui manque. le sable ou la salive servent à figurer la cérémonie. Les Grecs associaient le bain à la gymnastique pour le développement de la beauté plastique. Les premiers Romains se baignaient dans le Tibre. la République institua des bains publics payant. puis l'empire dota Rome et ses conquêtes de ces Thermes fameux où le Romain passait la moitié de la journée. Les Thermes tombèrent sous l'influence du christianisme occidental, prêchant l'austérité, le mépris de la beauté et faisant presque un devoir à ses adeptes de négliger les soins corporels, idées qui sont encore en plein épanouissement dans les couvents de femmes et d'hommes. Le moyen âge a été le temps de la malpropreté la plus intense et des maladies de peau qui en résultent. Que dire de notre époque? En Allemagne, Pettenkofer dit : « Nous avons l'habitude d'envoyer notre linge au bain. au lieu d'y porter notre peau. » A Paris la statistique donne comme moyenne 2 à 3 bains par an par habitant!

Dans cette question comme dans beaucoup d'autres, ce n'est pas les classes riche ou moyenne les plus intéressantes, car il ne dépend que d'elles seules de se procurer les soins et les bains hygiéniques, mais il faut penser aux travailleurs exposés plus que personne aux souillures extérieures, aux ménages ouvriers qui ont peu à dépenser et mettre à leur disposition des bains publics, non gratuits mais abordables à toutes les bourses.

Divers genres de bains. — On peut comprendre d'une façon générale, par le mot bain, le contact de tout le corps avec l'eau. Ce contact peut ne durer que quelques secondes, et constitue la douche, ou l'affusion, ou encore l'enveloppement dans un drap mouillé, et peut durer, selon la température de l'eau, quelques minutes, une demi-heure et même plus, le cou plongeant entièrement dans l'eau sauf la face; c'est le bain habituel. On applique aussi le mot bain au passage du corps dans une atmosphère remplie de vapeurs chaudes, ou dans une atmosphère chaude et sèche : bains de vapeurs, bains russes.

On distingue sous le rapport de la température :
Les bains froids au-dessous de 20° ;
Les bains frais, de 20 à 25 ;
Les bains tièdes de 25° à 30° ;
Les bains chauds de 37° ;
Les bains très chauds au-dessus de 37°.

Bains froids. — Un des effets de l'eau froide sur la peau est de déterminer une contraction des capillaires périphériques et un refoulement brusque du sang vers les organes internes.

L'application est de courte durée, à cette contraction succède la dilatation de ces mêmes capillaires et un reflux de sang périphérique, c'est la *réaction*, but cherché par l'application de l'eau froide. Dans certaines maladies hyperthermiques on emploie l'eau froide et l'on a obtenu de bons résultats, moins certainement par l'abaissement de la température qui en résulte momentanément, que comme effet diurétique, ce qui amène l'élimination des produits toxiques.

Bains frais (bains de mer ou de rivière). — Les bains de mer sont d'heureux effets sur les constitutions lymphatiques, anémiques et dyspeptiques ; leur effet est tonique et réparateur, à condition de ne pas les prendre trop longs et de faire beaucoup de mouvements pendant la durée de l'immersion. Il est essentiel d'avoir chaud avant de faire usage de l'eau froide.

Le bain de rivière est aussi un tonifiant très agréable en été, plus à la portée des populations ouvrières dans les villes où passe une rivière que les bains de mers ; les établissements de bains publics sur les cours d'eau sont assez nombreux, on en compte 35 dans le département de la Seine, mais, en général, ils sont mal compris, mal aménagés.

Bains chauds. — Le bain entre 30 et 37°, dans lequel le pouls et la respiration ne subissent qu'une légère modification, il n'y a pas d'échange entre la peau et l'eau. Il a une action calmante sur le système nerveux, les individus fatigués d'une longue course y trouvent un repos agréable ; c'est aussi un moyen d'amener le sommeil.

C'est quelquefois un moyen de traitement dans le cas de blessures compliquées de gangrène, ils y trouvent du soulagement et du repos.

Enfin le bain chaud est le vrai bain de propreté, l'eau chaude aide l'action du savon, débarrasse la peau de ses impuretés, lui donne de la souplesse et de l'élasticité, favorise son fonctionnement.

Bain au-dessus de 37°. — Au-dessus de 37°, l'eau exerce une action excitante sur le système nerveux et la circulation, il faut donc éviter les bains trop chauds. Ils ne sont du reste, guère employés qu'en thérapeutique, quand il s'agit de provoquer une vive révulsion de la peau.

L'utilité des bains de propreté est incontestable, mais pour en généraliser l'emploi il faut, d'une part, en inculquer la nécessité dans l'esprit du peuple et d'autre part lui faciliter les moyens d'en user sans trop grever son maigre budget.

Le premier but est assez facile à réaliser. L'instruction obligatoire permet ou plutôt doit permettre d'inculquer aux enfants les habitudes de l'hygiène. Envoyer fréquemment les enfants aux bains constituerait une excellente mesure et les hommes plus tard au régiment retrouveraient les mêmes dispositions prises en leur faveur.

Pour les femmes du peuple, au moins dans les villes, point n'est besoin de les inviter à prendre des bains. Mais pour elles surtout, il faut leur en fournir la possibilité.

L'établissement des bains à bon marché s'impose. Dès 1851 l'Assemblée nationale allouait un crédit de 600.000 francs pour encourager la création par les communes d'établissements de bains-lavoirs à prix réduits. Mais ce vote n'eut

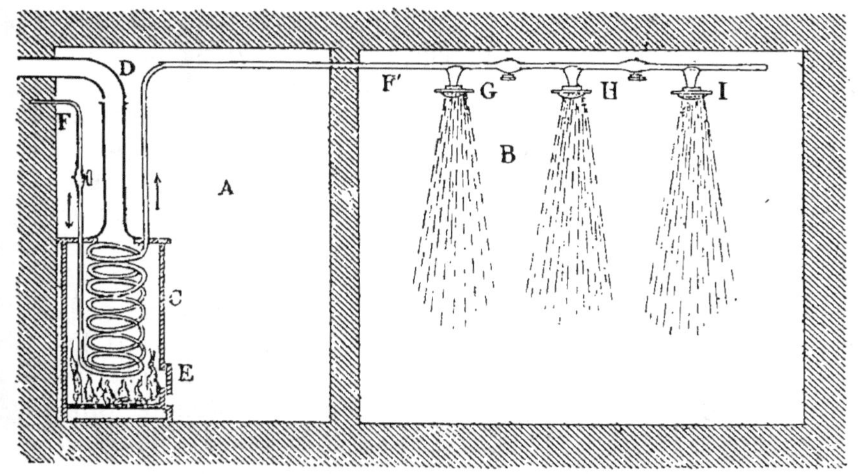

Fig. 28. — Appareil pour bain par aspersion.

aucune suite et la plupart des bains populaires en France et surtout en Angleterre sont dus à l'initiative privée. Un bain tiède exige 200 litres d'eau et par suite une certaine quantité de combustible, les baignoires se détériorent rapidement. Aussi, si à Liverpool, où le combustible est à bas prix, on a pu donner des bains à 22 centimes (2 pence), à Paris il faut compter 50 centimes; c'est là encore un prix trop élevé.

Bains-douches. — Mais aux grands bains, on peut substituer avec avantage le bain douche; ce système appliqué au début à la prison de Rouen, 1872, puis généralisé dans l'armée, rendrait de grands services dans la population civile. Déjà à l'étranger, des bains populaires ont été ainsi organisés. Dans les casernes, avec une stricte économie, on arrive à obtenir des lavages du corps total avec 8 à 10 litres ; 20 litres suffiraient dans les bains populaires.

L'eau arrive par une pomme d'arrosoir inclinée obliquement ; il est bon, en effet, que la direction ne soit ni horizontale ni verticale. La température de 30° paraît être la plus favorable. 5 à 10 grammes de savon de Marseille suffisent pour amener un nettoyage suffisant. Nous avons remis cette question plus loin, au chapitre *Villes* (p. 374). Elle présente en effet un intérêt municipal de premier ordre.

Les piscines ne permettent pas un lavage au savon, elles offrent en outre l'inconvénient d'une grande promiscuité, mais elles sont économiques, même quand on assure un écoulement d'eau suffisant pour entretenir l'eau propre et elles offrent ce précieux avantage, qu'elles attirent le baigneur plus souvent par la perspective d'un passe-temps agréable.

Cosmétiques. — Les cosmétiques employés pour orner le visage et corriger la nature sont souvent dangereux par les substances toxiques qu'ils renferment. Ils ont en outre l'inconvénient de boucher les pores et d'en amoindrir le fonctionnement sécrétoire. Les parfumeurs bravent d'ailleurs la loi qui défend, même aux pharmaciens, de vendre des produits dangereux sans ordonnance du médecin. A une certaine époque, l'Académie de médecine, émue de plusieurs cas d'empoisonnement, conseilla même des visites de contrôle chez les parfumeurs.

Les parfums et cosmétiques faits avec des amandes amères peuvent être dangereux par l'acide cyanhydrique (prussique) qu'ils contiennent ; certains fards rouges, par le minium et les sels de mercure ; certains fards blancs, par la céruse. D'autres produits contiennent de l'acide acétique, du nitrate d'argent, des huiles et graisses qui rancissent et irritent la peau. Les pâtes épilatoires renferment du sulfure d'arsenic et de la chaux vive, etc...

L'emploi habituel des cosmétiques ne permet pas de conserver longtemps le teint frais. La peau est irritée ; il s'y forme des rides précoces : on finit par avoir, en peu de temps, la figure parcheminée comme celle des vieilles actrices. Il faut proscrire toutes les substances dont la composition n'est pas exactement connue et se défier du savon même, lorsqu'il est trop fortement coloré et qu'il n'est point rigoureusement neutre (MONIN).

RÉSUMÉ. — Les vêtements ont pour but de maintenir directement autour de nous un milieu thermique convenable. Les vêtements les plus chauds (laines et fourrures) emprisonnent une certaine quantité d'air formant matelas isolant. La couleur influe également : le noir absorbant le plus de calorique et le blanc fermant l'échelle.

Les vêtements doivent être amples, sans lien constricteur : jarretières, ceintures, col, etc., qui gênent la circulation.

La chaussure dite rationnelle, permet seule au gros orteil de conserver sa place naturelle et d'éviter les déformations du pied.

Les vêtements en contact direct avec le corps doivent être fréquemment changés et, en tout cas, il est indispensable de changer les vêtements de jour et de nuit. L'emploi de la flanelle peut rendre des services chez les sujets à sueurs profuses.

Les bains se divisent en bain froid 20°, bain frais 20 à 25, tièdes 25 à 30, chauds 37, très chauds 39°. Un bain par semaine est un minimum. Mais on peut pour les bains populaires substituer aux bains ordinaires (200 litres d'eau coûtant au minimum 0,40 ; les bains-douche (20 litres coûtant 0,10).

CHAPITRE VI

HABITATION

L'habitation est un milieu artificiel construit par l'homme pour se mettre à l'abri des intempéries et s'isoler du milieu extérieur.

Les hommes primitifs et à l'heure actuelle certaines populations cherchent encore dans les cavernes l'abri nécessaire, mais là encore, par suite des modifications qu'ils apportent au travail géologique, les habitants tendent à en faire un milieu artificiel ; en tout cas, les troglodytes sont l'exception, nous n'avons pas à nous en occuper ici. Nous laisserons de côté également les huttes des sauvages et les cabanes de neige glacée des Esquimaux et même la tente de l'Arabe pour n'étudier que les conditions mêmes de l'habitat chez les peuples modernes.

Choix de l'emplacement. — Très souvent, l'emplacement de l'habitation est imposé par des conditions sociales ou autres et l'hygiène ne peut intervenir qu'en cherchant à tirer le meilleur parti d'une position quelquefois très défectueuse.

Il y a lieu d'étudier successivement : la situation, l'orientation, la nature du sol.

La *situation* dépend nécessairement d'un certain nombre de conditions se rattachant à l'orographie de l'endroit. Il est évident qu'en principe, il est préférable de bâtir sur les hauteurs ou à mi-côte que dans les bas-fonds. Mais on conçoit combien il est difficile de réaliser ces conditions. C'est ainsi que partout où l'on peut disposer de forces hydrauliques, les usines, et avec elles les habitations ouvrières, se groupèrent à proximité de l'eau. On peut même poser en principe, que les hommes ont toujours cherché le voisinage des cours d'eaux, et que lorsqu'ils ont été habiter les hauteurs, c'était surtout pour se défendre contre leurs semblables : la stratégie plus que l'hygiène dictait leurs choix.

Orientation. — L'habitation doit recevoir la lumière directe du soleil une partie du jour. Voit posait en principe un minimum de quatre heures d'ensoleillage complet, c'est-à-dire de toute la façade.

Si cette opinion est excellente au point de vue technique et admise par tous les hygiénistes, il n'en est pas de même de la direction à donner à une maison pour son orientation minima. On conçoit que si la façade est tournée vers le sud, toutes les pièces regardant le nord sont par suite sacrifiées.

La disposition qui permet une répartition égale des deux façades de la maison est par suite la direction méridienne, les deux façades étant tournées vers l'est et vers l'ouest et recevant les rayons de soleil presque perpendiculairement.

Dans les villes, le choix de l'orientation n'est plus facultatif. On peut simplement conseiller pour les rues nouvelles, l'orientation méridionale (N.-S.) dite *royale* pour les raisons indiquées plus haut. Mais l'ensoleillage doit surtout être cherché dans la largeur des rues proportionnée à la hauteur des étages.

Préparation du sol. — Les conditions favorables pour le choix d'un terrain destiné à recevoir l'habitation sont : La perméabilité et l'éloignement de la nappe d'eau souterraine : un sol sableux, du gravier, du calcaire léger constituent une assise excellente, si la nappe d'eau souterraine n'apparaît qu'à 4 à 6 mètres environ. Cette condition de la perméabilité exclue d'une part les terrains argileux, où l'eau stagne sans pouvoir s'écouler, et d'autre part les roches dures comme le granit, les calcaires compacts, qui outre les difficultés qu'elles peuvent présenter à la construction, s'opposent à la destruction spontanée des immondices par les phénomènes d'oxydations décrits plus haut. Toutefois ces inconvénients sont moins sensibles, si la déclivité du terrain combinée avec un apport d'eau suffisant permet le nettoiement constant de la surface.

Quand ces conditions ne sont pas remplies, et c'est le cas fréquent, il est possible de remédier artificiellement aux défectuosités par un aménagement approprié, en s'opposant à la pénétration de l'humidité, soit en asséchant le sol, soit en isolant l'habitation.

Asséchement. — L'asséchement s'obtient au moyen du drainage préalable, soit en disposant au-dessous des fondations à un mètre au moins au-dessous du niveau des caves, un épais lit de gros graviers, soit en utilisant les systèmes de drainage en poteries, dont nous avons parlé page 28.

Le point important est dans ce cas d'assurer l'évacuation des eaux de drainage vers le thalweg de la vallée et dans le cas où cette évacuation est impossible, vers un puits absorbant qui traverse l'assise imperméable cause de la proximité de la nappe d'eau souterraine.

Il est souvent utile et économique de combiner les travaux de drainage du terrain avec la pose des tuyaux d'évacuation des nuisances. (Canalisation de Leipzig.)

La canalisation seule des égouts est souvent une cause suffisante d'asséchement d'un terrain. L'eau en effet suit la paroi externe des canaux et il se fait ainsi un véritable drainage extérieur.

Blindage. — Quand la nappe d'eau souterraine est trop riche pour qu'on puisse espérer l'assécher par le drainage, il faut alors recourir soit à la construction sur pilotis, soit au blindage : on construit alors au-dessous de la cave une surface isolante (asphalte, bitume, ciment).

En Allemagne et en Angleterre, pour empêcher l'humidité tellurique de remonter par capillarité dans les murs, on laisse autour des fondations un espace libre, *area*, dans lequel l'air peut circuler librement et on place dans la maçonnerie, à une faible hauteur du sol, une assise de matériaux imperméables, ardoise, plomb, ou mieux encore des briques creuses en argile vitrifiée.

Préservation de l'air tellurique. — Le blindage du sous-sol préserve l'habitation non seulement contre l'humidité, mais encore contre les émanations de l'air tellurique, qui, par suite des différences de température entre le sol et l'habitation, peut être aspiré dans cette dernière. Quand les subconstructions sont suffisantes, que les caves sont ventilées, le danger de l'air tellurique nous paraît bien problématique, étant donné sa composition et sa pauvreté en micro-organismes. Si Fodor a trouvé qu'à Buda-Pesth, la fièvre typhoïde fait deux fois plus de victimes et le choléra quatre fois plus dans les maisons non isolées du sol que dans les maisons avec caves, il faudrait étudier en outre toutes les conditions d'hygiène différentes entre ces habitations.

Matériaux de construction. — Le constructeur d'une maison n'a pas toujours le choix des matériaux, les considérations financières priment toujours les considérations hygiéniques et on cherche avant tout à utiliser les matières qui se trouvent à proximité, et par suite les moins coûteuses. La vue seule d'un village suffit souvent au géologue pour lui indiquer le facies géologique du terrain qu'il parcourt.

Toutefois dans les villes surtout, la facilité et l'économie des transports, surtout quand ils peuvent se faire par eau, permettent un plus grand choix dans les matériaux. Les progrès réalisés dans l'industrie du fer ont modifié beaucoup également les constructions, quelquefois il est vrai au détriment de l'hygiène.

Le but de l'habitation étant d'assurer à l'habitant un milieu intérieur à l'abri des variations atmosphériques, les parois doivent répondre à deux conditions principales :

1° Etre réfractaires à l'humidité ;

2° Etre mauvaises conductrices de la chaleur. Mais en outre de la protection qu'ils doivent assurer à l'intérieur contre les variations atmosphériques, les parois doivent encore contribuer à la purification de l'air intérieur, d'où cette troisième condition ;

3° Etre perméables à l'air.

Nous verrons plus loin que cette troisième condition

n'est nullement incompatible avec la première et qu'il existe des matériaux perméables à l'air et imperméables à l'eau.

1° Pendant la construction, les matériaux sont nécessairement humides, la chaux qui sert à les cimenter absorbe au moment de la fabrication du mortier les trois quarts de son poids en eau, la plus grande partie de cette eau, il est vrai, forme avec la chaux des combinaisons chimiques stables et cette eau ne peut plus s'évaporer ; 5 p. 100 à peine restent libres. C'est cette eau en excès qui donne aux maisons neuves leur humidité. Mais si les matériaux ne sont pas trop hygroscopiques, si les nitrates et les chlorures ne sont pas en excès, l'assèchement se fait plus ou moins rapidement et il suffit, en été, de quatre mois, en hiver de six mois pour « sécher les murs ».

Mais les parois sont exposées à recevoir les condensations de la vapeur d'eau atmosphérique : pluies, brouillards, rosée, etc., et il est nécessaire qu'elles ne se laissent pas pénétrer facilement par cette eau, qu'elles soient très peu hygrométriques. Les grès, surtout ceux de formation tertiaire, comme les grès de Fontainebleau, doivent surtout être rejetés. Un morceau de ces grès de 50 centimètres d'épaisseur en contact avec l'eau sur l'une de ses faces, laisse voyager l'eau avec la plus grande rapidité, en quelques heures, l'eau apparaît à la face opposée. Les granits sont imperméables, mais ils s'opposent également au passage de l'air.

La lutte contre les variations thermiques ne peut s'obtenir qu'en donnant aux murs une certaine épaisseur. Trélat donne le type idéal d'une telle paroi au point de vue thermique. Elle serait composée d'une matière assez isolante, et elle serait assez épaisse pour que les écarts de température extérieure n'eussent jamais le temps d'atteindre les profondeurs de l'ouvrage jusqu'à gagner la face interne. Mais comme le fait remarquer Trélat, une semblable paroi dans nos latitudes entre 42 et 52° devrait avoir deux mètres au moins d'épaisseur. Sans réaliser cet idéal, on peut toutefois obtenir des parois assez isolantes. A Paris, on donne aux murs de façade une épaisseur de $0^m,50$ quand on les construit en pierres calcaires et de $0^m,35$ quand on emploie la brique. La brique en effet possède un pouvoir isolant double de celui de la pierre. Mais ces épaisseurs sont absolument insuffisantes, et il faudrait, si on ne veut les modifier doubler la capacité isolante des murs par un revêtement intérieur en bois de $0^m,07$ pour les murs calcaires, de $0^m,035$ pour les murs de briques. Trélat, préoccupé uniquement de l'isolement, conseille encore un revêtement d'étoffe de laine de $0^m,05$, la laine étant 23 fois plus isolante que le calcaire. Mais cette dernière a le grave inconvénient de constituer un véritable réceptable pour les micro-organismes.

Une pratique qui tend à s'établir depuis quelque temps et qui a été appliquée par Tollet dans les pavillons d'hôpitaux et les casernes qu'il a construits est celui des murs à doubles parois, l'extérieure de $0^m,25$, l'intérieur de $0^m,11$, entre lesquelles se trouve une couche d'air de $0^m,20$ formant un véritable matelas contre la déperdition du calorique, matelas dont la puissance de protection est encore augmentée par l'usage de briques creuses dans les constructions de ces deux parois. D'après Tollet cette triple paroi de $0^m,56$ d'épaisseur équivaudrait, comme puissance de protection, à un mur plein de $0^m,80$. Le même constructeur pense même qu'une pareille épaisseur est loin d'être toujours indispensable, et que pour certaines constructions légères et peu étendues une paroi extérieure de $0^m,11$ et une paroi intérieure de $0^m,05$ séparée par u espace vide de $0^m,09$ suffiraient.

Perméabilité. — La plupart des matériaux habituellement employés à la construction des murs sont plus ou moins perméables à l'air.

Cette perméabilité peut être démontrée de bien des façons, et l'expérience fort simple de Pettenkofer est classique. Après avoir scellé deux entonnoirs sur les deux bases d'un cylindre taillé dans un des matériaux de construction (mortier, pierre, brique) et avoir revêtu d'un enduit imperméable les surfaces de ce cylindre, on parvient en soufflant par l'extrémité d'un de ces entonnoirs à éteindre la flamme d'une bougie placée à l'extrémité de l'autre entonnoir.

Lang a déterminé le coefficient de perméabilité de plusieurs matériaux et donne les coefficients de perméabilité suivants :

Tuf calcaire	7,980
Bois de pin	1,890
Mortier	0,907
Briques suivant la provenance . . .	0,383 à 0,132
Grès vert	0,130
Bois de chêne	0,067
Briques émaillées . . . . , . . .	0,000

Marker a trouvé que la quantité d'air qui passe en une heure à travers 1 mètre carré de surface de 1 centimètre d'épaisseur pour une différence de température de 1 degré est pour :

Grès vert.	$1^{mc},60$
Calcaire	2 ,32
Brique	2 ,83
Tuf	3 ,64
Brique poreuse.	5 ,12

Le calcaire grossier du bassin de Paris, le *vergelé*, constitue un type excellent, même sous une épaisseur de 1 mètre, l'air passe encore en quantité notable et cependant l constitue une paroi réfractaire à l'humidité.

Cette question de la perméabilité des parois est encore aujourd'hui discutée. Trélat est un des défenseurs les plus fervents : si on considère une salle habitée close par un mur perméable, voici, dit-il, ce qui s'y passe.

L'air extérieur y voyage de dehors en dedans tandis que l'air intérieur y voyage de dedans en dehors. Ce dernier charrie avec lui les *fumiers* humides et gazeux résultant de la vie enfermée. La rencontre de ces deux courants, réducteur et réductible, produit l'oxydation des fumiers et ruine leur activité nocive. Il se fait là une véritable épuration tout à fait comparable à celle qu'on obtient sur un champ poreux et perméable arrosé par des eaux d'égouts courant en rigoles. (Trélat. *Congrès d'hygiène de Londres,* 1891.)

Les adversaires de la perméabilité, objectent surtout le séjour des microorganismes dans les pores des parois. Ce sont de véritables éponges où s'arrêtent les microbes et leur destruction est tout au moins hypothétique ! Telles sont les deux opinions en contradiction.

Nous croyons toutefois que celle défendue par Trélat réunit aujourd'hui la majorité des hygiénistes.

Nous avons vu que Trélat conseillait le revêtement en bois pour lutter efficacement contre les variations thermiques. L'emploi cependant du bois présente quelques inconvénients. Il reste toujours, quelles que soient les précautions prises très hygroscopiques, il est attaquable par certains insectes, enfin en cas d'incendie, il fournit un aliment important au feu. Ainsi l'emploi du bois comme matériau de charpente tend-il à diminuer et à céder la place au fer, qui, lui, est incombustible et sous un faible volume présente une résistance beaucoup plus grande. C'est même cette dernière considération qui fait le succès du fer : car son incombustibilité est contre-balancée par sa conductibilité, sa dilatabilité, qui fait que dans un incendie, les pilastres en fer en se dilatant, amènent la chute des murailles. Les grands froids pouvant déterminer le même résultat par la rétractilité.

Revêtement des murs. — Pour lutter contre l'humidité, on emploie souvent des enduits hydrofuges : vernis, peinture au goudron, à la laque, silicatisation. L'extérieur des maisons subit le crépissage. Dans l'intention de pouvoir laver facilement et sans inconvénient l'intérieur des habitations on cherche à le recouvrir d'un revêtement ne donnant pas prise à l'eau : parois stuquées, briques vernissées, caveaux émaillés. Toutes ces dispositions permettent une asepsie meilleure, elles ont leur raison d'être dans les salles d'opération. Dans les autres pièces, il est présomptueux d'affirmer que c'est un progrès, puisque tous ces dispositifs ont pour résultat de s'opposer à la perméabilité des parois.

Le badigeonnage à la chaux, qui a le grave inconvénient d'être très laid, présente de grands avantages au point de vue de l'hygiène. Il laisse les parois perméables à l'air et, étant peu coûteux, il peut être fréquemment renouvelé.

Au sujet de la décoration des murs intérieurs, l'hygiène est forcée d'entrer en composition avec la mode et le goût. Les peintures des murailles ne devraient jamais être faites avec des sels de plomb ou d'arsenic. Partout le blanc de zinc devrait être substitué au blanc de plomb. Les anciens papiers aux tons brillants, ont donné lieu à des accidents graves par les poussières arsenicales ou plombiques qu'ils laissent tomber dans l'atmosphère, aujourd'hui l'industrie livre des papiers de tenture élégants, aux tons généralement plus mats et qui ne renferment pas de substances toxiques.

Signalons le conseil donné par Vallin, d'ajouter à la colle destinée à faire adhérer le papier quelques antiseptiques (acides salicylique ou borique 15 p. 100) pour prévenir les putréfactions possibles.

Quant aux tentures, aux tapisseries, elles constituent des réceptacles à microbes, d'autant plus dangereux qu'ils ont plus de valeur marchande. Car on hésite, dans ce cas, à les livrer aux agents de désinfection, quand un cas de maladie contagieuse éclate dans l'habitation.

Planchers. — Les parois horizontales, soit qu'elles reposent sur le sol, soit qu'elles séparent les divers étages d'une habitation, doivent être imperméables. Nous avons vu, au début de ce chapitre, les précautions conseillées pour s'opposer à la pénétration de l'air tellurique ; les inconvénients sont peut-être plus grands de la pénétration de l'air d'une pièce habitée dans une autre.

L'imperméabilité est donc la condition essentielle. Il est facile de l'obtenir avec l'asphalte, le bitume, le ciment, les mosaïques, les carrelages sur ciment avec des carreaux, de grès cérame vitrifiés, de verre, mais tous ces procédés ont le défaut d'être très lourds, de surcharger la construction, enfin d'être moins élégants que le bois. Aussi emploie-t-on le plus communément dans les habitations les planchers.

Les planchers doivent être inimprégnables par les substances organiques liquides et étanches pour ne laisser s'accumuler aucune poussière dans l'espace situé au-dessous : l'entrevous.

L'inimprégnabilité du plancher s'obtient en faisant pénétrer à la surface du plancher différentes substances : encaustique, huile de lin, huile de résine, coaltar. Cette dernière substance est de toutes la préférable. Le goudron ordinaire de houille, additionné au besoin d'un peu d'essence de térébenthine répandue à chaud avec un pinceau sur le plancher à raison de 1 kilogramme au plus par 10 mètres carrés. Il faut toujours mieux mettre trop peu de goudron que d'en mettre trop (Richard).

Il suffit quand le parquet est bien goudronné de faire cette opération une fois par an.

Même avec le coaltar, l'étanchéité n'est pas parfaite, les poussières s'accumulent dans l'entrevous. Or depuis le travail d'Emmerich (en 1885) des observations se sont multipliées, démontrant le danger de ces poussières ; la présence de bacilles pathogènes, tel le cas de la caserne de Jitomir, où la fièvre typhoïde sévissait sur certaines compagnies et qui cessa quand les planchers furent complètement désinfectés, le médecin major russe Chour, ayant signalé la présence du bacille d'Eberth dans les poussières de l'entrevous.

On a donc conseillé, soit de combler les entrevous avec des substances antiseptiques, tourbe et chaux éteinte, mousse de laitier provenant des scories en fusion, soit d'avoir des parquets très facilement démontables, système Guérin, pour permettre l'enlèvement des poussières et la désinfection complète, soit encore la suppression complète de l'espace vide, en noyant le plancher dans un ciment quelconque (système Canard).

Plafonds. — Les plafonds ne comportent qu'une seule indication, la réduction au minimum des anfractuosités. Aussi a-t-on renoncé depuis longtemps, aux petites poutres multipliées, donnant un cachet si pittoresque, il est vrai. L'emploi du fer a même fait supprimer les grosses poutres en bois faisant saillie. Aujourd'hui on demande la suppression des intersections droites et leur remplacement par des surfaces courbes. Cette disposition permet évidemment un nettoyage plus facile, mais, en dehors des milieux hospitaliers, c'est une exigence au moins excessive.

Distribution des locaux. — Les habitations constituées par un seul rez-de-chaussée ne se rencontrent qu'à la campagne. Dans les villes, par suite du prix des terrains, on constate une tendance de plus en plus marquée à chercher en hauteur l'espace qui manque en surface.

Les rez-de-chaussée, s'il existe au-dessous une cave bien construite et s'il est lui-même légèrement surélevé au-dessus du sol, constitue un milieu sain, la construction est isolée. Mais dans les villes, les rez-de-chaussée ne reçoivent généralement pas une quantité suffisante d'air, surtout quand la rue ou la cour intérieure est trop étroite.

Les pièces construites en sous-sol ne devraient jamais être destinées à l'habitation. Les caves ont un double but : assurer l'indépendance hygrométrique et atmosphérique de la maison avec le terrain ; servir de magasin pour les liquides et les objets que l'on veut maintenir à température à peu près constante. Nous avons assez insisté sur la nécessité de l'étanchéité des sub-constructions pour ne pas y revenir.

On n'habite généralement pas dans les caves proprement dites, mais les sous-sols sont souvent utilisés, sinon comme demeure permanente, au moins comme cuisine ou ateliers. Les précautions recommandées au congrès des hygiénistes allemands à Munich en 1875, bien que n'étant que des palliatifs, peuvent être indiquées, comme des exigences minima quand les sous-sols doivent être occupés. Le sol du logement souterrain doit être à un mètre au moins de la nappe d'eau souterraine. La moitié du sous-sol hors de terre et le sommet des fenêtres à 1 mètre au-dessus du niveau du trottoir. En outre des fenêtres, larges et multipliées, la ventilation permanente doit être assurée par des cheminées d'appel ou des ventilateurs. Il faut se rappeler qu'ici l'aération continue par perméabilité des parois n'est précisément pas réalisable.

Etage. — Les règlements municipaux réglementent la hauteur des maisons dans les villes, le maximum étant déterminé d'après la largeur des rues. On a même posé en principe que la hauteur des maisons ne doit pas dépasser la largeur des rues. Cette proportion n'est observée que dans les grandes artères.

La hauteur des maisons présente de nombreux inconvénients. La lumière et l'air pénètrent difficilement dans les étages inférieurs, quand les espaces compris entre les corps de bâtiments sont parcimonieusement calculés. Pour ne pas surcharger les constructions, on réduit au minimum l'épaisseur des murs, d'où une résistance très faible aux variations thermiques dans les appartements supérieurs. Enfin l'ascension répétée de 5 étages n'est pas sans danger pour l'appareil circulatoire. L'emploi des ascenseurs serait un correctif pour ce dernier inconvénient, mais nous sommes loin de pouvoir compter sur sa généralisation, surtout dans les maisons d'ouvriers. Nous devons encore mentionner les difficultés de sauvetage en cas d'incendie. La hauteur minima des appartements est fixée à $2^m,7$, c'est un chiffre trop bas, qui doit être porté à 3 mètres, pour assurer une bonne aération et surtout un bon éclairage naturel.

Disposition des pièces. — Un minimum de deux pièces pour une famille même sans enfant est certainement indiqué. Il y a nécessité à pouvoir disposer d'une pièce où se font les manipulations ordinaires de la vie d'un ménage. Malheureusement ce minimum est loin d'être réalisé et le nombre de familles ouvrières ne disposant que d'une seule pièce est considérable.

A Paris, il existe ainsi 275,000 logements constitués par une seule pièce et 226,000 comprenant deux locaux séparés. Mais ces chiffres ne doivent pas être pris à la lettre. Ainsi que le fait remarquer Bertillon (congrès d'hygiène de Buda-Pesth, 1893), un grand nombre de logements d'une et de deux pièces sont occupés par une personne seule, très souvent ne séjournant pas dans ce logement pendant toute la journée. Ce qu'il importe surtout de combattre, c'est le *surpeuplement*. Comme base de statistique Bertillon appelle surpeuplé tout logement dans lequel le nombre des habitants dépasse du double le nombre des pièces.

A Paris 332,000 habitants sont ainsi logés, soit 14 p. 100 de la population totale et c'est là un chiffre faible comparé avec celui donné par quelques capitales.

Paris	14 p. 100
Berlin	28 —
Vienne	28 —
Moscou	31 —
Saint-Pétersbourg	46 —
Buda-Pesth	71 —

Toutefois ces chiffres demanderaient encore une correction importante : l'estimation du cube moyen par tête.

D'après l'Annuaire de Berlin, le nombre de décès survenus dans les logements ouvriers, suivant le nombre de pièces qu'ils occupent :

1 pièce	163,5	
2 pièces	22,5	sur 1,000 habitants.
3 pièces	7,5	
4 pièces	5,4	

Korosi donne la moyenne suivante de l'existence :

1° Pour les personnes qui ne sont pas plus de deux dans une pièce, les décédés avaient succombé à 47 ans en moyenne ;

2° Dans ceux habités par 2 à 5 personnes dans une chambre, les décès survenaient à 39 ans en moyenne ;

3° Dans ceux habités par 5 à 10 personnes, la mort survenait à 37 ans ;

4° Pour plus de 10 personnes, à 32 ans.

Dans la classe plus aisée, on dispose d'un certain nombre de pièces ayant chacune un usage différencié.

La salle à manger et le salon ne sont que des lieux de passage, où le séjour est toujours de courte durée. Nous n'en parlerons que pour déplorer la place qu'ils occupent trop souvent au détriment de la chambre à coucher, réduite comme cube d'air et reléguée souvent sur la cour.

C'est cependant cette pièce qui devrait réunir le plus de confort : Cube d'air en excès, aération facile par de larges fenêtres, lumière directe, toutes conditions dont nous verrons plus loin l'importance. A propos du lit on verra plus loin l'inconvénient des baldaquins à rideaux et des alcôves.

La cuisine, éloignée si possible du milieu de l'appartement, placée au rez-de-chaussée dans les maisons particulières doit être largement aérée. Les fourneaux potagers ou l'on brûle à feu nu du charbon de bois, en ménageant souvent le tirage, fournissent de l'oxyde de carbone dont il est indispensable d'assurer l'évacuation, en plaçant toujours sous une hotte formant appel d'air. L'évier destiné à recevoir les eaux ménagères doit être muni d'un obturateur hydraulique destiné à empêcher le reflux des gaz et des odeurs, surtout si le tuyau communique avec les égouts. L'eau à portée de la main favorise la propreté.

Les cuisines des grands établissements sont des locaux insalubres au premier chef, presque toujours mal ventilés et la profession de cuisinier est une des plus malsaines.

La question des cabinets d'aisance sera étudiée avec plus de fruit en partant de l'évacuation des *nuisances*. Il est toujours préférable de l'éloigner du milieu habité, mais sans sacrifier cependant l'éclairage et l'aération. Trélat demande que les cabinets soient parfaitement ensoleillés, c'est souvent une condition difficile à réaliser, mais sans exiger une situation privilégiée dans l'appartement, il est bon qu'ils soient clairs, surtout dans le but de faciliter la surveillance de l'entretien. Dans les petits logements, les cabinets sont souvent communs pour plusieurs familles. Cette pratique est déplorable tant au point de vue de l'hygiène, personne n'étant responsable de leur propreté, qu'au point de vue moral.

AÉRATION

Milieu respiratoire. — L'atmosphère quelles que soient les causes qui tendent à modifier sa composition, par suite de son immensité, des mouvements incessants qui s'y produisent et de la purification spontanée incessante (action chlorophyllienne, nitrification et précipitation) maintient toujours la fixité des proportions de ses éléments constituants; mais il n'en est plus de même quand il s'agit des espaces clos. L'air des habitations constitue un espace clos où sont réunis un certain nombre de causes de viciations. Il importe donc que cet air, usé, sali, soit continuellement remplacé par un air normal venu du dehors, tel est le but de la ventilation.

Causes de l'altération de l'air des habitations. — Les principales causes de l'altération de l'air sont :

1° Les excreta volatils ou gazeux des êtres vivants;

2° L'éclairage et le chauffage;

3° Les foyers de fermentation.

Les excreta volatils des êtres vivants.

On sait que l'air expiré renferme 4 p. 100 d'acide carbonique, alors que l'air atmosphérique ne renferme que des traces de ce gaz. D'après les derniers travaux de Richet et Hanriot, confirmatifs d'ailleurs des nombreuses recherches antérieures, on obtient pour un homme adulte par kilogramme et par heure.

	Par kilogr. et par heure.	Pour un homme de 70 kilogr. par heure.
Ventilation	9,900	700
CO_2 en poids	0,64	45
Proportion de CO_2 dans 100 volume d'air	3,54	
Proportion d'O_2 absorbé dans 100 volumes	4,23	
Quotient respiratoire $\dfrac{CO_2}{O_2}$	0,84	

C'est donc par adulte 25 grammes ou 25 litres environ d'acide carbonique rejeté dans l'atmosphère confiné de l'habitation, et ce au détriment d'une quantité un peu supérieure en volume d'oxygène en moins.

Mais ces chiffres correspondent à l'individu au repos à l'état de veille. (Pendant le sommeil, ils sont un peu plus faibles.) Quand il y a travail musculaire, les chiffres peuvent être doublés et même triplés dans un travail énergique. Toutefois, et c'est là un fait intéressant au point de vue physiologique, c'est surtout l'excrétion de l'acide carbonique qui subit cette augmentation, beaucoup plus que l'absorption d'oxygène.

Pour 100 kilogrammètres effectués, nous dégageons $0^{lit},400$ d'acide carbonique et n'absorbons que $0^{lit},300$ d'oxygène (Richet et Hanriot).

Il faut encore ajouter à ces chiffres, ceux de l'acide carbonique exhalé par la peau, mais la perspiration cutanée est si faible qu'on peut, au point de vue de l'acide carbonique tout au moins, ne la citer que pour mémoire.

Il n'en est pas de même de la vapeur d'eau. La peau est le siège d'une évaporation incessante qui oscille entre 600 et 1.800 grammes dans les vingt-quatre heures, alors que par le poumon l'évaporation atteint à peine 300 grammes. Cette quantité d'eau est bien suffisante dans un espace clos pour amener un certain degré d'humidité et même déterminer la saturation de l'atmosphère, condition si défavorable aux échanges.

Pour expliquer les accidents graves, quelquefois mortels, survenus chez des individus placés en grand nombre dans un espace clos ou tout au moins très mal ventilé, et alors qu'il était impossible d'admettre que la proportion d'acide carbonique en excès ou d'oxygène en déficit ait atteint un chiffre capable d'entraîner la mort, on a invoqué l'existence dans l'air expiré d'un agent toxique, d'un *miasme* suivant l'antique expression.

Hermans, en 1883, analysant l'air d'un espace clos, dans lequel avait respiré pendant huit heures un homme préalablement baigné, n'avait trouvé aucune trace de matières organiques. Mais en 1888, les recherches de Brown-Sequard et de d'Arsonval rappelèrent l'attention sur cette question. Faisant respirer à des animaux disposés dans des étuves closes, alimentées par l'air passant successivement d'une cage à l'autre, ils virent les animaux succomber plus ou moins rapidement alors que le tant pour cent d'acide carbonique ne dépassant pas dans la cage n° 12 de 4 à 6 p. 100. Pour démontrer encore mieux que l'acide carbonique ne pouvait être incriminé ; l'air sortant de la cage 12 après avoir barboté dans des perles imbibées d'acide sulfurique où il abandonnait ses principes toxiques, sans perdre son acide carbonique arrivait dans une cage 13 et l'habitant de cette cage n'était pas incommodé.

D'Arsonval et Brown-Sequard concluaient que les poumons sont un foyer de production d'un poison volatil, que ce poison est bien plus meurtrier chez certains individus que chez d'autres ; les différences à cet égard sont si grandes que quelques animaux succombent en moins d'un jour alors que d'autres résistent des mois. C'est là, ajoutaient-ils, ce qui est connu quant à l'action de l'air confiné chez l'homme. Nous devons ajouter qu'à l'exception de Wurtz qui crut avoir isolé de l'air expiré le chlorhydrate d'un alcaloïde spécial, peut-être l'*Anthropotoxine*, toutes les expériences faites dans le but d'étudier le poison de l'air expiré sont à peu près négatives (Dastre et Loye, Giliberti, Ben. Rauer, etc.).

Si l'expérience de Dastre et Loye faisant respirer plusieurs heures à un chien, l'air exhalé du poumon d'un second chien, permet de croire à l'innocuité normale de l'air expiré, il y a tout lieu de penser que les excrétions gazeuses cutanées peuvent jouer un certain rôle. Il est évident qu'en dehors même des fermentations qui peuvent se produire par malpropreté, il se produit des excrétions volatiles odorantes, dont l'action bien que non déterminée aujourd'hui peut ne pas être totalement inoffensive.

Eclairage et chauffage. — Le chauffage comme l'éclairage s'obtient en utilisant la combustion de substances diverses : charbon, bois, bougies, huiles, gaz. Nécessairement les produits de combustion peuvent vicier l'air. En ce qui concerne le chauffage, à l'exception des braseros entretenus au milieu de la pièce, tous les procédés employés ont pour but d'évacuer à l'extérieur tous les produits de combustion. Quand ce but est atteint, il n'y a donc aucune viciation de l'air, et même l'appel d'air produit dans les voies d'évacuation contribue puissamment à l'aération. Nous verrons plus loin, quelles sont les conditions déterminées pour qu'un bon système de chauffage contribue également à la ventilation. Il n'en est pas de même de l'éclairage à l'exception de l'électricité, tous les systèmes d'éclairage brûlent dans l'atmosphère de la pièce et les produits de combustion s'y répandent

Une bougie, brûlant à raison de $20^{gr},7$ par heure, dégage $11^{lit},3$ d'acide carbonique. Une lampe à pétrole à bec rond, d'un éclairage équivalant à 7 bougies, 61 litres. L'éclairage au gaz donne des chiffres plus considérables encore : 92 litres d'acide carbonique pour un pouvoir éclairant de 8 bougies avec le bec en fente. Dans certains appareils à gaz, les produits de combustion sont entraînés à l'extérieur par une canalisation spéciale. En étudiant l'éclairage plus spécialement nous aurons l'occasion de revenir sur cette question.

Si les pièces étaient hermétiquement closes, un simple calcul permettrait d'établir en combien de temps, un volume d'air donné renferme les 0,6 p. 100 d'acide carbonique qui le rendent suspect, mais il est loin d'en être ainsi.

Supposons une salle de 400 mètres cubes renfermant 60 auditeurs et éclairés par trois becs de gaz. En une heure, en prenant le chiffre rond de 20 litres par homme, et de 80 litres par bec, nous aurons une production totale de 1,400 à 1,500 litres d'acide carbonique, auquel il faut ajouter les 160 litres renfermés dans les 400 mètres cubes de la pièce (0,04 p. 100 air normal) soit 1,650 litres dans 400,000 litres d'air = 0,4 p. 100. Or l'analyse montre que l'on trouve à peine 0,07 p. 100.

C'est qu'il se produit même dans une pièce sans ventilation voulue, une aération continuelle par les parois mêmes, par les fenêtres, par les portes non hermétiquement fermées. Nous avons indiqué (p. 100) les procédés de dosage de l'acide carbonique dans l'atmosphère qui permettent d'obtenir des chiffres, sinon absolus, au moins bien suffisants en hygiène.

Pettenkofer pose en principe qu'un air renfermant 0,6 p. 100 d'acide carbonique est déjà suspect et qu'il est réellement vicié à 1 p. 100.

On ne saurait trop insister sur ce point : c'est que la teneur en acide carbonique, sert seulement d'indicateur de corruption. L'air est suspect, non par sa richesse même en acide carbonique, mais parce qu'il indique que d'autres produits également plus ou moins toxiques, et qui échappent aux moyens de contrôle, existent dans l'air. Aussi Rosenthal fait-il remarquer que ces chiffres de 0,6 et 1 p. 100 ne sont applicables que dans le cas d'un air vicié uniquement par les êtres vivants et qu'on ne saurait en tirer de conclusion, s'il existe dans la pièce d'autres agents producteurs d'acide carbonique, comme des lumières par exemple.

Les foyers de fermentation. — De toutes les causes qui vicient l'air de nos habitations celle-ci peut être le plus facilement évitée. Il suffit d'une propreté ordinaire, pour réduire au minimum la formation des gaz provenant de décomposition organique dans l'intérieur même de l'habitation ; enfin l'établissement d'intercepteurs hydrauliques (voir *Éloignement des immondices*), établis sur les tuyaux de chute des cabinets d'aisance, des éviers permet de s'opposer à la pénétration des gaz des fosses d'aisance, des égouts ou des puisarts dans l'habitation.

La viciation de l'air par les produits industriels sera étudie dans un chapitre spécial sur l'hygiène industriel.

Cubage de place. — Il est impossible de fixer d'une manière précise le cube d'air à donner par tête pour une pièce quelconque. Trop de conditions interviennent pour modifier l'air de la pièce. Les causes de viciation sont multiples, l'aération est variable.

Il était tout d'abord utile de déterminer à quel moment un air peut être déclaré vicié. D'après Pettenkofer on a pris comme mesure la rupture de l'équilibre entre la température intérieure et la température extérieure.

Le cubage de place exigé est donc fonction du renouvellement de l'air et puisque l'on prend pour indice de la corruption, le chiffre 0,6 p. 100 d'acide carbonique, le renouvellement d'air doit être d'autant plus intense que le cube de la pièce est plus petit.

Layet a établi par une formule très simple la ventilation nécessaire en fonction du cube de la pièce, soit un espace de 10 mètres cubes. La viciation normale en CO_2 est $0^{mc},005$

au bout d'une heure. La viciation, si un homme y séjourne, est 20 litres + 5 litres ou 0,025, au bout de dix heures 0,100 × 0,005, soit 0^{mc},205 pour 10 mètres cubes, d'où la proportion :

$$\frac{5}{10.000} = \frac{205}{x} \text{ d'où } x = 410^{mc}$$

On trouve ainsi les chiffres suivants :

Pour un cubage de	5^{mc} ventilation de	121^{mc}
—	10	41
—	20	31
—	50	13
—	60	11
—	100	7

Nous devons signaler cependant l'opinion de Herscher, de Vallin, qui soutiennent qu'avec une ventilation de 60 mètres à l'heure, le cubage de pièce est un facteur négligeable, au moins quand il s'agit de cubage supérieur à 10 mètres.

Ces chiffres suffisent pour montrer qu'un cubage d'air de 18 à 20 mètres par tête est un minimum au-dessous duquel on ne devrait pas descendre dans les pièces destinées à être longtemps occupées : telles que les dortoirs, les chambres, les salles d'hôpital.

Au-dessous de ce chiffre la pureté de l'air ne peut se maintenir que par une ventilation énergique. Le tableau suivant montre que ce chiffre est souvent atteint. Dans les nouvelles casernes, le cube d'air est le plus fréquemment supérieur à 15 mètres.

	Par homme.
Casernes. France. Infanterie (ancienne).	12^{mc}
— — Cavalerie	13
— — Système Tollet . . .	18
— Angleterre.	17 à 18
— Prusse.	13 à 15
— Autriche.	15 ,3
Hôpitaux parisiens (moyenne).	43
Hôtel-Dieu (nouveau)	60
Hôpital militaire de Bourges.	48
— Saint-Éloy de Montpellier . . .	55

	Par homme.
Hôpitaux militaires prussiens. Régle- ment 1868.	37^{mc}
Hôpitaux militaires anglais	33
Cellules pour 5 à 11 détenus.	11 à 12
Grands théâtres supposés pleins	10 à 12

PROCÉDÉS DE VENTILATION

La distribution de l'air à l'intérieur des locaux peut être réalisée par différents moyens, et d'après le procédé employé, on distingue :

La ventilation naturelle ;

L'aération directe ;

La ventilation artificielle, par moyens physiques ou par moyens mécaniques.

Ventilation naturelle. — Lorsqu'il s'agit de locaux tels que : hôpitaux, écoles, prisons de même que pour les habitations particulières, on place, au premier rang, la ventilation naturelle par l'ouverture des fenêtres et portes toutes les fois que cela est possible. Quand les ouvertures ne donnent que sur un seul côté, l'aération peut être insuffisante, surtout si les fenêtres sont étroites et basses, les pièces profondes. Avec des ouvertures bi-latérales, l'aération est rapidement faite, puisque avec deux fenêtres opposées de 4 mètres carrés et avec un vent à peine sensible de 1 mètre à la seconde il passe en une heure près de 15,000 mètres cubes. Mais ce mode d'opérer ne peut être accepté en permanence, et l'on est obligé, pendant son interruption, de recourir pour ces mêmes locaux, soit à l'aération directe, soit à la ventilation artificielle.

Aération directe. — L'aération directe, qui n'est qu'une division de la ventilation naturelle, a pour but d'assurer d'une façon plus ou moins permanente le renouvellement de l'air en n'utilisant que les courants d'air déterminés, par la rupture d'équilibre entre l'air extérieur et l'air intérieur. La perméabilité des parois de l'habitation constitue déjà un agent de ventilation. Bien que les hygiénistes discutent encore sur sa plus ou moins grande efficacité, son action nous paraît indéniable.

Les vitres placées à la partie supérieure des fenêtres et s'ouvrant par leurs bords inférieurs sans pouvoir s'abaisser complètement (vitre à soufflet) facilitent l'entrée de l'air tout en prévenant des courants directs d'air froid sur les personnes. Des lames de verre disposées en lames de persiennes donnent un résultat analogue.

Une disposition plus ingénieuse consiste à placer deux glaces séparées par un espace de 1 centimètre, la glace extérieure ne fermant pas complètement par le bas, la glace intérieure laissant un espace libre en haut (vitres parallèles à ouvertures contrariées de Castaing). L'air extérieur doit donc pour arriver dans la pièce passer par l'étroit espace ménagé entre les deux verres.

L'aération directe s'obtient encore en garnissant de vitres ou de panneaux perforés les impostes des fenêtres et les parois directement opposées aux baies d'éclairement.

Ces vitres ou panneaux, indiqués par Trélat, sont percés d'une infinité de petits orifices évasés qui établissent une communication permanente entre l'intérieur des salles et l'atmosphère et suppriment les courants d'air gênants. On peut du reste faire varier l'importance des orifices d'aération suivant la température par des châssis pleins, mobiles, qui doublent les vitres et les panneaux.

Ventilation artificielle. — La ventilation artificielle consistant à mettre l'air en mouvement et à le distribuer dans les locaux, est obtenue par plusieurs procédés ; les uns, désignés sous le nom de moyens physiques, sont basés sur la diminution de densité de l'air qu'on chauffe, d'où résulte une force ascensionnelle utilisée par la ventilation ; les autres, appelés moyens mécaniques s'appuient sur l'emploi d'appareils mécaniques ; ventilateurs, hélices, pompes à air, etc.

On peut agir soit par appel, soit par insufflation.

Lorsqu'on ventile par appel, on crée, dans le local à desservir, une dépression que l'air atmosphérique tend constamment à combler. Lorsqu'on opère par insufflation, on force l'air de ventilation à pénétrer dans les locaux à l'aide d'un excès de pression.

Quel que soit le mode employé, il faut, pour faire de la ventilation, une entrée pour l'air pur, une sortie pour l'air vicié et une force pour mettre l'air en mouvement. Il est, en outre, indispensable de prendre des dispositions convenables pour assurer la bonne répartition de l'air dans les locaux, en tenant compte de la présence des individus, de l'agglomération et de l'influence des parois. En outre, il convient de recourir à certaines précautions pour atténuer les causes de troubles dans la ventilation pouvant résulter de l'ouverture répétée des portes des salles.

Sans vouloir revenir sur les règles applicables à tel ou tel cas, nous rappellerons, d'une manière générale, que l'air neuf doit toujours être introduit, sans vitesse appréciable, aussi frais que possible, près des individus, et même, si cela était praticable, dans le voisinage des voies respiratoires. De plus, pendant la saison froide, cet air doit être modérément chauffé.

L'air vicié est, dans tous les cas, évacué à la partie supérieure des locaux et ne doit jamais redescendre pour se mélanger à l'air pur.

Moyens physiques. — Si en un point donné d'une pièce on détermine une élévation de la température de l'air et que cet air surchauffé trouve un orifice supérieur capable de lui donner passage, il se produira successivement un mouvement d'air : sortie de l'air échauffé et remplacement par appel d'air froid.

Les cheminées, construites cependant uniquement en vue du chauffage, forment un excellent système de ventilation (1 kilogramme de bois en brûlant dans une cheminée évacue et appelle 100 mètres cubes à l'heure). Il va de soi que le bon fonctionnement de la cheminée est lié à une arrivée de l'air suffisante dans la pièce. Mais quand l'appel d'air est trop vif (Fodor admet qu'une bonne cheminée anglaise chauffée à la houille, placée au rez-de-chaussée soit 15 mètres de tuyau, débite 750 mètres cubes à l'heure), on conçoit que la ventilation devienne exagérée, il se produit des courants d'air froid dans la pièce par les divers orifices de pénétration de l'air, ou bien si l'on ferme brusquement ces orifices, des courants de retour par la cheminée entraînant dans la pièce les produits de combustion. Pour remédier à cet inconvénient on a construit des cheminées dites ventilatrices, de types très divers, mais reposant sur cette disposition principale : que l'air d'entrée passe autour ou près du foyer où il s'échauffe et d'où il peut, sans aucun inconvénient, être déversé ensuite en quantité quelconque dans la pièce.

Même quand les cheminées ne sont pas allumées, elles contribuent à la ventilation, par suite de la différence de température entre l'extérieur et l'intérieur ; mais cette ventilation peut alors être insuffisante, et on y remédie en maintenant un brûleur à gaz dans la cheminée, la combustion d'un mètre de gaz pouvant entraîner le passage de 2.500 mètres cubes d'air.

Des cheminées d'appel à brûleur à gaz sont fréquemment utilisées pour assurer la ventilation. Dans les théâtres, on utilisait jadis, avant l'emploi de l'électricité, la chaleur dégagée par le lustre pour assurer l'évacuation de l'air par le faîte de l'édifice. Quant à l'entrée de l'air, elle était généralement fort négligée, d'où les courants d'air froids violents, dans les couloirs et les escaliers. Dans les constructions avec chauffage central on cherche souvent à utiliser les courants d'air produits au contact des surfaces chauffantes. Rappelons que les hygiénistes aujourd'hui réclament énergiquement pour que chauffage et ventilation forment deux problèmes séparés, ou tout au moins qu'ils ne soient pas intimement liés l'un à l'autre.

Un autre procédé de ventilation fondé aussi sur la différence de température est celui qui consiste à faire communiquer la pièce à ventiler avec l'air extérieur par deux conduits d'inégale longueur et s'ouvrant à l'air libre à des niveaux différents. Nous citerons ici, bien qu'il s'agisse plutôt d'un moyen mécanique, les *capes à vent* que l'on dispose au-dessus des tuyaux de cheminée ou d'appel, constitué par un orifice évasé en entonnoir, monté sur un

tube coudé et prenant, grâce à la girouette qui fait corps
avec lui, la direction opposée au vent. Le vent agit en déterminant une raréfaction de l'air dans le tube.

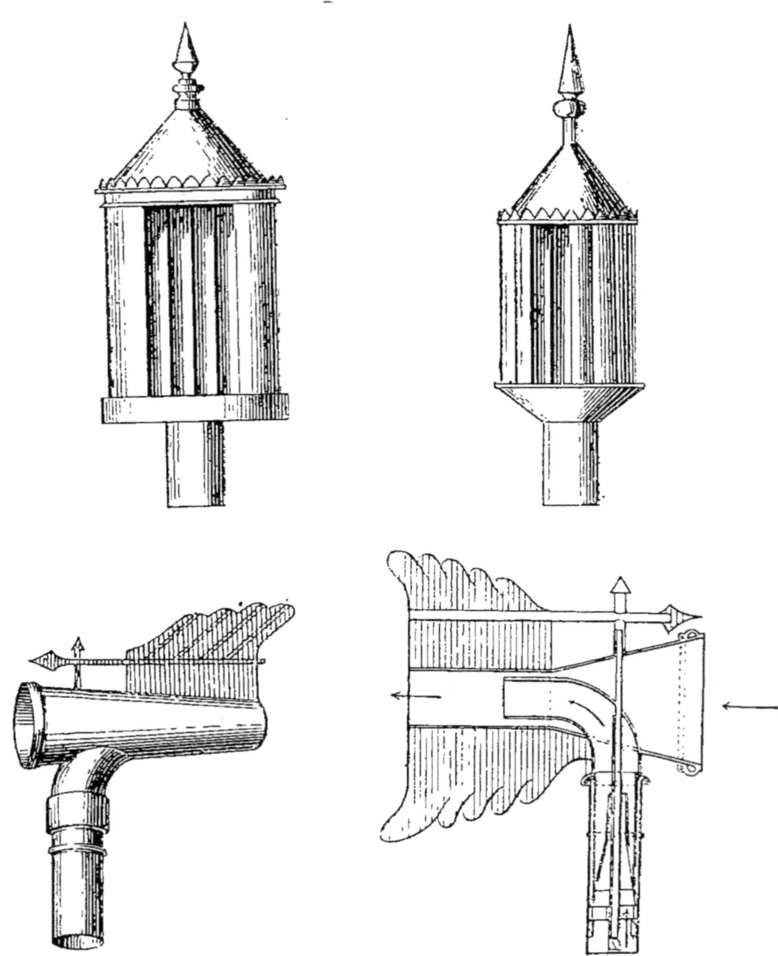

Fig. 29. — Cape à vent. Types divers.

Ventilation mécanique. — A l'exception des appareils
aspirateurs employés dans certaines industries et sur l'emploi desquels nous reviendrons, les appareils mécaniques
sont tous à propulsion ou insufflation d'air.

Trompe à eau. — Le plus simple et qui peut, quand on

dispose d'une quantité suffisante d'eau sous pression, être
employé pour de petites installations, est la trompe à eau
soufflante. Cet appareil, dont l'emploi est aujourd'hui très
fréquent surtout comme aspirateur, peut être en effet utilisé comme insufflateur d'air. L'air ainsi injecté est débarrassé de toutes ses poussières ; il est
humecté, ce qui est presque toujours
un avantage.

Quant aux grands appareils à propulsion d'air, ils ont donné lieu à des polémiques célèbres, surtout en ce qui
concerne leur application aux hôpitaux. Lariboisière est encore un exemple de cette époque. Les salles de droite
sont aérées par appel, les salles de
gauche par insufflation. L'observation
clinique ne paraît pas avoir tranché en
faveur du second procédé : la masse
d'air projeté n'est pas une indication
suffisante, c'est le renouvellement qu'il
importe d'assurer. En réalité, aujour-
d'hui on tend à associer les deux procédés : appel thermique et insufflation
mécanique (hôpital Tenon).

Parmi les nombreux appareils utilisés, nous en citerons deux.

Le ventilateur à force centrifuge,
système Ser, est l'appareil le plus per-

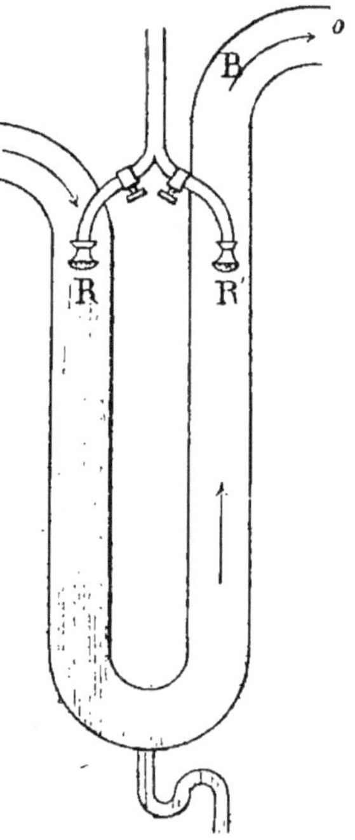

Fig. 30. — Ventila-
teur à eau en U.

fectionné qui existe comme propulseur ; il se prête à toutes
les exigences réclamées par la ventilation proprement dite
et, en outre, il permet d'obtenir depuis les pressions les
plus faibles, utilisées lorsqu'il s'agit de la ventilation des
édifices, des salles d'assemblée, jusqu'aux pressions les
plus élevées qui peuvent être exigées dans les navires, les
galeries d'avancement souterraines, les mines, les ateliers
où se produisent des dégagements de poussière ou de
vapeurs nuisibles à la santé.

Ventilateur hélicoïdal. — Le ventilateur hélicoïdal est

établi avec cônes directeurs à l'entrée et à la sortie.

Le ventilateur hélicoïdal est appliqué à la ventilation des salles de réunion, des théâtres, des amphithéâtres, des locaux insalubres, laboratoires, etc., à la ventilation de tous les lieux où il faut faire circuler de grands volumes d'air sous de faibles pressions.

Pour donner le mouvement aux ventilateurs, on emploie les moyens qui, dans chaque cas, conviennent le mieux ; transmissions par câbles, moteurs à vapeur, à eau, à air comprimé. La transmission électrique est appliquée dans plusieurs établissements publics (Hôtel de Ville, Ecole centrale, nouvelle Sorbonne, et dans les manufactures de l'État).

DU CHAUFFAGE

Le chauffage, a pour but, d'assurer dans nos abris une température supérieure à l'air ambiant.

Le milieu thermique. — Quels que soient les moyens physiologiques dont nous disposons pour maintenir notre température constante au milieu des variations thermiques du milieu, il est indispensable que, dans nos habitations, nous maintenions une température moyenne, ou tout au moins présentant de faibles écarts. Il nous faut lutter contre le froid et contre la chaleur. Quand on vit dehors, la température de l'air en mouvement et des radiations du sol et de ses reliefs exercent une certaine influence sur notre chaleur propre. L'air chaud ou froid cède ou prend au corps les calories qu'il apporte ou exporte par *convection*. Le sol et ses reliefs agissent de même par *radiation* réciproques. A l'air libre, l'influence de la première cause est dominante.

Mais quand on vit dans un espace confiné, dans une habitation, l'influence des parois acquiert une importance dominante. Les parois en effet sont beaucoup plus rapprochées de nous, elles nous entourent de toutes parts : plancher, murs, plafond et l'on conçoit que toute variation de température en elles déterminera un échange de radiations caloriques positives ou négatives avec le corps. L'idéal, au point de vue du chauffage, serait une habitation qui n'emprunterait ni ne céderait aucune calorie à ses habitants. C'est là le type idéal d'un *intérieur thermique salubre* (E. Trélat).

Cette conception thermique du chauffage conduit à une déduction pratique : chauffer les appartements non en élevant artificiellement et directement la température de l'air, mais en maintenant à une certaine température les parois. C'est à Trélat que nous devons cette conception rationnelle du meilleur mode de chauffage. Avant lui, suivant les idées de Péclet, on cherchait avant tout à chauffer l'air intérieur pour maintenir la température constante sans se préocuper des parois.

Température optimum. — Une première question à résoudre est de connaître la température la plus favorable à la santé.

Il existe évidemment des dispositions particulières spéciales à chaque individu qui lui font rechercher une température donnée. Toutefois, on peut indiquer quelques indications générales.

Dans un cabinet de travail, une salle de cours, un salon, une salle à manger, c'est-à-dire dans les locaux où l'on reste immobiles, la température de 16° est généralement suffisante. En Allemagne, les auteurs donnent 18 et 20°. Ces chiffres nous paraissent trop élevés, tout au moins pour les peuples de race latine, les races saxonnes et slaves étant beaucoup plus frileuses. Dans les ateliers, où les ouvriers s'agitent, se livrent à une dépense de mouvements, 10° suffisent. Quant aux chambres à coucher, le mieux croyons-nous est de supprimer tout chauffage pour les individus en bonne santé. Dans ces dernières pièces, le chauffage ne peut être réellement utile que s'il assure une meilleure ventilation. Il est bien entendu qu'il s'agit du chauffage continu, pendant le sommeil ; au contraire, quand la pièce est humide ou par les trop grands froids, un chauffage intermittent, portant la température à 12°, peut rendre des services.

Pour les chambres de malades, la température normale est fixée généralement à 18°. C'est là un chiffre maximum qu'il est utile de ne pas dépasser, 16° sont presque toujours préférables. Il est prouvé depuis longtemps que des températures inférieures ne sont nullement dangereuses ; et les observations des médecins militaires pendant les campagnes de Crimée, de la guerre de Sécession, de France, montrent que les blessés et les malades ne souffrent réellement pas d'une température voisine de zéro.

Le grand inconvénient de maintenir une température trop élevée dans nos intérieurs est de nous rendre beaucoup plus susceptibles au refroidissement.

Répartition égale de la température. — Etablir dans une pièce une température constante est souvent très difficile. Avec les cheminées ordinaires, chauffant par rayonnement, la région placée directement et à une faible distance du foyer est à une température bien supérieure aux régions latérales ou éloignées, et les courants d'air intérieurs déterminés par les inégalités mêmes des températures, ne suffisent pas pour assurer une égale répartition du calorique. Mais si la pièce est relativement restreinte, comme dans les appartements particuliers, cet inconvénient est en réalité presque négligeable et il est facile d'atténuer les effets d'un rayonnement excessif par un écran.

Dans les poêles, en faïence ou en fonte, si employés dans les pays du nord, l'inconvénient est déjà beaucoup moindre. Mais quand il s'agit de salles destinées à recevoir un certain nombre de personnes, et surtout s'il s'agit de pièces garnies de gradins, disposées en amphithéâtre, le problème se complique. L'air chaud ayant toujours une tendance à s'élever vers les parties supérieures.

Variations de l'état hygrométrique. — Nous avons insisté à propos de la vapeur d'eau atmosphérique sur l'importance beaucoup plus grande en hygiène que présente l'étude du *déficit de saturation* sur le degré hygrométrique. Ce qu'il importe en effet d'éviter, c'est l'exagération du pouvoir desséchant de l'air, qui agit non seulement sur notre organisme, mais encore sur les objets qui nous entourent.

Toute élévation de température d'une atmosphère confinée et sans évaporation d'eau doit nécessairement exagérer le déficit de saturation.

Ce déficit de saturation est déjà compensé, quoique faiblement, par l'exhalation aqueuse pulmonaire; quand un certain nombre de personnes sont réunies, la quantité de vapeur d'eau émise est déjà notable, néanmoins il est utile de mettre dans la pièce des récipients d'eau, qui, par leur évaporation lente, permet à l'air de maintenir un certain degré hygrométrique favorable (50 p. 100, soit 72° de l'hygromètre de Saussure).

Tous les appareils vaporisateurs préconisés sont une complication inutile, dangereuse même, car s'il est bon que l'air renferme une certaine quantité de vapeur d'eau, il faut aussi qu'il soit à un degré assez éloigné de la saturation pour que si la température vient à baisser, il ne se produise pas de condensation, et par suite des précipitations aqueuses sur les parois.

Produits gazeux de combustion. — Bien que Trélat veuille que l'on envisage séparément les deux problèmes de l'aération et du chauffage, il est impossible de séparer d'une façon absolue ces deux problèmes et l'éminent architecte que nous citons ne se montre si radical que pour réagir contre l'idée erronée de chauffer l'air des endroits habités.

Mais, si comme nous l'avons vu à propos de la ventilation, le chauffage est un puissant adjuvant de la ventilation; si, bien compris, il assure le renouvellement et la purification de l'air, il peut, mal compris, devenir une source de contamination de l'air intérieur.

Les produits de la combustion sont principalement de l'acide carbonique, de l'oxyde de carbone, de l'acide sulfureux et de l'hydrogène sulfuré, ces deux derniers se formant surtout avec le charbon de houille. Dans les systèmes de chauffage indirect, le foyer étant éloigné, il n'y a pas lieu de se préoccuper du dégagement de ces gaz dans les pièces chauffées; mais il est de toute nécessité de veiller à la ventilation de la pièce même de chauffe. Les accidents déterminés sur les personnes chargées de l'entretien de ces appareils sont malheureusement assez fréquents.

Quand un appareil marche normalement, tous les produits de combustion doivent être entraînés nécessairement par la cheminée; mais il peut se produire, soit par un vice de construction, soit pour des raisons passagères, un défaut de tirage et un renversement dans la direction du courant d'air; les produits gazeux sont alors versés dans l'appartement. Les deux gaz dangereux sont principalement l'acide carbonique et l'oxyde de carbone.

Avec les cheminées à feu de bois ou même de charbon de terre, le danger est généralement peu réel. On est en effet prévenu du danger, parce que la cheminée fume, et, d'autre part, l'air arrivant toujours en quantité assez grande, il se produit peu d'oxyde de carbone; mais surtout de l'acide carbonique moins délétère. Ce sont les poêles et principalement les poêles dits à combustion lente qui occasionnent les accidents d'intoxication.

Nous reviendrons plus loin sur les poêles mobiles; mais nous nous bornerons ici à signaler le danger de l'oxyde de carbone. L'acide carbonique jouant un rôle effacé.

Oxyde de carbone. — Les travaux de Cl. Bernard ont montré le mécanisme spécial de l'intoxication par l'oxyde de carbone : la formation de la carboxyhémoglobine, amenant la perte fonctionnelle du globule rouge, incapable désormais de fixer l'oxygène et d'assurer l'hématose.

Théoriquement, la présence de l'oxyde de carbone même en minime quantité constitue un grand danger, puisque par la respiration, l'individu en faisant passer une certaine quantité de l'air du milieu, retient et accumule l'oxyde de carbone en filtrant en quelque sorte cet air. Toutefois les recherches de Vogel tendent à montrer que l'action toxique de l'oxyde de carbone dépend aussi de la proportion d'oxygène dans l'atmosphère, que ce dernier empêche le passage de l'oxyde de carbone dans le sang.

L'opinion défendue par Grehant en France, par Zaleski en Allemagne, de la stabilité absolue de la carboxyhémoglobine est d'ailleurs combattue par Kreis, Gruber, de Saint-

Martin, qui admettent la transformation possible de l'oxyde de carbone en acide carbonique dans le sang.

Quoi qu'il en soit, il est important de préciser la dose dangereuse de l'oxyde de carbone.

Uffelmann, Gruber et Hempel admettent que l'air respirable ne doit pas renfermer plus de 0,2 à 0,5 p. 1000 d'oxyde de carbone. C'est là un chiffre encore trop élevé, car dans les pièces habitées, il faut tenir compte de la durée de l'intoxication et de l'accumulation des produits toxiques dans le sang. En outre, les recherches de Marcacci ont montré que la mort survenant parfois, bien avant que la teneur en oxyde de carbone fût suffisante pour amener l'asphyxie, par une syncope cardiaque réflexe : excitation inhibitrice des nerfs sensitifs.

Pour reconnaître la présence de l'oxyde de carbone dans l'air, plusieurs procédés ont été proposés.

Les papiers réactifs au chlorure de palladium doivent être rejetés, ils ne donnent en effet la coloration brune caractéristique que lorsque l'air renferme déjà le chiffre excessif de 4 p. 100 du gaz toxique.

Les méthodes chimiques sont toutes trop compliquées pour être pratiques : réduction de l'azotate d'argent ammoniacal (Berthelot), réduction de l'acide iodique pur à 250° (de la Harpe et Reverdin), etc.

L'emploi du grizoumètre de Coquillon, préconisé par Grehant, est au contraire très exacte. On fait passer dans le grizoumètre (eudiomètre spécial) l'air suspect. On chauffe au rouge par un courant électrique un fil de palladium et on calcule par la réduction du volume de l'air, la quantité d'oxyde de carbone.

En employant comme réactif l'organisme vivant, l'oiseau, Grehant est arrivé à reconnaître des quantités de $\dfrac{1}{10\,000}$ de carbone. Sans chercher à faire ces déterminations quantitatives, il suffit de laisser dans la pièce suspecte un moineau dans sa cage. Ces animaux sont très sensibles à l'oxyde de carbone, et une proportion de 0,5 pour 1,000 suffit pour les tuer.

PROCÉDÉS DE CHAUFFAGE

Les procédés de chauffage peuvent se diviser deux grands groupes :
1° Le chauffage local ;
2° Le chauffage central.

Chauffage local. — Dans le chauffage local, le foyer est placé dans la pièce même, il est représenté par trois types : le brasero, la cheminée, les poêles.

Le brasero est le type de chauffage primitif; il n'est guère employé que dans les pays chauds, où l'on cherche surtout une action immédiate, *un air de feu* pour lutter plutôt contre l'humidité que contre le froid véritable. A côté du brasero véritable, constitué par un panier de fer renfermant de la braise ou du charbon de bois, il faut mettre le foyer central où l'on brûle du bois ou de la tourbe comme chez les tribus sauvages. Au point de vue de l'hygiène, le foyer central brûlant des matériaux donnant lieu à de la fumée est supérieur au brasero, en ce sens qu'il force nécessairement à une ventilation énergique, prévenant ainsi l'accumulation de l'oxyde de carbone et de l'acide carbonique. Ce sont là des procédés primitifs sur lesquels il est inutile d'insister.

Cheminée. — La cheminée est constituée par un foyer ouvert surmonté d'un tuyau pour l'évacuation de la fumée et des produits de combustions.

C'est l'appareil de chauffage le plus simple, c'est aussi celui qui assure le mieux la ventilation, qui modifie le moins l'air intérieur de l'appartement. Elle n'a en réalité qu'un gros inconvénient : c'est son faible rendement en calorique ; 6 p. 100 avec le bois, 12 p. 100 avec le coke. La cheminée en effet ne chauffe que par rayonnement direct, et par suite n'assure pas une égale répartition de la température dans toute la pièce. C'est là un inconvénient sérieux, quand il s'agit d'un endroit où se trouvent immobilisés à leur place respective un certain nombre d'individus; mais cet inconvénient disparaît dans les locaux particuliers, chambre, cabinet de travail, etc. Si la température n'est pas égale, il n'en est pas moins vrai que les murailles, les objets chauffés par rayonnement répartissent la chaleur, que l'air lui-même s'échauffe par convection, par suite du mouvement de ces molécules.

Les cheminées, quand le tirage est bon, déterminent une ventilation énergique, un appel d'air par tous les orifices. C'est là un inconvénient, s'il y a formation de courants d'air froid trop vifs et trop accentués, mais inconvénient qui peut être modéré et qui est d'ailleurs compensé par la ventilation même ainsi produite.

Nous avons vu plus haut que les courants d'air froid pouvaient être évités, en utilisant la chaleur développée dans le foyer et la cheminée, pour échauffer l'air pris dans des orifices extérieurs et destinés à la ventilation : cheminée à double enveloppe de Rubner et autres, tuyaux d'orgue en fonte placés derrière le foyer, etc.

Poêles. — Les poêles sont constitués par des appareils de chauffage dont le foyer est clos et que l'on peut disposer au milieu de la salle. Par suite, la surface rayonnante est considérablement augmentée ; ils ont donc un rendement calorique supérieur à celui de la cheminée. Rendement que l'on peut encore augmenter en donnant aux tuyaux d'échappement un certain développement.

Les poêles sont construits soit en briques ou faïences, soit en métal.

Les poêles en céramique, constitués par des enveloppes mauvaises conductrices s'échauffent lentement, mais de même conservent cette chaleur plus longtemps et le rayonnement calorique subissant une certaine régulation ne subit pas les contre-coups des irrégularités dans l'activité du feu. Ils chauffent surtout par rayonnement.

Les poêles en métal, en fonte presque toujours, grâce à la faible capacité calorique et à la conductibilité du métal s'échauffent rapidement, mais cessent de rayonner également vite quand le feu tombe. La température de la surface extérieure étant beaucoup plus chaude que celle des premiers, ils chauffent et par rayonnement et par contact.

Les poêles de fonte sont des appareils très économiques,

peu coûteux d'achat et d'entretien. Le grand grief invoqué spécialement contre eux est qu'ils laisseraient passer à travers leur paroi de l'oxyde de carbone.

Cete accusation est plus théorique que réelle, la diffusion ne se produisant en quantité appréciable que lorsque le poêle a été porté au rouge.

Les règles suivantes données par Coulier sont applicables aux deux espèces de poêles :

1º Le cendrier doit avoir une porte pouvant fermer hermétiquement. C'est elle, et non la clé placée en aval du foyer, sur le tuyau, qui doit régler le tirage. Son obturation, au lieu d'être un danger, comme l'est à un si haut degré la fermeture du tuyau d'évacuation, est au contraire une garantie contre le reflux des produits de combustion dans la pièce ;

2º La clef doit être supprimée ; si on la conserve, le diaphragme doit être échancré de façon à ne pouvoir jamais obturer complètement le tuyau ;

3º La partie supérieure du foyer sera complètement ouverte pour l'introduction du combustible, et elle recevra, lorsque le poêle est allumé, une chaudière en cuivre ou en fer, à fond plat, s'adaptant exactement à l'orifice et pouvant contenir 5 à 6 litres d'eau à évaporer. Le foyer n'aura pas de porte latérale ;

4º Le tuyau devra partir de la partie la plus élevée du foyer et présenter à sa sortie une inclinaison de 45 centimètres de façon à ce qu'il ne puisse être obstrué par les cendres ou les escarbilles.

Poêles à double enveloppe. — En entourant les poêles d'une double enveloppe fermant un espace annulaire dans lequel l'air vient s'échauffer, on a pu réaliser d'heureuses modifications : le rayonnement direct est amoindri, la chaleur plus également répartie par l'air échauffé qui se répand à la partie supérieure du poêle. En amenant l'air extérieur dans les parties basses de l'espace annulaire, on contribue à la ventilation de la pièce, comme dans les cheminées ventilatrices. Enfin on détermine la sortie de l'air vicié en plaçant le tuyau du poêle dans une gaine qui fait une cheminée d'appel pour rejeter l'air impur à l'extérieur.

Poêles à combustion lente. — Ces appareils visent avant tout l'économie de combustibles ; ils sont construits en outre pour pouvoir être transportés facilement d'une pièce dans l'autre, d'où leur nom de poêles mobiles. Mais il est important de signaler que si leur mobilité même constitue un danger, ils restent encore dangereux quand ils sont à demeure dans une cheminée. Le type le plus usité se compose essentiellement d'un cylindre à double enveloppe muni d'un conduit pour l'évacuation des produits de combustion placé à la partie inférieure. L'orifice supérieur par lequel se charge le poêle est muni d'un couvercle devant fermer hermétiquement en s'enfonçant dans une rainure garnie de sable fin. Une fois le poêle allumé au moyen de quelques charbons incandescents placés à la partie inférieure, on introduit le combustible, coke, anthracite, en menus fragments dans le cylindre intérieur, et l'on replace le couvercle. L'air pénètre par la partie inférieure, traverse la colonne de combustible, puis redescend en entraînant les produits de combustion dans l'enveloppe extérieure et s'échappe ensuite par le tuyau de fumée. Il y a donc tirage ascendant d'abord, puis descendant, ce qui le rend peu actif et ralentit par suite la combustion.

L'acide carbonique, qui se forme à la partie inférieure du foyer, se réduit en oxyde de carbone en traversant la colonne de charbon portée au rouge sombre. C'est là le gros inconvénient de ces poêles, quelles que soient les modifications apportées au type décrit plus haut : la quantité d'air arrivant en contact avec le charbon est trop faible, et il y a toujours production d'oxyde de carbone. L'économie réalisée sur le combustible ne peut se faire qu'à cette condition. Tout renversement du courant d'appel dans la cheminée, renversement d'autant plus facile à se produire que le courant est faible, suffit pour rejeter dans la pièce des grandes quantités d'oxyde de carbone. Et cet oxyde de carbone sera d'autant plus nuisible que, même si le courant normal se rétablit, sa faiblesse est telle qu'il ne contribue que d'une façon insignifiante à la ventilatation de la pièce.

Quand des cheminées communiquent entre elles, soit volontairement (tuyaux unitaires), soit par suite de fissures, il en résulte des inconvénients graves : les cheminées fument, le tirage ne se fait pas, suivant les variations d'intensité des tirages dans les différents foyers. Mais cet inconvénient devient un danger réel avec les poêles à combustion lente qui, au lieu d'une fumée désagréable, mais facile à constater et en somme peu dangereuse, donnent lieu à un échappement de gaz sans fumée, quelquefois sans odeur, mais par contre d'une toxicité extrême (jusqu'à 15 p. 100 d'oxyde de carbone).

Très souvent les intoxications par poêle mobile n'ont pas eu lieu dans la pièce même où se trouvait l'appareil, mais dans une autre chambre à un étage différent, par suite des communications entre cheminées.

Chauffage central. — Les principaux appareils employés pour le chauffage central sont :

Les calorifères à air chaud ;

Les calorifères à eau chaude ;

Les surfaces chauffantes à vapeur, etc.

Les calorifères à air chaud servent au chauffage des grandes habitations, des magasins, des bureaux, etc. ; ils sont de plus en plus abandonnés.

Le chauffage à eau chaude est employé pour le chauffage des établissements dont l'importance ne justifie pas l'emploi de la vapeur : collèges, lycées de province, écoles normales, pavillons d'hôpitaux, etc., etc.

Le chauffage à vapeur est réservé d'ordinaire aux grandes installations, telles que lycées, établissements publics, musées, hôpitaux, prisons, etc.

Ce mode de chauffage permet de desservir d'un point unique des locaux répartis sur des surfaces considérables et souvent fort éloignés des appareils producteurs de vapeur.

Le chauffage par la vapeur est celui qui répond le plus parfaitement à toutes les exigences de l'hygiène, à la condition toutefois que la température des salles se trouve automatiquement réglée en tout temps.

C'est ce mode de chauffage qu'on adopte toutes les fois que l'étendue de l'installation et les conditions économiques justifient son emploi.

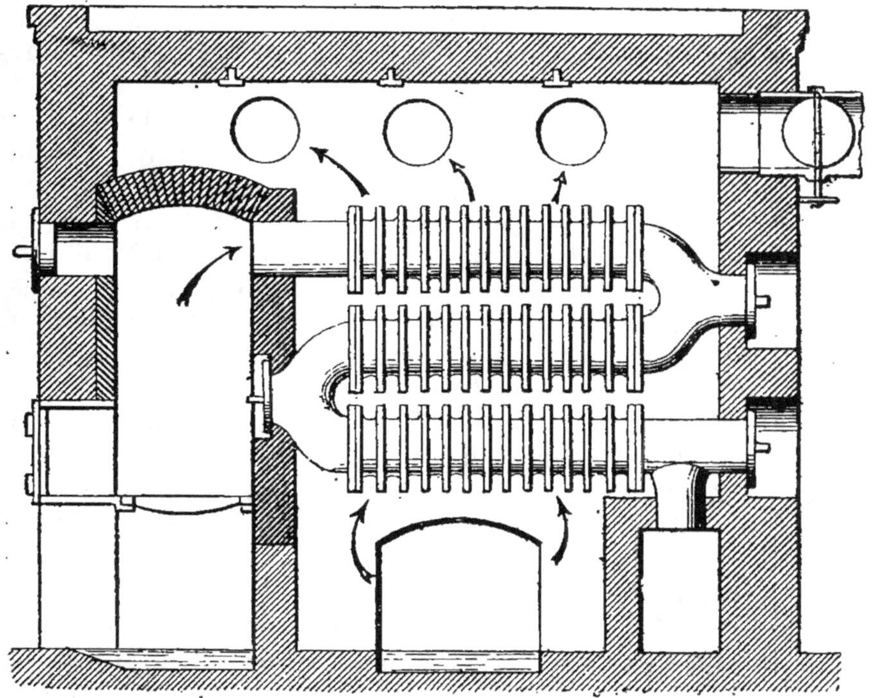

Fig. 31. — Calorifère à air chaud. (Richard.)

Lorsque l'ensemble des locaux à chauffer n'a pas une importance motivant l'emploi de la vapeur, on peut se servir du système de chauffage d'eau chaude désigné sous le nom de microsiphon.

Chauffage à air chaud. — Le chauffage à air chaud s'emploie en général pour les salles d'assemblées, les amphithéâtres et les théâtres. Lorsque la ventilation est abondante et le refroidissement des parois peu important, l'air peut être introduit dans les salles à une température suffisamment modérée pour qu'il conserve ses propriétés hygiéniques.

Au contraire, lorsque les déperditions par les parois sont considérables, on combat leur influence nuisible, soit par l'établissement de lignes de tuyaux de chauffage au bas des parois froides : nouvelle Sorbonne (salles de cours, conférences, compositions), soit par des émissions d'air spéciales à température relativement élevée, au bas des vitres et murs froids, et on conserve l'introduction de l'air frais par les bouches de ventilation. Exemple : Hôtel de Ville (salle du conseil municipal); nouvelle Sorbonne (grand amphithéâtre); théâtre de l'Opéra-Comique (scène), etc.

On peut encore disposer des bouches d'émission dans lesquelles on opère un mélange d'air chaud et d'air froid dans des proportions variables à volonté, afin de conserver constante la température des salles sans réduire la ventilation. Exemple : bureaux, salles de conférences, de compositions, etc., de la nouvelle Sorbonne.

Cependant, nous devons mentionner l'utilité de l'humidification de l'air destiné à la ventilation des salles.

Dans les temps froids, l'atmosphère étant à peu près complètement dépourvue d'humidité, l'air, même modérément chauffé, étant très avide de vapeur d'eau, tendrait à dessécher les poumons et la peau.

Pour remédier à cet inconvénient, on place des vases d'humidification, soit directement dans les salles, soit sur le parcours de l'air destiné à la ventilation. On peut également, à l'aide d'appareils spéciaux, produire une pulvérisation d'eau, mélangée ou non de substances antiseptiques, dans des chambres que traverse l'air neuf avant son émission dans les locaux.

Lorsque l'atmosphère est chargée de poussières, l'air destiné à l'aération des salles peut passer à travers un filtre en étoffe, et la pulvérisation d'eau tend à compléter la séparation des corpuscules restés en suspension.

Appareils de chauffage à l'eau chaude. — Ces appareils sont fondés sur la propriété qu'a l'eau d'emmagasiner du calorique qu'elle cède ensuite à l'air avec lequel elle se

trouve en contact. 1 kilogramme d'eau en se refroidissant
de 100 à 20° abandonne 80 calories susceptibles d'élever
de 10° 24 mètres cubes d'air.

L'appareil dit à basse pression se compose essentiellement
d'une chaudière ou mieux d'une série de tuyaux augmentant la surface de chauffe. De la partie supérieure de cette

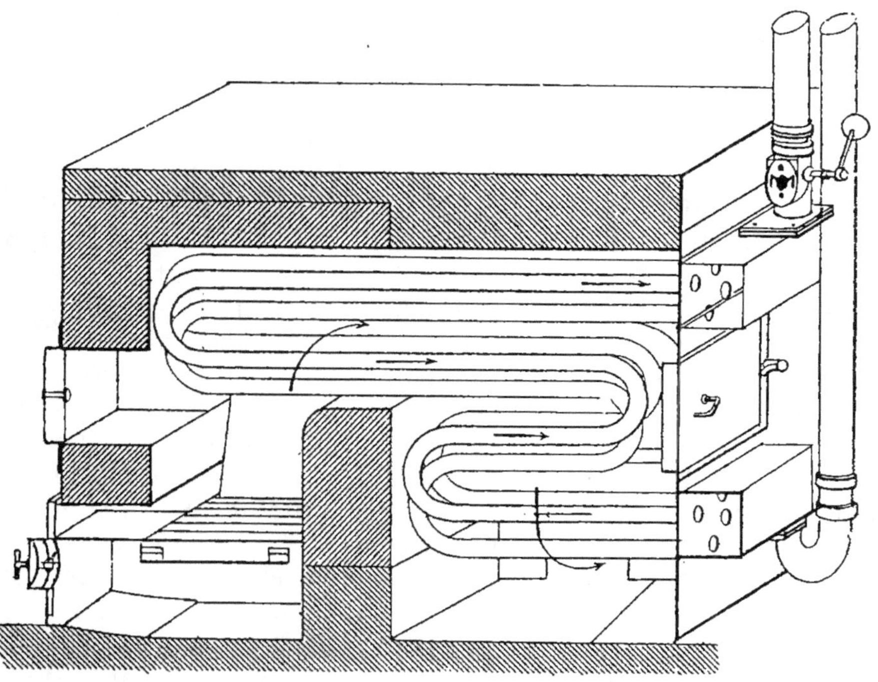

Fig. 32. — Chauffage à l'eau chaude. (Richard.)

chaudière par un tube qui s'élève verticalement et vient
déboucher dans un réservoir ouvert par le haut et placé
dans les combles, que l'on nomme vase d'expansion. De
ce réservoir se détachent des tubes qui se rendent dans
les pièces à chauffer et qui, après avoir fait plus ou moins
de circuits viennent déboucher à la partie inférieure de la
chaudière.

Lorsque l'appareil est plein d'eau, l'eau de la chaudière en s'échauffant devient moins dense, s'élève et monte
dans le vase d'expansion, puis redescend dans les salles

où elle abandonne une partie de sa chaleur, et devenue ainsi plus lourde, retourne dans la chaudière où elle se réchauffe de nouveau. Il se produit ainsi une circulation incessante d'eau, courant ascendant d'eau chaude, courant descendant d'eau plus froide. Une des conditions de bon fonctionnement de l'appareil est que la température de l'eau ne s'élève pas à 100° et n'entre pas en ébullition.

Pour augmenter la quantité de calorique, on place dans les pièces, sur le trajet des conduits descendants, des réservoirs en métal dans lesquels l'eau séjourne quelque temps et qui sont traversés par des tubes dans lesquels circule et vient s'échauffer l'air du dehors, avant de pénétrer dans la pièce. Ces appareils ont reçu le nom de *poêles à eau* (Hôpital Lariboisière).

Les calorifères à eau chaude présentent au point de vue hygiénique de grands avantages. Ils marchent très régulièrement, ils donnent une chaleur douce, constante, ils n'altèrent pas l'air, ils sont indépendants de la ventilation. Leur installation est coûteuse et leur action calorifique est assez lente. Ils conviennent moins par suite aux salles, telles que les salles d'école, de réunion, etc., où l'on a besoin d'un chauffage intermittent et rapide. Par suite de la pression exercée par les colonnes liquides sur les parois des tuyaux, pression qui peut être considérable et atteindre plusieurs atmosphères lorsque l'édifice a plusieurs étages, ils exigent une canalisation parfaite et très résistante.

Dans les appareils à moyenne ou haute pression, tout le système est hermétiquement clos, et on peut porter l'eau à 158° = 5 atmosphères ou même 183 = 10 atmosphères. La masse d'eau est moins considérable, les tuyaux en fer forgé plus petits, mais l'étanchéité est encore plus nécessaire.

Le chauffage à l'eau chaude présente un certain avantage sur le chauffage par la vapeur : une mise en train six fois plus rapide. Il suffit en effet d'une très petite masse d'eau, 100 litres pour un circuit de 300 mètres, et le rendement est excellent, on utilise jusqu'à 90 p. 100 de la chaleur du combustible. (Richard.)

Chauffage par la vapeur d'eau. — Lorsqu'il s'agit de

desservir de vastes locaux, le choix de la vapeur, comme mode de transport de la chaleur est préférable. La grande vitesse de circulation de la vapeur et l'énorme quantité de calories qu'elle émet en reprenant l'état liquide sont aussi des raisons déterminantes.

L'emploi de la vapeur rend possible le groupement des foyers dans un local unique, même éloigné des salles à chauffer et aussi l'utilisation de conduites de circulation de petit diamètre. Celles-ci sont enveloppées de matériaux mauvais conducteurs de la chaleur afin de réduire les pertes de calories dans le transport.

L'installation du chauffage à vapeur comprend.

1° Les appareils de production de la vapeur.

2° Les appareils de canalisation, de répartition de vapeur et de retour d'eau condensée.

3° Les appareils de chauffage ou surfaces chauffantes et leurs accessoires.

Production de la vapeur. — On désigne les appareils producteurs de vapeur sous le nom de générateurs de vapeur. Pour éviter les accidents on fera bien d'employer des générateurs multitubulaires inexplosibles, ne renfermant qu'une très faible quantité d'eau.

Mais une chaudière à faible capacité d'eau présente les inconvénients de ses avantages. Elle n'a pas de réserve de liquide suffisante pour former volant de chaleur et maintenir constante la pression dans la chaudière, lorsque la consommation de vapeur varie dans des limites étendues.

De plus, l'augmentation de dépense de vapeur peut donner lieu à des entraînements d'eau qu'il faut éviter.

En outre, une telle chaudière est encore influencée par le chargement intermittent de sa grille, la conduite irrégulière du feu et l'intensité variable de la combustion, ou même par le mode d'alimentation de l'eau à vaporiser, et enfin par les incrustations, en raison du petit diamètre des tubes vaporisateurs.

Pour que les variations de pression résultant d'une dépense trop considérable de vapeur n'influent pas sur la régularité de la distribution, nous adaptons à la prise de vapeur de la chaudière un appareil de détente appelé *détendeur*, qui maintient une pression constante dans les cana-

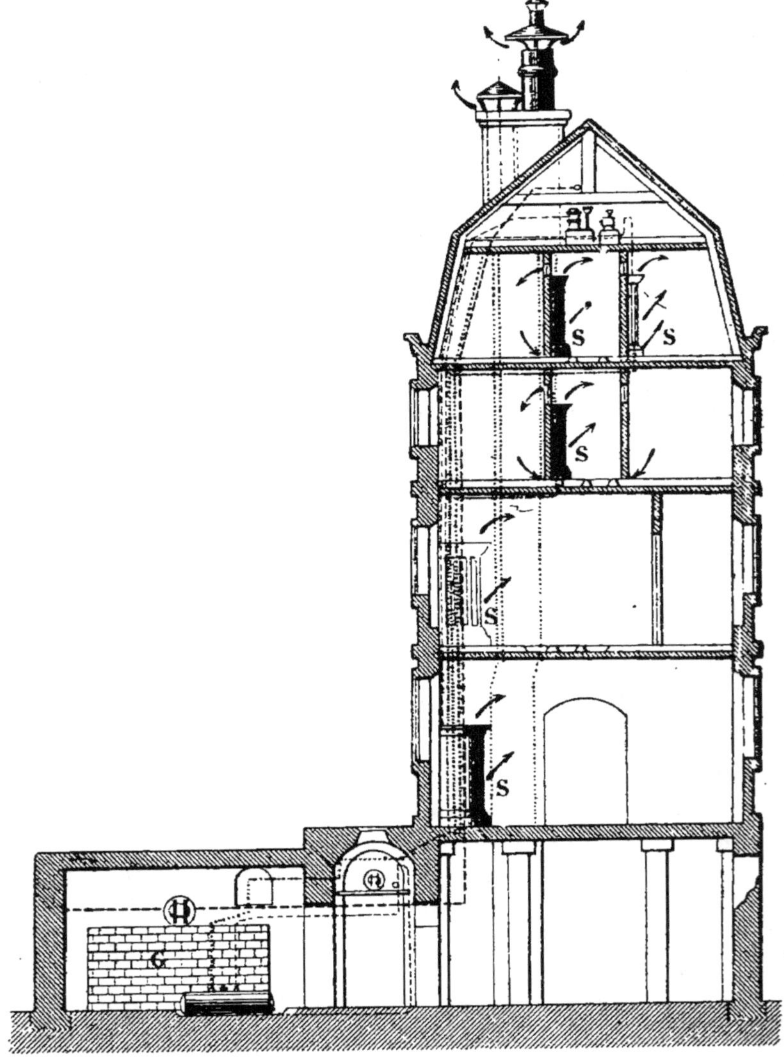

Fig. 33. — Chauffage à vapeur et ventilation du collége Rollin.
(Geneste et Herscher.)

lisations de distribution, quelle que soit, dans certaines limites pratiques, la variation de pression dans la chaudière.

Pour éviter les entraînements d'eau, lorsque le débit de la vapeur tend à augmenter brusquement, les chaudières doivent être pourvues de tubes sécheurs. Ces tubes sont adaptés aux chaudières dans tous les cas où l'application du règlement sur les générateurs conduit à donner au réservoir de vapeur des dimensions trop restreintes.

Dans les autres cas, on adaptera au-dessus des éléments multitubulaires, lesquels présentent toujours une faible section, un réservoir de vapeur dont les dimensions sont aussi vastes que possible, et on applique au dôme de la chaudière un épurateur de vapeur.

La vapeur et l'eau suivent des chemins contournés et se séparent mécaniquement.

Les irrégularités, provenant du service de la grille, sont évitées par l'emploi des foyers à trémie. Ceux-ci sont établis de façon à permettre d'obtenir une combustion aussi régulière et aussi parfaite que possible par l'alimentation continue et méthodique de la grille.

On modifie l'activité du feu en faisant varier la quantité d'air affluant dans le foyer.

Cette disposition évite les rentrées d'air dans le fourneau au moment de la charge ou du décrassage de la grille, et le refroidissement brusque des surfaces métalliques de la chaudière.

Elle donne lieu à des économies de combustible et assure la fumivorité.

Le combustible, sortant de la trémie de chargement, se distille, les gaz sont brûlés par un apport d'air direct, le coke produit descend, se consume sur la grille inférieure au bas de laquelle il suffit de détacher les scories ou mâchefers provenant des matières minérales de la houille.

On supprime la discontinuité et les irrégularités de l'alimentation d'eau des chaudières à l'aide du régulateur automatique d'alimentation. Cet appareil fonctionne à l'aide d'un flotteur équilibré sous l'influence des variations les plus faibles du niveau de l'eau dans les chaudières. A chaque instant, le poids de vapeur dépensé se trouve remplacé par une quantité d'eau équivalente.

Bien que les éléments composant les chaudières soient

de petit diamètre, les obstructions par les incrustations ne sont pas à redouter, car c'est la même eau, sauf un léger appoint journalier, qui sert toujours à l'alimentation.

L'eau, condensée dans les canalisations de distribution de vapeur et surtout dans les surfaces chauffantes, est ramenée près des chaudières par les canalisations de retour d'eau. Elle est réintroduite dans les chaudières, où elle se vaporise et se trouve ensuite réutilisée dans le chauffage.

Les communications réunissant les éléments des chaudières, sont assemblées avec joints à double cône et sans interposition d'aucun mastic.

Canalisation et répartition. — La vapeur destinée à produire le chauffage doit toujours circuler dans le sens de l'écoulement de l'eau condensée, c'est-à-dire dans le sens de la gravité. La vapeur sera donc amenée le plus directement possible au point le plus élevé des locaux à chauffer; généralement dans les combles. Quand il y a impossibilité d'établir une pente unique, on conserve aux canalisations leur pente obligatoire et de distance en distance on installe des récipients de séparation d'eau et de vapeur.

A la sortie du récipient la vapeur est relevée le plus possible, et l'eau séparée est extraite par un purgeur automatique, envoyée dans la conduite de retour d'eau et ramenée près des chaudières afin d'être réutilisée à l'alimentation.

Cette disposition permet d'éviter les bruits si gênants que l'on entend lorsque la vapeur et l'eau, à des températures différentes, circulent en sens contraire pour assurer la durée des canalisations et leur étanchéité, il faut aussi se préoccuper de la dilatation des conduites. On peut supprimer l'effet nuisible de la dilatation en donnant à certains tuyaux assez espacés une forme facilement remaniable, ou bien en cintrant légèrement les tuyaux sur leur longueur et en les disposant en lignes brisées curvilignes dont toutes les parties sont dans un même plan.

Surfaces chauffantes et accessoires. — Pour assurer le chauffage des divers locaux à desservir, le mieux est ordinairement de placer directement les surfaces chauffantes dans les locaux eux-mêmes et de les répartir d'après l'importance du refroidissement des diverses parois ; c'est en cherchant à nous conformer à ce principe que nous avons été amenés, dans les locaux scolaires, par exemple, à entourer les salles d'un véritable cordon ou ruban de chaleur. Cette disposition a donné des résultats très remarquables et fort appréciés dans les nombreux établissements où notre système de chauffage est appliqué.

L'ensemble des appareils composant le système complet de chauffage d'une salle comprend : des surfaces chauffantes proprement dites, un régulateur de température et un purgeur thermométrique d'air et d'eau.

Nous allons successivement indiquer la raison d'être de ces appareils :

Les surfaces chauffantes peuvent être construites en matériaux divers, mais principalement en fer ou en fonte. La capacité calorifique de ces métaux étant faible, le poids de matière employée étant lui-même aussi réduit que possible, le refroidissement des appareils de chauffage se produit assez rapidement dès qu'on supprime l'introduction de la vapeur. Cette propriété est avantageuse pour les services intermittents et le réglage de la température dans les locaux chauffés.

Elle serait un inconvénient dans le cas d'un service continu, puisqu'elle exige un service permanent de jour et de nuit. Elle rendrait impossible l'arrêt du foyer qui devrait toujours être maintenu en activité.

Il est facile d'échapper à cette nécessité, en disposant les appareils de façon, à ce qu'ils contiennent une réserve d'eau alimentée par la condensation même de la surface chauffante, et calculée pour fournir la chaleur voulue pendant l'arrêt du service de chauffage.

L'importance des surfaces chauffantes étant généralement calculée pour les écarts extrêmes de température, il est utile de disposer d'un moyen permettant de faire varier automatiquement la chaleur émise dans une salle selon le froid extérieur, afin d'atteindre sans jamais la dépasser la température réglementaire exigée.

Pour obtenir ce résultat, on dispose de deux procédés

principaux de régularisation : l'un consiste à choisir dans un groupe de classes une salle, dont la température sert à régler celle des autres, en agissant sur la distribution de vapeur qui leur est commune. Cette solution n'est pas suffisamment parfaite, car les locaux sont rendus solidaires, et chaque fois qu'une cause étrangère quelconque viendra modifier la température de l'appareil régulateur, le chauffage des locaux dépendants se trouvera déréglé.

Le second moyen de régulation repose sur l'emploi d'un régulateur de température placé dans chacune des salles à desservir. Cet appareil permet d'atteindre, sans jamais le dépasser, le degré de chaleur fixé, quel que soit le froid extérieur. Dans ce cas, le régulateur n'agit plus sur la conduite de vapeur commune à plusieurs salles, mais bien sur le branchement spécial qui alimente les surfaces chauffantes installées dans chacune des salles. Il a pour effet de modérer ou même de supprimer l'admission de la vapeur dans ces surfaces, dès que la température de la salle chauffée approche de son maximum. Cette disposition donne la certitude que, dans aucune salle, la température limite né sera dépassée, et cela quels que soient les troubles apportés accidentellement dans le régime des salles voisines.

Ainsi la vapeur dont l'emploi semble difficile peut, au moyen d'appareils spéciaux, être maintenue, dirigée, distribuée sans présenter aucun inconvénient.

ÉCLAIRAGE

La lumière est aussi utile au développement normal des êtres que l'air, il est donc de toute nécessité de se préoccuper de l'éclairage. La question est d'ailleurs complexe, étant liée nécessairement à la ventilation.

Il y a lieu de distinguer l'éclairage naturel et l'éclairage artificiel.

Eclairage naturel. — L'éclairage naturel est fourni par la lumière solaire, il est donc limité par les conditions astronomiques et atmosphériques du lieu, d'une durée journalière variable par suite de la latitude et de l'époque de l'année.

Dans les habitations on reçoit la lumière soit directement, soit par réflexion, soit encore par diffusion.

La lumière réfléchie doit toujours être éliminée. Dans les grandes villes, surtout dans les anciennes rues étroites, dans les cours, on est quelquefois obligé de recourir à l'emploi de réflecteurs qui rejettent dans l'intérieur des maisons le peu de lumière filtrant perpendiculairement entre les hautes façades des maisons. La nécessité même de ces réflecteurs est une condamnation de ces endroits. Nous n'insisterons donc que sur la lumière directe et sur la lumière diffuse.

La lumière directe doit être recherchée principalement quand on demande avant tout à la lumière un rôle purificateur. Nous avons vu, en effet (p. 129) que les rayons solaires sont de puissants modificateurs des microorganismes, que les bactéries pathogènes entre autres résistent peu à son action prolongée, et qu'il en est de même des moisissures.

Quand il s'agit d'éclairer une pièce, une salle, sans destination spéciale : chambre à coucher, casernes, salles d'hôpital, la lumière directe, c'est-à-dire l'orientation au midi doit être recherchée. Mais la lumière directe, par sa puissance même, par son intensité, présente des inconvénients sérieux pour la vue, quand les habitants d'une pièce doivent se livrer à un travail continu et où la vue joue le rôle important. Dans les écoles notamment, dans les bibliothèques, les cabinets de travail, les ateliers d'ouvrages fins, on doit rechercher la lumière diffuse.

Les baies orientées au nord donnent ce résultat et dans les pays méridionaux, c'est certainement la meilleure disposition à prendre, mais dans les contrées septentrionales, l'orientation au nord ne permet pas l'échauffement naturel et expose souvent à manquer de lumière à divers moments de la journée.

On ne doit pas oublier que si la lumière diffuse est préférable, par contre elle doit être très abondante. C'est la raison qui fait donner comme orientation de choix le nord-est.

Trélat insiste sur la nécessité de donner aux baies d'éclairage un quart environ de la surface totale de la façade, en se prolongeant jusqu'au plafond. Insistant sur l'utilité de l'éclairage par le haut, il s'élève judicieusement contre la disposition habituelle des tentures, obturant la partie supérieure des fenêtres.

Dans les ateliers et dans les usines, quand il n'existe pas d'étage, il est préférable d'éclairer largement par un toit en verre. Une disposition particulière, très développée dans ces dernières années, assure encore une meilleure diffusion de la lumière ; c'est le *toit en dents de scie*, la partie vitrée qui forme le côté à pic de chaque dent étant tournée vers le nord.

L'éclairage des écoles a soulevé et soulève encore de vives polémiques parmi les hygiénistes, nous y reviendrons en parlant du groupe scolaire.

Persiennes, stores et rideaux. — Nous avons déjà signalé l'opinion de Trélat, condamnant les rideaux ou plutôt leur agencement ordinaire. En dehors des graves inconvénients qu'ils présentent, d'arrêter les rayons lumineux supérieurs, les draperies doivent encore être envisagées avec défiance comme constituant des réceptacles à poussières et à germes.

Tous les systèmes de stores offrent la même objection : obstruction des rayons supérieurs et à cet égard les persiennes sont préférables, surtout si elles sont munies de lames mobiles, permettant la filtration partielle des rayons solaires. Les persiennes en fer, plus légères que les persiennes en bois, sont malheureusement beaucoup trop chaudes.

Eclairage artificiel. — Insistant sur les dangers d'un éclairage insuffisant au point de vue de la conservation de la vue, Javal écrivait : « Il n'y a jamais trop de lumière artificielle. »

Il faut en effet une puissante lumière artificielle pour égaler celle obtenue gratuitement par le soleil, mais ce n'est pas tant la quantité, que l'utilisation même de la lumière qu'il importe d'étudier, aujourd'hui surtout où l'on dispose de foyers éclairants si puissants.

L'éclairage s'obtient grâce à la combustion de certaines substances dans un milieu oxygéné (si nous en exceptons la lumière électrique). Or cette combustion entraîne nécessairement un dégagement de produits de combustions et de caloriques. Et ce sont ces deux facteurs, si importants au point de vue de l'hygiène qui viennent compliquer le problème de l'éclairage artificiel.

Sans nous arrêter sur les diverses matières comburantes employées dans l'éclairage, nous les comparerons tout d'abord entre elles au triple point de vue : *du pouvoir éclairant* de la puissance calorifique des foyers lumineux, de la production des produits de combustion.

MODE D'ÉCLAIRAGE Unité 100 bougies.	PRIX	PRODUITS de l'éclairage.		CALORIES
		H^2O	CO^2	
Electricité.				
Arc voltaïque	6 à 10^{cm}	0^k.00	0^{mc}.00	57 à 158
Lampe à incandescence. .	19 à 20	0.00	0.00	200 à 500
Gaz d'éclairage.				
Bec d'Argand.	16 à 20	0.86	0.46	4.860
— Auer.	6 à 10	0.35	0.20	1.800
Lampe à pétrole	6.25	0.37	0.44	3.300
— à huile Carcel. . .	51.6	0.52	0.61	4.200
100 bougies	208	1.04	1.30	8.000

La seule inspection de ce tableau montre qu'au point de vue de l'hygiène, la lumière électrique tient le premier rang, laissant loin derrière elle tous ses concurrents. La chaleur dégagée, en effet, est à peu près négligeable, et il n'existe aucun produit de combustion.

L'éclairage à arc présente il est vrai un foyer lumineux trop intense et qui ne saurait être fixé directement sans fatigue, mais il est facile d'y remédier à l'aide de globes écrans tamisant la lumière. L'éclairage à arc n'est d'ailleurs réellement utilisable que dans de grands espaces, pour les places publiques, les rues, ou les grands ateliers, et il est facile d'élever suffisamment les foyers pour que l'œil ne soit pas incommodé. Les irrégularités lumineuses sont aujourd'hui presque supprimées. Quant aux lampes à incandescence, les progrès réalisés permettent d'obtenir toutes les douceurs de ton désirables, la richesse de cet éclairage en rayons chimiques n'est nullement dangereuse pour l'œil, et d'ailleurs facilement annihilable en modifiant simplement la composition des ampoules.

L'électricité présente encore cet l'avantage sur le gaz d'éclairage, c'est de mettre à l'abri des explosions en cas de fuite dans les conduits de ce dernier, mais elle présente toutefois d'autres inconvénients. S'il existe un contact défectueux entre deux fils contigus, il peut se produire un échauffement, entraînant des dangers d'incendie. Enfin la tendance de plus en plus marquée, d'utiliser aujourd'hui des courants de haute tension peut être la cause d'accidents graves, de foudroiement, si l'on établit un court circuit entre deux fils. Déjà on a constaté de nombreux cas de morts, surtout en Amérique, où l'électricité est plus employée, mais surtout où les règlements sont moins sévèrement appliqués. D'Arsonval a montré que dans les accidents déterminés par des courants alternatifs de 4000 volts, la mort n'était le plus souvent qu'apparente, qu'il y avait syncope respiratoire et que l'individu *électrocuté* devait être considéré comme un noyé. La respiration artificielle et la traction rythmée de la langue suivant le procédé de Laborde sont presque toujours efficaces.

D'Arsonval insiste encore sur les dangers beaucoup plus grands qu'offrent les courants continus à haute tension, il se produit dans le cas d'accidents des phénomènes électrolytiques généraux qui désorganisent profondément les tissus et dans ce cas la mort est presque fatale.

Les bougies stéariques, dues au génie de Chevreul et qui ont remplacé les chandelles fumeuses ; les lampes à huile, offrent un éclairage agréable mais généralement coûteux, surtout les premières. Leur coefficient calorique est élevé il est vrai, mais dans les conditions où elles sont utilisées ce défaut n'a réellement aucun inconvénient. Les huiles volatiles (essences minérales et pétroles) méritent d'attirer l'attention. Au point de vue de l'éclairage, elles peuvent être comparées aux lampes à huile, mais à poids égal elles possèdent un pouvoir éclairant bien supérieur, et leur rendement économique en a généralisé l'emploi.

Mais elles présentent un inconvénient réel dans leur inflammabilité et surtout leurs propriétés explosives.

La loi française (décret de 1873) divise les huiles volatiles en deux catégories. Les *essences inflammables*, qui à une température inférieure à 35° émettent des vapeurs susceptibles de prendre feu au contact d'une allumette enflammée et les huiles minérales, ou pétrole rectifié, de 0,84 à 0,96 de densité qui en masse, même à proximité d'une flamme, ne prennent pas feu. Les essences inflammables sont réellement dangereuses, leur maniement doit toujours se faire en plein jour, loin de toute lumière; le pétrole rectifié est plus maniable et son emploi rend de grands services. En France malheureusement les droits fiscaux entravent son utilisation et font que dans les milieux ouvriers où l'on travaille en chambre, pour économiser le combustible, on n'utilise que des becs trop petits, à éclairage absolument insignifiants.

C'est en 1818 qu'un Français, Philippe Lebon, proposa l'utiliser comme moyen d'éclairage les gaz provenant de la distillation de la houille; depuis cette époque, l'industrie du gaz s'est prodigieusement multipliée, mettant à la disposition des collectivités et des particuliers, outre un éclairage intense, une source de chaleur et par suite de force motrice des plus maniables, jusqu'aux applications récentes de l'électricité industrielle, le gaz a été longtemps sans concurrent. Aujourd'hui il a à lutter contre l'électricité et tôt ou tard il sera nécessairement vaincu, malgré les progrès réalisés.

Il est inutile de nous attarder ici sur les détails de la fabrication du gaz. Disons simplement que si la houille constitue l'élément ordinaire de la fabrication, elle pourrait, si des raisons économiques locales le permettaient, être remplacé par une série d'autres produits : bois, déchets, etc. Quoi qu'il en soit, au point de vue de l'hygiène, il faut envisager le gaz d'éclairage sur deux faces :

1º Les effets lumineux obtenus et les produits résultants de sa combustion ;

2º Les dangers que présentent les fuites et les infiltrations de ce gaz.

Le maximum d'intensité d'éclairage et le minimum de production de substances toxiques sont obtenus fort heureusement par le même artifice : l'apport considérable d'oxygène sur la surface de gaz allumé. C'est en portant en effet les particules solides eu suspension dans le gaz d'éclairage, à la plus haute température, que l'on obtient le maximum d'intensité lumineuse et en même temps on obtient la réduction totale des gaz combustibles en leurs produits ultimes : l'eau et l'acide carbonique.

Le bec papillon très employé dans l'éclairage publique est défectueux, parce que le gaz n'est que partiellement brûlé, et a une température trop basse et qu'en outre, la flamme est toujours vacillante. Les becs annulaires avec cheminée d'appel présentent déjà un grand progrès. La surface du gaz en contact avec l'oxygène de l'air est considérablement accrue et la régularité de l'appel d'air empêche les oscillations de la flamme.

Les appareils dits récupérateurs dont le premier type est due à Siemens, mais qui ont été perfectionnés par Wenham, Cromarhe, etc., sont ainsi nommés parce que la chaleur de la flamme est utilisée pour chauffer l'air appelé. Ce résultat est obtenu en disposant deux ou trois chambres cylindriques telles que l'air appelé est forcé d'arriver au foyer en descendant entre le cylindre extérieur et le cylindre intérieur chaud. Une disposition spéciale permet de faire servir ces lampes à la ventilation de la pièce, en y ajoutant une gaine formant cheminée d'appel.

Enfin un dernier progrès fort important a été réalisé par le bec Auer. Ce dernier bec est constitué par un brûleur cylindrique surmonté d'un cône constitué par une trame de coton trempé dans une solution d'oxyde de zirconium et d'autres métaux rares. Les matières organiques sont réduites et il reste une gaze métallique légère, facile à porter à incandescence. Cette incandescence même, assure une intensité remarquable de lumière avec une dépense de gaz très faible, par suite une diminution proportionnelle de la chaleur rayonnée. Les avantages du bec Auer peuvent être facilement résumées ainsi : combustion complète du gaz,

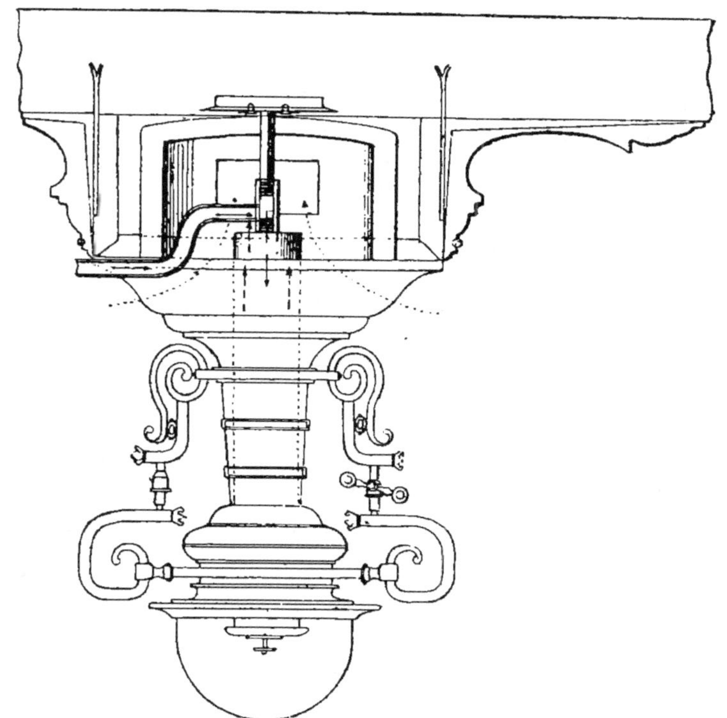

Fig. 34. — Lampe Wenham disposée contre le plafond
avec orifice d'évacuation pour les produits de combustion.

diminution de 25 p. 100 de la dépense, chaleur rayonnée réduite, lumière blanche, fixe, altérant peu les couleurs. Le seul inconvénient de ce bec est la fragilité du cône de zircone ; mais il est susceptible d'être encore perfectionné, et sa généralisation fait une réelle concurrence à l'électricité.

La chaleur rayonnée des becs de gaz est un des inconvénients de ce mode d'éclairage, inconvénients que l'on peut reprocher également aux lampes à pétrole. Les rayons caloriques sont très nombreux et ils peuvent en frappant directement la tête déterminer des maux de tête et des douleurs d'yeux. Pour y remédier, on peut soit éloigner les foyers lumineux, mais cela aux dépens de l'intensité lumineuse, soit encore recourir à un écran athermane.

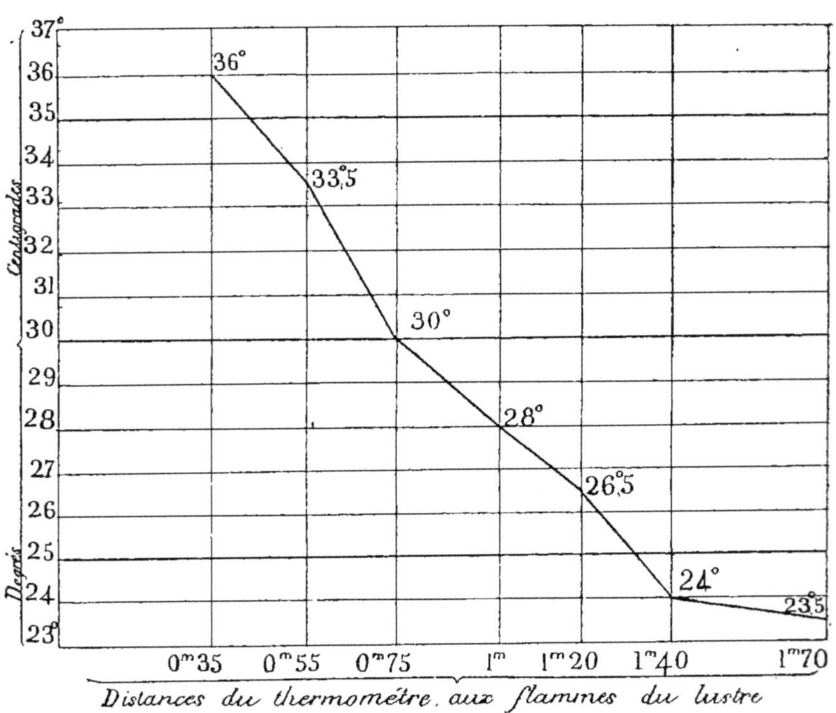

Fig. 35. — Chaleur rayonnée, en direction verticale par un brûleur à air chaud. (D'après M. Lévy.)

Le verre annulaire peut déjà constituer un protecteur puissant, puisque s'il est suffisamment épais (4 millimètres), il arrête 50 p. 100 de la chaleur rayonnée, mais il faut pour obtenir ce résultat qu'il soit assez éloigné de la flamme pour ne pas s'échauffer lui-même. L'installation de deux verres annulaires détermine la formation d'un courant d'air froid qui absorbe une grande partie de la chaleur, enfin en recouvrant le verre d'une couche transparente de gélatine blanche, on arrive à arrêter 75 p. 100 de la chaleur rayonnée.

Produits de combustion. — Les produits de la combustion
totale, quand le tirage est bien réglé, doivent se réduire
à de l'eau et de l'acide carbonique. Ajoutons que l'on
peut y rencontrer de l'acide sulfureux, de l'acide nitrique.
Enfin quand la combustion est incomplète, on trouve
encore des hydrogènes carbonés et de l'oxyde de carbone.
S'il est vrai qu'à éclairage égal, le gaz donne plutôt moins
de produits toxiques que les lampes et les bougies, il faut
ajouter qu'on demande toujours plus au gaz, et par suite
qu'on obtient toujours une certaine quantité de ces produits toxiques ou tout au moins nuisibles.

Dangers des fuites de gaz. — Le gaz d'éclairage, même
purifié, renferme en sortant des épurateurs, des gaz très
toxiques : l'oxyde de carbone, l'acide carbonique, l'hydrogène sulfuré, l'ammoniaque, l'acide cyanhydrique. Or
l'empoisonnement par les gaz d'éclairage peut être brusque
ou progressif. Dans le cas d'empoisonnement brusque, que
l'on constate chez les ouvriers travaillant à une conduite et
surpris par un brusque dégagement de gaz, il y a souvent
asphyxie plutôt qu'intoxication. C'est l'oxygène qui manque.
La respiration cesse rapidement, et la syncope arrive. On
est alors en présence de véritables asphyxiés qu'il est
souvent possible de rappeler à la vie par la respiration artificielle, mais quand l'empoisonnement s'est produit lentement, par une fuite légère et inaperçue, il y a alors intoxication réelle, et c'est l'oxyde de carbone qui joue le rôle le
plus important. Le globule sanguin est alors touché, et la
respiration artificielle devient alors insuffisante. Des ané-
mies graves, peuvent résulter d'une intoxication lente.
Le gaz d'éclairage mélangé avec l'air dans la proportion
de 15 p. 100 constitue un mélange explosif. Et si dans l'industrie on utilise cette propriété pour actionner des moteurs, elle constitue encore un des dangers les plus redoutables de l'emploi du gaz.
Dans tous les cas où une fuite est soupçonnée, on ne
saurait donc trop recommander de pratiquer avant tout
examen et après fermeture de la conduite principale, une
ventilation énergique. L'emploi de la lampe électrique évite,

il est vrai, le danger d'une explosion immédiate, mais comme on doit toujours redouter l'action délétère, il ne saurait faire négliger la ventilation préalable.

Pour éviter les infiltrations lentes, il est de toute nécessité que la canalisation du gaz soit irréprochable. A cet égard, on dispose aujourd'hui des tuyaux de fonte avec emboîtements et joints coulés en plomb, ou en caoutchouc qui assurent une garantie suffisante, si le travail est exécuté avec soin. Berthelot a signalé le danger des tuyaux de cuivre, qui attaqués par l'ammoniaque donnent lieu à des produits acétyléniques dangereux.

RÉSUMÉ. — Le choix de l'emplacement est rarement libre. La meilleure orientation est Est-Ouest, les deux façades recevant les rayons du soleil.

Le sol doit être perméable, la nappe d'eau souterraine éloignée de 4 à 6 mètres. Dans le cas d'un sol humide, il faut soit assécher par un drainage, soit blinder les caves. Ce dernier système protégeant l'habitation des pénétrations de l'air tellurique. Les matériaux de construction doivent être réfractaires à l'humidité, mauvais conducteurs de la chaleur, perméables à l'air. Les planches doivent être imperméables et inimprégnables, sans espaces libres (entrevous) au-dessous. Le goudronnage assure ces conditions.

Les plafonds avec le moins d'angles possibles. Suppression des poutres saillantes. Coins arrondis, au moins pour les hôpitaux. Les caves ne doivent jamais être habitées, les rez-de-chaussée sur cave ou surélevés de 1 mètre peuvent être bons, si la vue n'est pas trop étroite, étant donnée la hauteur des maisons.

Un minimum de 2 pièces par famille est nécessaire. Le surpeuplement est un grand danger. Il y a surpeuplement quand le nombre des habitants dépasse du double le nombre des pièces.

Aération. — L'atmosphère des locaux habités est contaminée par les excrétats gazeux des êtres vivants, les foyers de fermentation, les foyers d'éclairage et de chauffage.

Un homme adulte excrète 25 litres par heure. La question du poison humain est encore discutée. L'éclairage à l'exception de la lumière électrique contribue à la viciation de l'atmosphère. Une bougie fournit 11 litres d'acide carbonique à l'air. Une lampe à pétrole 61 litres, un bec papillon 92 litres.

Un air renfermant 0,6 p. 100 d'acide carbonique est suspect, il est vicié avec 1 p. 100.

Quand le renouvellement de l'air d'une pièce se fait avec une ventilation de 60 mètres à l'heure, le cubage de place, au moins quand il est déjà supérieur à 10 mètres, est négligeable. On doit néanmoins demander 15 mètres par tête au moins pour les pièces longtemps occupées.

La ventilation naturelle s'obtient par l'ouverture des fenêtres, surtout s'il existe des ouvertures bilatérales.

La ventilation artificielle se fait soit par appel, soit par insufflation. L'air neuf doit être introduit sans vitesse appréciable, l'air vicié est évacué à la partie supérieure.

Le milieu thermique intérieur idéal serait constitué par une habitation qui n'emprunterait ni ne céderait aucune calorie à ses habitants. Ce sont les parois seules qui devraient être chauffées; la température optimum varie suivant l'usage : 16 à 18° pour un cabinet de travail sédentaire, 12 pour un atelier, 16 pour une chambre de malade.

Le chauffage est local ou central. Les cheminées assurent énergiquement la ventilation, mais elles chauffent peu pour une grande dépense de combustibles, ayant un rendement oscillant entre 6 p. 100 bois et 12 p. 100 coke. Les poêles sont plus avantageux, mais les poêles à combustion lente produisent de l'acide carbonique qui reflue souvent dans la pièce chauffée ou parfois dans des pièces voisines. Le chauffage central se fait avec l'air chaud, l'eau chaude, la vapeur. Ce dernier système est supérieur pour les grands établissements ; le rendement peut atteindre 75 à 80 p. 100.

Éclairage. — La lumière naturelle joue un rôle essentiel dans l'assainissement des locaux : atténuation des virus. Les baies d'éclairage (orientation *N.-E.* optimum) prolongées jusqu'au plafond doivent représenter le 1/4 de la surface de la pièce. L'éclairage artificiel entraîne avec lui une question de ventilation. L'éclairage électrique ne jette pas dans l'atmosphère de produits de combustion. A égalité de pouvoir éclairant, il faut placer suivant l'ordre le plus favorable : l'électricité, le bec Auer, le bec de gaz, le pétrole, la lampe à huile, la bougie.

CHAPITRE VII

ÉLOIGNEMENT DES NUISANCES

Le mot nuisances est un terme employé par les hygiénistes anglais et qu'il nous semble facile à franciser ou plutôt à refranciser, car il paraît être un dérivé du normand.

Par nuisances il faut entendre tous les matériaux usés, tous les déchets dont la présence peut constituer un danger pour la salubrité. Entre toutes, ce sont les excrétions, les ordures ménagères et les déchets industriels.

Les excrétions humaines. — La quantité d'excrétion varie nécessairement avec l'âge des sujets et même suivant le sexe, ainsi que le montre les chiffres approchés :

	SEXE MASCULIN.		SEXE FÉMININ.	
	Garçon.	Adulte.	Fille.	Adulte.
Fèces	100	150	30	60
Urine	500	1300	500	1000

Mais, au point de vue de l'hygiène, on peut admettre, en prenant une large moyenne, 100 grammes de fèces et 1,000 grammes d'urine. Et c'est sur ces chiffres que l'on doit faire les calculs.

Les matières fécales abandonnées à elles-mêmes sur le sol se dessèchent rapidement ; mais il n'en est pas de même quand elles sont reçues dans des réservoirs, mélangées à l'urine et aux eaux de lavage.

L'urine, en effet subit rapidement la décomposition ammoniacale.

Le poison fécal, qui a longtemps représenté une entité, ne saurait aujourd'hui être considéré comme tel.

Il est tout d'abord important d'insister sur ce point, que les excréments même de l'homme sain constituent un danger. Dans l'intestin, grâce aux nombreux microbes qui y pullulent, il se produit une série de substances toxiques, de ptomaïnes. Après l'excrétion, ces microbes peuvent continuer leur action.

Mais en dehors de cette question, une autre plus importante est aujourd'hui bien démontrée. Un certain nombre de microbes franchement pathogènes se trouvent dans les selles des malades, bacille du choléra, de la fièvre typhoïde, de la dysenterie, de la diphtérie, etc. Signalons, même sans insister, le bacterium coli commune, qui, d'après une théorie, peut sous certaines influences encore inconnues, se transformer en bacille typhoïsant.

Quant à l'urine, si elle constitue un terrain de culture favorable pour les microorganismes, elle ne paraît pas pouvoir servir de véhicule aux microbes pathogènes de l'individu malade. Nous savons, il est vrai, que l'urine, en dehors des substances de décomposition qui se produisent pendant la fermentation, renferme, même à l'état frais, des substances solubles toxiques. Mais leur faible quantité peut, au moins en ce qui concerne l'hygiène, les faire considérer comme négligeables.

Dans les villages, dans les agglomérations passagères telles que les camps militaires, les campements des terrassiers, trop souvent les excréments sont abandonnés sur le sol. Quand l'agglomération n'est pas nombreuse, quand le camp est très mobile, les inconvénients d'un pareil état de choses sont peu appréciables ; mais qu'un seul cas isolé de maladies infectieuses se présente, et rapidement le danger éclate.

Par quel mode les matières fécales peuvent-elles être dangereuses? Par émanation, par contamination de l'eau?

Les exhalaisons des matières fécales ont souvent été incriminées comme cause de propagation de maladies. La Sewergases theory qui attribuait les épidémies de fièvre typhoïde aux émanations des égouts, se rattache à cette opinion. On a souvent attribué la fièvre typhoïde à des exhalaisons de latrines mal tenues, d'égouts à ciel ouvert, de fossés recevant les excréments. En réalité, et malgré quelques observations intéressantes, ce mode de contage doit être assez rare.

Quant au danger de la contamination de l'eau par les matières fécales, il est hors de conteste. Si les défenseurs de la trinkwasser theorie se sont montrés quelquefois trop exclusifs, rejetant tout autre mode de propagation. Il n'en est pas moins évident que dans de nombreux cas, l'épidémie a été provoquée par les eaux de boissons infectées, par des matières fécales, soit que ces dernières aient été déposées sur le sol au voisinage de la prise d'eau, soit qu'une communication ait eu lieu entre des fosses fixes non étanches et des puits ou citernes.

Ce sont les observations sur la fièvre typhoïde qui sont les plus nombreuses et les plus probantes ; mais on trouve également de nombreuses preuves de l'action des matières fécales pour le choléra, le typhus, la diphtérie. Déjà avant la découverte des bacilles spécifiques, Russel écrivait : « La diphtérie et le typhus sont simplement des maladies fécales. » Peut-être trouvera-t-on que l'épithète simplement est hors de saison quand il s'agit de la diphtérie.

Evacuation des vidanges. — Dans les campagnes, l'évacuation des vidanges est réduite au minimum. Très souvent les cabinets, quand il y en a, sont placés simplement au-dessus de la fosse à fumier et l'engrais humain vient ainsi s'ajouter aux engrais animaux. Aussi l'on constate fréquemment des cas de fièvre typhoïde et de diphtérie (Longuet, 1887) chez des individus ayant remué des fumiers. Souvent aussi on a recours à des puisarts. Quand le sol est très perméable, éloigné de la nappe d'eau souterraine, que les matières projetées sont peu abondantes, ce procédé peut être inoffensif, mais il y a toujours à craindre des infiltrations vers les puits. Enfin, quand le sol est peu poreux, que les puits absorbants sont multipliés, le sol peut être infecté.

Il y a peu de temps encore que certaines villes pratiquaient le « tout à la rue ». Les rues de Marseille et de Toulon sont restées légendaires à cet égard.

Dans les villes, trois systèmes aujourd'hui sont employés :

1º Le système des fosses fixes et des fosses mobiles ;

2º Le système diviseur ;

3º Le système du tout à l'égout.

SYSTÈME DES FOSSES FIXES. — Le système de fosses fixes est le système de collectionnement le plus primitif ; il est encore très répandu et bien qu'il ait donné lieu à de nombreuses critiques, il faut se rappeler que dans un certain nombre de cas, c'est le seul qui puisse être utilisé dans les maisons isolées, dans les villages et dans beaucoup de villes où l'eau est en faible quantité.

La fosse fixe doit être imperméable. C'est là un desideratum absolu, mais qu'il est malheureusement très difficile à réaliser.

Si les anciennes fosses fixes laissaient fort à désirer au point de vue de l'étanchéité, on peut affirmer que les progrès réalisés dans la fabrication des ciments hydrauliques ont permis d'obtenir des parois bien supérieures comme résistance. Toutefois on ne saurait affirmer une étanchéité absolue ; on sait en effet que les matières fécales immobilisées finissent par attaquer les mortiers et les ciments les plus résistants. Aussi est-il de toute nécessité de recourir à des vidanges fréquentes. En outre, il est indispensable d'entourer la fosse fixe d'une couche extérieure d'argile plastique bien foulée de 30 centimètres au moins d'épaisseur.

La forme de la fosse fixe influe également sur sa résistance, tout angle doit être écarté : fond à surface concave, coins arrondis, etc.

Les propriétaires, pour éviter la trop grande fréquence des vidanges, ont une tendance à augmenter le cube de ces fosses ; on doit insister au contraire pour que leur volume soit tel, qu'elles puissent être vidées très fréquemment et leurs parois inspectées avec soin. Un arrêté municipal ordonnant les vidanges à intervalles réguliers, suivant le nombre d'habitants de la maison, suffirait pour obtenir ce résultat.

Par suite de la fermentation des matières fécales, il se développe dans la fosse des quantités de gaz auquel il faut donner issu. Ces gaz sont constitués par de l'acide carbonique en grande quantité, de l'ammoniaque, de l'hydrogène sulfuré, du sulfhydrate d'ammoniaque, et en outre une série de gaz ou vapeur de substances organiques multiples qui donnent lieu aux émanations odorantes.

Dans les anciennes constructions, la soupape de sûreté est simplement constituée par le tuyau de chute et les latrines dont l'orifice était béant, ou fermé par des obturateurs totalement insuffisants. Les variations de température et de pression qui se produisent à l'extérieur favorisent singulièrement l'ascension de ces gaz et suivant les circonstances, on a pu admettre que le courant gazeux allant de la fosse aux lieux habités peut varier comme débit de 0 à 10,000 mètres cubes par 24 heures.

Pour remédier à cet inconvenient, on établit un tuyau d'évent que l'on dispose, soit en le branchant sur le tuyau de chute, soit en le faisant partir du sommet de la voûte (D'Arcet), le tuyau d'évent montant jusqu'au-dessus du toit. Pour régulariser l'ascension des gaz par ce tuyau, on peut l'adosser à une cheminée, ou placer dans son intérieur un bec de gaz brûlant constamment (Pettenkofer). Mais on conçoit que malgré les précautions prises et celles proposées par Pettenkofer souvent impraticables, il se fait fréquemment des changements de direction dans le courant d'air.

Les obturateurs hydrauliques, mis sur les tuyaux de chute et que nous étudierons plus loin sont encore le seul système recommandable.

Si par ce système, l'entrée des gaz dans l'habitation est supprimée, on n'en est pas moins exposé, quand le temps est doux, à constater les émanations qui se rabattent du tuyau d'évent, mais c'est là un inconvénient inhérent à la fosse fixe.

On a proposé (système Schleh), les tuyaux de chute étant solidement oblitérés par une pression d'eau suffisante, de faire barboter les gaz produits, dans des vases renfermant, l'une du sulfate de fer et du sel manganique pour retenir l'ammoniaque et l'hydrogène sulfuré ; l'autre de l'acide sulfurique chargé de détruire les substances organiques. Les restes des gaz, acide carbonique, azote, pourraient s'échapper ensuite sans inconvénient.

Désinfection des fosses. — La désinfection des matières fécales a généralement pour objet de désodoriser la masse, avant la vidange ; la désinfection réelle, c'est-à-dire la destruction des microorganismes, est économiquement tout au moins à peu près irréalisable.

Le sulfate de fer est l'agent le plus fréquemment employé en solution à 5 p. 100 à la dose de 9 à 10 kilogrammes par mètre cube de fosse. Il est peu coûteux et son action est durable, car, suivant l'expression de Kullmann, il constitue un désinfectant perpétuel.

En effet, le sulfate de fer en contact avec l'ammoniaque est réduit à l'état d'oxydule de fer, qui se combine avec l'hydrogène sulfuré pour faire du sulfure, ou bien s'oxydant à l'air forme de l'hydrate d'oxyde de fer, qui, décomposant les matières organiques, leur prend l'oxygène pour se transformer en sulfate de fer et le cycle recommence.

Le sulfate de fer réduit à peu près de moitié la quantité des gaz formés et agit surtout sur les gaz délétères : ammoniaque et hydrogène sulfuré et il détruit en partie l'odeur. Quant à son action antiseptique à la dose employée, elle est à peu près nulle.

Le sublimé, l'acide phénique, le sulfate de zinc, sont beaucoup trop chers pour être utilisés. Quand il s'agit, non pas de désodoriser simplement, de détruire les germes pathogènes contenus dans les sels, le sulfate de cuivre. 7 kilogrammes par mètre cube est, d'après Vincent, le meilleur désinfectant.

Les huiles lourdes de houille, employées par l'administration militaire, ont un double avantage ; elles possèdent une action antiseptique assez réelle et, en formant au-dessus de la masse une couche imperméable à l'air, elles arrêtent les fermentations aérobies.

Vidanges des fosses. — 1° La vidange à la main avec le

seau doit être absolument proscrite. Elle expose les ouvriers vidangeurs aux émanations directes des fosses ; et bien que les accidents d'asphyxie toxique connue sous le nom de Plomb, et attribuables au sulfhydrate d'ammoniaque associé aux autres gaz puissent être assez facilement évités par quelques précautions simples : emploi préventif, quarante-huit heures au moins avant la vidange, du sulfate de fer, aération de la fosse, etc. ; il est évident que les matières fécales en putréfaction ne doivent pas être maniées directe-ment par l'homme.

Les systèmes aspirateurs construits dans de bonnes con-ditions sont les plus pratiques, quand il s'agit de procéder à l'évacuation d'une fosse fixe. Un tuyau en matière imper-méable plonge dans la fosse et aboutit à un tonneau métal-lique bien hermétique où le vide est fait, soit pendant l'évacuation avec une machine locomobile, soit préalable-ment à l'usine (système bordelais). Ces tonneaux peuvent ensuite être transportés à de grandes distances sans incon-vénients.

Fosses mobiles. — Les fosses mobiles ont pour objet d'éviter la stagnation prolongée des matières dans les habi-tations. Quand elles sont vidées tous les jours, elles réalisent ce but, mais quand l'évacuation n'a lieu que tout les huit ou dix jours, elles présentent des inconvénients presque équivalents à ceux des fosses fixes.

La tinette la plus simple consiste en un tonneau placé directement sous le tuyau de chute des latrines. Mais il paraît indispensable, pour éviter toute émanation, de disposer dans la tinette des poudres absorbantes qui permettent la désodorisation immédiate. Dans les systèmes anglais, *Earth Closet*, on projette après chaque défécation une certaine quantité de terre ou de cendres dans la tinette. Dans le système Groux adopté par l'administration militaire, la paroi interne du tonneau est garnie sous une très forte épaisseur d'un mélange absorbant constitué par des poussières de gre-nier, de résidus de filatures, mis à fermenter cinq à six mois. Ces systèmes comportent la suppression ou la limitation excessive de l'eau de lavage. Aussi conseille-t-on de donner aux cuvettes la forme inverse de celles qu'elles ont habituellement : le tronc de cône étant à petite base supérieure, pour éviter les souillures par les matières.

La tinette mobile, enlevée régulièrement, munie d'une poudre absorbante, facile à transporter hermétiquement, exige encore une grande surveillance pour éviter toute réplétion possible.

En Angleterre, les tinettes mobiles sont très utilisées sous le nom d'*earth closet* par opposition aux *water-closet*. On a même construit certains appareils automatiques, analogues aux appareils à eau et qui, après chaque exonération, laissent tomber une quantité de terre sèche suffisante pour recouvrir les matières fécales.

Dans les endroits où l'eau manque et où par contre il est facile de se procurer de la terre sèche, le système des earth-closets est appelé à rendre de grands services. Il offre toutefois ce grave inconvénient, qu'il ne donne réellement de bons résultats que si l'on évite de verser l'urine dans les récipients.

Il faut donc établir, d'une part des urinoirs spéciaux, et même construire comme dans les casernes anglaises une rigole indépendante devant les sièges des cuvettes pour recevoir l'urine émise pendant la défécation.

C'est là une complication grave.

Système a évacuation permanente par canalisation spéciale. — Dans les différents systèmes de ce genre, Liernur, Berlier, Waring, etc., les matières fécales réunies dans un réservoir de petites dimensions au-dessous de chaque maison, sont immédiatement entraînées au loin par une canalisation spéciale. Les deux premiers systèmes sont à aspiration.

Dans le premier, *système Liernur*, les tuyaux de chute de chaque latrine se réunissent en tuyaux de rue, aboutissant à un réservoir de rue, relié lui-même à l'usine aspiratrice par un conduit expéditionnaire. Les tubes dans leurs parcours souterrains sont plusieurs fois infléchis en siphon, disposition qui favorise l'aspiration.

L'aspiration dans ce système exige que les matières en

mouvement soient peu fluides, aussi l'eau est-elle proscrite ou tout au moins très réduite ; les matières s'accumulant dans le tuyau de chute avant l'aspiration, il se produit des émanations désagréables ; aussi est-il presque indispensable d'utiliser des cuvettes compliquées et spéciales. Ce système, qui est employé à Amsterdam, ne paraît pas appelé à une grande extension.

Le *système Berlier* est plus pratique, bien que d'un prix de revient encore trop élevé. Il se compose d'un double réservoir, le récepteur et l'évacuateur placés dans le sous-sol de la maison, au-dessus du tuyau de chute, et communiquant avec la canalisation spéciale dans laquelle est pratiqué le vide par un orifice fermé hermétiquement par un flotteur. Lorsque les matières mélangées à l'eau arrivent dans ce réservoir en suffisante quantité, elles soulèvent le flotteur et sont aussitôt aspirées jusqu'à l'usine installée à Levallois-Perret. Une fois le réservoir vidé, le flotteur retombe de lui-même par son propre poids et le vide se fait de nouveau dans la canalisation.

Système Waring. — Ce système des plus simples consiste en une canalisation séparée de toute la ville, recevant les matières fécales et les eaux ménagères.

La canalisation est en poterie vernissée et la pente de 2 millimètres par mètre serait suffisante pour assurer l'évacuation. Le nettoyage s'opérant à l'aide d'appareils de chasse fonctionnant deux fois par jour, 20 litres d'eau par habitant seraient suffisants.

Ce système, qui ne coûterait qu'une vingtaine de francs par mètre, est véritablement très bon, malheureusement il est susceptible de s'engorger assez facilement.

Signalons encore le système *Shone*.

Un certain nombre de maisons, variables suivant la configuration du terrain, sont en communications par leurs tuyaux de chute avec un réservoir commun du lieu de déversement. A ce point est un éjecteur, récipient muni d'un flotteur, qui automatiquement détermine, quand le réservoir est plein, la fermeture des tuyaux d'amenée, et l'ouverture d'une bouche d'air comprimée et de tuyaux d'évacuation. Les matières sont ainsi dirigées vers un centre de concentration où elles peuvent être utilisées pour l'agriculture.

Tous ces systèmes présentent ces avantages d'éviter le collectionnement des matières dans les maisons, une évacuation rapide et par système clos, sans contamination des eaux d'égouts.

Malheureusement ils sont tous d'un prix élevé et cette dépense ne peut être couverte que par l'utilisation directe des matières extraites pour l'agriculture et cette utilisation même ne saurait être considérée comme étant inoffensive.

Système du tout a l'égout. — Le système du tout à l'égout n'a pas besoin d'être défini, il consiste en effet à évacuer par les égouts toutes les nuisances : matières fécales, eaux ménagères, eaux industrielles.

Avant d'aborder le tout à l'égout, nous devons étudier les systèmes mixtes, qui n'envoient à l'égout que les parties liquides, les solides devant être enlevées directement. Ces systèmes en effet ne sont qu'une tentative bâtarde du tout à l'égout.

Système diviseur et dilueur. — La tinette filtrante tient à la fois de la fosse mobile et du système du tout à l'égout. Elle est constituée en effet par un réservoir cylindrique en métal d'un mètre de haut environ et de 35 centimètres de diamètre, séparé en deux parties inégales par une cloison horizontale ou verticale, percée de trous. La tinette est en communication directe et hermétique avec le tuyau de chute, les matières arrivent dans le compartiment le plus vaste, et les parties liquides traversant le diaphragme passent dans le second compartiment, et de là, gagnent par un tuyau adapté à un orifice inférieur, l'égout de la ville.

La ventilation de la tinette peut se faire par le tuyau de chute, prolongé jusqu'au sommet de la maison, surtout si les communications des latrines sont fermées par des obturateurs hydrauliques.

Les tinettes doivent être construites de telle sorte que leur enlèvement soit nécessaire tous les huit jours au plus.

Il est difficile de fixer, même approximativement, le temps qu'une tinette met à se remplir, étant donné le nombre d'habitants. Burkli estime qu'un réservoir de 200 litres peut servir pendant quatre jours pour vingt personnes. Mais ce chiffre varie avec la dimension des orifices du diaphragme et avec la quantité d'eau envoyée.

Quand le tamis est gros, l'eau abondante, toutes les matières fécales finissent par passer à l'égout et en réalité, on est en présence du tout à l'égout; c'est suivant une expression heureuse « l'hypocrisie du tout à l'égout ».

Tous les appareils dilueurs, les fosses à déversement, à fonctionnement permanent comme les fosses Mouras, le dilueur Geneste et Herscher, ou à évacuation périodique comme dans les systèmes Amoudruz, Goldner sont susceptibles des mêmes critiques. Elles ne peuvent fonctionner qu'avec une certaine quantité d'eau, déversent les matières suspectes, sinon en totalité, du moins en grande partie dans les égouts. Ils soulèvent donc en réalité toutes les objections que les adversaires du tout à l'égout opposent à ce système.

Le tout à l'égout comporte essentiellement une grande dépense d'eau; ce système n'est par suite applicable qu'aux villes qui possèdent l'eau en abondance. Nous verrons toutefois que des dispositifs ingénieux permettent d'obtenir l'évacuation rapide avec un certain minimum d'eau.

Le tuyau de chute communiquant directement avec l'égout, il n'existe plus aucune stagnation des nuisances dans la maison et le problème des vidanges est dès lors totalement résolu.

Nous ne nous occuperons tout d'abord que de l'évacuation des nuisances de l'appartement à l'égout.

Tout système d'évacuation des matières usées doit répondre aux conditions suivantes :

1º Enlèvement immédiat et absolu des matières usées;

2º Interception des courants gazeux entre les conduites de décharge et les milieux habités ;

3º Imperméabilité et simplicité des appareils d'évacuation.

Si nous avons mis l'étude des appareils d'évacuation placés dans les habitations : latrines, éviers des cuisines, etc., au commencement de ce paragraphe, c'est que le système du déversement à l'égout, en y comprenant il est vrai le système à canalisation indépendante sans usine (*Separate système*), permet seul l'application des appareils réellement hygiéniques, des appareils à fermeture hydraulique.

Le système des fosses fixes, des tinettes mobiles, des canalisations avec aspiration mécanique, ne peut en effet se concilier avec l'emploi en grand de l'eau. Les premières seraient rapidement remplies et les secondes ne pourraient assurer l'évacuation de telles masses de liquides dans des conditions économiques.

Siphons ou intercepteurs. — Pour établir l'interception entre le milieu habité et le reste de la canalisation, tous les

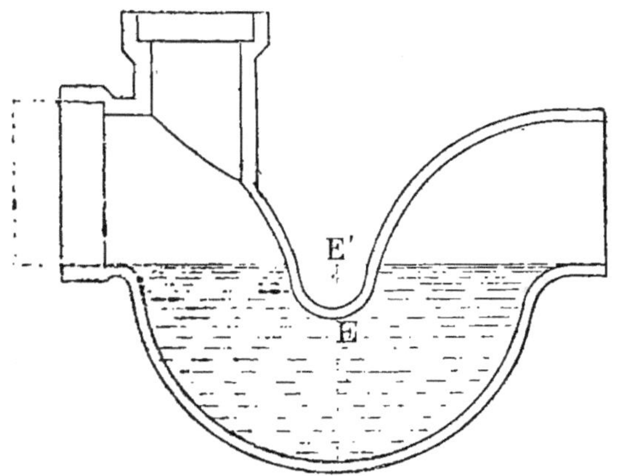

Fig. 36. — Siphon.

systèmes à valves et à clapets sont insuffisants et doivent être rejetés. Seule l'occlusion hydraulique, au moyen d'appareils appelés *siphons* ou *coupe-air*, donne des garanties sérieuses.

La meilleure forme à donner aux siphons paraît être le siphon en S couché ou demi-couché, suivant que la direction de sortie est verticale ou horizontale.

La courbure du siphon doit être telle pour garantir l'occlusion, que le niveau de l'eau dépasse de 5 centimètres l'éperon. Cette hauteur EE' est désignée sous le nom de *Plongée*. Les règlements municipaux exigent même 7 centimètres.

Les siphons qui sont exposés à recevoir des matériaux

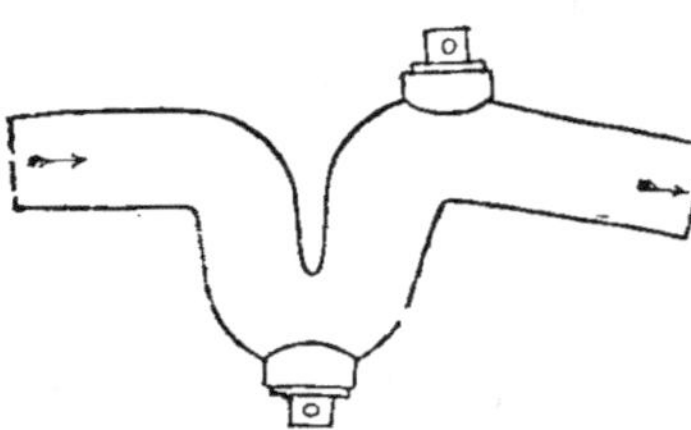

Fig. 37. — Type de siphon de plomb.

solides doivent pouvoir être nettoyés facilement par une bonde d'ouverture, fermée par un écrou hermétique. Les parois ne doivent présenter aucune aspérité, et leur grandeur calculée pour que la quantité d'eau envoyée par chaque chasse, balaye complètement le siphon et change totalement l'eau.

En outre de la tubulure de nettoyage, il est indispensable d'ajouter une seconde tubulure placée sur la courbe saillante en haut du siphon, derrière la garde d'eau, et qui, par une conduite allant jusqu'à l'extérieur, permet d'éviter le désamorçage du siphon quand il se produit dans le

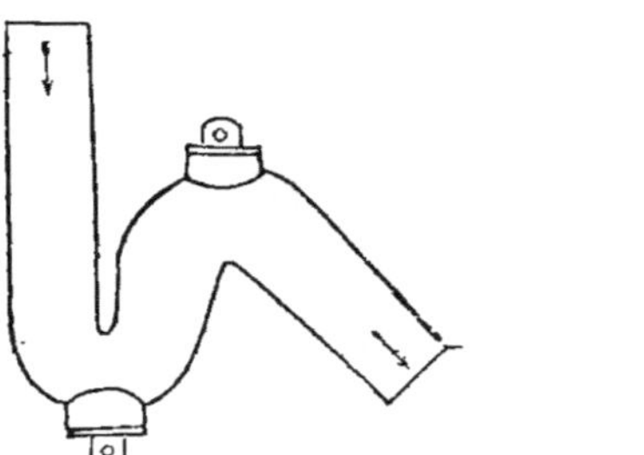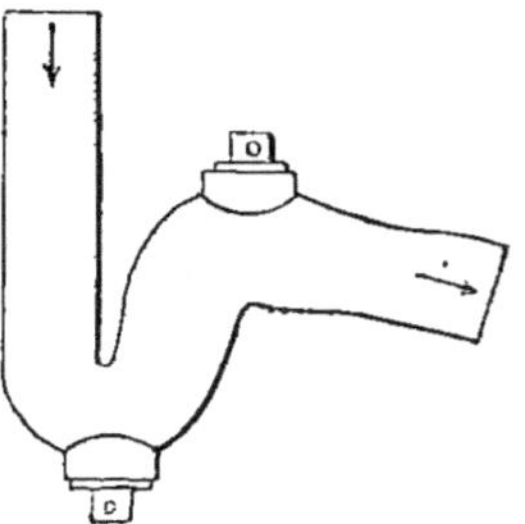

Fig. 38 et 39. — Types divers de siphon de plomb.

tuyau de chute des aspirations, soit par suite des variations atmosphériques, soit encore par les chutes d'eau provenant des autres water-closets et faisant le vide par leur descente brusque.

Les siphons ne trouvent pas seulement leur place dans les water-closets, ils doivent également être utilisés chaque fois qu'il y a un appareil de déversement communiquant avec le tuyau de chute : éviers de cuisine, conduites de cabinets de toilette ou de salle de bain.

Toutefois, pour le siphonage des eaux d'évier, nous

devons signaler une disposition particulière qui a été recommandée. Les siphons sont généralement d'un petit diamètre, et ils reçoivent des eaux chaudes chargées de matières grasses fondues, mais qui, en se refroidissant, peu-

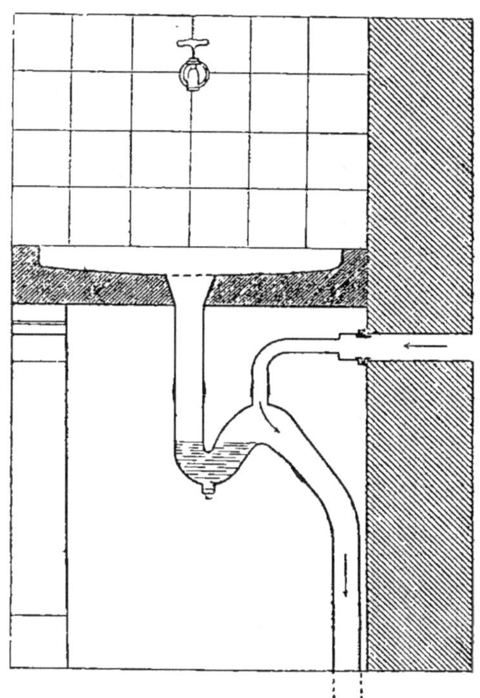

Fig. 40. — Évier avec tuyau de vidange siphoné et ventilé.

vent obstruer le siphon ; aussi a-t-on conseiller d'établir avant le siphon, une boîte intermédiaire, facile à nettoyer, et où se congèleraient les matières grasses.

Cabinets d'aisance. — Les cabinets d'aisances doivent être convenablement aérés ; une fenêtre toujours ouverte est certainement le meilleur système de ventilation ; mais il est prudent d'y appliquer des verres perforés ou des châssis qui assurent même quand il y a nécessité de fermer, une ventilation permanente.

La suppression de toute tenture, rideau ou tapis est

naturellement indiquée, mais si dans les maisons particu-

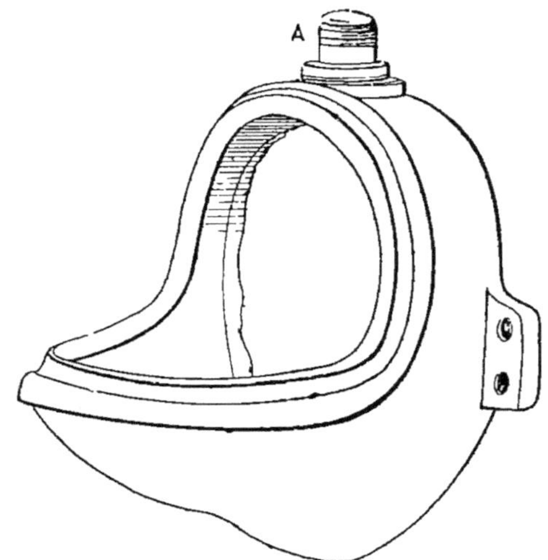

Fig. 41. — Urinoir à bassin à retenu d'eau.

lières on peut sacrifier au luxe, c'est surtout dans les

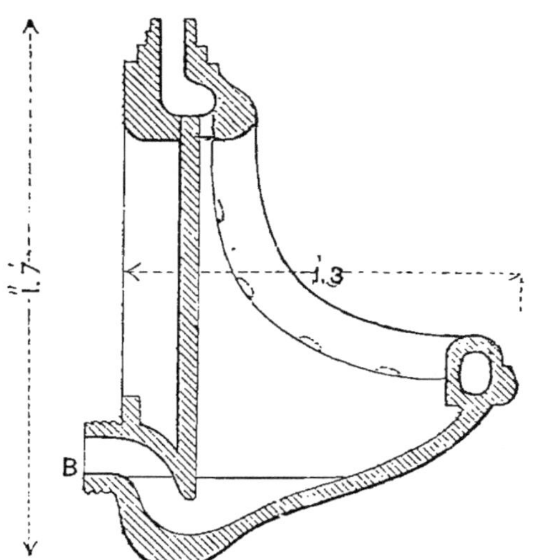

Fig. 42. — Coupe de l'urinoir à bassin.

latrines collectives qu'il faut exiger la plus grande simplicité. Le sol et les parois, au moins jusqu'à une certaine

hauteur, doivent être construits en matériaux non susceptibles d'absorber l'humidité. Les grès céramés, les plaques
de verre, la lave constituent d'excellents matériaux, tandis
que le bois doit être proscrit autant que possible.

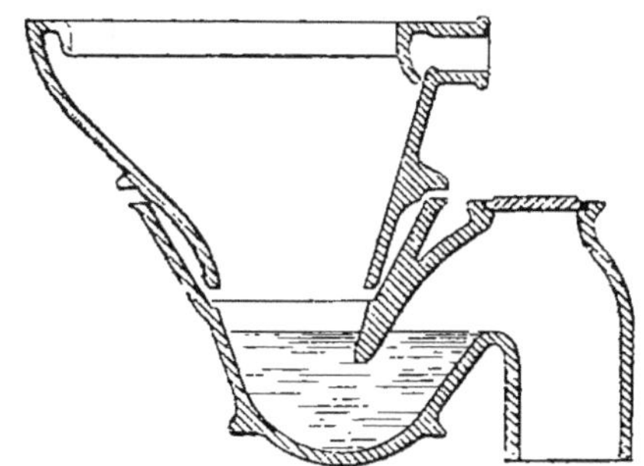

Fig. 43. — Cuvette du type conique.

Les latrines à la turque dans la position accroupie, que
les Anglais aujourd'hui appellent avec mépris les latrines à
la franque, sont absolument détestables. Elles font que

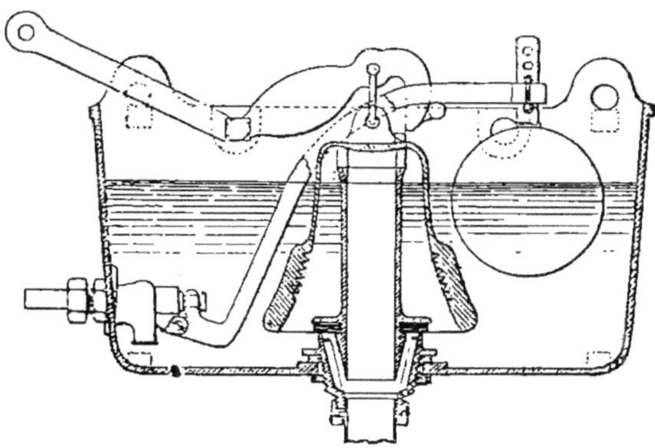

Fig. 44. — Petit réservoir de chasse.

nécessairement les urines sont projetées en avant, a une
certaine distance de la cuvette. On remédie, il est vrai, à cet
inconvénient en plaçant devant le siège un caniveau demi-
circulaire en grès vernissé en communication avec la canalisation par l'intermédiaire d'un siphon, ou mieux en établissant devant le siège un terrasson en verre ou en fonte,

qui est lavé par une chasse d'eau automatique en même temps que la cuvette.

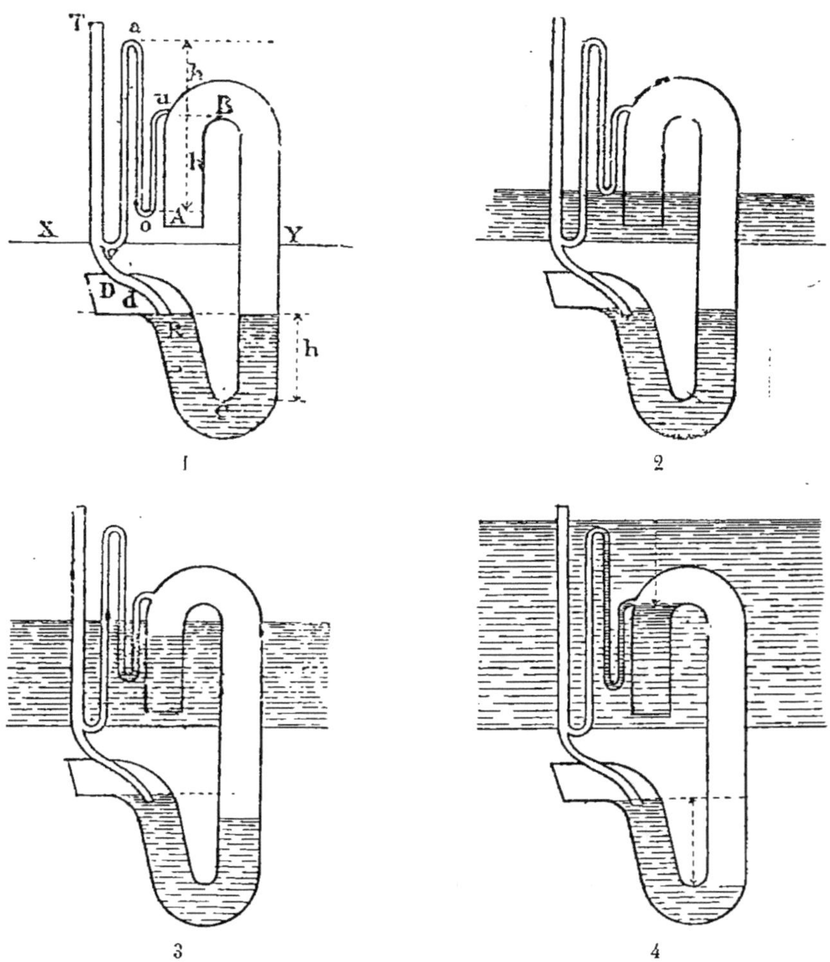

Fig. 45. — Schéma de l'amorçage du réservoir Augier.
(Type du Génie militaire.)

1. Le réservoir vient de se vider. — 2. L'eau commence à monter. — 3. Compression de l'air. — 4. Le siphon va s'amorcer.

En Angleterre, en Amérique, ce genre de latrine n'existe pas, partout l'éducation populaire est assez complète pour que l'on puisse utiliser de véritables sièges.

Ces sièges peuvent être revêtus d'un couvercle de bois mobile facile à nettoyer et à désinfecter. Quant aux cuvettes elles-mêmes, les types créés sont nombreux, les cuvettes sont en grès vernissé, à forme ellipsoïde, disposée de telle sorte que la verge ne puisse être en contact avec le siège ou les parois de la cuvette.

Les clapets de fermeture sont, nous l'avons déjà dit, presque tous défectueux et partout où il est possible, on doit leur substituer des appareils de chasse, permettant de jeter 8 à 10 litres d'eau d'un seul jet après chaque exonération. Il nous suffira d'énumérer les dispositifs adoptés pour ces appareils. Un réservoir placé à 2 mètres au-dessus de la cuvette, d'une capacité supérieure au débit, est en communication par un robinet à flotteur avec les conduites d'eau ; l'amenée de l'eau est donc arrêtée automatiquement chaque fois que le réservoir est plein. Pour le vider, on dispose de plusieurs procédés :

1° Un système à tirage permet de déclencher le réservoir ;

2° Ce déclenchement se produit chaque fois que l'on vide la cuvette ;

3° Le déclenchement se produit quand on ferme la porte du cabinet d'aisance ;

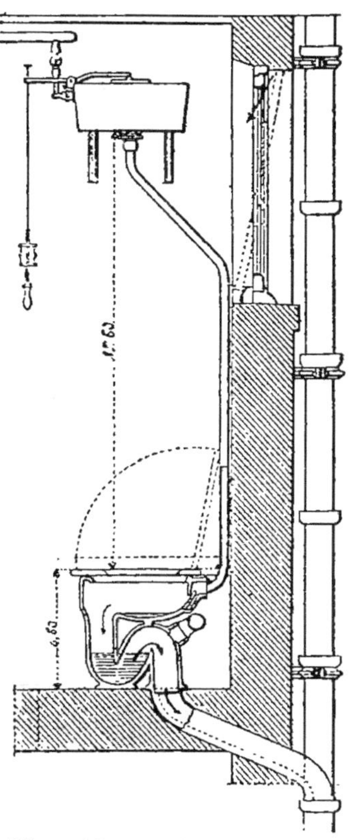

Fig. 46. — Installation d'une cuvette à retenue d'eau munie de son réservoir de chasse et raccordée avec le tuyau de chute. (Système Armond.)

4° L'appareil se déclenche automatiquement à périodes régulières. Ce dernier système a l'inconvénient de dépenser beaucoup d'eau, ou tout au moins de n'en pas régler la dépense exactement aux besoins. Il ne doit être applicable que pour les latrines publiques ou collectives. Quant au principe ingénieux des appareils de chasse automatique, c'est simplement le vase de Tantale des laboratoires de physique et nous ne croyons pas devoir insister sur le mécanisme ingénieux construit pour obtenir cet effet (fig. 45).

Tuyau de chute. — Les tuyaux de chute qui reçoivent les tuyaux des latrines et des éviers et sont verticaux doivent être placés à l'extérieur des maisons pour être contrôlés

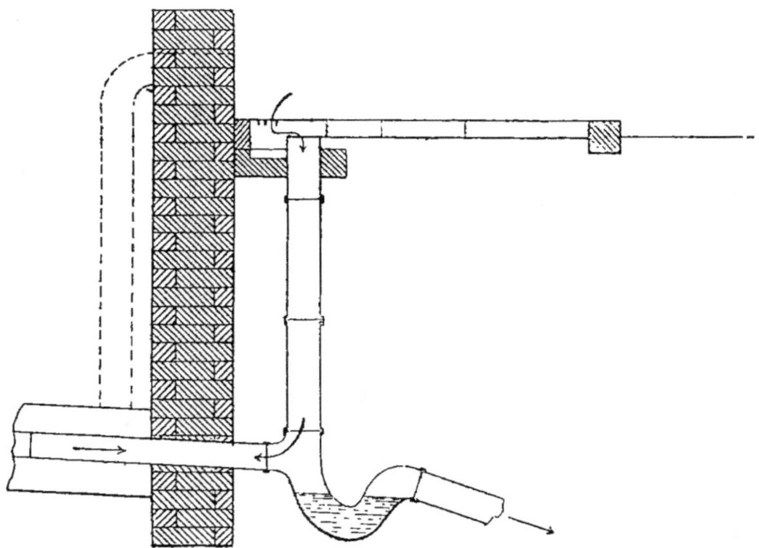

Fig. 47. — Jonction à petite section de l'égout domestique avec l'égout public.

facilement. Il est préférable d'employer les tuyaux de fonte ou de plomb aux tuyaux de poterie vernissée, dont les joints sont plus difficiles à obtenir étanches.

Du reste, si l'on préférait autrefois la poterie, c'est que l'on croyait nécessaire de donner à ces tuyaux de grandes dimensions, 25 et 30 centimètres de diamètre. Alors qu'avec les systèmes de chasse, des diamètres bien inférieurs de 8 à 10 centimètres sont bien suffisants et même plus faciles à laver par la chasse d'eau.

Le plomb est supérieur à la fonte, en ce sens qu'il est moins oxydable, facile à souder, se prêtant aux inflexions.

Les tuyaux de chute sont fermés à leur extrémité infé-

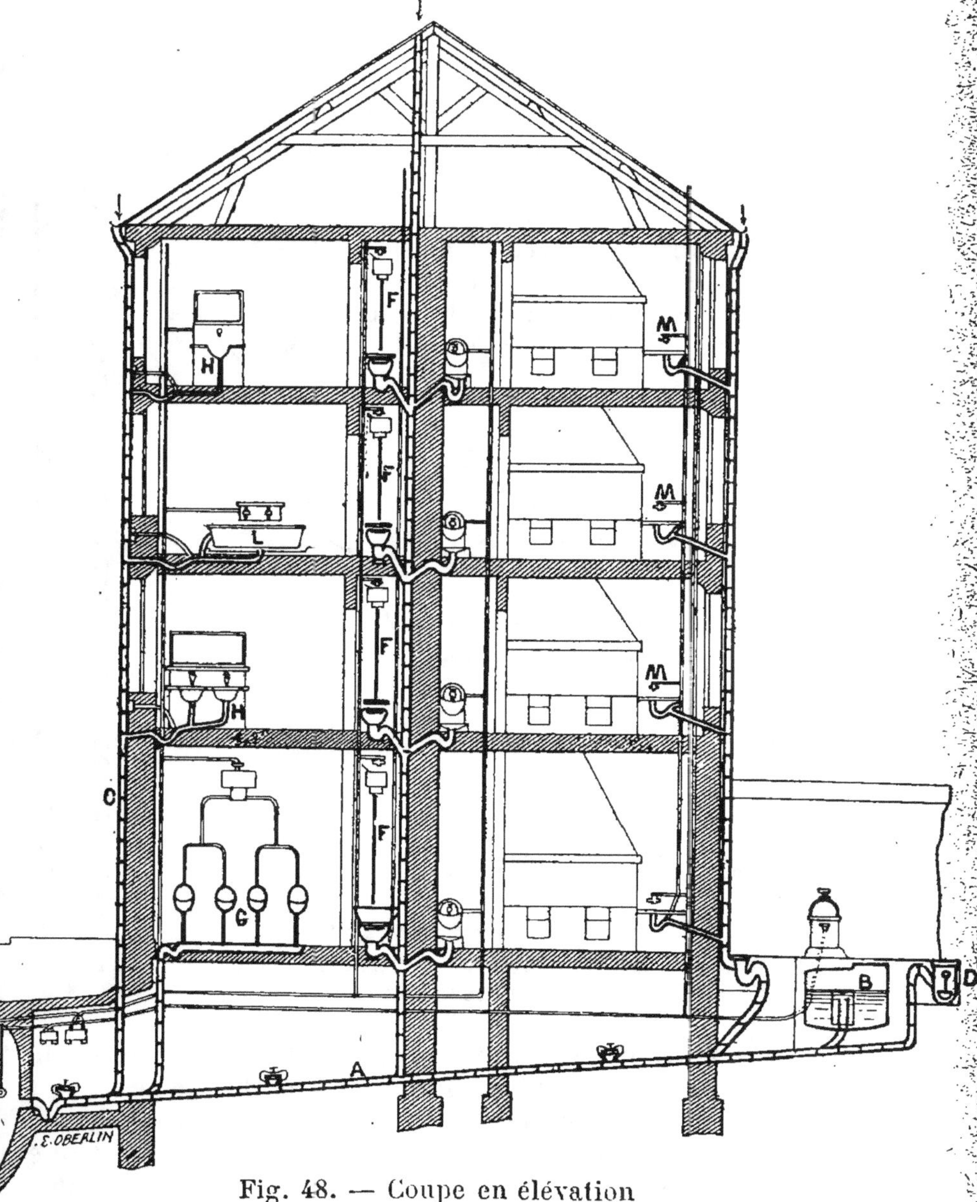

Fig. 48. — Coupe en élévation
d'une maison desservie par le tout à l'égout (Richard).

rieure par un siphon ; ils doivent s'élever jusqu'au-dessus du faîtage du toit, et il est bon de les coiffer d'une mitre pour assurer la libre évacuation de l'air, quelle que soit la direction des vents.

Contrôle de l'étanchéité des conduites. — Il existe plusieurs procédés pour s'assurer de l'étanchéité des conduites d'une habitation.

En Angleterre, on utilise des tubes en verre très minces et très fragiles appelés « furets d'égouts », et remplis d'essence de menthe poivrée (huile de Mitcham). Le tube est lancé dans la conduite obturée

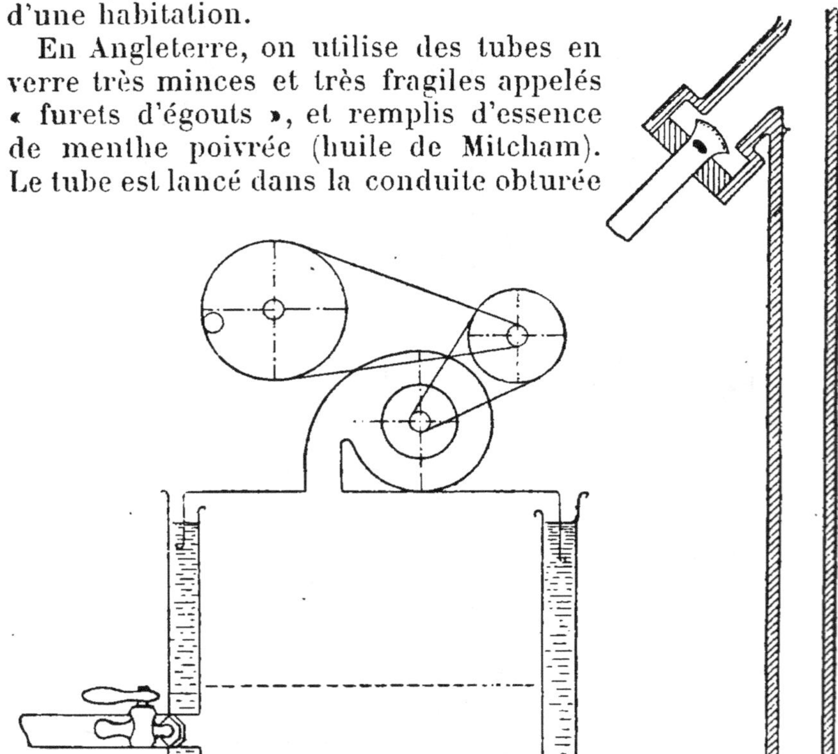

Fig. 49. — Asphyxiator pour contrôler
l'étanchéité des canalisations.

Fig. 50.

aux deux extrémités ; il s'y brise, et s'il y a une fuite, on constate l'odeur caractéristique dans une des pièces.

La maison Geneste et Herscher emploie un appareil désigné sous le nom d'*Asphyxiator* ou chercheur de fuite. C'est une boîte en fer-blanc dans laquelle on fait brûler des substances donnant beaucoup de fumée et au besoin des fumées

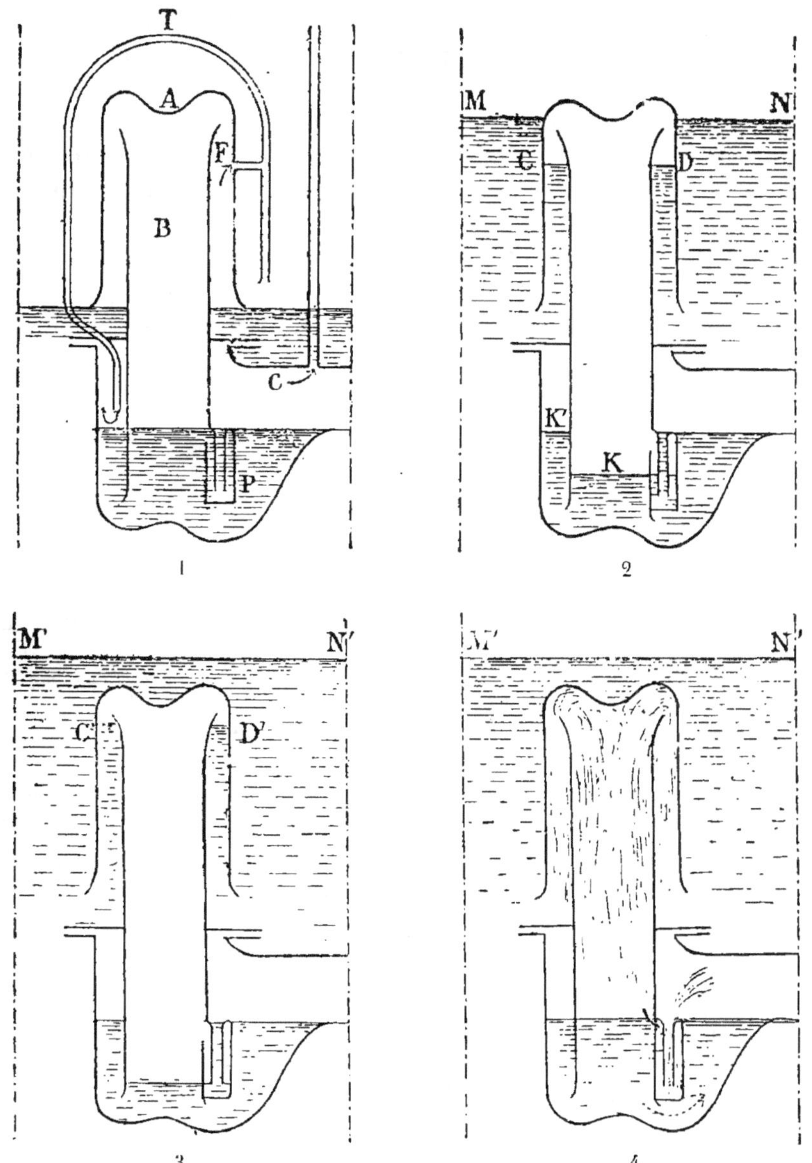

Fig. 51. — Schéma des phases d'amorçage d'un réservoir
de chasse. (Système Geneste, Herscher.)

1. Le réservoir commence à se remplir. — 2. Période de compression. — 3. Le
siphon va s'amorcer. — 4. Siphonage.

odorantes comme des chiffons imbibés de térébenthine ou de solution alcoolique. Un ventilateur actionné à bras permet de faire passer cette fumée par l'intermédiaire d'un raccord en caoutchouc dans la conduite à essayer. Les fuites sont indiquées par le passage de la fumée. L'épreuve par l'eau est plus décisive, mais moins facile. La conduite étant totalement fermée en bas et sur ses branchements, on la remplit d'eau et on note si le niveau de l'eau reste constant. Il y a lieu, quand la conduite est longue et haute, de craindre un excès de pression dans les parties déclives.

DES ÉGOUTS

L'éloignement des immondices en dehors des maisons a été pendant longtemps, si nous en exceptons l'antique civilisation romaine, réduit à sa plus grande simplicité. Toutes les ordures ménagères étaient jetées à la rue, les liquides s'écoulant vers les parties basses, tombant à la rivière quand il en existait une ou stagnant aux endroits déclives. Quant aux ordures solides, des tombereaux passant à époque plus ou moins espacée les enlevaient.

Dans beaucoup de villes, se système si simple existe encore. Toutefois de nombreux progrès ont été accomplis depuis une vingtaine d'années. Toutes les grandes villes sont aujourd'hui dotées d'un système d'égouts plus ou moins complet, qui permet l'écoulement rapide des liquides.

Dans les villes neuves, ou à développement rapide, l'établissement du sous-sol précède les constructions mêmes et le système de canalisation peut se faire avec régularité et méthode, mais dans les villes anciennes, les ingénieurs doivent s'astreindre à suivre le plan, souvent si compliqué, de la ville et de grandes difficultés surgissent.

Au début de la construction des égouts, on cherchait avant tout à gagner le plus rapidement le cours d'eau en économisant au maximum : un certain nombre d'égouts principaux perpendiculaires au fleuve et recevant eux-mêmes des branchements secondaires ; tel est le type primitif le plus simple et le plus économique. Le cours d'eau recevait ainsi, pendant la traversée même de la ville, toutes les pollutions de la cité. Ce système, déjà déplorable quand

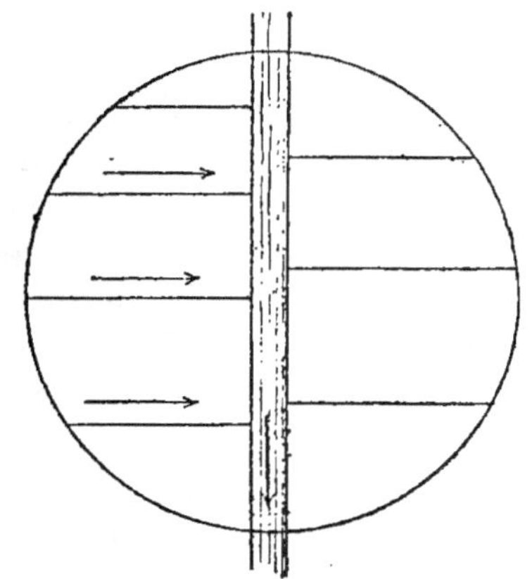

Type 1. Perpendiculaire. Déversement direct dans le fleuve. (Ancien réseau parisien.)

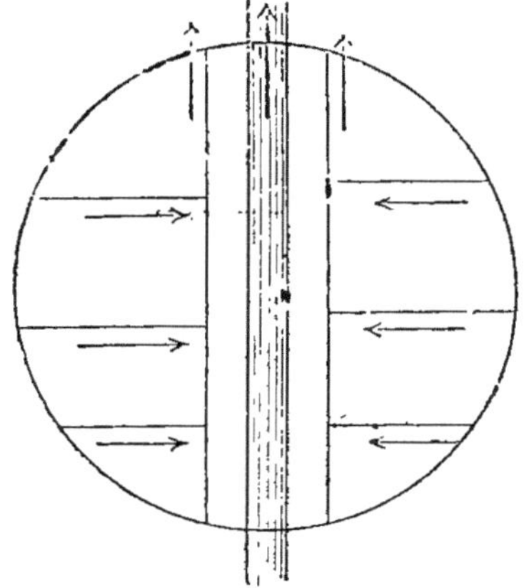

Type 2. Perpendiculaire et collecteurs parallèles au fleuve. (Réseau actuel de Paris.)

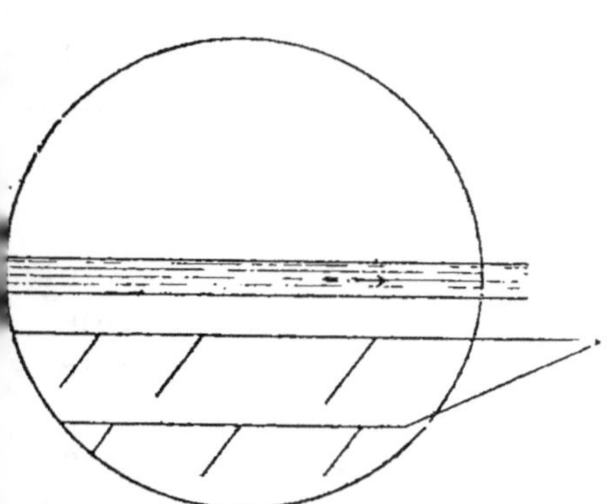

Type 3. Longitudinal. (Berg et Thalesystème.) Londres. Franckfort.

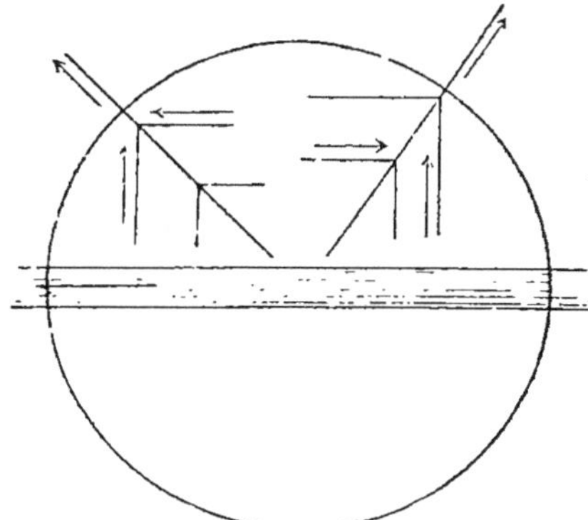

Type 4. Radial. Collecteur irradiant vers la périphérie. Berlin.

Fig. 52. — Schéma des principaux types d'égout. (Richard.)

les égouts ne transportaient que les immondices ordinaires de la ville, a dû être totalement abandonné partout où le système du tout à l'égout a amené, dans le réseau, les matières fécales.

Le type primitif a pu être modifié par une simple adjonction de collecteurs collatéraux, parallèles au fleuve et recevant tous les canaux perpendiculaires qui se déversaient autrefois dans le fleuve. C'est le système adopté à Paris.

Mais quand la ville est construite sur une région présentant plusieurs séries de dénivellations, il y a souvent intérêt à former dans chacun des thalwegs un collecteur destiné à recevoir les égouts de ce bassin ; ce système, dit longitudinal, est encore adopté pour éviter l'accumulation des eaux d'égout dans les régions à pente faible. C'est le système que l'on trouve à Londres : trois collecteurs de la rive gauche et deux à droite ; à Franckfort, deux collecteurs, un pour la ville haute, un pour la ville basse (Berg et thale système).

Enfin un système, dit type radial, est surtout applicable aux villes en voie d'accroissement. Les égouts ont leur origine au centre même de la ville et les collecteurs vont en s'irradiant vers la périphérie et il est facile d'augmenter graduellement leur volume au fur et à mesure des constructions nouvelles. Ce type, adopté à Berlin, exige il est vrai une configuration spéciale, un terrain plat, par exemple comme celui de la plaine de Brandebourg. Dans les villes comme Paris, où la pente vers le fleuve est nettement dessinée, il serait impraticable.

Dimension et profil des égouts. — Les égouts doivent assurer l'écoulement des eaux vannes des maisons et des eaux de pluies. Très approximativement on peut calculer le débit quotidien des eaux vannes. On admet en effet, dans les villes un chiffre moyen et maximum de 150 litres par tête, ce chiffre dépendant évidemment de la quantité d'eau amenée par jour dans la ville, mais il n'en est pas de même des eaux de pluies, la moyenne annuelle ne saurait être utilisée, il faut donc prendre les chiffres des grandes averses ; mais ici on se bute à une grande difficulté, si on voulait assurer par le système des égouts l'évacuation immédiate des eaux torrentielles, il faudrait leur donner des dimensions considérables, d'où dépenses énormes. On remédie à cet inconvénient en construisant des canaux de dérivation (réservoirs de nécessité Nothauslässen) dont les ouvertures ou bouches de décharge se greffent à la partie la plus élevée de l'égout. Ils ne peuvent ainsi recevoir que le trop-plein, qu'ils conduisent directement, par la voie la plus rapide à la rivière. La dilution des matières est telle dans ce cas qu'elle ne présente pas d'inconvénients pour la pollution de la rivière, dont le débit est lui-même considérablement augmenté à ce moment.

Les grands égouts sont faits en maçonnerie de pierre ou de brique. On arrive aujourd'hui avec les ciments actuels à obtenir l'étanchéité absolue et immédiate. Mais des recherches curieuses ont montré que cette étanchéité s'obtenait avec le temps, même dans les égouts dont la construction au début laissait à désirer (Wolffhugel). Ce résultat est obtenu grâce à deux causes : La première est un principe physique démontré par Wibel : quand deux liquides sont séparés par une membrane, si l'un deux est en mouvement, la diffusion de sa part est entravée ou même

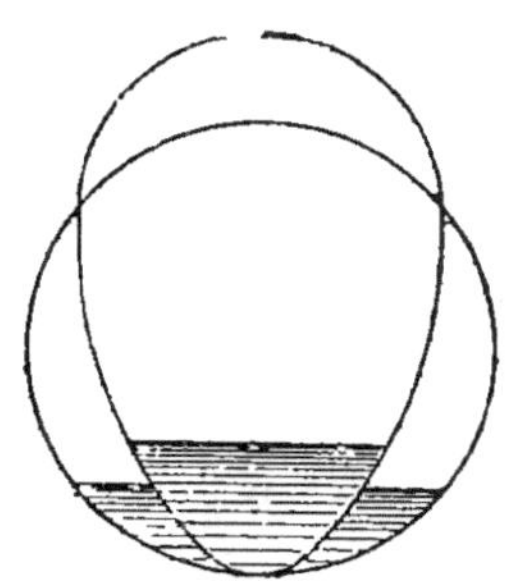

Fig. 53. — Schéma montrant la hauteur qu'un même volume d'eau occupe dans un égout circulaire et dans un égout ovoïde.

annulée. Disons tout d'abord que cette loi physique ne suffit pas, et la meilleure preuve est que, dans les anciens canaux étudiés par Wolffhugel, l'imprégnation du sol, faible il est vrai, a eu lieu au début. Il ne faut pas oublier en effet, qu'il ne s'agit pas ici d'une simple membrane et que le mouvement surtout au fond de l'égout n'est pas continuel. La seconde cause plus efficace, est le revêtement des parois par la vase. Fodor a montré (1883) que la brique poreuse traversée par l'eau d'égout devient rapidement imperméable.

Dans presque tous les égouts en maçonnerie, on adopte comme type la section ovoïde, ou suivant l'expression de Dupont, « la forme d'un œuf debout sur sa pointe déprimée ». Cette disposition favorise l'entraînement plus complet des matières par les liquides.

Il est rare que l'on possède une quantité d'eau et une

pente suffisante pour assurer le nettoyage continu des canaux, on y remédie par des appareils de chasse qui permettent d'obtenir ce nettoyage avec une quantité d'eau relativement minime.

Ces appareils consistent en réservoirs de capacité variable suivant la dimension des égouts, placés en amont des canaux et que l'on vide brusquement dans le canal. La poussée de l'eau est telle que l'égout est balayé dans une

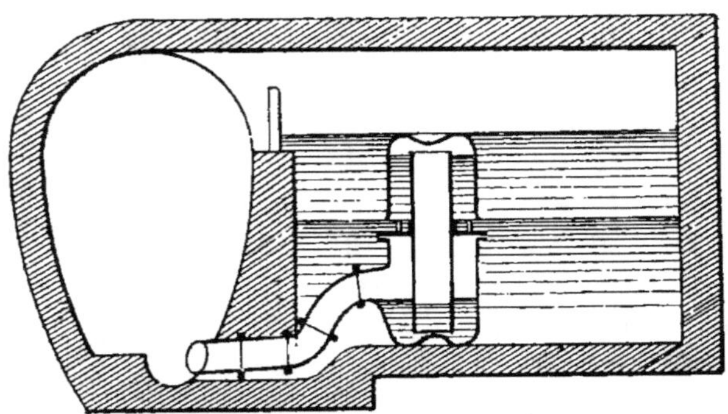

Fig. 54. — Réservoir de chasse placé latéralement à l'égout.

certaine longueur. L'action de ces chasses étant limitée à une certaine distance les appareils doivent être multipliés, surtout aux points de faible pente. Le système des appareils de chasse automatiques signalés pour les latrines est applicable aux réservoirs des égouts, et en réglant le débit de l'eau d'arrivée, on obtient plusieurs chasses en 24 heures. Dans les égouts trop ensablés, ces chasses sont insuffisantes encore, on obtient le curage avec des bateaux ou des wagons vannes, portant un panneau mobile, épousant le profil de la cunette, mais laissant un certain intervalle entre ses bords et les parois de l'égout : L'eau s'accumule en arrière, *se met en charge* et s'échappant avec force par les intervalles, forme un remou et chasse le sable en aval.

Le nettoyage des égouts en poterie de petite section se fait comme le ramonnage des cheminées à l'aide d'un écouvillon.

Jusqu'à ces derniers temps, le type des égouts de Paris

était dit à cunette. C'est-à-dire que le radier à peine ex-
cavé se relevait latéralement à angle droit pour ménager
au fond de la galerie un canal rétréci profond de 40 centimètres à un mètre. On disposait ainsi d'une banquette permettant aux égouttiers de circuler facilement. Depuis, ce
radier a été modifié, on a substitué au radier plat, un radier
réduit qui suffit à l'écoulement habituel des eaux et la banquette n'existe que d'un seul côté. Le nettoyage des égouts
se fait en effet de moins en moins directement par la main

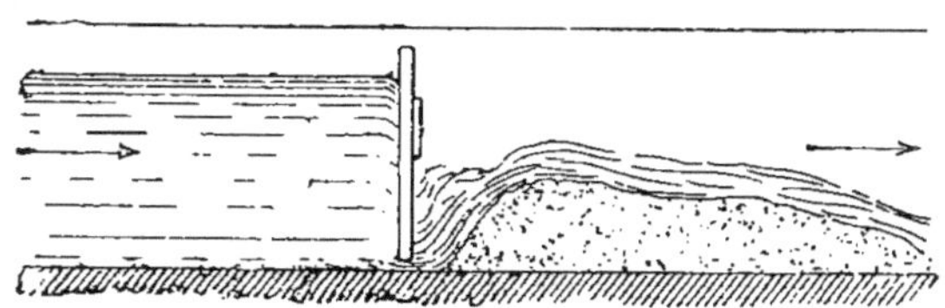

Fig. 55. — Nettoyage des égouts par le système de la vanne.
(Richard.)

de l'homme et on tend à substituer partout le nettoyage
par système de chasse, plus rapide et moins dispendieux.

Les tuyaux de fonte émaillée ou de poterie et de grès
tendent du reste à se substituer aux égouts de maçonnerie, tout au moins pour les branchements moyens. On
arrive maintenant à obtenir des tuyaux très solides, faciles
à jointoyer de 1^m,50 de diamètre ; l'usage des appareils de
chasse a permis en effet de les multiplier. Mais quand on
dépasse un certain diamètre, le prix de revient atteint et
même dépasse celui des égouts en maçonnerie. La dimension des égouts varie nécessairement avec le débit. Pour
les égouts des rues, on a utilisé des tuyaux en poterie
n'ayant que 0^m,23 de diamètre, les égouts en maçonnerie
doivent d'après Durand-Claye avoir au moins 1^m,75 de haut.
Enfin les égouts collecteurs atteignent des dimensions considérables. Le grand collecteur d'Asnières a 4^m,40 de haut
sur 5^m,50 de large avec des trottoirs de 1 mètre.

Les eaux d'égouts ne doivent jamais stationner, il
faut donc avoir une certaine pente, variable avec la dimension de la conduite. Burkli donne les chiffres sui-

vants de la vitesse que doit avoir la masse en mouvement.

A LA SECONDE.

Canaux de plus de 1 mètre . . . . 0^m,75
   —   —   0,50 à 1 mètre . . . . 1 mètre.
   —   —   0,15 à 50 centimètres . 1^m,15

La vitesse, on le conçoit, est fonction de la pente, de la section de l'égout et de la hauteur de l'eau.

Les égouts doivent être placés à une certaine profondeur d'une part pour pouvoir recevoir facilement les eaux vannes provenant des sous-sols et d'autre part pour être à

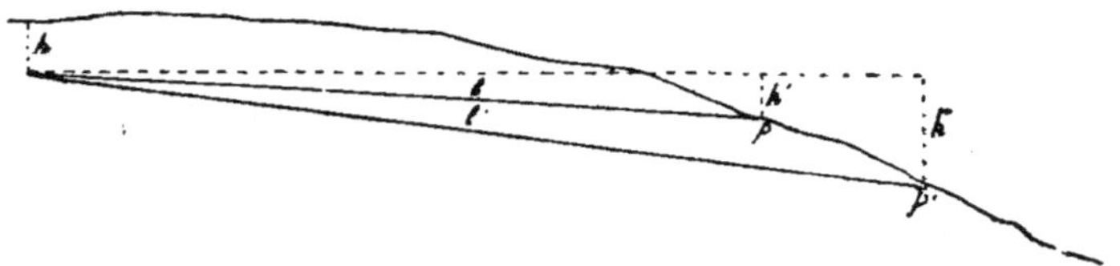

Fig. 56. — Schéma de la pente à donner aux égoûts. (Richard.)

l'abri de la gelée. Dans les régions tempérées il suffit de 1^m,50 pour être protégé contre la gelée, mais la première condition exige souvent une plus grande profondeur. On compte généralement 2 mètres.

Bouches d'égouts. — Les eaux de rues gagnent l'égout par les bouches d'égout ; ce sont généralement des ouvertures creusées en encorbellement dans la bordure du trottoir et communiquant avec l'égout par une cheminée verticale aboutissant au radier par un plan incliné. Ce système primitif, établit d'une part la communication directe sans interception entre l'atmosphère et l'égout et d'autre part, il laisse passer dans l'égout toutes les matières solides de la rue, entre autre les matériaux usés de la chaussée.

Dans les villes macadamisées surtout, ces matériaux atteignent un chiffre formidable. A Paris on estime à 80.000 mètres cubes la quantité de sable qu'il faut enlever des égouts.

En Angleterre, en Allemagne et maintenant en France

on remédie à cet inconvénient de l'ensablement en disposant sous la bouche d'égout, un puisard profond de 2 mètres et communiquant avec l'égout par un orifice situé à 1 mètre du fond. Le sable et les matières solides se déposent au

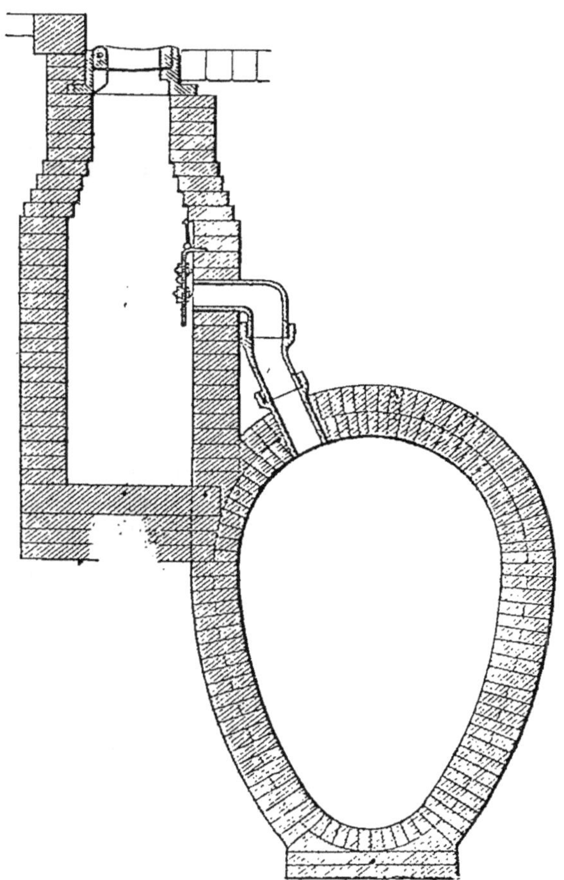

Fig. 57. — Gully sur un égout ovoïde.

fond du puisard et les liquides seuls passent dans l'égout. Au lieu de vider le puisard à la main, un perfectionnement consiste à déposer dans le fond un panier métallique mobile qui s'enlève facilement.

Quant au premier grief formulé, la libre communication entre l'atmosphère et l'égout, il est très difficile d'y remédier. Dans certaines villes la bouche d'égout est munie d'un coupe air, c'est-à-dire d'un siphon hydraulique. Mais il est difficile de maintenir ces siphons propres, à l'abri de la gelée. D'autre part, même dans les villes où cette précaution est prise, la communication a lieu par les trous de visite et nous verrons plus loin que lorsque l'égout est construit dans de bonnes conditions ; pente et lavages suffisants ; l'inconvénient est faible.

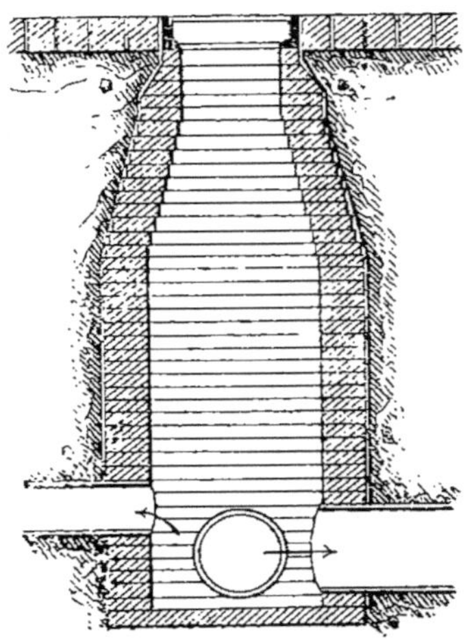

Fig. 58. — Regard de rue d'un égout en poterie.

Ventilation des égouts. — Quand les égouts sont bien irrigués, quand en aucun point, il n'y a stagnation des eaux ; les émanations des égouts ne sont nullement odorantes, surtout s'ils reçoivent une ventilation énergique. En Angleterre surtout on s'est préoccupé du danger possible des émanations des gaz d'égouts. Aussi a-t-on multiplié toutes les fermetures hydrauliques, non seulement dans les maisons, où elles sont utiles, mais même pour les ouvertures dans la rue : gully et regards, la ventilation devant être assurée par des cheminées d'appel (tours de ventilation) dans lesquelles on entretient constamment des feux de charbons. On avait de même prescrit à Paris d'établir dans le mur mitoyen des habitations, des cheminées d'appel mais celles-ci ne peuvent fonctionner d'une façon régulière que si l'on entretient un bec de gaz allumé. Le mieux est d'assurer cette ventilation, en multipliant les ouvertures par les bouches d'égouts, les regards, les tuyaux de chute des maisons, non fermés à la base par un siphon hydraulique et prolongé jusqu'au faîte et en diluant ainsi les émanations possibles.

L'analyse de l'atmosphère des égouts montre d'ailleurs que sa composition diffère fort peu de l'air atmosphérique. Dans les égouts de Londres, où la ventilation est, pour les raisons indiquées plus haut, assez médiocre, Erismann n'a trouvé que des traces d'ammoniaque et d'hydrogène sulfuré et une augmentation négligeable d'acide carbonique 1 à 3 p. 100.

Nettoyage des égouts. — Quand le système des égouts est bien compris : Parois lisses, pente suffisante, eau en quantité, gullies pour arrêter les sables, appareils de chasse, le nettoyage des égouts se fait de lui-même. Berlin n'a que 12 égoutiers, Paris 1200. (Arnould.)

ÉVACUATION DES NUISANCES HORS VILLE

Deux millions deux cent mille Parisiens ingèrent pour leur entretien journalier trois millions de kilogrammes de matériaux alimentaires et restituent chaque jour deux millions cinq cent mille kilogrammes de matériaux épuisés, transformés, véritables scories de l'organisme. Nous venons de voir que l'on admet aujourd'hui comme un axiome : que les vidanges ne doivent pas séjourner dans les habitations et en sortir dans le plus bref délai. Les divers procédés d'évacuations étudiés résolvent plus ou moins bien le problème en ce qui concerne l'habitation, mais non l'agglomération. Que faire de cette masse de matières putrides, fermentescibles, riche souvent en germes pathogènes, dangereuses par conséquent, mais qui par sa richesse en azote présente une valeur importante et qu'on ne saurait négliger.

Valeur des matières de vidange. — Les 500.000 mètres cubes d'eaux d'égout mélangées de matières fécales qui quotidiennement représentent le débit total des collecteurs, renferment les 3/4 de l'azote, contenus dans les détritus de la population parisienne. D'après A. Durand-Claye et Launay, cette dernière consomme annuellement 9.147.000 kilogrammes d'azote dont 9.188.000 kilogrammes se retrouvent dans les détritus, savoir : 3/4 ou 6.741.000 kilogrammes dans les vidanges et eaux d'égouts, et l'autre quart dans les ordures ménagères et les boues, soit : 2.447.000 kilogrammes.

600 tombereaux transportent lesdites ordures connues sous le nom de gadoues, dans la banlieue, où disposées en tas, elles sont, après un certain temps, employées comme engrais, surtout pour la culture des légumes en plein champ.

Leur volume journalier est de 2.000 mètres cubes, renfermant environ 5 à 7 kilogrammes d'azote pour 1.000.

Quant aux autres matières, celles du « Tout à l'égout », elles constituent une véritable fortune pour l'agriculture, chaque mètre cube renfermant $0^k,040$ d'azote. A raison de 10 tonnes de fumier par 1.000 mètres cubes, le débit quotidien des égouts de Paris correspond à 5.000 tonnes de fumier environ.

M. Alphand évaluait à 20.000.000 de francs leur richesse annuelle en azote. En 1892, Grandeau, tablant sur des données plus récentes, estimait à 17.000.000 kilogrammes l'azote entrant à Paris. Les déchets, disait-il, suffiraient à fertiliser 170.000 hectares ou à fournir l'azote contenu dans 85.000 quintaux de blé. La valeur totale de tout cet azote atteindrait, d'après lui, 28.000.000 de francs.

Ces chiffres suffisent pour démontrer l'utilité considérable, dans les pays surtout où la culture intensive s'impose, des matières excrémentitielles. Nous étudierons successivement les moyens employés pour débarrasser les agglomérations de leurs produits de vidanges en les divisant en deux grands groupes :

1º Systèmes dans lesquels les matières ne sont pas utilisées ;

2º Systèmes qui utilisent en partie ou en totalité ces matériaux.

1º Déversement aux cours d'eau. — C'est le système le plus naturel, celui que toutes les villes grandes ou petites avaient adoptées et c'est encore aujourd'hui le plus répandu. Les égouts aboutissant directement aux cours d'eau, celui-ci constitue le collecteur ultime chargé de charrier et de diluer les matières ainsi déversées. Paris, à l'heure actuelle, déverse encore presque la totalité de ses mètres cubes journaliers dans la Seine. Autrefois les égouts construits perpendiculairement au cours de la Seine, suivant le principe de plus grande pente, venaient déboucher dans la Seine dans toute la traversée de Paris.

La première modification apportée a été la création des collecteurs parallèles au fleuve, qui permettent d'éviter la pollution dans Paris même. Mais cette dernière se produit en aval. En amont du collecteur de Clichy, la Seine contient 0,85 d'azote par mètre cube, 1^{gr},50 en aval de ce collecteur et enfin 7^{gr},27 à Saint-Denis quand elle a reçu les résidus du dépotoir de Bondy.

Au moment des basses eaux, la Seine n'a plus qu'un débit de 45 mètres cubes par seconde et les collecteurs déversent, même à cette saison, 6 mètres par seconde ; les eaux d'égouts ne sont donc diluées que dans huit fois environ leur volume d'eau.

Il suffit d'ailleurs, en dehors de toute analyse chimique ou bactériologique, de faire une promenade sur les berges pour constater l'état putride du fleuve, qui doit traverser encore, avant de se rendre à la mer, une vallée riche et sur-peuplée.

Nous savons, il est vrai, que grâce à l'assainissement spontané des cours d'eaux (voir p. 43) la teneur en bacté-ries, en matières putrides, s'abaisse rapidement ; mais la résistance de certaines bactéries doit faire considérer ces eaux ainsi polluées comme malsaines.

Le danger est évidemment moins grand, quand le débit est toujours considérable, que le courant est très rapide, comme dans le cas de l'Isar à Munich, toujours cité comme exemple par l'école de Pettenkofer, à Cologne, où les eaux d'égouts sont diluées dans près de 4.000 fois leur volume d'eau du Rhin. Aussi, en Allemagne, existe-t-il un courant d'opinion parmi les hygiénistes pour considérer l'interdiction absolue du déversement des eaux d'égouts dans les fleuves comme trop rigoureuses et devant souffrir tout au moins de nombreuses exceptions. En Angleterre, au contraire, the rivers pollution preventive act de 1874 qui comporte l'interdiction absolue, est généralement approuvé, mais l'Angleterre n'a pas précisément les cours d'eaux de l'Allemagne. En France, il n'existe encore aucune loi précise et générale sur la protection des rivières.

Projection à la mer. — Les villes situées sur le bord même de la mer, ou à proximité, peuvent utiliser l'immense déversoir placé près d'elle. Toutefois on rencontre ici encore des inconvénients graves. Les mouvements de reflux ramènent toutes les immondices (beaucoup d'une densité inférieure à l'eau de la mer, sur la cote et en laissent une certaine quantité à marée basse). A Londres, les *servages* sont versés à 22 kilomètres en aval, au moment de la marée descendante, mais la marée montante ramène bien au-dessus du point de déversement, jusqu'à Londres même, les déchets de la grande ville et on est sur le point d'abandonner le système. Les rives de la Mersey sont aujourd'hui presque inhabitables à certains moments.

2° Système avec utilisation des eaux d'égouts. — Dans un premier groupe, nous rangerons tous les systèmes qui ont pour objet de rejeter dans les cours d'eaux ou à la mer les eaux d'égouts, mais après clarification, épuration. Le but principal cherché est évidemment dans ce cas d'éviter la pollution du fleuve, mais on peut en même temps sauver une partie des principes utilisables en suspension dans les eaux vannes.

Epuration mécanique. — L'épuration mécanique comprend deux procédés souvent associés : la décantation et la filtration. La décantation seule est, au point de vue de la salubrité, bien insuffisante ; elle ne saurait offrir de réelle garantie contre la pollution des cours d'eau ; toutefois elle permet de retenir dans les grands bacs de décantation une partie des résidus solides et l'eau décantée entraîne nécessairement une pollution moins grande du fleuve.

La filtration sur couche de sable, d'argile ou de charbon, analogue à celle employée pour assurer la potabilité de l'eau d'alimentation présente des difficultés considérables. Les filtres sont très rapidement encrassés et toutes les matières solubles putrescibles passent presque en totalité.

Dans la méthode Punchon, la filtration s'exécute au moyen de cylindres tournant sur leur axe, comme les appareils Anderson, les liquides s'échappent par les parois poreuses du cylindre et la vase se comprime par suite de la force centrifuge, le système est très coûteux.

Epuration chimique. — Les substances préconisées pour purifier les eaux vannes sont innombrables, pas une ne répond aux trois desiderata des hygiénistes : débarrasser l'eau des matières organiques — supprimer les germes pathogènes — être d'un emploi économique. La chaux, l'alun, les sels de fer, constituent la base de toutes ces méthodes, mais en réalité on obtient ainsi une certaine clarification, non une purification réelle.

Le lait de chaux que l'on mélange avec les matières au fur et à mesure de leur arrivée dans les bassins d'épuration est surtout employée. La chaux est un excellent désinfectant, et lorsqu'elle est employée à doses suffisantes, pathogène, 500 grammes par mètre cube, elle tue les germes. A Francfort, elle réduit considérablement le nombre de bactéries contenues dans les eaux d'égout. Elle agit moins bien sur les matières organiques dissoutes qu'elle ne précipite pas et a l'inconvénient de perdre rapidement son action en absorbant l'acide carbonique de l'air et en se transformant en carbonate, ce qui permet aux bactéries de la putréfaction de pulluler de nouveau dans les eaux. Aussi l'eau épurée doit-elle être immédiatement décantée. En outre, l'eau ainsi purifiée, très calcaire, est impropre à un grand nombre d'usages industriels, elle amène le dépeuplement des rivières.

L'emploi du sulfate de fer est peut-être préférable ; nous avons déjà expliqué l'action du sulfate de fer et les réactions chimiques qui se produisent avec les matières organiques. Les bactéries sont ou tuées ou entraînées en partie avec le précipité abondant et lourd qui se forme ; on peut généralement se contenter de 4 à 500 grammes par mètre cube, mais le dépôt boueux qui renferme 30 p. 100 de matières grasses et 18 p. 100 de matières organiques peut être utilisé par l'industrie et la culture. D'après Arnould, le procédé

Buisine, qui fonctionne dans le nord, serait plus pratique que les autres méthodes chimiques.

Traitement mécanico-chimique. — En Allemagne surtout, on utilise à la fois l'action mécanique, c'est-à-dire la décantation et l'action chimique.

A Francfort c'est le système de décantation chimique qui a été adopté. L'eau, après avoir traversé un réservoir muni d'une grille où elle se débarrasse des corps solides les plus grossiers, est mélangée à un réactif chimique (sulfate d'alumine et chaux) et passe ensuite dans une série de bassins de décantation dans lesquels sa vitesse diminue progressivement et où elle dépose les matières qu'elle tient en suspension. De là elle est déversée directement dans le Mein. L'expérience est encore trop récente pour qu'on puisse apprécier les résultats du système.

Le système Rockner-Rothe à décantation ascendante est aussi très employé.

Le liquide reçu dans une citerne, après avoir été préalablement mélangé aux réactifs chimiques destinés à précipiter les matières organiques (principalement eau de chaux), est aspiré au moyen d'une pompe à air dans une cloche plongeant dans le liquide. Par cette aspiration, les gaz se dégagent et sont refoulés dans un foyer où ils sont brûlés, les matières en suspension retombent par leur propre poids, à mesure que le liquide s'élève, et celui-ci est déversé par un conduit qui se trouve à la partie latérale de la cloche dans un autre bassin. L'eau arrive dans ce bassin, clarifiée; les matières en suspension se sont en effet déposées, mais les substances dissoutes ne sont guère modifiées.

Epandage. — Dans tous les systèmes étudiés jusqu'ici, on cherchait avant tout la suppression des matières fermentescibles, dans l'épandage au contraire le but utilitaire seul domine. Le système est des plus simples : il est surtout applicable avec les fosses fixes ou mobiles : on transporte sur les terres cultivables les matières des fosses, souvent par les procédés les plus primitifs, et sans prendre aucune précaution spéciale. Bien mieux, les cultivateurs se plaignent et refusent d'employer les matières qui ont été soumises dans la fosse à l'action des désinfectants : sulfate de fer, chaux, etc. « On ne voit pas, dit Arnould, qui a pu étudier de près les pratiques de l'épandage autour de Lille, où ce procédé est couramment appliqué, que ces habitudes aient entraîné quelque infériorité particulière dans la santé des gens du Nord, ni qu'elles provoquent des épidémies. » Mais il reconnaît lui-même que ce système est des plus dégoûtants, que les campagnes autour de Lille répandent une odeur repoussante et en réalité, il est difficile d'admettre l'inocuité d'un tel procédé, surtout quand il n'existe aucune mesure préventive pour protéger les eaux terrestres des contaminations possibles et même probables.

Dépotoirs. — Quel que soit le système adopté en dehors du tout à l'égout, les matières de vidanges doivent nécessairement être collectées en un point ; soit qu'elles soient amenées en ce point par une canalisation spéciale partant de l'habitation comme dans le système Berlier, Liernur, etc. (p. 265) ; soit qu'elles y soient apportées par des véhicules appropriés : système Richer, tinettes mobiles, etc., voiture pneumatique, etc.). Ce point collecteur constitue le *Dépotoir.* Les matières réunies au dépotoir peuvent être prises directement par le cultivateur qui procède avec à l'épandage ; mais le plus souvent, l'engrais est réduit en poudrette, et l'on cherche maintenant, devant les inconvénients que présente le maniement de cet engrais riche en azote (1^{kg}, 90 d'azote pour 100 kilogrammes) à en extraire des matières de vidange la plus grande partie possible de l'azote sous forme de sels ammoniacaux.

Dans les agglomérations rurales, les dépotoirs ne présentent jamais une importance extrême. La culture limitrophe a besoin d'engrais et la demande dépasse souvent l'offre ; mais il n'en est pas de même pour les grandes villes. Le fumier de cheval s'y trouve à un prix relativement très bas, les terrains cultivés, malgré l'intensité de la culture, peu étendus ; il en résulte que les matières de vidanges s'amassent par suite d'insuffisance de débouchés.

Pour Paris, par exemple, le dépotoir municipal de Bondy

a reçu en 1893 près de 400.000 mètres cubes de vidanges, soit près de 3.000 mètres cubes par jour et encore doit-on rappeler que depuis 1870 les entreprises de vidanges sont autorisées à avoir des voiries particulières. A cette date en effet le cube total des matières de vidange s'élevait à 1.300.000 mètres cubes. Les usines établies à Bondy peuvent traiter 2.000 mètres cubes par jour. Toutes les opérations se font en vase clos, elles reposent essentiellement sur la mise en liberté de l'ammoniaque et de ses composés gazeux sous l'influence combinée de la chaux et de la chaleur. Les gaz ammoniacaux sont transformés en sulfate d'ammoniaque. Le précipité formé par la chaux et les matières organiques est utilisé par l'agriculture. Quant aux eaux résiduaires, elles ont perdu la plus grande partie de leurs microbes : 405.000 bactéries par centimètre cube au lieu des 22 millions trouvés dans les eaux arrivant au dépotoir. Néanmoins, comme elles sont encore très riches en matières organiques, les bactéries repullulent rapidement. Jusqu'à cette époque, ces eaux étaient déversées dans la Seine par la voie du grand collecteur ; elles pourront désormais être soumises à l'épuration agricole.

Epuration par le sol. — Le sol possède une puissance oxydante considérable. Nous avons vu (p. 22) par quel mécanisme cette oxydation et par suite la purification de l'eau passant à travers un sol convenable se produit. Il est donc tout naturel de chercher à utiliser ce pouvoir, pour résoudre la question de la destruction des nuisances, ou mieux de leur utilisation. L'épuration par le sol comprend deux procédés : la filtration et l'irrigation.

La *filtration* rentre à la vérité dans le premier groupe des systèmes que nous étudions. On cherche avant tout à purifier les eaux vannes, à les débarrasser en totalité de leurs matières organiques et de leurs microbes, avant leur déversement définitif dans le cours d'eau, mais leur utilisation n'est qu'accessoire. Quelle que soit la nature du terrain, la filtration ne peut s'y faire d'une manière permanente ; le sol se sature alors de matières organiques, les phénomènes d'oxydation s'arrêtent et l'on est forcé de suspendre l'arrivée de l'eau. Momentanément alors, on livre les champs de filtration à la culture, celle-ci n'étant appelée que pour aider la remise en état du sol.

L'*irrigation* n'est autre qu'une filtration rationnelle, intelligente, avec laquelle on cherche à obtenir un double but : épurer les eaux vannes, utiliser leurs richesses en matières organiques. L'épandage déjà signalé, l'utilisation des purins constitue une irrigation rudimentaire ; mais dans ce cas l'hygiène est trop souvent reléguée au second plan.

Aujourd'hui le système de l'irrigation est certainement le plus favorablement accueilli par les hygiénistes et il permet pour ainsi dire seul l'application complète du tout à l'égout.

Tous les terrains évidemment ne sont pas propices à l'irrigation, il faut des sols meubles, bien perméables à l'air. Le sable constitue évidemment le terrain de choix, mais, à son défaut, on peut utiliser les terrains crayeux. Il va de soit que la nappe d'eau souterraine doit être à une certaine profondeur pour assurer un parcours suffisant aux eaux vannes dans la couche épuratrice, 2^m,50 sont un minima. Enfin il doit exister une pente suffisante pour l'écoulement des eaux épurées.

Quel que soit le choix du terrain, il est indispensable d'y faire certains travaux de drainage pour assurer l'écoulement uniforme.

A Gennevilliers, que nous prendrons pour type, le système de drainage est ainsi composé : 1° de conduites pleines en béton moulé de 0^m,45 de diamètre, formant collecteurs destinés à traverser jusqu'à la Seine le bourrelet imperméable qui entoure la presqu'île ; 2° de drains qui amènent l'eau à ces collecteurs et qui sont les uns en tuyaux de béton de même diamètre, mais perforés, les autres en poterie perforée de 0^m,30 de diamètre.

Ces drains, établis à 4 mètres de profondeur moyenne au-dessous du sol, sont au nombre de six : un drain de ceinture qui entoure la ville au centre de la plaine et cinq drains à 2 kilomètres environ les uns des autres, disposés suivant les rayons du demi-cercle que forme la Seine autour de la presqu'île ; leur pente est de 0^m,001 par mètre.

La longueur totale de ces drains est de 10.724 mètres.

Grâce à la présence de cet appareil de drainage, grâce aussi à l'énergie de l'évaporation par le sol et par la végétation, le résultat cherché a été obtenu, et l'épaisseur de la masse filtrante demeure au voisinage de 3 mètres.

Pour assurer une répartition égale des eaux vannes dans toute la superficie du champ d'épuration, les terrains destinés à l'épandage sont disposés en petits billons de $0^m,60$ de largeur, séparés par des rigoles. L'eau est répandue au fond de ces rigoles successivement, petit à petit, de manière à ne pas inonder le sol.

Les parties solides tenues en suspension se déposent au fond de ces conduites où elles sont reprises par les binages et les labours.

Une partie de cette eau est absorbée par le sol et la végétation, l'autre partie traverse la couche filtrante.

Dans les terrains d'épandage, la filtration des liquides et la diffusion des bactéries se font non seulement dans le sens vertical, mais encore suivant une direction oblique, ce qui retarde le moment où les eaux aboutissent soit aux drains, soit à la nappe souterraine, et doit avoir pour résultat de rendre plus parfaite l'épuration par le sol (Alphand).

En outre, il importe que l'irrigation ne soit pas continue, il est donc nécessaire de faire une série d'irrigations suivie d'une période de repos, pendant laquelle, au besoin, le sol est travaillé, labouré, bêché, etc., en un mot aéré.

La culture sur les champs d'irrigation joue un double rôle : elle allège le travail du sol, en favorisant l'absorption de l'eau, la fixation des éléments azotés, etc., et enfin elle est rémunératrice.

En 1869, les terrains de Gennevilliers se vendaient 250 à 400 francs l'hectare, prix des terres les plus pauvres de France. Actuellement la valeur du fond est de 10 à 12.000 francs l'hectare ; dans quelques transactions cette valeur s'est élevée jusqu'à 15 et 18.000 francs.

La valeur locative des terrains qui n'était autrefois que de 90 à 150 francs l'hectare est aujourd'hui de 5 à 600 dans tout le périmètre irrigué. Leur rendement, à l'hectare, varie de 3 à 10.000 francs selon que ces terrains sont cultivés en céréales ou en produits horticoles (asperges, artichauts, etc.).

Il est fait ordinairement trois récoltes chaque année.

La luzerne produit quatre coupes ; les prairies en donnent cinq. Les plantes pour la distillation, menthe, absinthe, angélique, s'y développent bien.

Quelle superficie doit-on donner aux champs d'irrigation ? C'est là un problème important, surtout pour les grands centres, autour desquels il est souvent difficile de trouver l'espace nécessaire et les terrains convenables pour assurer l'épuration totale. On conçoit d'ailleurs qu'il est impossible d'établir de règles fixes, car il faut tenir compte de la nature des terrains, de leur situation orographique, de la météorologie de l'endroit, etc. Frankland admet qu'un hectare de terrain peut assurer l'épuration des déchets de 100 habitants. Pour Koch, la même étendue suffirait pour 250 habitants. C'est à peu près le chiffre que l'on trouve réalisé pour Berlin : un hectare pour 210 habitants. Grâce aux cultures intensives et aux intermittences dans l'irrigation, ces chiffres avec des terrains bien perméables peuvent être largement dépassés.

Si nous tenons compte de la quantité d'eau, nous voyons qu'à Gennevilliers, chaque hectare reçoit par an 40.000 mètres cubes d'eaux vannes. Il serait imprudent d'augmenter cette quantité. Or, pour assurer dès maintenant aux 500.000 mètres cubes d'eaux d'égouts fournis par les collecteurs, la surfaee d'épuration nécessaire, c'est près de 4.000 hectares qu'il faudrait avoir. Les terrains d'Achères et de Saint-Germain, réunis aux 800 hectares de Gennevilliers, soit 2.800 hectares, laissent encore un déficit important. Dans la partie de Paris, on utilisera bientôt les champs d'épandage à Maison-Alfort et à Choisy. Mais quand ce chiffre de 4.000 hectares, minimum réclamé à l'heure actuelle, sera atteint, le débit des collecteurs se sera considérablement accru, il atteindra fatalement et à bref délai un million de mètres cubes par jour, et ce n'est plus 4.000, mais 8.000 hectares qui seront nécessaires pour Paris seul ; c'est-à-dire sans sa banlieue avec ses 600.000 habitants. Ce simple aperçu montre la difficulté toujours croissante du problème.

Après avoir énoncé les conditions réclamées pour l'irrigation, il nous reste à étudier les objections nombreuses et surtout très ardentes qui ont été faites aux systèmes intimement combinés du tout à l'égout et des champs d'irrigation.

1° *L'épuration par le sol est-elle suffisante pour assurer l'innocuité de l'eau des drains déversée ensuite dans le fleuve.*

Cette première question peut être résolue par l'affirmative : avec un sol approprié (sableux surtout), une certaine profondeur dans la couche d'épuration (2 mètres), une certaine lenteur et un apport bien réglé et intermittent des eaux, l'eau qui s'écoule des drains est débarrassée des microbes et de la plus grande partie des matières organiques qu'elle renfermait à son arrivée sur le champ d'épuration.

Frankland avait montré déjà que les eaux d'égouts versées sur des cylindres remplis de terres sableuses sortaient claires et limpides après un parcours de 2 mètres.

Les recherches analogues poursuivies par Schlœsing et Durand-Claye ont permis de calculer la quantité de litres d'eaux d'égout qu'il faudrait distribuer par mètre cube de terre pour amener l'épuration complète des liquides résiduaires, soit 150 litres par mètre cube ou 300 litres par mètre carré pour 2 mètres de profondeur en vingt jours.

Frankland, Schlœsing et les ingénieurs de la ville de Paris constatèrent ainsi qu'il serait possible d'épurer de 40.000 à 100.000 mètres cubes d'eaux d'égout par hectare et par an ; cette quantité variant, d'ailleurs, suivant la nature du terrain.

Le sol de Gennevilliers et ceux des différents caps de la Seine ont un pouvoir épurateur moyen d'environ 50.000 mètres cubes par hectare et par an.

Ces chiffres n'ont rien de bien extraordinaire, puisqu'il existe des prairies où l'on répand jusqu'à 100.000 et 200.000 mètres cubes par an et par hectare.

Au point de vue chimique, la caractéristique de l'épuration des eaux vannes par le sol, c'est la transformation de l'ammoniaque en nitrate et la disparition de l'acide phosphorique.

	BERLIN	
	Eaux vannes.	Eau des drains.
Azote total	94	30
Azote à l'état d'ammoniaque libre.	56	3
— de matières albumi-noïdes	38	1
— de nitrate.	»	26
Acide phosphorique.	23	traces

Mais les recherches chimiques sont devenues insuffisantes, et il était de toute nécessité de s'assurer de la pureté bactériologique de l'eau des drains avant leur déversement dans le fleuve.

Cornil et Chantemesse, en 1888, trouvèrent les chiffres suivants :

Eaux d'égout.	Eaux des drains.	Eau des puits.
300 000	860	1 840

En réalité, l'eau des drains est à peine plus riche en microbes que l'eau de la Vanne et bien supérieure à celle de la Dhuis.

En versant à la surface de tubes remplis de terre de Gennevilliers des cultures de bacilles divers, ils ne purent jamais constater, après un passage de 2 mètres, la présence des bacilles dans le liquide coulant à la base.

Grancher en disposant sur les parois latérales des cylindres d'essai des petits tubes horizontaux permettant d'étudier la marche de l'épuration, dit que le bacille de la fièvre typhoïde ne pouvait atteindre 40 centimètres.

2° *Si l'eau des drains est pure, les bactéries ne peuvent-elles, restant à la surface ou à une faible profondeur des terres irriguées, constituer un foyer d'infection local ?*

Les adversaires du tout à l'égout invoquent à cet égard l'opinion de Pasteur. Ce grand savant a montré en effet qu'en Beauce, *les champs maudits*, c'est-à-dire les terrains où les animaux présentaient presque endémiquement le charbon, renfermaient des spores charbonneuses très résistantes. Il est certain que de nombreux microbes pathogènes peuvent résister quelque temps dans la terre. Mais tant que la terre est humide, ces bactéries restent adhérentes au sol et elles finissent par disparaître.

D'ailleurs l'expérience est aujourd'hui faite en grand. La morbidité sur la population qui environne ou même vit en pleins champs d'irrigation n'est pas supérieure à celle des populations des autres localités de la banlieue. Sur les champs de Berlin, pas un seul cas de fièvre typhoïde sur 1.900 habitants du domaine municipal. A Croydon en Angleterre, la mortalité s'abaisse depuis les irrigations à 12 p. 100.

A Gennevilliers, les documents consultés sur place, toutes les statistiques s'accordent à démontrer que la situation sanitaire, loin de s'être aggravée, s'est plutôt améliorée depuis le fonctionnement du système d'irrigation.

La population de Gennevilliers s'est accrue entre les deux recensements de 1876 et 1886, de 86 p. 100, par suite de l'émigration d'un grand nombre de cultivateurs venus des pays voisins. Alors que le nombre de ses habitants ne s'élevait qu'à 4.445 en 1886, il est actuellement (février 1894) de 5.810.

Tandis que la mortalité des jeunes enfants de moins d'un an atteint pour la France 17 à 18 p. 100, elle ne dépasse pas aujourd'hui 13 p. 100 dans la presqu'île de Gennevilliers.

3° *Les germes pathogènes répandus sur un sol en culture en pénétrant dans la pulpe des fruits ou légumes ne peuvent-ils en rendre la consommation dangereuse pour la santé publique ?*

Grancher a réfuté cette objection par l'expérience suivante :

Dans un châssis de bois, plein de terreau préparé pour la culture et divisé en compartiments complètement isolés, nous avons ensemencé, le 9 avril, des graines de radis, de salades et de carottes. Ces graines ont été arrosées séance tenante dans un des compartiments avec de l'eau stérilisée chargée de bacilles typhiques, et du 9 mai au 10 juin, cet arrosage a été répété dans les mêmes conditions. Dans le compartiment voisin, les mêmes légumes ensemencés le même jour ont été arrosés avec de l'eau ordinaire : les deux ordres de culture ont été d'ailleurs traités de la même façon. Les graines ont également bien poussé dans les deux compartiments. La recherche des bacilles typhiques dans la pulpe des radis et dans la côte des salades a été faite le 21 et le 22 mai et le 6 juin ; huit plaques ont été préparées : aucune d'elles ne contenait le bacille d'Eberth.

D'autre part, la recherche des microbes communs faite sur des radis et carottes du jardin de l'hôpital des Enfants malades, sur des radis, des carottes, des asperges provenant du jardin de la ville à Gennevilliers, a été également négative.

4° *L'irrigation ne peut se faire en hiver ?*

L'expérience de Dantzig, où malgré la durée et la rigueur des hivers, l'épandage des eaux d'égouts a donné d'excellents résultats, suffirait pour résoudre la question. Mais à Paris, l'hiver de 1895 vient de fournir une excellente démonstration que cette crainte est vaine. L'eau des égouts arrive toujours à une température d'au moins 3°, elle maintient au contraire les terres irriguées à une température supérieure à celle des terres environnantes, et les cultivateurs de Gennevilliers réclament même les irrigations pour faciliter l'arrachement des légumes pendant les jours de gelée prolongée (Launay).

En réalité, aucune objection sérieuse ne peut s'élever contre le système de l'épuration des eaux par irrigations agricoles, bien que peu développés encore, parce qu'il entraîne une première mise de fonds considérable ; il est certain que dans peu de temps les villes importantes seront forcées d'y avoir recours.

Résumé. — Les nuisances comprennent tous les matériaux usés soit de l'organisme, produits d'excrétion ; soit de la maison : ordures ménagères ; soit de l'industrie : déchets. On peut admettre par jour et par habitant 100 grammes de fèces et 1000 grammes d'urine. Les matières fécales peuvent être dangereuses par émanations, par contamination de l'eau. L'évacuation des vidanges se fait dans les villes par quatre systèmes principaux : la fosse fixe, la fosse mobile, le système diviseur, le tout à l'égout. Le système d'évacuation doit répondre aux conditions : 1° enlèvement immédiat et absolu des matières usées ; 2° interception des courants gazeux entre les conduites de décharge et les milieux habités ; 3° imperméabilité et simplicité des appareils d'évacuation.

Les siphons hydrauliques permettent seuls l'interception, mais ils exigent une certaine quantité d'eau. Toutes les cuvettes des cabinets d'aisances doivent être munies de siphons hydrauliques avec appareil de chasse.

Les égouts sont construits sur différents types, variable avec la configuration du sol. Leur dimension doit être calculée, non seulement sur le débit par tête (150 litres en moyenne), mais sur la quantité maxima des pluies tombées ; les égouts doivent avoir une pente telle que l'eau ait une vitesse voisine de 1 mètre par seconde et être placés à 2 mètres du sol pour éviter les effets de la gelée.

CHAPITRE VIII

LES VILLES

La concentration sur un même point d'un grand nombre d'habitants constitue nécessairement des conditions hygiéniques spéciales. Il y a donc lieu de tenir compte de l'hygiène urbaine comparée à l'hygiène rurale. On conçoit toutefois qu'il ne s'agit ici que de quelques applications spéciales des lois générales de l'hygiène.

Au point de vue de l'hygiène, c'est moins en réalité le nombre absolu des habitants d'une ville que la densité de la population qui influe sur les conditions sanitaires. Une ville de 100.000 habitants disposant de 1 000 mètres carrés de superficie pourra présenter des conditions supérieures à une ville de 3 à 5.000, bâtie sur un espace très rétréci, une ville fortifiée par exemple.

Le sol urbain. — Il nous paraît inutile d'insister sur le choix du sol, qui convient à une ville. Il faut prendre les villes existantes là où elles se trouvent et même les villes de création nouvelle ont eu leur emplacement dicté par des considérations extra-hygiéniques. Tampico, la Vera-Cruz sur le golfe du Mexique réunissent les conditions climatériques et telluriques les plus mauvaises, et cependant leur situation commerciale est telle qu'elles se développent incessamment. Peut-être dans certaines contrées africaines absolument neuves de colonisation européenne, le choix de l'emplacement des nouveaux chefs-lieux pourraient-ils être soumis à l'avis des autorités sanitaires et encore les nécessités commerciales ou stratégiques priment toute autre considération.

Contentons-nous de rappeler en quelques mots, d'après ce que nous avons déjà vu à propos du terrain et de l'habitation, les conditions les plus favorables.

Un sol léger, perméable à l'air, avec une nappe d'eau souterraine, éloignée de 2 mètres au moins de la surface du sol, les terrains granitiques offrent un double inconvénient, les résidus organiques restent à la surface sans se détruire ; les travaux souterrains : canalisation de l'eau, du gaz, de l'électricité, des égouts, y sont impossibles ou du moins très difficiles. Le premier inconvénient n'existe pas pour les villes situées sur une déclivité suffisante, mais les seconds persistent.

Quand la nappe d'eau souterraine est à proximité de la surface, les travaux souterrains sont encore difficiles et coûteux. Il faut un système de drainage compliqué pour assurer le desséchement et par suite la purification des terrains. Sur de tels terrains, il faut multiplier les précautions indiquées plus haut (p. 259) pour assurer la salubrité des maisons.

Plan des villes. — Dans les villes anciennes, il est impossible généralement de trouver un plan approprié. Presque toujours des raisons de défenses ont déterminé le choix de leur emplacement. C'est autour d'un château fort, d'un bourg que les maisons se sont élevées, sans plan apparent. Plus les rues étaient tortueuses, mieux la défense était facilitée. Dans les villes de construction récente, ou encore dans les parties nouvelles des vieilles villes au contraire, c'est la ligne droite que l'on recherche pour les rues. L'intensité de la circulation, l'établissement des voies ferrées, le développement des travaux souterrains ont amené cette transformation dont profite largement l'hygiène.

Dans les villes créées d'un seul coup, en Amérique et en Australie, la symétrie domine : grandes artères parallèles coupées par des rues perpendiculaires et donnant lieu à des îlots de maisons rigoureusement rectangulaires, tel est l'idéal, le type de ces villes neuves : Philadelphie, New-York, Chicago, Sydney ; tels les quartiers neufs de Turin, de

Lille, de Berlin. Paris, par suite de sa situation accidentée, de l'organisation déjà avancée de sa banlieue de 1840, aujourd'hui comprise dans son enceinte, a échappé à cette organisation par trop géométrique et y supplée par la création de larges avenues.

Les rues et les jardins. — En réalité, ce plan importe peu. Ce qu'il faut à une ville, c'est d'une part des voies de communication commodes et une aération suffisante. Les rues concourent à ce double but.

On a beaucoup discuté sur *l'orientation des rues;* cette discussion nous paraît oiseuse, attendu qu'il est de toute nécessité qu'un certain nombre de rues transversales soient dirigées précisément dans le sens opposé de l'orientation choisie pour les rues principales. Les rues méridiennes, ou orientées du nord au sud, ont la préférence des hygiénistes sur les rues équatoriales ou orientées de l'est à l'ouest. On demande, en effet, qu'en toute saison, tous les étages de la maison, rez-de-chaussée compris, puissent recevoir un *ensoleillement direct* de deux à trois heures par jour. Or, dans les rues équatoriales, surtout pour les villes du nord, cette condition est presque impossible. Il faudrait quelquefois donner aux rues 300 mètres de large pour réaliser cet ensoleillement. La largeur des rues serait, on le voit, liée à leur orientation. Mais sans être aussi exigeant que les hygiénistes, dont nous venons de citer l'opinion, on admet généralement que la largeur des rues doit être au moins égale à la hauteur des maisons qui les bordent. E. Trelat demande plus : au lieu de la formule allemande $L = H$, il réclame, $L = H + \dfrac{H}{2}$, c'est-à-dire la largeur égale à une fois et demie la hauteur des maisons.

En France, on peut considérer comme chiffre de base, dans nos grandes villes où les maisons atteignent 20 mètres de hauteur, 24 à 25 mètres de largeur de rue; c'est là, on le voit, un terme moyen entre les deux formules citées plus haut.

Rappelons d'ailleurs que, dans la rue, il faut tenir compte que les trottoirs occupent les deux cinquièmes de la largeur totale et que la chaussée ne prend que les trois cinquièmes et d'autre part qu'en terme de voirie, on prend pour unité de largeur de la chaussée *la voiture* égale à 2ᵐ,50. Il faut donc, même avec des maisons à un ou deux étages, que les rues aient au moins 7ᵐ,50.

Il est nécessaire qu'une rue présente une certaine pente pour assurer l'écoulement des eaux de pluies ou de lavages, cette pente facilite d'ailleurs la construction des égouts, qui eux surtout ont besoin d'une certaine déclivité. Mais, d'autre part, il faut remarquer qu'une pente de 4 p. 1000 est suffisante pour la rue. Dans les égouts, l'organisation d'appareils de chasse peut suppléer au défaut de pente.

La création de larges boulevards plantés d'arbres, de squares disséminés sur l'étendue d'une grande ville contribuent beaucoup à son embellissement et à sa salubrité. A Londres les parcs occupent dans l'intérieur même de la ville une superficie considérable ; mais ces grands espaces, excellents évidemment, mais coûteux, peuvent être remplacés avec avantage par des jardins moins considérables, mais qui par leur multiplication sont à la proximité de tous. Signalons toutefois un réel danger dans ces squares, rendez-vous des convalescents et des enfants, trop souvent ils sont le lieu d'origine de foyers épidémiques : un convalescent de scarlatine, de rougeole, ou un enfant en pleine coqueluche infectant tous ses petits compagnons ou ses voisins. Cet inconvénient disparaîtra avec l'organisation plus complète de la désinfection et l'instruction plus parfaite du peuple en matière d'hygiène.

Revêtement de la chaussée. — Le revêtement de la chaussée a surtout pour objet d'assurer la facilité de la circulation, de donner à la voie publique une résistance suffisante ; mais en même temps, il contribue à protéger le sol contre les souillures extérieures et, d'autre part, l'air de la rue contre les émanations du sol.

Un bon revêtement doit répondre à plusieurs conditions : il doit offrir un terrain favorable à la traction, être d'un prix de revient abordable ; enfin, en ce qui concerne l'hygiène, le seul point à développer ici : être imperméable, facile à nettoyer, assurer l'écoulement des eaux, donner peu de boues et de poussières et peu bruyant.

Les procédés employés sont l'empierrement du macadam, le dallage, le pavage en pierre ou en bois.

L'empierrement, qui existe en France depuis 1775, mais que nous appelons macadam, en souvenir d'un Écossais qui l'a redécouvert en 1840, est fait avec ou sans fondation : on emploie des couches de pierres, de cailloux mêlés de sable de diverses grosseurs comprimés à l'aide d'un rouleau qui assure une cohésion complète. Malheureusement, sauf avec certains sables de rivière, cette cohésion se détruit soit par la pluie, soit par la sécheresse, et les chaussées fournissent des quantités énormes de poussières ou de boues qui envasent les égouts.

C'est surtout cette action sur les égouts qui a fait abandonner le macadam dans les grandes villes. Il faut reconnaître que si le macadam avait eu tant de succès sous le second Empire, c'est qu'on voyait dans la substitution de l'empierrement au pavé la suppression des premiers éléments des barricades

L'asphalte coulé à chaud sur un lit de béton, ou comprimé, forme le revêtement hygiénique par excellence, il est absolument imperméable, facile à nettoyer. Mais pour être bien fait, il exige des sommes considérables et les chevaux y glissent avec facilité.

Nous ne ferons que citer le cimentage analogue à l'asphalte comme résultat, le dallage, surtout employé par les Romains et que nous retrouvons dans leurs voies anciennes.

Le pavage, qui se faisait uniquement en pierre, se fait également en bois à l'heure actuelle.

Les pavés en grès, en porphyre, en granit, sont de tailles variables ; les meilleurs à l'usage sont ceux de moyen diamètre 7°/15 à Londres, 12°/18 et même 18°/24 à Paris. Ces derniers sont trop grands et les vieux pavages sont désagréables, irréguliers, bruyants. Le point essentiel est d'établir les pavés sur une base solide et imperméable de béton ou de ciment et de n'employer le sable que pour combler les interstices entre les blocs.

Le pavage de bois est de date récente, en France du moins (1881). On emploie surtout les conifères : pins et sapins, imbibés d'une solution conservatrice et disposés sur une base imperméable de béton recouvert lui-même d'un mélange hydrofuges de sable et de goudron. Cette base, qui doit être très bien faite pour assurer la durée du pavage, est une garantie pour l'hygiène. Le grand avantage du pavage en bois est qu'il amortit tous les bruits. Il coûte relativement un peu plus cher que le pavage en grès et il est moins favorable pour les chevaux. Néanmoins il se perfectionne et se développe de plus en plus.

Les ruisseaux de rue, qui occupaient jadis le milieu de la chaussée, ont été ensuite rejetés sur les côtés. Dans les villes où les systèmes d'égouts sont bien développés, le ruisseau se déverse, à de très courtes distances, dans une bouche d'égout. Son nettoiement est facile d'autant mieux qu'on peut lui donner des pentes suffisantes. Mais dans les rues où le système d'égout fait défaut, ces ruisseaux peuvent devenir, si l'eau et la pente sont insuffisantes, des foyers d'infection.

Urinoirs et latrines publics. — Si on veut protéger le sol d'une ville contre les souillures des déjections humaines, le seul procédé est de multiplier les urinoirs et les latrines, en disposant ceux-ci, non pas hypocritement cachés suivant les us des Anglais, mais bien en vue, et surtout très proprement tenus. Les appareils de chasse, les nappes d'eau constantes courant sur des plaques imperméables, des conduits siphonés en communication avec les égouts, permettent de faire des urinoirs toujours propres. Les latrines également doivent être tenues avec un luxe de propreté exagéré. C'est une leçon de chose, une leçon de propreté, exemple qui peut influencer heureusement sur la propreté des cabinets individuels, qui laisse si souvent à désirer. Il suffit de voir les chalets de nécessité et les derniers urinoirs de Paris pour comprendre que l'on peut, tout en mettant bien en évidence ces locaux si utiles, sauvegarder à la fois et la pudeur la plus timorée et le sens esthétique le plus développé des passants.

Eaux et égouts. — Nous avons déjà étudié (ch. ii) l'approvisionnement nécessaire d'eau d'une ville, non seulement pour l'alimentation de ces habitants, mais encore pour tous les besoins spéciaux de l'entretien municipal : lavage des rues, arrosages des squares, la question des égouts et l'évacuation des nuisances a été également traitée (ch. vii). Les fontaines publiques jouent à la fois un rôle décoratif et un rôle hygiénique en hydratant l'atmosphère. Dans beaucoup d'endroits on dispose des fontaines alimentées par de l'eau potable et munies d'un gobelet enchaîné. Mettre à la disposition de tous une eau fraîche et pure est une idée excellente et le succès des fontaines de ce genre, dues à Paris à la générosité de Richard Wallace en est une preuve. On a toutefois accusé le gobelet commun de pouvoir devenir un agent de contage. Il est facile tout au moins de le laver sous le jet continu de la fontaine, ce qui constitue déjà une garantie. Peut-être pourrait-on avoir, à côté du robinet, un brûleur à gaz permettant de flamber le gobelet!!!

Enlèvement des immondices. — En étudiant l'enlèvement des vidanges et l'utilisation des eaux d'égouts, nous avons vu quelle richesse énorme d'azote ces eaux pouvaient contenir et combien il était regrettable de perdre, sans profit pour l'agriculture, une telle somme d'énergie latente. Or, en dehors des matières charriées par les eaux d'égouts, il faut encore tenir compte de tous les détritus organiques qui constituent les ordures ménagères. Ces déchets, qui à Paris représentent une masse journalière de 2.500 tonnes, atteignent une valeur économique, d'après Grandeau, de 9 millions par an. D'après un calcul de Heuser, calcul très approximatif, puisqu'on laisse de côté la densité de la population, pour un développement de rue de 50 kilomètres, il faut compter 35 à 45 tonnes d'ordure en temps sec et 100 à 180 par le mauvais temps.

Les ordures ménagères sont déposées le matin ou le soir devant chaque maison, soit simplement en tas sur le trottoir, soit dans des boîtes métalliques qui évitent leur éparpillement. Dans certaines villes de peu d'importance, l'enlèvement de ces ordures se fait deux ou trois fois par semaine seulement, mais le plus souvent il a lieu le matin par un service spécial. On estime à 0ks,35 par jour et par habitant le rendement quotidien des ordures ménagères. C'est donc un chiffre de 35 tonnes pour une ville de 100.000 habitants. Quant aux ordures de la rue, elles sont variables suivant la saison, comme nous l'avons vu plus haut : l'asphalte, le pavage en bois, le pavé de pierre donnent beaucoup moins que le macadam. Souvent les déchets de la rue sont déversées

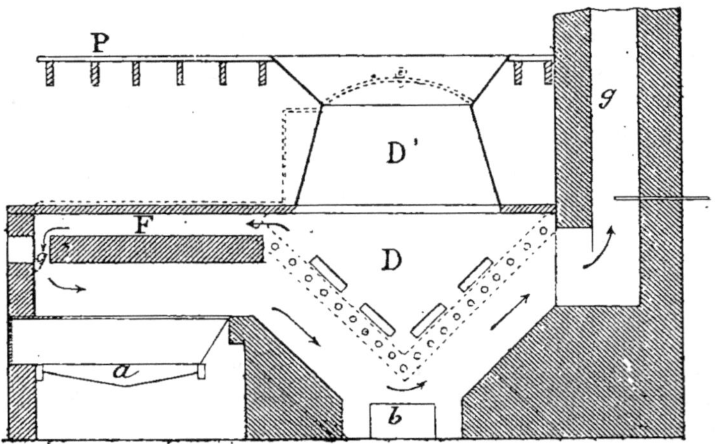

Fig. 59. — Four Whiling pour l'incinération des ordures ménagères. (Richard.)

directement aux égouts, une partie des éléments solides étant retenus par des gallys ou sorte de tamis que l'on peut ensuite vider et réunir aux ordures ménagères. Quoi qu'il en soit, l'ensemble de tous ces déchets qu'il s'agit d'enlever de la rue constituent les gadoues.

L'enlèvement de la rue se fait le matin de très bonne heure au moyen de voitures spéciales. Sans insister sur les types proposés, signalons cependant l'utilité de voitures à couvercles, qui ne laissent pas tomber les matières en cours de route. Les gadoues sont aussi transportées en dehors de la ville, mais il faut s'en débarrasser, chaque jour apportant de nouvelles quantités. L'enfouissement et l'immersion sont pratiquement impossibles ; restent en réalité deux systèmes : l'incinération et l'utilisation agricole.

La destruction par le feu présente ce grand avantage que tous les germes pathogènes, tous les agents de fermentation qui peuvent se trouver dans les gadoues sont détruits ; enfin qu'elle n'exige qu'un espace restreint pour la réception quotidienne des déchets. Mais elle offre, par contre, ce grand inconvénient de détruire des matières riches en principes azotés et qui pourraient être transformées par l'industrie agricole.

La dépense de combustible pour l'incinération des gadoues est en réalité très minime, car avec de bonnes dispositions et un fort tirage, on obtient la self-combustion une fois le four mis en marche.

Le carbonisateur de Fryer (fig. 60), très employé en Angleterre, permet d'obtenir du charbon de bois qui

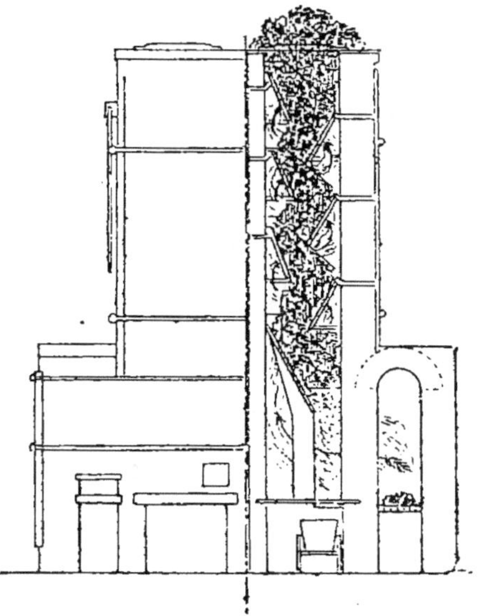

Fig. 60. — Carbonisateur Fryer.
(Richard.)

récupère, et au delà, la dépense première de combustible. On admet que la dépense revient à 2 fr. 70 par tonne détruite. Des dispositions spéciales permettent de faire repasser une partie des gaz dans le foyer, de façon à les combhurer complètement et à supprimer les odeurs désagréables.

Utilisation agricole. — Les gadoues, qui renferment $5^{kg},550$ d'azote par mètre cube, constituent un excellent fumier. Malheureusement il est indispensable qu'elles puissent être utilisées à proximité des villes, car le prix du transport empêche trop souvent leur utilisation. Quand ce transport peut se faire par eau et que le déchargement se fait près de la région à fertiliser, on tire de grands avantages de ces produits, mais par chemin de fer les tarifs sont encore beaucoup trop élevés, et quand le transport revient à plus de 3 francs par tonne, les municipalités préfèrent l'incinération.

Etablissements publics. — Nous étudierons ici un certain nombre d'établissements utilisés par la collectivité. Leur importance varie avec le chiffre de la population des villes, mais on comprendra facilement les modifications qui peuvent être appliquées dans les petites villes.

Abattoirs et tueries. — Les tueries particulières existent encore en grand nombre dans les petites localités. La banlieue de Paris par exemple en compte 400 reconnues officiellement, sans compter les établissements clandestins qui échappent à tout contrôle et sont par suite les plus dangereux.

Inutile d'insister sur les inconvénients des tueries particulières. La mauvaise organisation des locaux, l'économie d'eau, le peu de régularité dans l'enlèvement des déchets, les cris des animaux, sont autant de causes qui les condamneraient suffisamment, s'il n'en existait une plus sérieuse encore.

Les tueries particulières échappent à un contrôle régulier du service vétérinaire, elles sont le réceptacle de tous les animaux que leur propriétaire craint, pour une raison quelconque, de voir saisir à l'abattoir public constamment surveillé. C'est dans ces tueries que l'on abat les vaches phtisiques et les porcs ladres qui rentrent ensuite dans les villes, soit sous forme de saucisson où il est pratiquement impossible de retrouver le cysticerque, soit à l'état de viandes foraines dont l'examen ne permet pas de soupçonner l'origine.

Les abattoirs municipaux seuls présentent des garanties; aussi la loi de 1838 stipute-t-elle que la mise en activité de tout abattoir public ou commun, légalement établi, entraînera de plein droit la suppression des tueries particulières situées dans la localité. Quand les villes sont de peu d'importance et assez rapprochées l'une de l'autre, il y aurait intérêt réel à ce qu'elles puissent se syndiquer au besoin même avec les villages suburbains pour construire un abattoir commun. (Vœu de la société d'hygiène, 1893.)

L'emplacement d'un abattoir doit être l'objet d'un choix spécial. Nous donnerons les indications très claires de Villain et Bascou.

Tout abattoir doit être rejeté hors de l'enceinte de la ville ou de la commune. Cette condition fondamentale présente d'immenses avantages :

1° Au point de vue de la salubrité. Le travail de la boucherie nécessite une série d'opérations telles que la fonte des suifs, la cuisson des tripes, etc., qui donnent des odeurs très désagréables ; de plus, les fermentations des matières animales peuvent se produire, en donnant naissance à des gaz toxiques qui ne sont pas sans danger pour la santé des habitants du voisinage ;

2° Au point de vue de la sécurité, car il faut éviter les accidents qu'entraîne forcément le passage des animaux dans les rues.

Il faut tenir compte aussi des cris des bestiaux et des dangers qui surviendraient dans le cas où un bœuf furieux s'échapperait des abattoirs.

Ces inconvénients et ces dangers étaient déjà reconnus dès le XVIᵉ siècle ; le règlement de Charles IX, du 4 février 1567, pour la police générale du royaume, avec titre : *La propreté et netteté des villes*, porte que *les affiches de police donneront ordre de mettre les tueries et écorcheries des bêtes hors des villes et près de l'eau*.

Pour tous les motifs que nous venons de signaler, il convient d'éloigner l'abattoir des habitations.

Comme emplacement, il faudra choisir de préférence un point élevé, en ayant soin de s'assurer de l'orientation ; on recherchera le degré de fréquence de tel ou tel courant atmosphérique.

Des plantations d'arbres devront être faites et borderont les allées et les rues. Comme on l'a fait remarquer, les racines absorberont les liquides imprégnés de matières animales qui, malgré les lavages continus, s'infiltrent au travers des parois du sol, dans les interstices des pavés, en même temps que le feuillage interceptera les émanations putrides.

L'abattoir sera toujours construit de façon que les échaudoirs soient garantis, autant que possible, des ardeurs du soleil ; l'inconvénient qui résulterait d'une exposition contraire est trop connu pour que nous insistions.

De bons matériaux, des portes larges et bien cintrées, le sol rendu toujours imperméable, de l'eau à profusion, des égouts collecteurs charriant au loin les déjections et les détritus ; une propreté rigoureuse, telles sont les conditions qui s'imposent.

Nous avons, à propos de l'alimentation, étudié ce qui concerne les viandes malsaines (p. 160).

Bains. — Nous n'avons pas ici à insister sur les bains individuels (p. 253), mais simplement sur la nécessité de mettre à la disposition des habitants pauvres le moyen de recourir facilement et à peu de frais à ce grand instrument d'hygiène qui est le bain. C'est J.-B. Dumas, ministre du gouvernement provisoire en 1848, qui eut un des premiers l'idée d'organiser des bains populaires à prix réduit pour les classes ouvrières, malheureusement les hommes animés de sentiments élevés pour la classe pauvre étaient bientôt éliminés du pouvoir et les 600.000 francs votés trouvaient d'autres emplois : avant toute préoccupation de propreté et d'hygiène, il fallait bientôt assurer la sécurité du nouveau régime. Et c'est en 1883 seulement que le conseil municipal de Paris reprend cette question en donnant à des concessionnaires l'eau chaude des machines élévatoires d'eau de Seine pour établir des piscines d'eaux chaudes.

A Vienne les bains populaires à 5 kreuzers (0 fr. 12) fonctionnent très bien. En Angleterre, en Allemagne, ils se sont multipliés également. En France, au contraire, nous faisons peu de progrès, bien que le peuple recherche de plus en plus les bains, ainsi que le prouvent les demandes de bons de bains aux consultations des hôpitaux. Le bain populaire pris dans une baignoire aura toujours le gros inconvénient de coûter trop cher. Il faut 200 litres d'eau tiède par baignoire, une organisation complète de l'établis-

sement, si on veut lui conserver son caractère hygiénique.
Aussi croyons-nous que l'avenir est soit dans les piscines
chauffées à 23° par des eaux de condensation, suivant le
type de la piscine Rochechouart, qui permet de donner
des bains à 0,15, soit surtout dans les bains douches ou
bains par aspersion. Ces derniers qui présentent des avantages multiples au point de vue de l'hygiène pur : réaction
sur la peau sans refroidissements, action tonique, lavage
complet du corps, ont en outre cette supériorité de pouvoir
être donnés très rapidement à un grand nombre d'individus,
par suite d'entraîner peu de frais d'installation et de personnel. En Allemagne, on arrive à donner de ces bains dans
une cabine fermée, avec linge et savon pour 12 centimes.
Ces bains par immersion sont aujourd'hui entrés dans la
pratique courante des casernes et des prisons, mais ne sont
pas assez répandus dans le public, le meilleur procédé de
les vulgariser est d'en doter toutes les écoles communales.

Les lavoirs. — Le blanchissage du linge doit attirer l'attention de l'hygiéniste. Le linge sale constitue un réceptable
d'agents microbiens, les uns simplement banals, les autres
pathogènes. Il importerait que tout linge provenant de
malades fût soumis à l'ébullition prolongée avant d'être trié.
Or il est loin d'en être ainsi, sauf peut-être dans les villes
où fonctionne régulièrement un service de désinfection, et
encore y a-t-il lieu de penser qu'une certaine quantité de
pièces de linge, chargés d'agents virulents : linge de syphi-
litiques, de blennorrhagiques, sont maniés par les blanchisseuses sans aucune préparation.

L'intérieur des lavoirs exige quelques dispositions spéciales. L'air est toujours au maximum de saturation, il faut
donc une ventilation énergique pour atténuer les effets de
cette chaleur humide et empêcher ou du moins diminuer
la condensation sur les parois. Les règlements prescrivent
en outre que les murs des lavoirs doivent être séparés des
autres maisons par un espace de 20 centimètres. Il serait
évidemment très utile que chaque blanchisseuse ait son
réservoir d'eau, avec robinet ou conduite d'eau chaude
spéciale organisée de telle sorte que l'eau savonneuse, l'eau

d'essanchage gagne directement l'égout sans se mêler à l'eau commune. En Angleterre, chaque ouvrière est dans un boxe séparé, invisible à ses voisines. Cette disposition préférée des Anglaises ne satisferait certainement pas nos ouvrières françaises dont la langue marche autant que les battoirs. La place réservée doit être de 0,80 entre chaque femme avec un cube d'air de 15 mètres au moins.

D'après Gérardin, un lavoir de 100 places expédiant 5 mètres cubes de linge par jour consomme 110 mètres cubes d'eau, soit 22 fois le volume d'eau du linge lavé.

L'eau des lavoirs peut rendre des services à l'hygiène, déversées brusquement dans les égouts; elles peuvent économiser une certaine quantité de l'eau d'utilisation, en contribuant à la formation de chasses énergiques. Dans les localités où il n'y a pas d'égout, ces eaux doivent subir l'épuration chimique (chaux) ou l'épandage ; en tout cas, on ne doit jamais admettre leur conduite directe dans les puisards ou dans le fleuve.

Cette dernière considération permet de concevoir l'opposition des hygiénistes au maintien des bateaux-lavoirs, qui contribuent à contaminer l'eau des rivières. Il va de soit cependant que le danger n'existe que lorsque ces bateaux sont nombreux en proportion du débit du fleuve. Dans une petite ville avec un cours d'eau rapide, la purification spontanée du cours d'eau suffit à maintenir sa pureté, mais on conçoit que dans les centres comme Paris où 28 bateaux-lavoirs disposent de 3.000 places toujours occupées, ces établissements constituent un apport important dans la contamination du fleuve.

Cimetière. — Les nations européennes depuis longtemps ne connaissent qu'un seul mode de sépulture : l'inhumation. La loi française a déterminé, avec une grande précision, toutes les conditions qui doivent réglementer cette inhumation. Toutefois par un amendement spécial dans la loi sur la liberté des funérailles, la *crémation* (p. 380) est désormais autorisée. La question des cimetières est une de celles qui préoccupent le plus vivement les municipalités des grandes villes, elle est en effet des plus complexes.

Jadis, la piété des fidèles avait conduit, en dépit de toutes les règles de l'hygiène, à ensevelir les morts soit dans les églises mêmes, soit pour les moins fortunés, autour du monument, c'est-à-dire en plein centre de la population. Des notions plus saines ont prévalu désormais, et les décrets du 23 prairial an XX, complétés par des décrets et arrêtés ultérieurs, ont établi les règles qui doivent présider à l'établissement des cimetières. Ils devaient être placés à une distance de 35 à 40 mètres au moins. Depuis, il fut interdit de creuser des puits ou d'élever des habitations à moins de 100 mètres des cimetières (7 mars 1808). La profondeur des fosses doit être de $1^m,50$ à 2 mètres, espacées l'une de l'autre de 50 centimètres. Certains hygiénistes, renchérissant sur les dispositions administratives, réclament un isolement de 1.000 à 1.500 mètres. Ces mesures ont-elles leur raison d'être, ou, en d'autres termes, les cimetières peuvent-ils constituer un danger pour le voisinage ? Il est avéré que dans certains cimetières mal entretenus, ou placés dans des conditions très défectueuses, on a constaté l'existence d'odeurs nauséabondes (Fleck à Dresde). Huguenot, en 1771, parle des *vapeurs malignes*, qu'exhalait le charnier des Innocents. Ces cas, bien qu'exceptionnels, suffisent pour plaider l'éloignement des cimetières. Les gaz qui s'échappent du sol et qui sont composés surtout d'acide carbonique, d'ammoniaque, avec des traces d'hydrogène sulfuré, phosphoré ou carburé, sont à un trop grand état de dilution pour avoir des effets toxiques ; quant aux microorganismes, le pouvoir purificateur du sol est tel, qu'ils ne peuvent arriver à la surface, et Miquel a constaté en effet que l'air du cimetière Montparnasse n'est pas plus riche en bactérie que l'air du parc de Montsouris, ce qui conduit Miquel à cette opinion, que les cimetières intra-urbains plantés d'arbre sont un moyen d'assainissement des villes. L'exposition même du cimetière vis-à-vis de la ville, son orientation n'a donc aucune importance. Il n'en est pas de même de la constitution du sol et de sa situation géologique. Il paraît tout indiqué d'éviter, autant que possible, d'utiliser pour l'alimentation l'eau provenant de la nappe souterraine du terrain consacré aux inhumations, bien qu'à cet égard il soit difficile d'incriminer les eaux en question, au moins quand le niveau de la nappe souterraine en question ne s'élève pas à la hauteur des fosses et ne vient baigner les cadavres. La puissance de filtration du sol signalé plus haut pour les bactéries de l'air exerce également son action pour l'eau. Quant aux poisons solubles, leucomaïnes, plémaïnes, etc., ils ne sauraient résister aux phénomènes d'oxydation, qui se produisent avec tant d'énergie dans le sol (Carnot).

Mais la nature du sol joue encore un rôle important et influe considérablement sur la plus ou moins grande rapidité de destruction des cadavres confiés à la terre. Dans un sol sec, poreux, bien perméable par conséquent à l'air, les phénomènes de décomposition achèvent rapidement leur œuvre. L'eau s'évapore, les oxydations, surtout les nitrifications, réduisent bientôt les matières organiques ; dans un sol plus compact, et partant plus humide, la destruction ne s'opère que par les processus de putréfaction et par suite plus lentement, enfin dans les terrains argileux, imperméables à l'air. Les parties molles se changent en une masse graisseuse, nommée *adipocire* ou gras de cadavre, composé d'un mélange de cholestéarine et de savons. La différence de nature des sols explique les écarts considérables que l'on trouve dans les auteurs, sur le temps nécessaire pour la destruction des parties molles, durée que l'on désigne sous le nom de temps de circulation. C'est d'après ce chiffre, en effet, que l'on fixe l'époque où l'on peut recommencer les inhumations sur une partie antérieurement occupée sans craindre et les émanations méphitiques, et les susceptibilités sentimentales mais respectables des familles. Gmelin fixe le temps de circulation à trente ans, Franck à vingt-cinq, Pyler à quatorze, Moret à trois ans, Orfila à dix-huit mois. La loi française permet le renouvellement des fosses tous les cinq ans, c'est un minimum faible qui ne peut être accepté pour tous les cimetières.

On a beaucoup discuté autrefois sur les plantations d'arbres dans les cimetières. Les adversaires objectaient que les racines des arbres diminuent l'espace consacré aux sépulcres, que leur feuillage empêche la dissémination des gaz dégagés et maintient un certain degré d'humidité à la surface de la terre. Les partisans de la végétation mettent en avant le pouvoir puissant des racines pour absorber tous les produits azotés contenus dans le sol, le rôle joué précisément par les feuilles dans la dissémination régulière des gaz, etc., et enfin le côté esthétique. Les adversaires des plantations sont en bien petit nombre désormais. Les fosses communes étaient autrefois des fosses de profondeur variable, suivant le sol, et dans lesquelles les cercueils rangés en ligne formaient plusieurs étages séparés par des lits de chaux. Étant donné la masse de matière organique ainsi accumulée sur un espace restreint, le rôle purificateur du sol ne pouvait s'exercer convenablement. Aujourd'hui, la fosse commune diffère peu des fosses ordinaires, il n'existe qu'une seule rangée de cercueils, placés les uns à côté des autres et recouverts de 2 mètres de terre foulée.

Le choix de l'emplacement d'un cimetière est toujours, pour une grande ville, très complexe. Dans l'intérêt même des populations, le cimetière ne doit pas être trop éloigné pour permettre aux familles d'accompagner leurs morts et de les visiter. C'est une des considérations qui ont fait rejeter le projet d'un grand cimetière parisien, à Méry-sur-Oise, projet déjà en voie d'exécution, puisque les terrains sont achetés, mais auquel il n'a pu être donné suite, faute de moyens de transport convenable. D'autre part, les considérations budgétaires tendent à reléguer à une certaine distance les cimetières, le prix du terrain diminuant en raison même de la distance. Ajoutons enfin qu'il faut tenir compte de la nature du terrain, de la disposition de la nappe d'eau souterraine, et on peut juger des difficultés à vaincre. Les dimensions à donner à un nouveau cimetière dépendent de plusieurs facteurs : la population de la ville et son accroissement annuel probable, la mortalité qui oscille d'une ville à l'autre, suivant les conditions hygiéniques de 19 à 30 p. 1.000 habitants : les conditions de la population, la mort elle-même ne supprimant pas les inégalités sociales, et une population pauvre exigeant moins de place qu'une population aisée ou riche : fosse commune, concessions plus ou moins prolongées, monuments funèbres, etc. Enfin, la nature du sol qui influe sur la durée de la reprise des terrains et modifie le temps de circulation. Pour une population de 100.000 habitants, dont la mortalité serait de 26 p. 1.000, chiffre moyen, en admettant la reprise des terrains au bout de sept ans, moyenne faible, puisqu'il faut tenir compte des concessions, et que le chiffre de cinq ans fixé par la loi est un minimum généralement insuffisant, en attribuant 3 mètres carrés par cadavre, allées comprises. On voit que 60.000 mètres carrés sont nécessaires. Tardieu ne comptait que 30.000 mètres, mais ses chiffres nous paraissent très faibles. Les cimetières doivent parfois être abandonnés, soit parce qu'ils sont devenus insuffisants, ou par suite de leur position centrale, ou soit encore que par suite de la nature argileuse du sol la destruction des corps ne se produise plus, et que le terrain soit saturé de matière organique. Dans ce cas, les ordonnances en vigueur exigent qu'il soit complètement fermé pendant dix ans. Après ce laps de temps, les terrains peuvent être affermés, mais pour n'être qu'ensemencés et plantés, sans qu'on puisse faire aucune fouille ni fondements pour construction jusqu'à autorisation spéciale.

Nous n'avons pas parlé des caveaux, dans lesquels les familles aisés enferment leur mort. Au point de vue de l'hygiène, les conclusions sont formelles : les caveaux ne devraient pas être autorisés. Les phénomènes de décomposition sont enrayés, sans être cependant complètement empêchés, et les gaz de putréfaction qui s'y développent et s'y amassent ont souvent été cause de nombreux accidents mortels.

Crémation. — L'inhumation était jusqu'ici le seul mode de sépulture autorisé par la loi, mais en 1887, dans la loi sur la liberté des funérailles, le docteur Blatin fit adopter un amendement qui consacrait la faculté légale d'utiliser ce mode de sépulture. Tout majeur ou mineur émancipé en état de tester peut déterminer librement le mode de sa sépulture, opter pour l'inhumation ou l'incinération. La coutume de brûler les morts est très ancienne ; d'après quelques auteurs, elle apparaît dès la seconde période de l'époque du bronze (Waldemar, Schmidt), et à la place même où s'élevait le bûcher on dressait un tumulus. Les poètes et les historiens nous ont laissé de nombreuses descriptions des incinérations faites par les Grecs et les Romains. Le mort était placé sur un bûcher, à ciel ouvert, quelquefois enveloppé dans un suaire d'amiante, mais dans ces conditions la combustion pour être complète devait être fort longue. Les chrétiens, obéissant aux coutumes sémites dont dérivait leur religion et pour se distinguer des païens, rejetèrent l'incinération et sous l'influence de l'Église bientôt dominante, ce mode de sépulture disparut de l'Europe. Notons cependant l'incinération, par le procédé antique, du poète Shelley par son ami lord Byron, en 1822, près de Livourne. Mais ce n'est qu'en 1872 que date les premières expériences sérieuses de crémations faites par Brunetti de Padoue. En 1874, Lady Dylke était *crémée* à Dresde. A dater de cette époque, les crémations deviennent plus nombreuses, des sociétés pour la propagation de la crémation se fondent à Zurich, Dresde, Gotha, Milan, Londres (Paris, 1880), mais dès le début elles ont à lutter contre les lois qui régissent le mode de sépulture. Successivement les lois allemande, italienne, puis française sont modifiées et la crémation devient facultative. Mais l'Église, hostile à toute innovation, s'est prononcée contre l'incinération des corps. Il est difficile de trouver une justification de cette défense. Les griefs invoqués contre la crémation sont de plusieurs ordres. La question sentimentale et surtout la question religieuse sont d'une importance secondaire, il s'agit d'une routine. Nous sommes habitués aux cérémonies ordinaires de l'inhumation, la destruction des corps tout aussi réelle y est moins apparente, moins brusque, le culte des morts serait modifié. Il suffit de faire valoir que la crémation étant essentiellement facultative, il faut laisser au temps le soin d'habituer le peuple à ce procédé. Une autre objection plus grave, à première vue, serait l'impossibilité où se trouverait la justice de recourir à des expertises médico-légales longtemps après le décès, comme le permet l'inhumation. Remarquons que ces exhumations sont excessivement rares, qu'on pourrait à la rigueur soumettre tous les corps destinés à être crémés à une autopsie préliminaire ; je me hâte d'ajouter que cette mesure, qui par elle-même, par les ennuis et les complications qu'elle entraîne, aurait pour effet de diminuer le nombre des crémations, et, d'autre part, que si malgré cet empêchement le nombre en augmentait, elle deviendrait impossible. Au point de vue de l'hygiène, l'utilité de la crémation est incontestable. Nous avons signalé les difficultés que suscitaient aux municipalités l'édification et le maintien des cimetières. Avec la crémation, la place occupée par les morts sera réduite comme il convient à ce minimum et l'économie résultant des achats de terrains compensera et au delà les frais de la crémation. Enfin à une époque où la dispersion de la famille loin de son centre d'origines augmente chaque jour, le transport des restes mortuaires pourrait s'effectuer avec la plus grande facilité. Mais c'est principalement en temps d'épidémie, de guerre ou pour les cas de maladies contagieuses que la crémation présente sur l'inhumation une supériorité incontestable. La crémation étant admise en principe, il s'agit de déterminer quel est le meilleur mode opératoire. Au bûcher antique où le corps se carbonisait lentement on a substitué des fours spéciaux susceptibles de réduire en cendre aussi rapidement et aussi décemment que possible les cadavres. Un grand nombre de systèmes ont été préconisés. Le four régénératif Siemens a été un des premiers employés. Le principe est le suivant : l'air est chauffé avant d'arriver au brasier, où il doit assurer la combustion des matériaux. Cet échauffement de l'air oxygène s'obtient en dirigeant les gaz de la combustion à travers une sorte de grille en terre réfractaire, avant de les envoyer dans la cheminée. C'est à travers cette terre échauffée que passe l'air avant d'arriver au foyer. C'est l'air chaud passant autour du cadavre qui détermine la vaporisation de l'eau tout d'abord, puis la calcination ensuite. Les tissus riches en eau, comme le foie, résistent souvent à la destruction complète. Depuis on a utilisé les appareils de Polli-Ceretti, de Venini et de Gorini, de Toisoul et Fradet (fig. 61, 62 et 63). Au four crématoire élevé par la

.ville de Paris au Père-Lachaise, on utilise simultanément les appareils Gorini et Toisoul. On utilisait tout d'abord le bois comme combustible ; il s'agissait en effet d'obtenir de

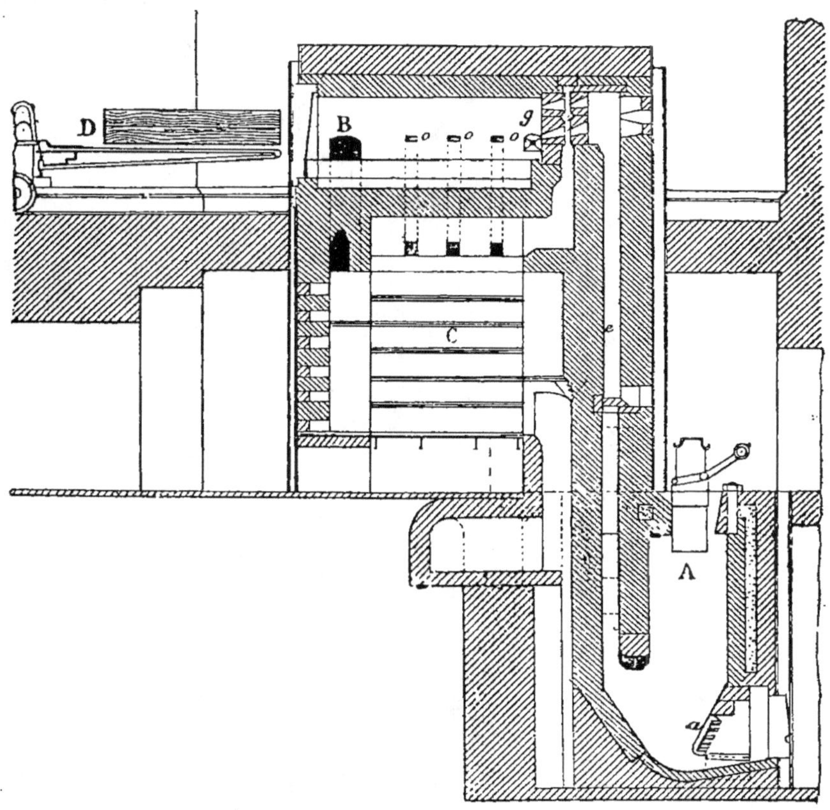

Fig. 61. — Four crématoire Toisoul et Fradel.
Coupe longitudinale.

A, foyer. — B, chambre d'incinération. — C, récupérateur. — D, chariot. — e, conduit pour l'oxyde de carbone. — g, arrivée de Co dans le four. — o, arrivée de l'air chaud.

longues flammes de façon que le corps y fût entouré complètement, sans être touché. En Italie on employait des fagots ; en France on utilise des plaques de hêtre et de sapin, le chêne ne donne que de mauvais résultats. Et il faut 1.000 kilogrammes de cette dernière essence pour obtenir les effets que donnent 650 kilogrammes de sapin.

Le pyromètre indique une température maximum de 960°. Le tirage est activé par un foyer placé dans la cheminée d'appel et qui sert encore à brûler complètement tous les gaz qui résultent de la combustion des corps ; l'opération

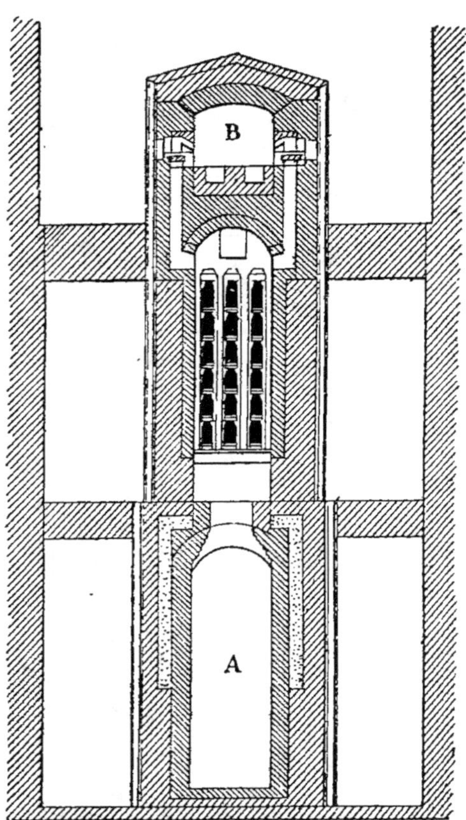

Fig. 62. — Four crématoire Toisoul et Fradel.
Coupe transversale.

est ainsi rendue totalement inodore. Les cercueils de chêne offrent une grande résistance à la combustion, ceux en sapin doivent être préférés. Pour la crémation des cadavres de contagieux, on a déjà utilisé des cercueils garnis en caoutchouc ou simplement en carton bitumé qui assurent l'étanchéité nécessaire pendant le transport et brûlent sans difficulté. L'appareil d'introduction du corps dans le four consiste en un chariot muni de deux longs bras formant fourchette et glissant sur des rails encastrés dans le sol. Au moment de l'ouverture du four, il se produit un grand flamboiement regrettable en ce qu'il impressionne désagréablement l'assistance. Un cendrier est déposé à l'avant du four. L'opération dure environ une heure vingt minutes. La substitution du coke au bois dans l'appareil de Toisoul et Fradet permet une économie notable, un sac

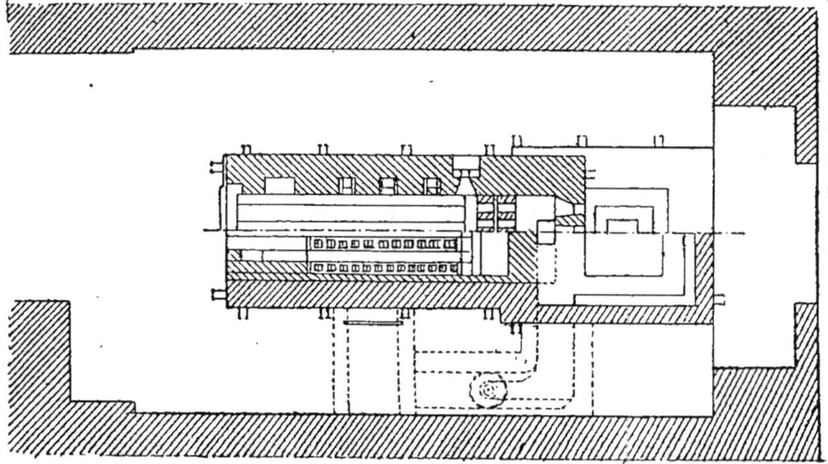

Fig. 63. — Four crématoire Toisoul et Fradet. — Plan.

de coke de 19 francs étant suffisant pour brûler un corps, et cette dépense tomberait à 3 francs si le four était utilisé toute la journée. La taxe des redevances à percevoir à Paris est fixée uniformément à 50 francs, y compris l'occupation pendant cinq ans d'une case dans le colombarium municipal, l'urne restant à la charge des familles, mais à cette somme il faut ajouter la redevance variable avec la classe due pour la décoration funèbre du monument crématoire, droit variant de 200 francs à 12 francs.

ASSISTANCE PUBLIQUE

Jusqu'aux temps modernes, le principe de l'assistance reposait uniquement sur la charité ; le pauvre, quel qu'il fût, n'était secouru par les particuliers ou plus rarement par la société que dans un but religieux, pour obéir aux prescriptions religieuses qui enseignent la charité. Aujourd'hui le droit à l'assistance est définitivement reconnu ; la société doit, autant qu'il est en son pouvoir, effacer les inégalités qui séparent ses membres ou tout au moins s'efforcer de les atténuer. Il résulte de cette évolution même des changements importants dans l'organisation hospitalière, et, on ne saurait trop le répéter, ce n'est plus un secours octroyé par le riche que le malheureux vient solliciter à la porte de l'hôpital, c'est un droit qu'il peut exiger, d'être reçu dans un établissement convenablement aménagé, organisé suivant toutes les règles de l'hygiène moderne.

Hôpital. — Les hôpitaux sont des établissements hospitaliers où sont traités les malades curables. Cette définition différencie nettement l'hôpital de l'hospice. Ce dernier, en effet, est destiné à recevoir les malades incurables, les vieillards, les infirmes, les enfants assistés.

En France, il existe plus de 1.700 établissements hospitaliers renfermant 170.000 lits environ et recevant dans l'année 450.000 personnes représentant 16.400.000 journées de malades, auquel il faut ajouter près de 18 millions de journées de pensionnaires d'hospice. Le tout représentant une dépense de 110 millions. Ces chiffres sont empruntés (*simplifiés*) à la statistique de 1888.

Peut-on établir le nombre de lits d'hôpitaux nécessaires pour une population donnée, par 1.000 habitants par exemple. M. Drouineau a essayé d'établir ce chiffre et il donne 1 lit d'hôpital et 1 lit et demi d'hospice par 1.000 habitants ; il suffirait donc de 38.000 lits d'hôpital, de 58.000 lits d'hospice pour assurer le service hospitalier en France, soit 96.000 lits environ ; or ce chiffre est largement dépassé et il est évident que trop souvent l'insuffisance de l'assistance est notoire. Mais ceci tient au défaut de bonne répartition des secours hospitaliers. Dans les grandes villes, la proportion varie considérablement et le même auteur reconnaît qu'il faut alors, dans certaines agglomérations, 1 lit pour 75 habitants. Paris, avec ses 12.000 lits d'hôpitaux, possède 1 lit pour 208 habitants, mais il faut se rappeler que les grandes villes et surtout les capitales reçoivent une quantité de malheureux plus considérables que les petits centres.

Administration. — A l'exception de quelques établissements spéciaux appartenant à l'État et des hôpitaux militaires, la presque totalité des hôpitaux sont aujourd'hui des établissements municipaux. Les dotations de la plupart de ces établissements sont en effet devenues absolument insuffisantes, et c'est par les subventions des villes qu'ils peuvent arriver à assurer leurs services. La loi sur les hospices et hôpitaux de 1851, complétée par les lois de 1873, 1879 et 1894, a établi les règlements qui régissent ces établissements. Une commission administrative nommée par le ministre et présidée par le maire est chargée de la gestion et du contrôle. Suivant l'importance de l'hôpital, l'administration peut comprendre un directeur, un économe, etc.

Le soin des malades est assuré par le personnel médical constitué par les médecins et élèves placés sous leurs ordres (internes et externes) et un personnel hospitalier, sœurs, surveillantes, infirmiers et infirmières.

Sur le personnel médical proprement dit, rien de spécial. Dans les grandes villes, les médecins sont nommés au concours après des épreuves dont l'importance et la valeur varient suivant la ville; dans les localités moins importantes, ce sont les commissions administratives qui nomment directement. Ces fonctions, toujours fort recherchées par le corps médical, sont à peu près gratuites. A Paris, les médecins et chirurgiens des hôpitaux reçoivent 1.000 francs d'indemnités de déplacements. Ils sont assistés par des étudiants en médecine, formant quatre groupes : les bénévoles étudiants de première et de seconde année, auxquels la Faculté n'exige pas la présence dans un service et qui s'initient aux études médicales ; les stagiaires élèves de troisième et quatrième année, qui doivent justifier de 84 journées de présence par trimestre dans les services ; les externes, nommés au concours, assurent le service des pansements et des observations ; les internes pris au concours parmi les externes et chargés, en l'absence du médecin chef, de la responsabilité du service. Dans les villes où il n'existe pas d'Ecole, et où l'importance de l'hôpital exige la présence d'internes, ces derniers sont souvent nommés directement par la commission administrative et sans concours. Les internes reçoivent, outre le logement, une indemnité variable. A Paris, ils n'ont droit à la nourriture que leur jour de garde. Le concours de l'internat de Paris est une épreuve fort difficile et le corps des internes et des anciens internes constitue certainement l'élite du corps médical, mais à laquelle on est en droit de reprocher l'esprit d'exclusivisme, qui est la caractéristique de certains corps : Ecole polytechnique, Ecole normale.

La question du personnel secondaire est une des plus brûlantes de l'époque actuelle ; elle a d'ailleurs presque toujours été mal posée et discutée avec ignorance et souvent mauvaise foi. Il faut encore distinguer dans ce personnel deux classes, l'une chargée de tous les travaux manuels, du transport des malades et blessés, d'assurer les pansements simples et composée d'infirmiers ou d'infirmières qui ont toujours été des laïques, n'ayant que des attaches passagères avec l'établissement. L'autre chargée de la surveillance des salles ou des différents services annexes. Or dans les hôpitaux desservis par les congréganistes, les sœurs ne jouaient que le rôle de surveillantes, ayant sous leurs ordres un nombreux personnel laïque, payé le moins cher possible, recruté soit parmi les malades, soit dans les orphelinats, etc., sans instruction aucune : la quantité devant remplacer la qualité.

On considère souvent le service des sœurs dans les hôpitaux comme un monopole, consacré par de longs siècles d'existence. Or il est curieux de voir que la plupart des congrégations hospitalières de femmes ne remontent guère au delà de 1650, qu'à Rome même, le personnel resta laïque jusqu'en 1580. Enfin les pays protestants ont depuis long-temps une excellente organisation hospitalière sans avoir recours aux congréganistes.

Le grand reproche que les partisans de la laïcisation font aux sœurs est leur ignorance presque complète des notions élémentaires d'hygiène, d'anatomie, etc., indispensables aujourd'hui pour assurer une aide efficace au médecin et enfin, leur indépendance presque absolue vis-à-vis du mé-decin et de l'administration.

Les surveillantes laïques doivent être munies désormais, à Paris du moins, du diplôme d'infirmière-ambulancière. A cet effet, des cours ont été institués à Bicêtre, à la Salpê-trière et à la Pitié, et l'enseignement, grâce au dévouement du personnel, est aujourd'hui à la hauteur des besoins, les surveillantes sortent avec une instruction complète et com-prennent les nécessités de l'antisepsie. Quant au côté moral, s'il existe comme partout quelques défaillances, elles sont peu nombreuses et n'ont aucun retentissement sur le service. Enfin, et c'est là un point qu'il est utile de mettre en lumière, à chaque renouvellement du Conseil municipal de Paris, la question de la laïcisation est mise en avant. Les seuls conseillers protestataires appartiennent aux quartiers riches, alors que les quartiers populeux et pauvres, qui constituent la presque totalité de la population hospitalisée, se prononcent toujours pour les partisans de la laïcisation complète et absolue.

Construction hospitalière. — Le choix du terrain sur le-quel doit être construit un hôpital est fort important. Il est nécessaire de choisir un terrain sec, élevé, bien balayé par les courants atmosphériques et assez vaste pour que les bâtiments soient suffisamment éloignés de l'aggloméra-tion urbaine. Ici se pose la question de l'excentricité des hôpitaux. Il est évident qu'un hôpital en pleine campagne se trouve à tous égards dans de meilleures conditions hy-giéniques qu'un hôpital placé au centre de la ville, ou même dans les faubourgs : mais il faut dans la pratique faire certaines concessions aux exigences sociales. Dans une ville au périmètre étendu comme Paris, Londres,

Berlin, il est de toute nécessité d'avoir dans les différents quartiers, même dans ceux du centre, des hôpitaux au moins de passage destinés à recevoir les malades ou blessés incapables de supporter un long transport. Il faut tenir compte encore de l'impossibilité où se trouveraient les familles d'aller voir leurs malades quand la distance est trop grande. Bien que cette considération soit secondaire pour les médecins, je crois qu'elle mérite cependant que l'on s'y arrête. L'existence de lignes de tramways sillonnant les villes et s'irradiant vers la banlieue pourrait faciliter la question de l'éloignement. Il est facile, en effet, d'installer un service de transport pour les malades et blessés des hôpitaux centraux aux hôpitaux excentriques dans de bonnes conditions. Le ministre de la guerre, en France, a déjà pris cette initiative à Paris pour le service entre les hôpitaux militaires et les casernes.

Une autre cause plaide encore en faveur des hôpitaux excentriques : la moins-value des terrains. Avec les sommes dépensées pour la construction de Lariboisière et de l'Hôtel-Dieu (Lariboisière, 10.500.000 francs ; Hôtel-Dieu, 60 millions), on aurait pu construire en dehors du centre 16 hôpitaux de 500 lits, 24 hôpitaux temporaires et organiser le système de transport (Rochard). L'existence antérieure des hôpitaux dans le centre ne saurait légitimer leurs maintiens, car la vente des terrains qu'ils occupent permettrait de créer de nouveaux établissements, mieux situés, mieux aménagés et sans aucuns frais nouveaux.

Etant admis qu'un grand hôpital doit être placé en dehors de la ville, sur un terrain sec, balayé par les courants atmosphériques, il y a lieu de rechercher un type de construction à adopter. L'éloignement du centre permet de posséder un terrain plus vaste et de ne pas être limité par l'espace restreint et de chercher en hauteur ce que l'on n'aurait pas en largeur. Obéir aux prescriptions de l'hygiène tout en ménageant les ressources municipales, tel doit être la préoccupation première de l'architecte. Malheureusement il est loin d'en être ainsi : l'Hôtel-Dieu de Paris a coûté 60 millions, soit 100.000 francs par lit de malades, alors que l'hôpital Tenon revient à 7 millions, soit 11.600 francs par lit. L'hôpital de Montpellier, construit par Tollet, revient à 4.000 francs par lit. On peut, quand le terrain ne coûte pas des prix excessifs, construire un hôpital de 200 lits au moins en se basant sur un chiffre de 3.000 francs par lit. Il faut renoncer, il est vrai, aux chapelles monumentales et aux belles façades décoratives. Les petits hôpitaux inter-communaux demandent 2.000 francs environ par lit pour une installation modeste mais suffisante.

Les hygiénistes ont fini par triompher de la manie des architectes de faire monumental. Le type moderne est l'hôpital fragmenté à pavillons sans étages. Les principes posés jadis par Tollet sont acceptés et l'hôpital militaire de Bourges, ainsi que l'hôpital de Montpellier, sont d'ex-cellents types qui peuvent être pris pour modèles. Toute-fois, il ne nous paraît pas rigoureusement nécessaire de proscrire les pavillons à deux étages. Il faut tenir compte du prix des terrains et si l'hôpital est bien situé, si les pa-villons sont assez éloignés les uns des autres pour permettre une large distribution d'air et de lumière, les pavillons à deux étages suffisamment élevés peuvent remplir tous les desiderata des hygiénistes, tel l'hôpital si bien compris de Tempelhof, le plafond séparant les étages étant constitué par des matériaux imperméables.

Quel cube d'air faut-il donner aux malades ? Le chiffre de 50 mètres cubes est un minimum fort acceptable et les nombres suivants empruntés à J. Rochard peuvent être pris comme chiffres moyens : longueur 30 mètres cubes ; lar-geur 9 mètres cubes ; hauteur 5 mètres cubes, soit 1.350 mètres cubes, soit 67 mètres cubes pour 20 lits, 46 pour 30 lits. Le chiffre de 30 lits est un maximum qu'on ne devrait jamais dépasser, et le travail si remarquable de miss Nightinhale a montré que c'est autour des chiffres de 22 lits que l'on doit rester si l'on veut assurer à la fois le chauffage, la ventilation, la surveillance, le service sanitaire et enfin l'économie hospitalière. Si l'on réfléchit qu'un espace de 1 mètre entre chaque lit est à peine suffisant, il est facile de se rendre compte des difficultés que l'on éprouve dans le service pour des salles de 35 lits, comme on en trouve encore dans les hôpitaux nouvellement construits

— je ne parle pas des anciens — où des salles de 54 lits se rencontrent souvent. Quant au matériel, il doit répondre avant tout à une condition nécessaire : être facilement désinfectable. Tapis, rideaux sont désormais supprimés, et c'est avec un profond étonnement que l'on a vu récemment un chirurgien de l'Hôtel-Dieu faire rétablir dans un service les fameux rideaux blancs si chers aux sœurs hospitalières, mais véritables nids à microbes. La literie proprement dite, peut être stérilisée facilement avec les étuves à va-

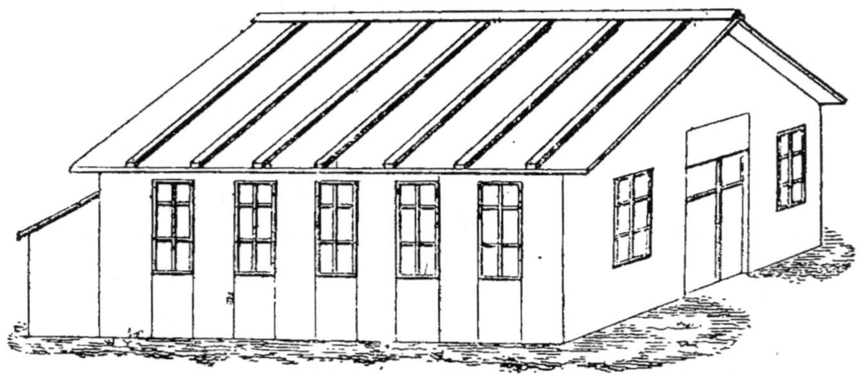

Fig. 64. — Pavillon transportable en carton comprimé
pour 12 lits. (Espitalier.)

peur, et le mobilier : sommier, monture du lit, table de toilette, construits en fer, sont susceptibles d'être lavés ou même flambés.

Il nous paraît inutile de fixer le nombre total de malades que peut recevoir un hôpital. Si la place ne fait pas défaut, si les salles sont grandes, les pavillons bien isolés les uns des autres, aucun inconvénient à grouper un grand nombre de malades. L'Ospedale Maggiore, de Milan, renferme 3.000 malades et sa statistique est excellente.

Chaque hôpital doit être outillé pour la désinfection de tous les objets contaminés. Une étuve à vapeur sous pression est de rigueur aujourd'hui, et dans les hôpitaux des petites villes, cette étuve pourrait être utilisée pour le service de la ville, étant donné que le service de réception des objets contaminés sera isolé complètement de l'hôpital.

Nous n'insisterons pas non plus sur le service de l'eau des

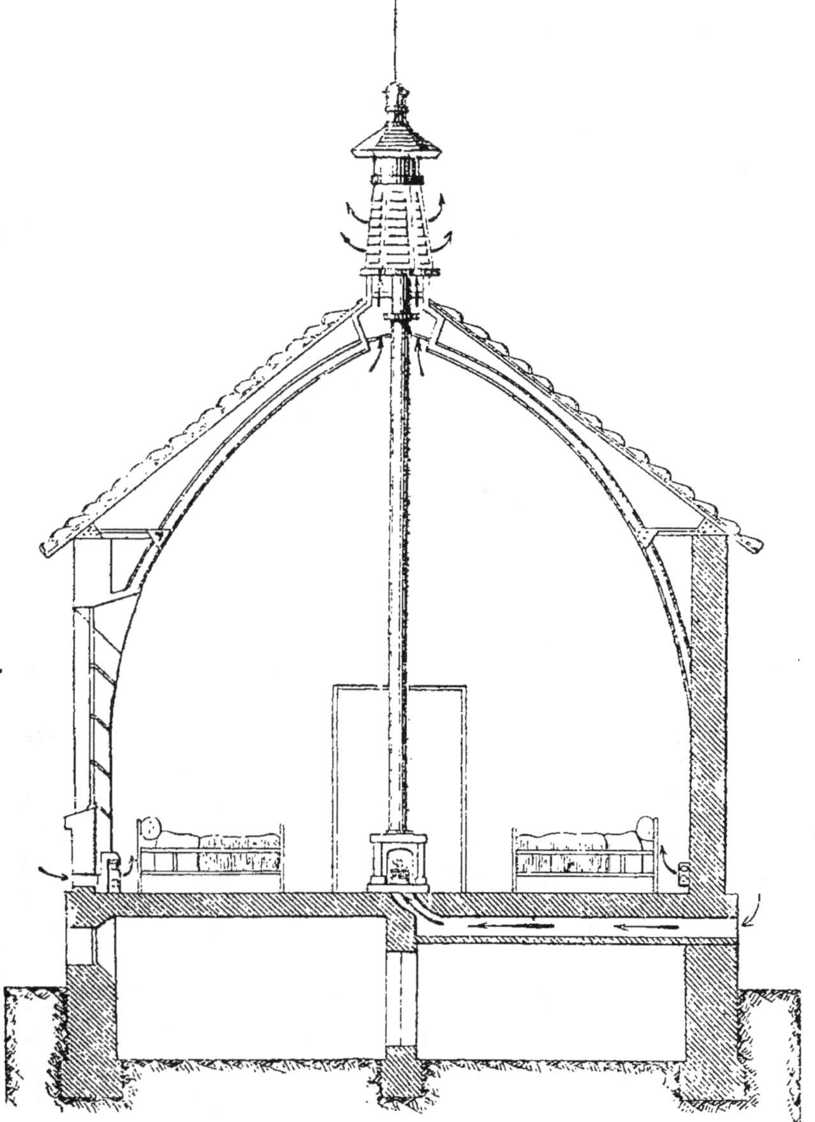

Fig. 65. — Ventilation par appel et microsiphon.
Hôpital du Mans.

water-closets, sur un four pour la destruction des objets de pansements ou hors d'usage. La question de la ventilation et du chauffage est plus importante, de nombreux systèmes ont été préconisés. Le meilleur est sans nul doute celui de quelques hôpitaux anglais. De vastes fenêtres ouvertes une partie de la journée et de grandes cheminées où brûlent à nu de beaux feux de charbon. Mais c'est là un procédé coûteux possible seulement dans les contrées où le combustible est à bon marché. On a cherché à utiliser les procédés mécaniques pour le renouvellement de l'air, système par pulsion ou par aspiration, tous deux fort onéreux et

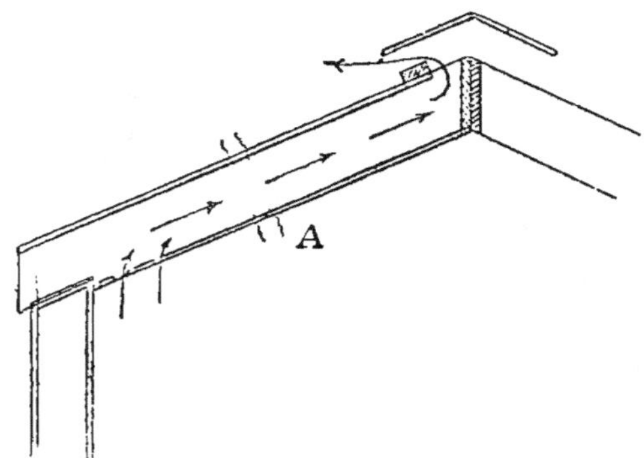

Fig. 66. — Ventilation par toiture à double paroi. (Espitalier.)

qui laissent encore à désirer (p. 284). Le chauffage par l'air chaud donne lieu à une atmosphère désagréable, aussi emploie-t-on dans beaucoup d'hôpitaux les appareils de chauffage par la vapeur d'eau ou l'eau chaude (p. 299). Ces considérations s'appliquent à toutes les salles d'hospitalisés. Il nous reste, à dire quelques mots des services spéciaux.

Le service de chirurgie doit être complètement isolé, comprendre plusieurs salles à destination différente. Une première, peu spacieuse, dite de passage, où le blessé, dès son entrée à l'hôpital, est déshabillé et sa place désinfectée ; de là il devra être dirigé sur l'une des trois salles suivantes (système Terrier) : **A.** *Salle des non infectés primitivement,* destinée aux malades sans plaies extérieures : tumeur abdominale, lésion congénitale, etc. B. *Salle des infectés primitivement,* malades porteur d'une lésion des téguments : ulcères, etc. C. *Salle d'observation,* pour les blessés ayant

déjà subi, en dehors de l'hôpital, un premier pansement.
La salle d'opération doit communiquer de plain pied avec
les salles des malades, tout en étant séparée par une pièce
ou un couloir ; un brancard sur roues caoutchoutées et
plateau mobile, permettant de déposer l'opéré dans son lit,

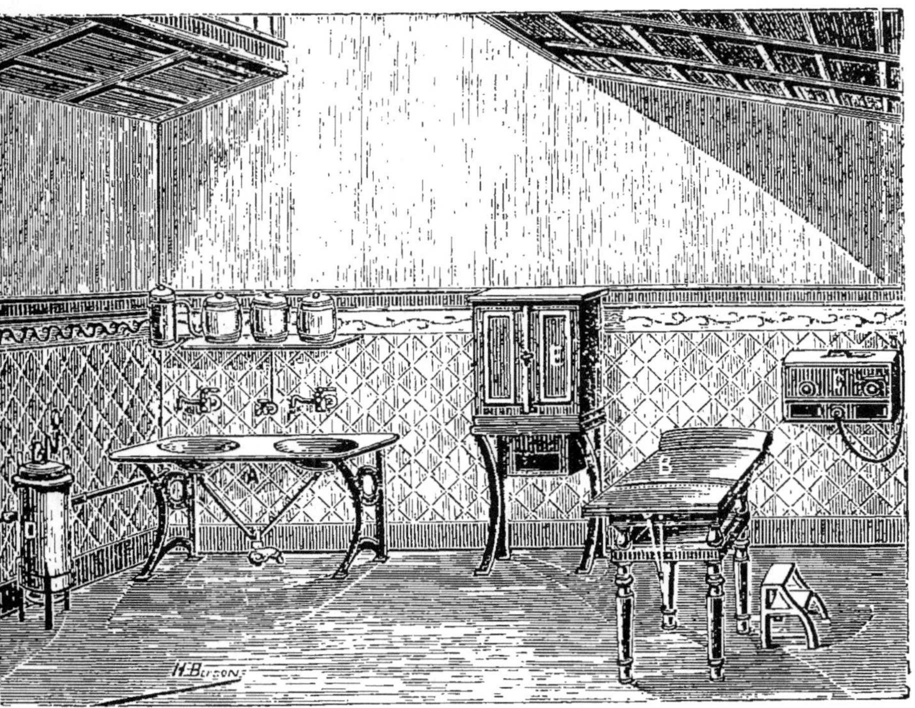

Fig. 67. — Salle d'opération de l'hôpital de Chartres
(installation Flicoteaux).

est indispensable. Sans insister sur la salle d'opération, il
suffit de résumer les conditions réclamées : parois stérili-
sables par un lavage antiseptique ; éclairage intense de
jour et de nuit, ce dernier, soit par l'électricité, soit avec
des lampes à réflecteurs ; chaleur douce et constante ; eau
chaude et froide stérilisée toujours à la portée de l'opéra-
teur ; les solutions antiseptiques sous la main. La table
d'opération varie avec le chirurgien, la plus simple est bien
souvent la meilleure. Nous donnerons à titre d'indication

le devis de la salle d'opération de l'hôpital de Chartres, construite dans d'excellentes conditions et formant un bâtiment complet : construction avec infra et superstructure (puisard de 10 mètres de profondeur, 8.524 francs, mobilier, 1.375 francs (Maunoury) (fig. 67).

HÔPITAUX SPÉCIAUX. — A côté des hôpitaux généraux destinés aux malades et aux blessés ordinaires, il y a lieu d'étudier certains établissements hospitaliers ayant une destination particulière, telle les maternités, les asiles de convalescents, les hôpitaux d'isolement.

Maternités. — Les maternités datent, pour l'hygiéniste, d'une vingtaine d'années. Cette affirmation ne paraîtra pas hasardée, quand on remarquera qu'en 1870, la mortalité dans la maison d'accouchement de Paris s'élevait encore à 40 pour 1,000 (Bernier), alors qu'en ville le nombre des décès s'élevait à peine à 5 pour 1,000 accouchées. Aujourd'hui le nombre des décès, 0,6 sur 1,000, est inférieur de beaucoup à la mortalité en ville. Ce sont les idées nouvelles sur la théorie des germes pathogènes qui ont amené cette heureuse transformation. En principe, les maternités doivent être complètement isolées, former un hôpital autonome ; toutefois, et le fait a été réalisé par Budin, à la Charité, on peut obtenir d'excellents résultats, même dans un grand hôpital, en prenant certaines précautions. Partant de ce principe que l'accouchée est une blessée, les dispositions que nous avons indiquées pour les salles de chirurgie sont absolument applicables aux maternités : désinfection immédiate des femmes au moment de leur entrée à l'hôpital ; mise en observation de celles accouchées avant leur arrivée ; salle d'isolement absolu avec personnel indépendant pour les cas suspects.

Hôpitaux d'isolement. — La nécessité d'isoler les malades atteints d'affections contagieuses est évidente ; ce qui l'est moins, c'est la création d'hôpitaux spéciaux pour chacune des maladies réputées telles. Il est impossible d'exiger, surtout dans les petits centres, des établissements spéciaux, à administration complètement indépendante. Les données actuelles montrent, d'ailleurs, que le transport par l'air joue un rôle pathogène très faible, pour ne pas dire nul, et que l'isolement peut être réalisé dans un bâtiment annexé à l'hôpital général, suffisamment éloigné des autres salles, 100 m. suffisent, à condition, et c'est le point difficile en pratique, que le personnel soit rigoureusement distinct. A Paris, une question fort délicate a été posée au sujet des hôpitaux d'isolement. La ville de Paris possède des terrains situés sur le territoire des communes suburbaines et sur lesquels elle voulait construire des hôpitaux pour l'isolement des diphtéritiques, des scrofuleux et des scarlatineux. Or, les maires de ces communes se sont opposés à ces constructions au nom de l'hygiène. La question n'est pas encore résolue. Il est évident que dans les grands centres, on peut et l'on doit chercher à créer, soit des établissements spéciaux, soit des pavillons indépendants affectés à chacune des maladies transmissibles les plus fréquentes : variole, érysipèle, scarlatine, rougeole, diphtérie. Chacun de ces pavillons étant organisé d'une façon autonome, ayant ses cuisines, sa lingerie, et le personnel ne devant sous aucun prétexte être en rapport avec celui des autres pavillons. Les visiteurs, en nombre aussi restreint que possible, devront en entrant revêtir un sarrau fermant au cou et au poignet, qu'ils abandonnent à leur sortie pour être immédiatement envoyé à l'étuve ; les mains seront lavées dans une solution antiseptique et les cheveux et la figure soumis à une pulvérisation. Dans le règlement des hôpitaux d'isolement de Londres, il existe certains articles fort judicieux : nul ne peut entrer dans les salles des varioleux s'il ne présente un certificat de vaccination récente. Les visiteurs sont avertis qu'ils ne doivent pas entrer dans une voiture publique immédiatement en sortant de l'hôpital. Un point des plus délicats est l'isolement des suspects. Quand un malade entre à l'hôpital, très souvent le diagnostic ne saurait être porté et on conçoit combien il serait dangereux pour lui et pour les autres d'être placé dans une salle d'observation occupée déjà par d'autres suspects. C'est dans ce cas surtout que la méthode d'isolement en salle commune, telle qu'elle a été appliquée par Grancher aux

Enfants-Malades, est appelée à donner de bons résultats. Les enfants sont placés dans des box grillagés, séparés les uns des autres d'une distance de 1m,50. Aucun contact ne peut avoir lieu entre les malades. Les infirmières font leur service en portant les ustensiles, les vivres, dans une voiture roulante, munie de récipients remplis de désinfectant et avant de passer d'un lit à l'autre, l'infirmière procède à une ablution des mains et des bras. Cette méthode a été efficace pour la scarlatine et la diphtérie, mais a échoué complètement pour empêcher la propagation de la rougeole.

Le service des vénériens et vénériennes est souvent fait dans des établissements spéciaux, toujours au moins dans des salles spéciales. Trop souvent, surtout dans les villes de province, ces services sont déplorables et constituent un défi à l'hygiène ; les malades déjà anémiés par l'affection qui les amène, souvent par leur vie antérieure, sont entassés dans des combles, des salles basses, sans air, avec une nourriture à peine suffisante et un service d'hydrothérapie presque nul. Nous citerons comme exemple l'hôpital de Caen, où toutes les conditions favorables pour développer le phagédénisme ont été réunies à plaisir. Malgré les éloquentes plaidoiries de Fournier, il y a encore une révolution radicale à accomplir dans ces services.

Le cube d'air est souvent des plus réduits : 12 mètres cubes par malade à l'asile de Pau dans les dortoirs.

Asiles d'aliénés. — Chaque département est tenu d'assurer l'hospitalisation de ses aliénés. En France, l'organisation des asiles d'aliénés laisse beaucoup à désirer. Les sommes allouées n'ont pas progressé avec le développement extraordinaire de la folie. En 1834, il y avait 10.000 hospitalisés ; en 1864, 32.000 ; en 1888, 75.000. On voit que le nombre d'aliénés, qui s'était élevé de 625 pendant la période de 1834 à 1844, a atteint 2.285 par an, de 1874 à 1889. Il faut ajouter que si la folie a fait d'épouvantables progrès, l'accroissement du nombre des internés tient aussi à ce qu'on laisse errer un moins grand nombre d'idiots, de simples dans les campagnes, que les familles confient plus volontiers leurs malades et enfin que les hospices évacuent

autant qu'ils peuvent leurs éléments simples vers les établissements de fous.

L'organisation d'une maison d'aliénés se rapproche
beaucoup de celle d'un hôpital, mais quelques dispositions
particulières sont nécessaires. Les salles doivent pouvoir
être surveillées avec le plus grand soin, les salles communes en très petit nombre, l'isolement étant le seul
remède possible pour les aliénés curables ; la ventilation
bien comprise (trop souvent sous prétexte d'assurer la
sécurité de ces malheureux et d'empêcher les accidents), la
ventilation est des plus défectueuses.

L'hydrothérapie jouant un rôle important dans le traitement de toutes les maladies mentales, ce service doit être
sérieusement organisé : les baignoires nombreuses, versant
de l'eau à une température donnée et non munies de deux
robinets, un à eau froide, l'autre à eau chaude, l'inadvertance d'un infirmier pouvant amener de graves accidents.

Les fous furieux doivent être isolés dans des cellules spéciales ; les cabanons des fous trop souvent font encore
oublier le passage de Pinel. Les cellules doivent être aérées,
capitonnées et revêtues d'une paroi en linoléine (Bicêtre).

Les angles à pans coupés permettent une surveillance
plus facile par le judas de la porte ; le siège d'aisance doit
être en ciment recouvert d'une solide planche en bois n'offrant aucune prise. On doit, en un mot, éviter tout ce qui
peut être utilisé dans un but de suicide. Inutile d'insister sur
la nécessité dans les asiles, de service d'isolement pour les
maladies contagieuses, d'appareils à désinfection. En outre,
chaque hospice ou hôpital doit posséder un local destiné à
recevoir les aliénés avant leur transfert à l'asile. Ce local est
trop souvent choisi en dehors de toutes les règles d'hygiène.

Dispensaire. — Le but des dispensaires est de venir gratuitement en aide aux enfants malades, non alités, quels
que soient leur âge, les maladies dont ils sont atteints, leur
domicile, leur nationalité, par des pansements, des applications d'appareils et par l'administration de médicaments et
d'aliments au local même du dispensaire ; de leur assurer
de la sorte un traitement régulier et efficace en dépensant le

moins d'argent possible et en leur conservant les avantages de la vie de famille. Cette définition que nous empruntons au rapport du docteur Dubrisay lors du congrès international d'assistance de 1889, définit excellemment le rôle de ces établissements. Le premier dispensaire a été créé en 1875 au Havre par le docteur Gibert et, depuis cette époque tous les dispensaires créés l'ont été sur le modèle de celui du Havre. Pour rendre les services qu'on est en droit d'attendre d'eux, les dispensaires doivent être multipliés et disséminés dans les quartiers populeux ; cette dissémination entraîne nécessairement une simplicité aussi grande que possible dans leur installation et leur fonctionnement. Le personnel comprend un médecin, un dentiste, une surveillante chargée d'exécuter les prescriptions et une femme de service. La consultation a lieu tous les jours et à la même heure. Le local comprendra quatre pièces au moins : une grande salle d'attente garnie de bancs, une salle plus petite pour les cas suspects et qu'on pourra isoler immédiatement un cabinet pour le médecin, enfin une salle de pansement et d'opérations simples n'exigeant pas l'envoi à l'hôpital. Une installation hydrothérapique est évidemment très utile mais elle ne nous paraît pas indispensable. Il est évident que les médicaments administrés doivent être peu coûteux ce qui est facile à réaliser, la valeur thérapeutique des médicaments n'étant nullement fonction de leur valeur commerciale. Enfin, un dispensaire, pour répondre complètement à son but, doit comprendre un fourneau alimentaire et être doté pour donner aux enfants les plus pauvres de la soupe, du lait, de la viande même si l'on peut, une alimentation saine, pour ces malheureux enfants, étant encore souvent plus nécessaire que les médicaments proprement dits.

Crèche. — On désigne sous le nom de crèches des établissements charitables, dans lesquels on reçoit, pendant le jour, des enfants en bas âge que la mère ne peut garder avec elle, par suite de son éloignement du domicile. A côté de ces établissements, entretenus les uns par les municipalités, les autres par la charité publique, existent des garderies où l'enfant est reçu moyennant une faible rétribution:

15 à 20 centimes par jour. Au point de vue de l'hygiène sociale ces établissements jouent tous le même rôle utile et doivent être soumis aux mêmes conditions de salubrité. En gardant pendant les heures de travail de l'ouvrière le petit enfant de quinze jours à trois ans (certaines crèches ne reçoivent pas d'enfant au-dessous de deux mois), la crèche permet à la mère de gagner sa vie par ses propres efforts au lieu d'être réduite aux secours publics et cela tout en conservant son enfant auprès d'elle. Trop souvent malheureusement les crèches dues à des fondations religieuses repoussent les filles mères et leurs enfants, conduisant ces malheureuses à l'infanticide ou à la prostitution. Les crèches doivent être multipliées dans les villes et dans les centres ouvriers, parce qu'il est important qu'elles n'aient qu'un nombre limité d'enfants quinze ou vingt au plus et qu'elles ne soient pas très éloignées de l'endroit du travail de la mère. Il est utile, en effet, surtout au point de vue moral, que la mère puisse venir fréquemment à la crèche, y voir son enfant, le surveiller même et quand la chose est possible lui donner le sein. Quelques industriels intelligents et humanitaires ont installé dans le centre même de leur usine des crèches ouvrières qui permettent aux mères occupées à l'atelier de continuer à donner le sein à leur enfant. La direction de la crèche doit être confiée à une femme dévouée ayant quelques notions de l'hygiène infantile et comprenant les soins rigoureux de propreté qui doivent être donnés dans une agglomération de jeunes enfants. Cette femme, guidée par un médecin inspecteur, peut donner aux mères avec qui elle est en contact constant des conseils fort utiles. Des crèches bien comprises, tant au point de vue de la construction que de la direction, peuvent exercer une influence considérable sur la mortalité infantile. La nourriture dans l'intervalle des tétées se compose de lait coupé, de panade au pain blanc, au-dessous de sept à huit mois ; de soupe au bouillon gras, d'œuf au delà. Tarnier avait proposé d'annexer une étable, soit de vaches, soit de préférence d'ânesses aux crèches ; il existe des établissements de ce genre à Genève et à Francfort. En 1875, il n'existait que 35 crèches dans la Seine et 75 dans le reste

de la France. En 1889, grâce au zèle de la société des crèches et surtout de son organisateur Marbeau, ces chiffres ont doublé dans la Seine et triplé dans les départements. A Paris seulement, les journées de présence dépassent 200,000 annuellement. Sous le nom de crèches à domicile, on a désigné une institution qui a pour but de procurer à la mère des allocations en nature ou en argent qui lui permettent d'allaiter elle-même son enfant, en restant au logis.

RÉSUMÉ. — L'orientation royale ou du N. au S. est préférable pour assurer aux maisons le meilleur ensoleillement. — La largeur des rues doit être égale au moins à la hauteur des maisons L = H. Une pente de 4 p. 100 suffit avec des appareils de chasse pour l'écoulement des égouts et le nettoyage de la surface. Approvisionnement d'eau et égouts (chap. II et VII). Les immondices de la rue (1 tonne d'ordure par kilomètre de rue) représentent une grande richesse en azote, 5kg d'Az par mètre cube. Quand on ne peut les utiliser pour l'agriculture, il faut les brûler : destructors. Les abattoirs, placés en dehors et en aval des villes, doivent être placés sous la surveillance des vétérinaires ; les tueries clandestines permettent la vente d'animaux malades. Les eaux de lavoirs peuvent être utilisées pour les chasses d'eau dans les égouts ; quand il n'y a pas d'égouts, elles doivent subir une purification avant de gagner la rivière ou le puisard, interdiction des bateaux-lavoirs.

Cimetière. — Eloignement des maisons, sol poreux, protection de la nappe d'eau souterraine, fosses à 2 mètres de profondeur. 60 000 mètres carrés pour 100 000 habitants avec reprise des terrains tous les sept ans. Crémation plus hygiénique, et peu coûteuse, 3 francs de coke.

Hôpitaux. — 1 lit d'hôpital et 1 lit et demi d'hospice par 1000 habitants suffiraient en moyenne. Pour les grandes villes, ce chiffre est insuffisant. Paris a 1 lit pour 208 habitants. 3 à 4.000 francs par lit doivent suffire dans les villes. 2.000 dans les hôpitaux hospices des petites villes.

50 mètres cubes par malade et 30 malades par salle ; chauffage par la vapeur et ventilation le plus possible naturelle.

Mobilier, planchers et parois faciles à désinfecter, spécialisation des salles de chirurgie : salle des non infectés primitivement ; salle des infectés primitivement ; salle d'observation. Hôpitaux d'isolement, peuvent être remplacés par des pavillons d'isolement, mais avec service absolument distinct. Isolement du malade par boxe (Grancher).

CHAPITRE IX

HYGIÈNE DES GROUPES SPÉCIAUX

HYGIÈNE SCOLAIRE

La propreté hygiénique doit faire partie de l'éducation scolaire, elle est non moins utile que l'éducation physique et intellectuelle, car poursuivie avec soin et persévérance, elle améliorera la santé publique. Il ne faut pas oublier qu'avec l'enfant surtout, on arrivera facilement à un bon résultat plus par la pratique et l'exemple que par les leçons et les remontrances.

Le maître devra veiller à la bonne tenue de l'école : les classes devront être balayées tous les jours les croisées largement ouvertes, le parquet et les vitres fréquemment lavés les murs intérieurs lessivés, repeints ou blanchis à la chaux une fois l'an.

La propreté de la figure, des mains, du cuir chevelu, du corps en général et des vêtements doit être l'objet d'une surveillance incessante de la part des maîtres.

Des lavabos où les enfants auront la facilité de se laver les mains seront installés dans le vestiaire ; et celui-ci garni de porte-manteaux assez espacés afin d'éviter la contagion par les vêtements.

Les salles de classe seront élevées, bien éclairées, ventilées et assez vastes pour qu'il y ait un certain espace entre chaque enfant; il faut pourtant que la voix du maître porte sur tous les points, que les enfants puissent tous suivre ce qui se fait au tableau, et que la surveillance soit facile.

Le *minimum* de cube d'air calculé d'après chaque élève est de 5 mètres cubes (arrêté du 17 juin 1881) et le nombre d'enfants par classe ne devrait pas être supérieur à 40. Que de classe encore où ces prescriptions ne sont pas suivies, où les enfants sont entassés dans des conditions déplorables au point de vue hygiénique.

L'atmosphère d'une école, viciée très rapidement par les exhalations des élèves, doit être souvent renouvelée, le mode de ventilation le plus facile est de faire sortir les écoliers fréquemment, car chaque école doit avoir un préau, et d'ouvrir portes et fenêtres pendant leur absence.

Chauffage et ventilation. — C'est le mode de chauffage par les cheminées qui facilite le plus la ventilation d'une pièce, mais ce système est peu économique et répand moins de calorique que les poêles généralement employés. Le meilleur système est un poêle entouré d'une enveloppe avec circulation d'air dans l'enveloppe.

Dans les grands établissements scolaires le chauffage s'obtient à l'aide d'un appareil central soit à air chaud soit à la vapeur. La température moyenne des classes doit être de 15 à 16 degrés.

L'aération se fait d'une façon très complète pendant l'été en ouvrant les fenêtres pendant et entre les classes. Dans les dortoirs et les réfectoires les fenêtres resteront ouvertes la plus grande partie de la journée.

En été ce système de ventilation, surtout s'il existe des fenêtres opposées est le plus parfait et il est suffisant si le cubage individuel atteint 5 mètres cubes. En hiver, où il est plus difficile de tenir les fenêtres ouvertes aussi longtemps il faut utiliser les appareils de chauffage. Les poêles ordinaires sont malheureusement insuffisants comme appareil de ventilation.

Les appareils à circulation de vapeur peuvent assurer la circulation de l'air, mais il est néanmoins préférable d'établir des ventilateurs à la partie supérieure des fenêtres : carreaux troués, carreaux doubles à courant d'air, etc.

Eclairage. — Les spécialistes s'accordent à reconnaître que la myopie augmente dans une grande proportion et que dans la plupart des cas, l'enfant n'était pas né myope mais qu'il l'était devenu. La myopie est rare chez le paysan accoutumé aux larges horizons et dont l'œil n'a pas d'accommodation à faire; elle est au contraire de plus en plus fréquente dans les milieux scolaires et elle s'élève avec le niveau même des études; preuve certaine de l'influence désastreuse exercée par la mauvaise hygiène de la vue dans les établissements d'enseignement. Ajoutons que cette constatation est générale pour tous les pays civilisés.

On peut poser en principe que le problème de l'éclairage d'une classe est résolu quand il fait suffisamment clair à la place la plus sombre.

En théorie l'éclairage par un plafond vitré est le meilleur mais il est souvent impraticable.

La question de l'éclairage unilatéral ou bilatéral a soulevé d'innombrables discussions : si le second système est préférable, il peut être facilement compensé par un éclairage unilatéral suffisant, la surface éclairante des fenêtres étant égale au tiers ou au quart de la superficie du plancher, mais il faut toujours se rappeler que le carré d'éclairage n'est pas une indication suffisante, qu'il faut surtout des baies allant jusqu'au plafond. Un excès de fenêtres a en effet l'inconvénient de rendre la classe trop sensible aux variations thermiques extérieures.

L'éclairage artificielle est toujours inférieur à l'éclairage naturel et pour les jeunes enfants il faut toujours réduire au minimum le travail de nuit. Mais dans les classes plus élevées ; on ne peut y renoncer. La lampe à huile éclaire peu et sauf dans quelques cas restreints on a recours au gaz et même à l'électricité. Combien faut-il de becs, Javal demanderait volontiers un bec par élève ou tout au moins un pour six élèves. Cohn admet un bec pour seize élèves, ce chiffre, variable évidemment avec l'appareil éclairant est plutôt insuffisant ; il vaut mieux des becs moins intenses et multipliés, les becs étant placés à $1^m,10$ de la tête, soit 1,80 du sol.

Au lycée Montaigne, les lampes à incandescence ont remplacé avec avantage le gaz.

La mauvaise tenue à l'école peut avoir pour l'enfant des

conséquences encore plus dangereuses; ce sont les déviations de la colonne vertébrale. Il est donc de toute nécessité que le mobilier scolaire soit construit d'après certaines règles d'hygiène, qu'il puisse s'adapter aux différentes tailles, et varier suivant l'âge des enfants.

Pour qu'un élève soit assis dans de bonnes conditions devant une table de travail, il faut qu'il puisse conserver une position normale, dans laquelle la partie supérieure du corps est droite, la colonne vertébrale rectiligne et les reins ne présentent pas d'ensellure.

Le point important dans la construction du mobilier scolaire, c'est la différence entre la hauteur de la table et la hauteur du banc; la distance entre le rebord antérieur du banc et le bord de la table. Quand la différence entre la hauteur du banc et celle de la table n'est pas en rapport avec la taille de l'écolier, il est obligé de s'asseoir sur le bord du banc, il relève l'épaule droite, et abaisse la gauche; si c'est un jeune enfant, il appuie le bras gauche tout entier sur la table et y pose la tête.

Si la distance est trop grande entre le banc et la table, l'élève se courbe en avant pour écrire ou lire. Ayant la tête très rapprochée de son cahier ou de son livre, il est certainement dans une position favorable à la myopie.

Les modèles adoptés dans les écoles actuelles sont bien conditionnés, et conformes aux principes de l'hygiène. C'est aux instituteurs à surveiller avec attention si les enfants prennent et conservent une attitude rationnelle, et n'écrivent jamais à une distance moindre de 25 centimètres, pour les écoles maternelles, de 33 centimètres dans les écoles primaires.

La méthode d'écriture dite écriture anglaise est défectueuse en ce sens qu'elle porte tout le corps de l'enfant du côté droit; il vaut mieux adopter la méthode de l'*écriture droite* sur papier droit, corps droit en écrivant.

Surmenage. — L'exagération des programmes tend à amener chez les enfants un état d'épuisement intellectuel et physique qui a vivement préoccupé tous ceux qui s'intéressent au développement normal de l'enfant et de l'adolescent. Ce danger s'est accentué dans ces dernières années avec les tendances nouvelles qui poussent à donner aux femmes « les bienfaits » de l'instruction au même degré qu'aux hommes. Le surmenage est en effet plus sensible, plus apparent, chez la femme que chez l'homme. Chez les enfants, les temps de repos doivent être assez nombreux pour que la fatigue cérébrale n'atteigne jamais la mesure où l'attention commence à faiblir et assez courts pour ne pas surexciter la circulation au point de rendre difficile la reprise du travail. Mosso, dans ses études sur la fatigue intellectuelle, a bien étudié l'attention et ses conditions physiques. Il a montré combien est longue la période de repos nécessaire pour reconstituer les forces du corps quand la fatigue a été jusqu'au degré d'épuisement.

Javal (Rapport sur l'hygiène des écoles primaires) demande pour les élèves de l'enseignement secondaire et des écoles normales, l'application de la règle des trois 8, et les 8 heures de travail sont pour lui un chiffre maximum qui ne doit pas être atteint dans les classes élémentaires.

Pour les enfants de sept ans, le règlement général défend avec raison de dépasser 3 heures de classes par jour, et plus d'un quart d'heure de travail suivi. Rappelons qu'il est abolument inutile de faire des petits prodiges et qu'avant six ans un enfant n'a pas besoin de savoir lire.

Internat. — L'internat est une coutume française et l'Université n'a pas encore dépouillé les deux influences qui pèsent encore sur son système d'éducation : le jésuitisme et le militarisme. Nous n'avons pas à discuter ici l'influence désastreuse exercée sur le cerveau de l'enfant par l'éducation donnée dans les internats : maisons religieuses et même lycée, mais il nous faut insister cependant sur l'absence presque complète de règles d'hygiène dans ces établissements. En 1892, Donglas Hogg, après avoir visité un des derniers lycées créés à Paris : Janson de Sailly, montrait combien les Français étaient en retard au point de vue de la propreté corporelle sur les Anglais.

La toilette du matin est toujours des plus sommaires, le temps est très limité, on n'insiste nullement sur la nécessité des soins à donner à la bouche, au corps entier; sous prétexte d'une pudeur ridicule, et d'origine catholique on limite les lavages à la tête et aux mains.

Il existe dans les nouveaux lycées des salles de bains, mais c'est à peine si les élèves y sont conduits une fois par mois. Le meilleur système serait d'installer dans les lycées les bains douches des casernes et des prisons. Déjà cette innovation existe au lycée Montaigne. On peut doucher 60 élèves par heure (12 minutes pour 15 élèves) et par suite donner deux bains douches par semaine. Regnier demande avec raison que ces mesures de propreté soient applicables non seulement aux internes, mais également aux élèves externes.

Les dortoirs des nouveaux établissements sont généralement bien compris et bien aérés. Signalons une excellente mesure suivie en Angleterre. Les lits restent ouverts jusqu'au soir pour permettre l'évaporation des exsudations de la nuit, les draps sont changés tous les quinze jours en hiver, tous les dix jours en été, lorsqu'en France on les garde un mois.

Maladies contagieuses à l'école. — L'écolier constitue un terrain d'autant plus favorable au développement des maladies contagieuses que, par suite même de son âge, il n'a pas encore subi une première attaque vaccinante.

Une bonne hygiène générale est encore le meilleur système pour lutter contre le développement d'une épidémie ; mais il faut en outre exercer quelque mesure individuelle préventive.

Tout enfant indisposé doit être immédiatement éloigné de l'école ou envoyé à l'infirmerie dans le cas d'un internat. En cas de maladie contagieuse confirmée, le médecin inspecteur est prévenu, la classe désinfectée. Il est adressé à la famille une instruction sur les précautions à prendre contre les contagions possibles et sur la nécessité de ne renvoyer l'enfant qu'après désinfection des vêtements et bains au savon. L'enfant malade ne peut du reste rentrer à l'école qu'après un certain laps de temps fixé par l'Académie de médecine par la réglementation suivante :

1° *Les élèves atteints de la varicelle, de la variole, de la scarlatine, de la rougeole, des oreillons ou de la diphtérie seront strictement isolés de leurs camarades ;*

2° *La durée de l'isolement devra être de 40 jours pour la variole, la rougeole, la scarlatine et la diphtérie, de 25 pour la varicelle et les oreillons ;*

3° *L'isolement ne cessera que lorsque le convalescent aura été baigné ;*

4° *Les vêtements que l'élève portait au moment où il est tombé malade devront être passés dans une étuve à plus de 99 degrés ou soumis à des fumigations sulfureuses, puis bien nettoyés ;*

5° *Les objets de literie, les rideaux de lit et de la chambre d'isolement, les meubles et les parois mêmes de la chambre devront être largement désinfectés, lavés, puis aérés ;*

6° *L'élève qui aura été atteint, en dehors d'un établissement d'instruction publique, de l'une des maladies énumérées dans ce rapport, ne pourra être réintégré que muni d'un certificat de médecin attestant qu'il a satisfait aux prescriptions ci-dessus énumérées.*

A côté de ces affections, il faut signaler encore quelques affections cutanées. La gale est fréquente dans les milieux pauvres, mais elle est facilement combattue ; il n'en est pas de même des teignes, si difficiles à guérir radicalement.

A leur entrée à l'école, les enfants devraient toujours être soumis à un examen sérieux portant sur l'intégrité du cuir chevelu ; il faut leur apprendre en outre à ne pas échanger leur coiffure ou leurs peignes. Dans les grandes villes, on a créé des écoles où les enfants teigneux peuvent continuer leurs études, tout en suivant un traitement spécial. Cette mesure n'est malheureusement applicable que dans les grands centres.

L'inspection médicale des écoles est inscrite dans la loi ; en fait, elle n'existe que sur le papier, à part quelques rares et honorables exceptions, les médecins inspecteurs n'inspectent rien.

HYGIÈNE MILITAIRE

« La plupart des maladies des soldats sont épidémiques. » Cette affirmation, que nous empruntons au médecin inspecteur Arnould, suffit pour montrer l'importance extrême que prend l'hygiène dans le milieu militaire. En temps de paix, la caractéristique de la vie du soldat est la communauté, plus encore la promiscuité. C'est cette promiscuité même qui explique cette épidémicité. Notons en outre, que, tous les sujets se trouvent dans des conditions de réceptivité assez égales : même âge, même nourriture, même genre de vie et enfin mêmes dangers de contage.

Le dépaysement et le changement de milieu sont deux causes qui influent énormément sur l'état sanitaire des troupes. Les hommes enlevés de leur village, soumis à une discipline rigoureuse et inintelligente subissent une dépression morale qui favorise la déchéance physique, et prépare le terrain à toutes les affections épidémiques. Les suicides, toujours nombreux dans l'armée, revêtent quelquefois la forme épidémique, forme explicable et par l'esprit de contagion et surtout par l'identité des causes déterminantes. Les suicides représentent en Autriche le cinquième de la mortalité générale de l'armée : 122 suicides pour 100.000 hommes. En France, on ne compte que 29 suicides sur le continent, mais l'armée d'Afrique présente un chiffre double, 63 pour 100.000. En Italie, la mortalité suicide militaire est trois fois plus élevée que la mortalité suicide civile. Les sous-officiers présentent trois fois plus de suicides que la troupe.

Habitation du soldat. — L'habitation du soldat est essentiellement variable. En temps de paix, il est logé soit dans des grands bâtiments spéciaux appelés casernes, soit dans des baraquements. En temps de manœuvres, ou en temps de guerre, les hommes sont abrités chez l'habitant (cantonnement), dans des casemates ou sous la tente.

Casernes. — En France, un certain nombre de casernes n'ont pas été construites dans ce but. Dans un certain nombre de villes, après la nationalisation des biens des couvents, on utilisa ces vastes établissements pour loger les troupes, et malheureusement l'hygiène était la moindre préoccupation des habitants primitifs, et trop souvent ces vieilles casernes laissent complètement à désirer au point de vue de la ventilation et des systèmes d'évacuation.

Le type Vauban que l'on rencontre encore très souvent est caractérisé par l'existence de petites chambres auxquelles on accédait par de grands et nombreux escaliers. Les bâtiments qui atteignaient souvent des longueurs considérables (caserne de Givet 430 mètres), étaient d'autres fois réunis à angle droit, ou placés parallèlement. L'espace intérieur, cour rectangulaire dans le premier cas, ou rue dans le second, était généralement trop réduit. Après Vauban, on substitua aux petites chambres les grandes chambrées. Enfin le casernement type de 1889 s'est surtout inspiré des idées hygiéniques.

Dans les casernements d'infanterie, chaque bataillon a un pavillon spécial à deux étages, avec combles plafonnés mesurant 76 mètres de long sur 18 de large. Chaque compagnie a sa section indépendante, avec escalier particulier, les fenêtres s'ouvrant sur les deux faces opposées. Chaque chambre peut recevoir 28 hommes.

Quand la caserne est destinée à recevoir un régiment entier à trois bataillons, les trois bâtiments sont disposés à angle droit, laissant un côté libre et la cour devant avoir 250 mètres de côté.

Dans la cavalerie, les pavillons sont pour deux escadrons, les chambres de 24 hommes au lieu de 28. Le quartier de cavalerie de Vincennes représente le prototype de ce système dit de 1889.

En ce qui concerne l'aménagement intérieur, de grands progrès ont été réalisés depuis 1884, époque où le service de santé a été introduit dans les commissions de casernement. Car, jusqu'à cette date, les *conférences* sur le casernement étaient constituées par l'officier supérieur commandant la place, le sous-intendant, le chef du génie, mais le médecin était systématiquement éliminé ou tout au moins n'avait que voie consultative.

Nous renvoyons d'ailleurs à ce qui a été dit au sujet de l'habitation pour tout ce qui concerne l'imperméabilité des planchers, l'aération des chambres, l'organisation des latrines, l'évacuation des nuisances.

Aujourd'hui, il faut le reconnaître, quelques casernes nouvelles présentent un type complet de logement salubre, et il ne reste qu'aux officiers à surveiller l'entretien de ces bâtiments. La caserne des chasseurs à Rennes est un de ces types que l'on peut donner comme modèle, mieux évidemment que les casernes des sapeurs-pompiers ou de la garde municipale à Paris. Ces dernières entraînent des dépenses exorbitantes et qu'on ne saurait faire pour toutes les garnisons appelées à recevoir non seulement les troupes permanentes, mais encore tous les réservistes et les territoriaux au moment des appels.

Déjà les casernements de Vauban correspondaient à 12 mètres cubes par hommes. Ce chiffre insuffisant avait été maintenu jusqu'en 1889 où il a été porté à 17 mètres cubes, supérieur maintenant au cubage allemand qui dépasse rarement 15 mètres.

Le chauffage des casernes est toujours très rudimentaire, parce que la *masse de chauffage*, c'est-à-dire la somme allouée aux corps de troupes dans ce but est très faible. Ce sont les corps eux-mêmes qui achètent des poêles, généralement en fonte, très sommaires, qui utilisent d'ailleurs presque tout le combustible et qui n'ont d'inconvénients sérieux que si on les laisse passer au rouge sombre ; l'oxyde de carbone pouvant dans ce cas filtrer à travers les parois. A Briançon, la nouvelle caserne Sainte-Catherine est chauffée à l'air chaud.

Casernement Tollet. — Les pavillons sans étages du système *Tollet* que l'on peut présenter comme type de ce système n'ont que 6 mètres de hauteur sur 40 de longueur et 6m,30 de large, ils peuvent abriter 50 hommes. On voit qu'il en faut de 15 à 20 pour un régiment d'infanterie.

Chaque homme dispose de 18 mètres cubes. Les parois

sont en briques creuses. Mais ce système de briques creuses n'a pas été suffisant, pour maintenir un milieu thermique convenable dans l'intérieur et on a dû établir des doubles parois, avec matelas d'air isolant.

Devant la place exigée pour loger une garnison importante, on a été, en outre, conduit à construire des baraquements Tollet à un étage.

Casemates. — Les casemates sont des habitations souterraines à l'abri des projectiles de l'artillerie. Elles sont rarement habitées en temps de paix, ou tout au moins, le nombre des soldats logés y est généralement faible.

Par leur construction même, les casemates sont fatalement insalubres. On peut cependant pallier aux inconvénients qu'elles présentent en assurant une étanchéité complète des parois pour prévenir l'humidité et une ventilation aussi énergique que possible. En temps de paix cette ventilation peut encore être obtenue, en tenant les baies ouvertes, en surélevant les tuyaux d'évacuation de l'air. En temps de guerre, où le nombre des hommes est augmenté, où les orifices sont fermés, les tuyaux d'évent réduits au minimum, l'aération ne peut se faire convenablement que par des cheminées avec feu allumé au moins une partie de la journée.

Baraquement. — Les baraquements peuvent présenter tous les degrés de construction, depuis l'abri en feuillage et en pisé organisé souvent par les troupes africaines jusqu'aux casernements Tollet déjà décrits ou jusqu'aux baraques fixes permanentes des camps de Sathonay ou de Châlons.

Les camps baraqués, quand les règles de l'hygiène sont observées forment d'excellents milieux pour les hommes. Mais c'est là surtout que l'évacuation des nuisances prend une importance extrême. Sans une surveillance rigoureuse du commandement, les abords d'un camp permanent sont rapidement souillés par toutes les déjections.

Tente. — Hoche réussit à persuader à ses troupes « qu'il est plus militaire, plus républicain et plus glorieux de se passer de tentes que d'en traîner à sa suite. » Et de fait les armées de la République et celles du premier Empire n'utilisèrent point les tentes.

Les guerres d'Afrique ramenèrent les tentes dans l'armée française, mais elles disparurent de nouveau après la guerre. A l'heure actuelle cependant, toutes les armées européennes reprennent un matériel de tentes.

Avec la masse des effectifs en mouvement, il sera impossible de loger toutes les troupes chez l'habitant; or la tente peut toujours préserver des variations brusques de la température.

Pendant les manœuvres russes de 1893, des tentes *Yourtes* recevant 36 hommes permirent aux troupes de résister à une température de 25 degrés.

Il existe en outre des *tentes ambulance*, système Tollet ou autre, qui trop lourde pour les troupes combattantes, peuvent rendre des services comme postes d'ambulance. La grande tente Tollet, à ossature en fer peut recevoir 20 blessés ou malades.

Ce que nous disions des baraquements s'applique aux campements sous tente. Une grande propreté doit régner dans le camp et celui-ci devrait être souvent déplacé. En tout cas le déplacement des tentes elles-mêmes doit avoir lieu tous les quatre jours au moins et il est bon dans l'intervalle de les abattre momentanément, pour mettre le sol en contact avec l'air et le soleil.

Dans de bonnes conditions, le campement est plutôt utile et souvent on a vu des épidémies de fièvre typhoïde s'arrêter en faisant passer les troupes en campement.

Bivouac. — Le bivouac est le lieu où les troupes s'établissent pour un séjour relativement très court, sous des abris improvisés ou en plein air et dans certains cas sous la petite tente.

Par un beau temps, sur un sol bien sec et si on a pu procurer aux hommes de la paille ou des copeaux, et en même temps allumer des feux, les hommes peuvent encore se reposer. Néanmoins la nuit au bivouac amène chez presque tous les hommes une sorte de courbature et ne procure pas la réparation normale d'un bon sommeil.

En somme, le bivouac ne doit être considéré que comme un pis aller.

Cantonnement. — Le cantonnement, c'est-à-dire le logement chez l'habitant, est aujourd'hui l'habitation temporaire des troupes en campagne. On conçoit qu'il est impossible de fixer des règles d'hygiène. C'est aux autorités civiles et militaires à veiller à ce que les bons de logement soient convenablement distribués, que les hommes ne soient pas envoyés dans des maisons où existent des maladies contagieuses, etc.

Ration alimentaire du soldat en temps de paix et en campagne. — *Ration alimentaire en temps de paix.* En garnison, la ration alimentaire du soldat français, dont le taux est calculé sur sa teneur en principes albuminoïdes et hydro-carbonés assimilables, comprend deux parties : 1° une partie fixe, composée de la manière suivante :

Viande (300 gr.), désossée.	180 gr. environ.
Pain de munition.	750 grammes.
ou Biscuit	500 —
Sucre-café	2 gr. 50

Cette partie de l'alimentation est fournie, par l'Etat, en nature ou en indemnité représentative.

2° Une autre partie, très variable suivant les ressources des *ordinaires*, les localités, etc., comprend essentiellement :

Pain de soupe	250 grammes.
Légumes frais.	100 —
Légumes secs	30 —
Sucre-café.	3 à 7 gr. environ.
Graisse, sel, poivre, etc.	

A peine est-il besoin de mentionner les allocations extraordinaires de vin ou eau-de-vie, accordées à l'occasion des grandes fêtes, revues, inspections générales, etc.

Cette deuxième partie de la ration alimentaire est assurée au moyen des versements journaliers (23 centimes) faits, par les hommes, à la *masse de l'ordinaire*. Ces versements, si minimes en apparence, assurent cependant des économies qui, en s'accumulant, constituent un *boni*, employé à améliorer le régime dans des circonstances particulières (travaux de l'été, épidémies, grandes manœuvres, etc.).

Il n'y a pas longtemps encore, la ration alimentaire du soldat français était considérée généralement comme insuffisante, moins par sa composition intrinsèque que parce que, étant mal préparée, elle n'était pas intégralement consommée. L'éternelle soupe de bœuf, servie journellement, et à peine entrecoupée, deux fois par semaine, par un non moins monotone « rata » de pommes de terre ou de haricots, ne tardait pas à fatiguer les estomacs les plus complaisants, et les hommes bientôt ne mangeaient plus.

Si maintenant l'alimentation du soldat se trouve suffisante pour la moyenne des rationnaires, c'est parce qu'elle est variée. Cette question de la variété du régime, depuis si longtemps à l'ordre du jour, a fait, en ces dernières années, un grand pas. Les menus affichés dans les cuisines des casernes témoignent des progrès accomplis ; des réfectoires séparés et souvent confortables sont installés presque partout, la gamelle individuelle a été remplacée par un jeu complet de vaisselle, et quand l'officier de semaine s'occupe de ses hommes, le régime est réellement bon, supérieur certainement à celui qu'avait la majorité des conscrits chez eux.

Les Allemands, qui nous avaient précédés dans cette voie, donnent à leurs hommes une alimentation moins variée que la nôtre. Leurs soldats font trois repas par jour : le matin, ils ont un café ou un café au lait ; à midi, ils font leur grand repas ; et le soir, à sept heures, ils collationnent, suivant les ressources laissées par les économies de la journée. Ils « touchent » 166 à 260 grammes de viande ; leur pain de munition est fait de farine de seigle.

Ration alimentaire en campagne. — La ration de guerre

qui, il y a quelques années encore, ne différait pas sensi-blement de celle du temps de paix, comprend : 1° la *ration normale* de campagne (marches ordinaires, séjours dans les cantonnements, etc.) ; 2° la *ration forte* de campagne (marches forcées, combats, travaux spéciaux, etc.). Les Allemands ont trois rations : ration de garnison, ration de manœuvres, ration de guerre.

C'est absolument rationnel. Le taux de la viande, pour notre ration normale de guerre, est de 400 grammes ; elle s'élève à 500 grammes pour la ration forte. Il est alloué, dans les deux cas, 30 grammes de graisse.

Voici, du reste, quelle est la composition exacte des rations de campagne :

		RATION NORMALE	RATION FORTE
Vivres-pain.	Pain	750 gr.	Les mêmes.
	ou pain biscuité.	700 —	
	ou biscuit.	600 —	
Vivres-viande.	Viande fraîche.	400 —	500 gr.
	ou lard salé.	240 —	300 —
	ou conserves de viande.	200 —	250 —
Légumes.	Secs ou riz	60 —	100 —
	ou pommes de terre.	450 —	750 —
Petits vivres.	Saindoux	30 —	Les mêmes.
	Sel	16 —	
	Sucre.	21 —	
	Café	16 —	

Pour améliorer l'ordinaire, autant que pour utiliser les ressources des pays traversés et rompre avec la monotonie du régime, des substitutions alimentaires sont autorisées dans une large mesure.

Exercices. — Entraînement et surmenage sont deux termes loin d'être identiques, et il est souvent malheureusement difficile de faire comprendre cette distinction aux chefs de corps.

Les exercices physiques jouent un rôle considérable dans l'armée et nous pouvons dire un rôle sanitaire ; les marches militaires bien comprises, avec des hommes entraînés régulièrement, suffisamment nourris, donnent une endurance réelle aux hommes. Quant aux faits allégués par les médecins militaires sur l'utilité même du service militaire au point de vue de l'hygiène, ils sont plus que discutables. Chiffres en main, ils prouvent par exemple, que pendant la durée du service, les hommes ont augmenté de poids et de capacité thoracique, ce qui est tout naturel, ces hommes étant encore en pleine évolution. Les Anglais et les Américains, qui n'ont pas à subir les exigences d'un service militaire, ne le cèdent nullement en force et en stature avec les Français, les Italiens, les Allemands mêmes, peuples qui bénéficient de cette institution.

Le surmenage des jeunes recrues, ajouté au changement de milieu, à la dépression morale qui suit l'arrivée du régiment, contribue beaucoup à faciliter l'éclosion des maladies épidémiques. Nulle part mieux que dans l'armée, on peut apprécier le rôle joué par les causes adjuvantes dans l'éclosion et dans la marche d'une épidémie, et on a pu dire avec raison : que c'était souvent le colonel plus que l'eau potable qu'il fallait incriminer, quand la fièvre typhoïde décimait en peu de temps un régiment.

Les expériences de Charrin ont montré, en effet, quelle influence la fatigue extrême pouvait exercer sur la réceptivité des individus, aux microbes pathogènes.

Mortalité et morbidité. — En France, la mortalité dans l'armée oscille entre 9 et 10 p. 1000. C'est, quoi qu'en dise Marvaud, un chiffre considérable, puisque, d'après ce médecin militaire, elle est encore supérieure de 2 à 3 à celle de la population civile de même sexe et de même âge. Or, il s'agit dans le cas de l'armée, d'hommes examinés par les conseils de revision, ne portant par conséquent aucune tare grave, alors que dans l'élément civil ont été rejetés tous les malingres, les débiles, etc.

On peut donc admettre, qu'en tenant compte de ces conditions spéciales et des accidents de l'industrie plus fréquents et plus graves que ceux qui frappent le soldat en temps de paix, la mortalité dans l'armée est double de celle observée dans l'élément civil comparable. En Alle-

magne cette mortalité oscille entre 3 et 4 p. 1000 ; il est vrai
que le recrutement est plus sévère qu'en France.

C'est la fièvre typhoïde qui, en France, fait toujours le
plus de ravage ; le tiers des décès (319 pour 1.000) est encore
imputable à cette maladie.

La tuberculose vient ensuite, mais à une certaine distance (174 pour 1.000). La tuberculose dans l'armée prend
généralement une marche rapide, la forme granulique, et
ce chiffre est évidemment trop faible, car un certain nombre
d'hommes sont réformés quelques mois seulement avant
leur décès, ce qui décharge d'autant la statistique militaire
pour charger la statistique civile.

La morbidité n'a jusqu'ici été bien étudiée que dans
l'armée ; il est difficile en effet, dans l'élément civil, d'établir
rigoureusement le nombre de jours de maladies qui frappent tel groupe. Bien que les sociétés de secours mutuels
aient pu fournir quelques renseignements, ils ne sauraient
être comparables à ceux de l'armée. La morbidité dans
l'armée française oscille entre 550 et 600 pour 1.000 hommes
d'effectif pendant l'année.

Maladies des armées en campagne. — Le nombre des
morts par maladie, en campagne, est presque toujours supérieur à celui des décès par le feu de l'ennemi. Les chiffres
suivants empruntés en Kelsch le démontrent suffisamment :

	Morts de maladie.	Morts par le feu.
Guerre de Crimée. Français . .	75.000	20.000
— de Sécession américaine.	186.000	72.000
— de Bohême. Prussiens .	6.770	4.405
— de 1870-71. Allemands .	17.000	28.000

On voit que c'est uniquement dans la guerre franco-
allemande que l'on rencontre un chiffre de tués par le feu
supérieur à celui des décès par maladie. Il faut l'attribuer
à deux causes, les hécatombes sanglantes autour de Metz,
qui ont élevé considérablement le chiffre des morts ; l'organisation de l'armée allemande et aussi, comme le fait remarquer Arnould, la richesse du pays envahi.

Nous n'avons pas ici à entrer dans la question de l'assistance aux blessés, ce qui constitue une partie spéciale de la médecine militaire, mais il nous faut insister sur la désinfection des champs de bataille, qui peut tomber dans le ressort des commissions civiles.

Désinfection du champ de bataille. — La désinfection méthodique du champ de bataille, qui ne se fera vraisemblablement que quelque temps après les hostilités, pourra avec avantage être confié, sous la direction et la surveillance de l'autorité militaire, à des commissions d'hygiène régionales, ou aux sociétés d'assistance.

Les commissions peuvent être formées par les commandants d'étapes ou par les directeurs des étapes, dans chaque armée. Les instructions spéciales concernant cet important point d'hygiène militaire émanent des médecins-inspecteurs, directeurs du service de santé des armées.

L'inhumation d'un corps dans une fosse où il est recouvert de plusieurs pieds de terre n'empêche pas le gaz résultant de la putréfaction de pénétrer le sol environnant et de s'échapper dans l'air qui est au-dessus ou dans les nappes d'eau souterraines.

Pour supprimer ces gaz et les odeurs méphitiques qui se dégagent d'un champ de bataille, il faut désinfecter le sol lui-même, faire combler les fosses que les pluies ont excavées et surcharger, au contraire, celles dont le sol aurait été soulevé, la poussée des gaz résultant de la putréfaction. C'est ici surtout, et quand il s'agit de cadavres d'animaux, que la crémation, avec des fascines imbibées de pétrole, peut rendre de grands services, car il y a un danger réel à mettre les hommes de corvée en contact avec des cadavres en décomposition putride.

Pour les corps enterrés à une profondeur insuffisante, on peut agir ainsi qu'il suit : placer à la surface de la tombe une couche de chaux de 20 centimètres d'épaisseur, creuser ensuite un fossé circulaire dont on rejette la terre sur la chaux de façon à former un tumulus important.

Une autre méthode consiste faire une tranchée, allant à une certaine profondeur sous les cadavres; on étaye ceux-ci au moyen de planches et de fascines; puis, après avoir fait un lit de chaux vive et de désinfectants, on retire les étais et on précipite dans la nouvelle fosse la totalité de la tombe ; enfin, partout on doit élever des tumuli et semer des plantes fourragères.

La commission d'assainissement devra opérer la désinfection des hôpitaux, des maisons ayant servi d'ambulance, des effets, des vêtements, des literies, etc. ; du sol des camps et du champ de bataille, des rivières, cours d'eau, étangs, etc., situés dans le voisinage ; drainer le terrain s'il est marécageux ou inondé facilement, épurer les eaux d'alimentation, veiller à l'enlèvement ou l'enfouissement des matières fécales, à la destruction par le feu des détritus et immondices de toutes sortes, élever partout des tumuli, exécuter des plantations d'arbres, des semailles de plantes fourragères hâtives, etc.

On aura avantage à employer les vaporisations de soufre dans les habitations ; et pour la désinfection du sol, les sulfates de cuivre, de zinc, les chlorures de chaux, de zinc, etc., les acides sulfurique, chlorhydrique, nitrique, l'acide phénique, le bichlorure de mercure, la chaux vive, la poudre de charbon, le pétrole, le crésyl, l'huile lourde de houille, et d'une manière générale tous les antiseptiques et corrosifs que l'on pourra se procurer.

Il faut tout faire pour détruire les germes des affections contagieuses et épidémiques plus meurtrières que ne le sont les batailles. Le service de santé possède des approvisionnements importants de désinfectants dans toutes les places de guerre, ainsi que dans les formations sanitaires. (Petit et Collin, *Guide militaire des médecins de réserve*.)

HYGIÈNE NAVALE

Il existe une grande analogie entre le marin de l'Etat et le marin du commerce : habitation, genre de travail, nourriture sont à peu près les mêmes ; il est regrettable cependant que dans la plupart des traités d'hygiène navale, les auteurs, tous médecins de la marine de guerre, aient passé très superficiellement sur tout ce qui intéresse la marine de commerce.

Quelle que soit l'importance de la marine de guerre, on ne saurait nier qu'au point de vue de l'hygiène, et au point de vue de l'intérêt général du pays, la situation sanitaire des marins du commerce est plus digne encore d'intérêt. Il ne faut pas oublier, en outre, que 80.000 marins du commerce constituent une puissante réserve appelée à renforcer en cas de mobilisation les 20.000 hommes du service actif.

Nous étudierons successivement :

L'acclimatement, l'habitat, le régime alimentaire, le service à la mer.

L'acclimatement. — Presque tous les hommes, en dehors de certaines spécialités, sont recrutés dans la population maritime. Dès le plus jeune âge, ils ont été soumis à toutes les intempéries, à tous les accidents de mer. Aussi peut-on dire que, pour eux, il n'y a pas, quand ils arrivent au service de l'Etat, un acclimatement véritable, mais ils retrouvent les conditions de vie presque identiques à celles qu'ils ont eu à supporter depuis l'âge de douze ans. Les quelques matelots qui proviennent, non de l'inscription maritime, mais du recrutement, bien qu'originaires le plus souvent des départements côtiers, ont au contraire un véritable acclimatement à subir. L'infériorité de l'engagé vis-à-vis de l'inscrit s'accentue pendant les longues traversées ; il est pris souvent de la nostalgie, mal plus rare chez le vrai marin ; enfin même après un certain temps d'embarquement, il est encore soumis aux atteintes du mal de mer. C'est principalement dans le personnel de la machine que l'on rencontre ce défaut d'assuétude à la mer. Une grande partie en effet de ce personnel est recruté dans les milieux industriels du centre de la France.

L'habitat. — Pour le marin, l'habitat est le navire, c'est sur cette maison flottante qu'il est appelé à passer la plus grande partie de son existence ; l'hygiène a donc à se préoccuper de cette question.

Pour les pêcheurs côtiers et même pour ceux qui vont

faire la grande pêche, la question est facile à exposer. Rien n'a été fait pour l'hygiène, rien absolument rien. Nous reconnaissons qu'en ce qui concerne les petits bâtiments qui servent aux pêches côtières, il est presque impossible d'exiger un aménagement conforme aux données de l'hygiène, la place étant parcimonieusement disposée. Le poste commun qui sert aux hommes qui ne sont pas de quart est réduit au minimum, la question du cubage de place est ici inconnue.

Mais on pourrait certainement prendre des mesures de protection plus satisfaisantes pour les goélettes qui vont sur les côtes d'Islande et de Terre-Neuve, faire la grande pêche. Pendant plusieurs mois les hommes quittent à peine leur goélette, et si la mortalité des marins des pêches côtières est en réalité assez faible il n'en est pas de même de celle des marins de la grande pêche, même en défalquant les accidents dus aux fortunes de mer.

Sur les grands navires, il y a lieu de faire quelques distinctions. On doit diviser les navires longs courriers en quatre groupes : les navires de guerre, les paquebots, les cargoboats, les navires à voiles. Jadis les navires de guerre présentaient dès types presque comparables entre eux au point de vue de l'hygiène tout au moins ; la voilure différait, le nombre des ponts était variable , mais en réalité l'aménagement intérieur se ressemblait beaucoup. Aujourd'hui avec les transformations incessantes subies par la flotte de guerre, il n'existe pour ainsi dire pas deux types semblables. Et l'on conçoit quelles différences doivent exister entre l'habitat d'un torpilleur de 33 mètres et celui d'un cuirassé callant 14,000 tonneaux.

Le cubage de place. — L'atmosphère intérieure du navire est modifiée par une série de causes diverses et permanentes : par la respiration des hommes, les émanations de la calle, les oxydations qui se produisent sur toutes les pièces métalliques toujours grasses. L'eau de mer maintient un état hygrométrique d'autant plus élevé que la température elle-même présente une surélévation par l'existence des puissants foyers consommant jusqu'à 120 tonnes en vingt-quatre heures. Nous nous contenterons de donner ces quelques définitions nécessaires pour suivre les discussions techniques sur l'état de nos vaisseaux.

L'encombrement est le rapport du nombre d'hommes qui vivent sur le navire au volume total du navire. Ainsi sur un bateau de 6.000 tonnes avec 500 hommes d'équipage, l'encombrement est de $\frac{6000}{500} = 12^{m3}$. Inutile de faire remarquer combien ce chiffre ne signifie rien, puisqu'il ne tient nullement compte de la place prise par le matériel. Le *Richelieu* aurait un cubage individuel de 8^{m3}, l'*Amiral Duperré* 9^{m3}, le *Hoche* $4^{m3},3$, mais ce dernier chiffre n'est plus pris sur le cubage total, mais sur le cubage des postes ou des batteries. Rochard propose de remplacer le cubage individuel par le carré individuel , ce qui indiquerait mieux l'espace dont dispose chaque homme.

Le méphitisme des cales est dû à la fermentation des bois de la carlingue au contact de l'eau de mer et de tous les détritus qui s'accumulent dans les parties basses. On a attribué à cette fermentation, une cause essentielle dans l'apparition de certaines fièvres à forme paludéenne, d'où le nom de *marais nautique* donné à la *sentine*, lieu où se réunissent tous ces détritus.

La désinfection de ce marais s'impose.

L'introduction de l'eau de mer dans la cale et son évacuation par les pompes de la sentine, pratiquée jusqu'à désodorisation complète est encore le procédé le plus pratique. On peut y ajouter du sulfate de cuivre bien supérieur au sulfate de fer recommandé par les règlements. Enfin après les lavages, ou tout au moins après une série de lavages hebdomadaires, il est recommandé de faire des badigeonnages à la chaux. Avec les navires en fer et les cloisons étanchés, la propreté de la cale est bien plus facile à réaliser, et sur les navires de l'Etat, sur les grands paquebots, le méphitisme des cales n'existe plus ; mais on le retrouve encore sur les navires de commerce ordinaires où la propreté est moins rigoureuse et la surveillance presque impossible par suite même de la nature du fret.

Les poulaines. — L'évacuation des vidanges est ici réduite à sa plus simple expression et le *tout à la mer* simplifie la question. Il est regrettable cependant que les cabinets destinés aux hommes de l'équipage (*poulaine*) soient construits sur un type défectueux : position accroupie au-dessus d'une rigole en cuivre rouge, nettoyée parcimonieusement par un filet d'eau intermittent. Les cabinets des officiers (*bouteilles*) sont mieux compris, cependant le système d'évacuation laisse encore à désirer.

Postes de couchage. — Sur les cuirassés, il existe un rapport simple entre le tonnage et l'effectif; ce rapport est de 1/10, c'est-à-dire qu'un navire de 6.000 tonneaux à 600 hommes d'équipage, un croiseur de 1800, 180 hommes.

Enfin on peut admettre le rapport de 1/2 (chiffre fort) entre la partie du navire habitée la nuit et son volume total.

100 hommes correspondant à 1,000 tonneaux doivent habiter un endroit de 500 mètres cubes.

Les calculs sur l'air expiré (voir p. 277) montrent qu'au bout de douze heures, cet espace sans ventilation renfermera 50 pour 1000 d'acide carbonique.

Ventilation. — Ces derniers chiffres montrent la nécessité d'une ventilation énergique et constante. La ventilation naturelle se fait par les panneaux et les sabords. Cette aération est très efficace, mais elle ne saurait être permanente, les sabords sont toujours fermés la nuit quelquefois même le jour quand il y a mauvais temps. Les hublots peuvent souvent rester ouverts la nuit (cabine des officiers), mais leur orifice est toujours petit.

On désigne sous le nom d'*aération absolue* le rapport entre la surface aératoire totale (panneaux, hublots, sabords) et le volume du bâtiment; et *aération spécifique* le rapport entre la surface aératoire et l'effectif. Ces données ne sont d'aucune utilité et il est préférable d'étudier le coefficient de ventilation qui indique le balayage d'air dans le bâtiment.

Ventilation artificielle. — Les manches à vent constituées par de larges conduits en toile ou plus souvent en tôle, avec une ouverture évasée, mobile, que l'on dirige dans la

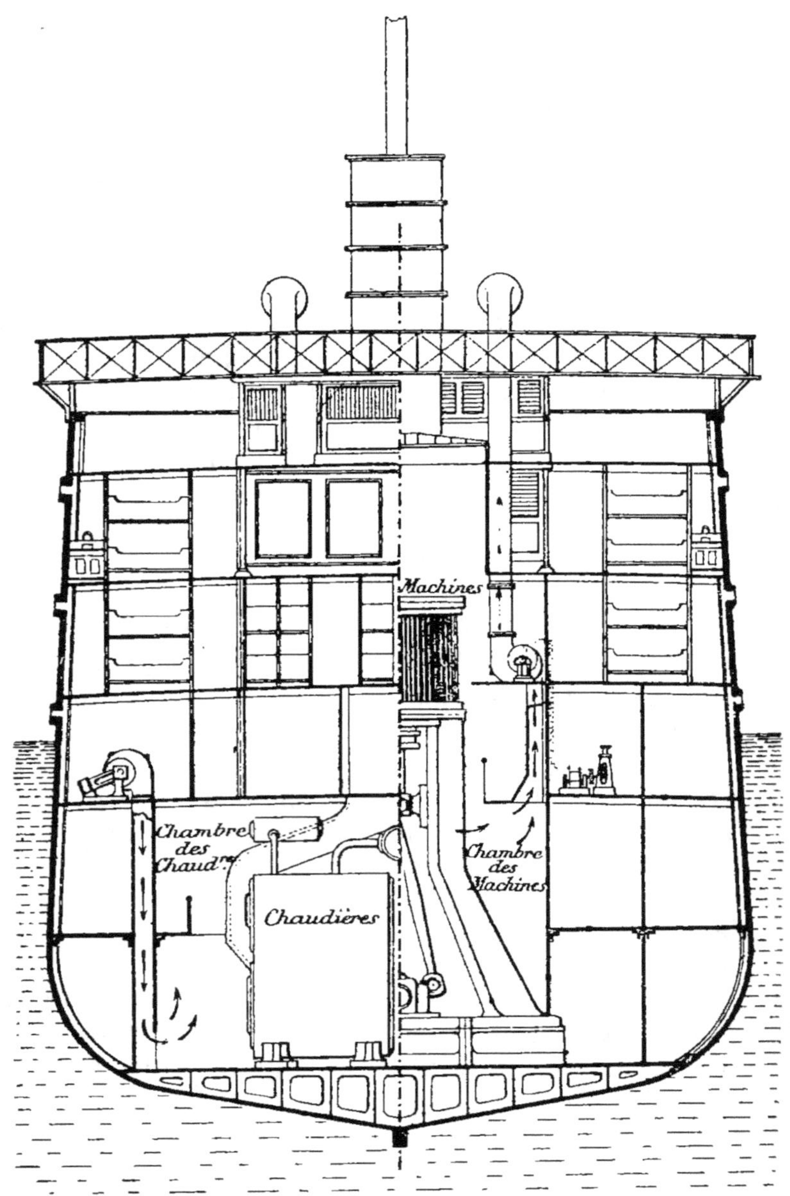

Fig. 68. — Système de ventilation à bord d'un navire.

direction du vent, assurent une certaine ventilation, mais elles exigent une attention continue pour maintenir l'ouverture dans la direction propice et la vitesse de l'air y est trop faible, par suite la ventilation insuffisante. (Bertin estimait à 33.000 mètres cubes par heure la ventilation du transport *Calvados*.)

Sur les grands navires, il a fallu recourir à des procédés plus énergiques, soit en utilisant la chaleur fournie dans la cheminée pour organiser un système d'aspiration dans tout le bâtiment, soit en actionnant des ventilateurs, souvent les systèmes par propulsion et par aspiration sont associés.

Le *Colombo* qui ramenait les troupes du Tonkin ne disposait pas de 2 mètres cubes par homme. Les navires à voiles sont encore plus mal partagés. D'après Treille, le *Saint-Pierre* de Nantes avait $1^{m3},300$ par homme dans le poste. En Angleterre le Board of trade accorde un minimum de 72 pieds cubes ($2^{m3},040$) par homme dans la marine marchande anglaise. Ces dimensions (3 pieds × 3 p. × 8 p.) qu'Armstrong compare avec celle d'un cercueil, sont évidemment trop faibles. L'encombrement dans le logement des équipages contribue beaucoup aux maladies des voies respiratoires que l'on observe chez les marins.

La question du chauffage mérite également de fixer l'attention. A bord des voiliers, baleiniers ou autres qui s'aventurent dans les contrées froides, on utilise de mauvais poêles de fonte, facilement surchauffés et qui alors laissent passer l'oxyde de carbone. Collindgridge recommande le poêle circulaire en fer, entouré et recouvert de faïence. Sur les navires à vapeur, il est facile d'utiliser une dérivation de vapeur pour chauffer les postes. On trouve cette heureuse disposition sur les cargo-boats américains, mais en France elle n'existe encore que sur les paquebots et sur quelques cuirassés. On songe même sur les grands navires de luxe et sur quelques navires de guerre à assurer non seulement la lutte contre le froid, mais aussi contre la chaleur. En utilisant le froid produit par la détente de l'air comprimé, on peut en effet abaisser notablement la température dans l'intérieur du navire.

Chaque navire de guerre possède un local désigné sous le nom d'hôpital. Il est généralement placé dans la batterie avant, il y a tout avantage à le placer en avant, sous la tengue au besoin, loin par suite des trépidations de la machine et de l'hélice, et occupant toute la largeur du navire et non placé latéralement (*en abord*). Avec des sabords ouverts sur les deux côtés, on peut assurer une ventilation énergigue et par mer forte, il est encore possible d'ouvrir quelques sabords du côté opposé au vent, alors que dans l'hôpital placé latéralement, la ventilation peut être supprimée si les lames frappent de ce côté.

Il y a généralement un lit pour 60 hommes d'équipage, le cube spécifique atteint très exceptionnellement 11 mètres cubes. Rochard réclame les dispositions suivantes :

1 lit pour 50 hommes d'effectif, avec un cube spécifique de 15 mètres cubes et une surface de $5^{m2},50$ et un carré aératoire de 1 mètre carré pour 30 mètres cubes. Enfin les parois, les cloisons et le mobilier doivent être facilement désinfectés.

Pour rapatrier les malades d'Indo-Chine, on a construit des transports spéciaux, qui peuvent recevoir 250 malades alités et 250 convalescents susceptibles de reposer dans les hamacs, plus un certain nombre d'officiers. Ces bâtiments construits dans un but déterminé sont bien ventilés, possèdent un matériel sanitaire complet, avec étuves à désinfection, etc. Malheureusement on les emploie à transporter des chevaux et des mulets, alors que les malades reviennent sur des affrétés où tout système de ventilation est absent et où chaque homme ne dispose que de 2 mètres cubes (*Colombo*).

Les navires hôpitaux sont de vieux navires, transformés en pontons, mouillés près du rivage, au Gabon, à Diego-Suarez et qui peuvent rendre quelques services quand ils sont aménagés suffisamment.

Alimentation. — Le régime alimentaire du matelot est caractérisé par son uniformité désespérante : six soupers de fayols par semaine, plus une ou deux demi-soupes aux fayols aux repas de midi. C'est beaucoup de fayols et le ministre de la marine le reconnaissait lui-même (Circ. du 4 mai 1888). Mais rien n'a été changé depuis ; on essaye cependant d'introduire plus souvent le « *mélange d'équipage* », sorte de julienne composée de légumes variés, coupés en lanières minces et desséchées. Les hommes acceptent très volontiers cet aliment.

Il existe plusieurs rations dans la marine de l'Etat. Ration de journalier, ration de campagne, ration de malade. La ration de campagne comprend :

Pain.	750	grammes.
ou biscuit	550	—
Viande fraîche (?).	300	—
ou conserve de bœuf	200	—
ou lard salé	225	—
Légumes, fayols, riz, julienne. .	150	—
Fromage.	25	—

Au point de vue de la valeur alimentaire, cette ration est plus que suffisante puisque, en supposant réunis dans la même journée les moins favorables des trois repas, on trouve :

Azote	28	grammes.
Carbone	400	—

supérieurs par conséquent aux chiffres théoriques :

Azote	20	grammes.
Carbone	310	—

La ration est complétée par 4 centilitres d'eau-de-vie ou tafia donnés au déjeuner et 46 centilitres de vin, distribués en deux fois aux deux principaux repas. Le vin dit de campagne est supérieur comme qualité au vin dit de journalier qui est distribué aux navires en rade.

Enfin 24 grammes de café complètent cette ration.

Aux Etats-Unis les boissons alcooliques, totalement absentes, sont remplacées par 32 grammes de café et 8 grammes de thé.

Pour les navigations en pays froids, croisières d'Islande et de Terre-Neuve, Cap Horn, on alloue en plus 80 grammes de pain et une certaine quantité de graisse : beurre ou huile d'olive en quantité d'ailleurs insuffisante (600 grammes d'huile d'olive par homme et pour toute la campagne).

Les Hollandais seuls ont adopté une ration ordinaire et une ration tropicale ; il serait bon que cette mesure soit suivie dans les autres marines.

De même nous pourrions avec avantage imiter les Allemands qui à la viande de bœuf ajoutent de la viande de mouton. Les pommes de terre ne peuvent être embarquées pour les longues traversées, et voilà pourquoi on ne les trouve pas dans la ration de campagne, mais la ration de journalier en comporte 400 grammes. Il faut faire remarquer que la valeur nutritive de cet aliment est bien faible. 100 grammes de fayols sont aussi riches en azote que 2 kilogrammes de pommes de terre.

Quant à ce qui concerne le biscuit, les conserves, nous renvoyons au chapitre IV.

Nous n'avons parlé jusqu'ici que de la ration alimentaire de la marine de l'Etat ; les marins du commerce, à l'exception de ceux qui naviguent sur les grands postaux, sont beaucoup moins bien partagés.

En Angleterre le *Merchant's Shipping Act* de 1867 a réglé l'alimentation des matelots du commerce ; elle pèche également par la monotonie, l'absence totale de nourriture végétale, l'excès de viande salée, la mauvaise proportion des différents aliments (Spooner). La ration est ainsi fixée par semaine : pain 6 livres, bœuf 6 livres, porc salé 3 livres trois quarts, farine 1 livre et demi, pois 1 pinte, thé 1 once, café 3 onces et demi, sucre 1 livre, eau 21 quarts. Beaucoup d'armateurs ajoutent des légumes conservés : pommes de terre, carottes et des raisins secs. Une circulaire sans sanction légale de 1883, mais généralement suivie maintenant, a considérablement amélioré ce régime et depuis cette époque le nombre des cas de scorbut a été diminué de plus de moitié.

En Angleterre, la délivrance d'une certaine quantité de citrons *lime juice* à chaque homme est obligatoire.

En France, tout se borne à l'ordonnance du 14 août 1819 portant qu'une commission composée d'armateurs et de capitaines au long cours est chargée de contrôler la quantité et la qualité des vivres emportés. Nous avons pu constater *de visu*, comme médecin d'un navire chargé d'émigrants (Voy. du *Rouen* 1884), comment se faisait ce contrôle. Les membres de la commission se contentent de vider quelques coupes de champagne, denrée nullement utilisée au cours du voyage, au moins par les matelots et les émigrants.

La question de l'eau de boisson, capitale autrefois, sur les navires à voiles appelés à faire des traversées d'une durée indéterminée, est aujourd'hui beaucoup plus simple pour les navires à vapeur, dont les traversées sont toujours assez courtes et qui disposent de machines distillatoires. Au départ, on embarque toujours une certaine quantité d'eau potable, que l'on garde dans des grands récipients en tôle galvanisée ; plus tard on utilise l'eau distillée, aérée. Plusieurs épidémies ont été signalées, comme provenant d'eaux contaminées embarquées à bord (épidémie de choléra sur les navires hambourgeois). Les réservoirs n'étant pas stérilisés, l'eau distillée déversée ensuite dans ces réservoirs se contamine de nouveau, mieux même, comme on sait qu'une eau chargée de saprophytes. Tellier, qui vient d'étudier cette question et qui, poussant la crainte du contage très loin, pense que l'eau stérilisée peut se charger dans l'air au moment de l'aération des microbes pathogènes, demande la stérilisation de l'eau par la chaleur. Cette précaution nous paraît plus utile pour l'eau venant de terre que pour l'eau stérilisée.

En réalité, il n'existe plus aujourd'hui de ration d'eau potable. On évite simplement le gaspillage.

Le service médical sur les navires de commerce laisse absolument à désirer. Il n'y a de médecins embarqués que sur les navires transportant plus de 100 personnes, équipages compris, et il ne peut évidemment pas en être autrement. Mais sur les autres navires, les instructions médicales, « le médecin de papier », datent d'une époque antique, où l'antisepsie était complètement ignorée ; les médicaments souvent défectueux ; les instruments de chirurgie fournis par des industriels peu scrupuleux, sont de qualités détestables.

Quant aux médecins embarqués, leur situation est mal établie ; indépendants par définition, ils sont cependant fonctionnaires de la compagnie, peuvent être mis à pied sans motif valables, ont un traitement dérisoire, et fatalement le niveau intellectuel se ressent de cette situation. Au point de vue de l'hygiène internationale, de la sécurité du pays où abordent les navires, le médecin devrait être agent du gouvernement, non de la compagnie, être, dans la situation de l'agent des postes, maître par suite de son diagnostic et du rapport sanitaire à fournir à l'arrivée en France. Peut-être serait-il facile d'assurer un recrutement de choix, en accordant aux jeunes médecins embarqués certaines faveurs au point de vue du service militaire.

HYGIÈNE RURALE

« Alors que de 1883 à 1885 sur 1 000 vivants, il n'y avait que 20,8 décès dans les campagnes, il y en avait 24,5 dans le département de la Seine et 24,4 dans les villes de plus de 2000 habitants » (Lagneau).

Partant de ce fait incontestable que la mortalité et sans doute la morbidité des populations rurales est plus faible que celles des populations agglomérées, les hygiénistes ont trop souvent négligé la question de l'hygiène des campagnes ; et cependant, ainsi que le fait remarquer M. Drouineau dans sa magistrale étude sur l'hygiène rurale : (*Encyclopédie d'hygiène*, t. IV), quelles que soient les modifications apportées dans le genre de vie du paysan et par l'instruction plus répandue et par l'*industrialisation* de l'agriculture, il y aura encore pour un long temps une hygiène proprement rurale, avec des nécessités quelque peu différentes de celles des autres milieux et qu'il faudra tâcher d'imposer aux paysans bien plus par la persuasion que par la force.

Population. — Pour différencier la population rurale de la population urbaine, on réserve le nom de ville à toute agglomération supérieure à 2.000 âmes. Cette distinction est nécessairement artificielle et il nous suffira de citer deux exemples pour montrer l'inconvénient de ce procédé. Briançon ou Montmédy avec leurs 1.500 et 1.700 habitants doivent être classés dans le groupe rural, alors que la commune des Rousses par exemple avec 3.000 habitants rentre dans le groupe urbain. Or, il n'existe pas 15 maisons agglomérées aux Rousses. Il serait plus exact de tenir compte de la densité de la population au centre de l'agglomération. C'est cette densité en effet qui entraîne les différences fondamentales dans les conditions hygiéniques. Alors en effet que la densité moyenne des communes rurales est de 50 habitants par kilomètre carré, celle des villes atteint 428.

La population rurale en France représente les deux tiers de la population totale. Il y a cinquante ans, elle formait les trois quarts ; mais chaque année l'écart entre ces deux groupes tend à diminuer et peut-être bientôt la population urbaine dépassera-t-elle la population rurale. Déjà l'Angleterre a 53 p. 100 de ses habitants dans les villes, la Saxe 66 p. 100, enfin la colonne anglaise de Victoria 80 p. 100.

Cette immigration constante des campagnes vers les villes présente de grands inconvénients au point de vue de l'avenir du pays. Depuis quelque temps déjà, le nombre des naissances était inférieur à celui des décès dans les grandes villes. (Déficit urbain, 2.230 en 1886) et il était compensé, trop faiblement encore, par les campagnes (excédent rural + 52.616). Mais depuis cette époque, peu éloignée cependant, l'excédent n'existe plus et non seulement nous ne progressons plus, mais nous diminuons. Dans les campagnes même, la restriction volontaire amène chaque année une diminution des naissances, qui est loin d'être compensée par la diminution des décès.

Influence du terrain. — Plus encore que dans les villes, la nature du terrain exerce une influence réelle sur le développement du paysan, sur sa santé. Vivant de la terre elle-même, il doit en quelque sorte s'adapter à elle, et, suivant la richesse même du pays, il pourra s'alimenter, se couvrir plus ou moins heureusement.

Le paludisme sévit surtout sur le paysan plus exposé que

l'habitant des villes à l'empoisonnement direct, non seulement parce qu'il est en contact immédiat avec le sol maremmatique, mais encore parce que son habitation est plus exposée aux contages que celle du citadin. Nous avons vu dans le premier chapitre comment il était possible par le drainage, le colmatage, de supprimer le paludisme.

Habitation rurale. — Le paysan habite peu sa maison, il vient y dormir et y manger, mais pendant toute la journée son travail l'appelle au dehors. Il faut néanmoins regretter l'ignorance absolue des lois de l'hygiène dans l'organisation de la maison rurale et c'est surtout quand la maladie ou la vieillesse retient le paysan dans son lit que ces défauts apparaissent.

La maison est à ras du sol, sans soubaissement protecteur, quelquefois même en contre-bas. La lumière et l'air pénètrent difficilement par des ouvertures en trop petit nombre et surtout trop étroites ; très heureux encore quand des planchettes de bois ou du papier huilé ne remplacent pas les verres absents. La haūteur des pièces réduite souvent à la hauteur de l'homme fait que, lorsque la famille est nombreuse, le cubage de place est des plus minimes : 5 à 6 mètres cubes quelquefois.

Dans cette salle du rez-de-chaussée, souvent unique, se poursuit toute la vie intérieure. On y fait la cuisine, on y mange, on y dort, et pour ajouter à l'impureté de l'atmosphère, on entasse des substances en fermentation, lait aigri, fromages, fruits, etc.

Dans certains pays les animaux partagent même pendant la nuit la demeure de leurs maîtres.

Les latrines n'existent souvent pas, ou bien sont disposées de telle sorte que les excréments tombent directement dans un coin de la cour à fumier. On conçoit, dans ces conditions, que les bactéries pathogènes trouvant une température favorable peuvent pulluler. Il existe un certain nombre de cas de diphtérie, de fièvre typhoïde ayant atteint des individus qui avaient charrié du fumier provenant de maisons où avaient eu lieu des cas antérieurs.

Si les accidents de ce genre sont assez rarement observés, peut-être faut-il invoquer l'action destructive des microorganismes présents dans les matières en fermentation.

Villages. — L'aspect d'un certain nombre de villages français indiquent suffisamment l'absence absolue de toute hygiène municipale. Le fumier arrive jusque dans la rue, le purin coule le long des parties déclives, gagnant les mares et même les citernes et les puits.

Très souvent aucune margelle protectrice, aucun couvercle ne défend ces derniers contre toutes les sources de contamination possible.

Aucune mesure n'est prise pour assurer aux habitants de l'eau potable et cependant c'est dans les campagnes que les observations de contage par l'eau de boisson ont été les plus démonstratives (Budd).

Sauf dans les pays de montagne, on trouve rarement une canalisation amenant aux fontaines publiques une eau pure de toute souillure.

Le code rural, tel qu'il avait été voté au Sénat en 1890, indique bien d'une façon absolue « l'interdiction de répandre ou de jeter, soit sur les places, soit sur les voies publiques, soit dans les fontaines, mares, etc., des substances susceptibles de nuire à la salubrité publique ». Mais cette interdiction absolue dans la loi est en réalité d'une application difficile. Il n'y a pas d'égouts dans les villages, et trop souvent on y substitue le tout à la rue.

Toute la police sanitaire dans les communes est entre les mains des maires. Nous concevons combien, quelles que soit nos préférences pour l'autonomie communale, l'hygiène peut souffrir de cette disposition. Les mesures d'hygiène sont souvent vexatoires ; elles grèvent, en apparence du moins, le budget communal et entraînent une augmentation des centimes additionnels ; les maires des petites communes, en contact intime avec leurs administrés, ne peuvent donc, même quand ils en auraient l'intention, prendre certaines mesures utiles ou proposer des dépenses sanitaires indispensables.

C'est du reste en prévision de ces difficultés d'exécution que la loi autorise le préfet, assisté du conseil sanitaire départemental, à prendre directement les mesures hygiéniques que la situation de la commune réclame.

Maladies et assistance. — Les maladies qui frappent le paysan n'ont rien de spécial ; peut-être la tuberculose est-elle plus rare. Les statistiques anglaises montrent que les décès par phtisie pulmonaire qui atteignent les chiffres de 6,4 p. 100 à Liverpool, de 4,8 à Londres, ne sont que de 3,5 dans les districts ruraux. Il est difficile d'établir en France des statistiques précises. La phtisie est une maladie chronique, et les sujets tuberculeux passent trop souvent du milieu rural au milieu urbain et inversement pour que l'on puisse s'appuyer sur les chiffres recueillis.

Les affections contagieuses frappent les campagnes comme les villes, et très souvent la dissémination des habitations, le peu de densité de la population ne suffit pas pour compenser les causes prédisposantes à l'évolution de l'épidémie : malpropreté, ignorance des précautions élémentaires, terrain neuf et réceptivité facile.

La loi sur la déclaration des maladies contagieuses permet d'agir aujourd'hui avec efficacité pour éteindre les épidémies dans leur foyer d'origine. Une désinfection faite à temps, et convenablement, sera plus efficace encore à la campagne qu'en ville, par suite du petit nombre des personnes cohabitant sous le même toit que les premiers malades.

Mais cette désinfection présente à la campagne des difficultés réelles. On ne peut songer à l'organisation savante et coûteuse des grandes villes, que nous exposerons plus loin. A la campagne surtout, il faut faire simple et à bon marché : aussi, anticipant sur le chapitre où nous traitons de la désinfection en général, croyons-nous devoir en quelques mots exposer le système qui paraît le plus pratique : désinfection des selles au sulfate de cuivre ; des linges contaminés par la lessive ordinaire bouillante ; de la pièce après terminaison de la maladie par les solutions de cuivre, le badigeonnage à la chaux ou mieux par les vapeurs d'acide formique.

Utilisation du corps des sapeurs-pompiers comme désinfecteurs municipaux ; les appareils : petit pulvérisateur de Geneste et Herscher, lampe à formol, étant réunis dans l'arsenal de la pompe à incendie.

L'assistance médicale dans les campagnes n'existe en réalité que depuis la loi du 15 juillet 1893. Jusqu'à cette époque, les indigents des petites communes n'avaient aucun droit aux secours médicaux et c'est avec la plus grande difficulté que les malades pouvaient être hospitalisés dans les établissements des villes voisines. Désormais les communes devront posséder un hôpital-hospice, soit spécial à la commune, soit à la charge de plusieurs villages syndiqués. Quant aux malades à domicile, ils seront soignés aux frais de la municipalité.

La loi, tout en rendant ce service obligatoire, a laissé les conseils généraux libres de choisir l'organisation médicale qui lui conviendrait. Trois grands systèmes d'assistance médicale gratuite se trouvent ainsi en présence :

1º Le système cantonal ou à traitement fixe. Le médecin choisi par le préfet devient un fonctionnaire à traitement plus ou moins fixe. C'est la condamnation même du système ;

2º Le système landais ou vosgien qui fonctionne dans ces départements, bien avant la loi (1855). Tous les médecins ayant adhéré aux prix fixés par le département peuvent être choisis par l'indigent ;

3º Système dit des circonscriptions cantonales. C'est le second système, avec cette restriction, que le choix du malade ne peut porter que sur les médecins de sa circonscription (10 kilomètres de rayon par exemple).

Résumé. — Ce chapitre et le suivant, dans lesquels on a condensé un grand nombre de renseignements et de chiffres, ne peuvent être encore résumés.

CHAPITRE X

HYGIÈNE INDUSTRIELLE

L'hygiène industrielle est, aujourd'hui, intimement liée aux problèmes sociaux les plus ardus. C'est au nom de l'hygiène, en évoquant les lois biologiques, que l'on peut réclamer une suite de réformes dans le travail des fabriques : la plupart des industries, on pourrait dire presque toutes les industries sont insalubres, écrivait Ch. de Freycinet en 1870. Toutes, en effet, présentent des dangers : les progrès incessants de l'industrie s'ils permettent d'apporter des modifications heureuses dans le travail lui-même, dans la suppression de certaines manipulations dangereuses, etc., ont amené, d'autre part, une évolution dans le monde des travailleurs : centralisation des ouvriers et des ouvrières dans des usines,— casernes. Travail ininterrompu de jour et de nuit pour utiliser le capital immobilisé dans le matériel. Substitution du travail mécanique au travail manuel. Toutes ces causes ont amené des perturbations profondes et c'est ici, surtout, que l'intervention de l'État s'impose.

Chaque industrie a son hygiène spéciale. Nous ne pouvons indiquer ici qu'à grands traits les conditions essentielles dans lesquelles on doit chercher à mettre l'ouvrier.

Ventilation. — Nous n'insisterons pas ici sur la ventilation des ateliers ordinaires, c'est-à-dire des industries qui n'entraînent pas un dégagement de vapeurs, de poussières ou de calories excessives. Les appareils d'aération dans ce cas, n'ont rien de spécial au monde industriel, vaste baies d'éclairage et d'aération, appel d'air par cheminée d'appel dont on peut accélérer le tirage, soit en plaçant un brûleur dans l'intérieur, soit en chauffant au moyen de conduits de vapeur la partie supérieure, ou encore par un jet de vapeur

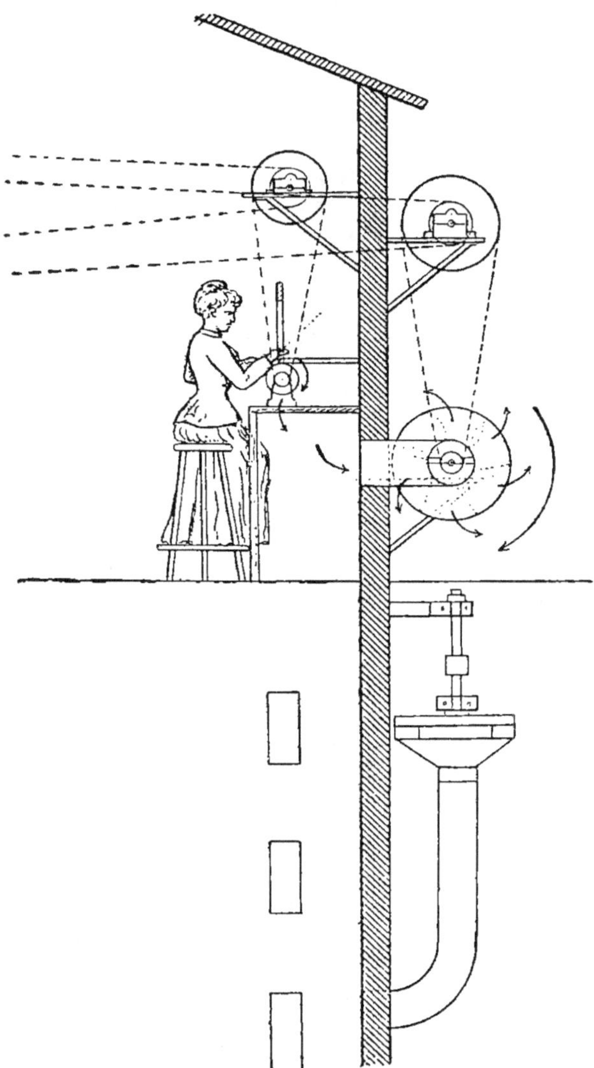

Fig. 69. — Aspirateur de poussières industrielles.

emprunté aux chaudières des appareils moteurs. Mais dans les industries spéciales, il faut recourir aux ventilateurs mécaniques. Le tarare ordinaire qui sert dans les moulins à farine au nettoyage des grains est un bon appareil demandant une très faible quantité de force motrice.

Les *ventilateurs* de Combes, de Glepin, de Letoret, de Motte, de Decoster, de Desaguille, etc., sont des tarares plus ou moins modifiés.

Ils sont tous formés d'ailes planes ou courbes, en nombre variable, tournant rapidement dans un tambour aspirateur.

Ils agissent tous par appel mécanique. Le ventilateur hélicoïdal de Geneste et Herscher fonctionne d'une manière analogue.

Quand on dispose d'une force motrice suffisante et quand la ventilation doit être énergique, on a recours alors aux *machines soufflantes* proprement dites.

Les ventilateurs mécaniques agissant par le seul refoulement sont rarement employés; l'hôpital Lariboisière, le théâtre de la Monnaie, à Bruxelles, la salle de l'Opéra, à Vienne, sont munis de machines puissantes destinées à injecter de l'air, mais dans tous ces établissements l'appel fonctionne à gauche lorsque la propulsion fonctionne à droite. En réalité, les ventilateurs mécaniques par refoulement ne donnent pas un rendement en rapport avec le prix élevé de leur établissement, cependant ils deviennent indispensables dans certaines industries, notamment dans celles qui produisent des poussières lourdes ou des gaz toxiques, qu'il importe d'évacuer *per descensum*, pour qu'ils ne pénètrent pas dans les voies respiratoires.

Dans un certain nombre d'industries, les ouvriers sont exposés à des chaleurs extrêmes, soit que le calorique frappe par vapeur directe, par réverbération, tel est le cas des verriers, des lamineurs, des boulangers, soit encore que l'atmosphère soit elle-même très chaude, comme les raffineurs de sucre, les chauffeurs de navires, les ouvriers employés au gazage du coton.

Pour tous, les refroidissements sont surtout à redouter, et il est utile de ménager des locaux de transition, où ils peuvent séjourner quelque temps avant de gagner le dehors. Les ouvriers de la première catégorie, contrairement à ce qui se passe habituellement, ne devraient jamais travailler

le torse nu, mais toujours, au contraire, revêtus d'un vêtement léger, capable de modérer l'action directe des rayons
caloriques et chimiques. Chez tous, en effet, on doit exiger
une minutieuse propreté, des bains, ou tout au moins des
douches savonneuses fréquentes. On conçoit combien il est
important d'assurer le bon fonctionnement de la peau,
organe essentiel de résistance contre la chaleur, et par ses
rayonnements et surtout par l'évaporation intense dont elle
est le siège.

Les industries qui exposent les ouvriers à de basses températures ne sont pas nombreuses. En réalité, les seuls travailleurs ayant réellement à souffrir du froid, sont ceux qui
sont employés à la fabrication et à la livraison de la glace
artificielle et à la manipulation des substances animales
conservées par la réfrigération. Les autres victimes clas-
siques du froid (débardeurs, boyautiers, tisserands blanchisseuses, tanneurs, briquetiers, etc.), seraient l'objet d'une
désignation plus exacte, si, à l'exemple de Becquerel, on les
disait « ouvriers des professions hygrométriques ».

Toutefois l'emploi récent de puissantes machines frigori-
fiques pour la conservation des denrées alimentaires (voir
p. 183), a bien augmenté le nombre des ouvriers employés,
et surtout, on atteint aujourd'hui des froids plus intenses
qu'autrefois (21°). Quelques précautions hygiéniques simples,
et l'établissement de chambres de transition suffisent d'ailleurs.

Accidents de l'industrie. — En dehors des actions délétères que certaines industries exercent sur les ouvriers, il
faut tenir compte encore des accidents nombreux qui
peuvent les frapper.

La transformation incessante du matériel industriel, l'emploi des machines-outils, nécessitent des transmissions de
plus en plus multipliées ; en outre, la puissance motrice qui
prend aujourd'hui une importance énorme, et la tendance
universelle de centraliser les ouvriers dans les grandes usines
font que les accidents prennent souvent les proportions d'une
catastrophe épouvantable.

Parmi les accidents arrivés, un grand nombre, 60 p. 100,

sont dus à des dérogations aux règlements ou à des maladresses et des imprudences. On ne peut modifier la nature humaine et il y aura toujours des étourdis et des insouciants. Mais l'application stricte des règlements tutélaires, une surveillance incessante et une repression énergique peuvent, sans conteste, diminuer le taux des accidents. Nous diviserons ceux-ci en plusieurs groupes, en indiquant pour chacun d'eux très sommairement, les mesures préconisées ou ordonnées pour les éviter.

1° *Accidents de machines.* — Arrachement par les organes de transmission : courroies des arbres, engrenages, plaies par scies mécaniques, peignes de filature, etc.

Les accidents dus aux engrenages sont fréquents. En France, l'art. 14 de la loi du 2 novembre 1892, confirmée par la loi du 12 juin 1893, porte, en son deuxième paragraphe :

« Dans tout établissement contenant des appareils mécaniques *les engrenages seront séparés des ouvriers, de telle manière que l'approche n'en soit possible que pour les besoins du service.* »

La protection des engrenages se fait de plusieurs façons. Parfois on se borne à couvrir le point d'engrènement des roues, au moyen d'un morceau de tôle ; l'inspecteur peut, à la rigueur, s'en contenter. Ce qui vaut mieux, c'est d'entourer complètement les roues dentées. Les enveloppes isolantes peuvent être en bois, en métal plein ou en treillage métallique, cela importe peu ; ce qui est essentiel, c'est que les vides ménagés pour voir fonctionner les engrenages ou pour les graisser, ne soient pas trop larges. Il faudrait, en outre, que les couvre-engrenages fussent disposés d'une façon telle, qu'on ne pût les enlever pendant que la machine est en marche, et en même temps que la machine ne puisse fonctionner tant que l'appareil n'est pas en place.

Les courroies, câbles, lanières, cordes, chaînes et autres organes de transmission semblables, susceptibles d'entraîner les travailleurs par leurs vêtements, de les saisir et de les mutiler au contact des arbres ou des poulies, méritent bien de figurer sur la liste des organes dangereux dont l'isolement est imposé par l'article 12 de la loi du 12 juin 1893. En effet, de tous les accidents dus aux transmissions, ceux que causent le défaut de protection des courroies ou leur maniement inconsidéré sont les plus fréquents. Il faut donc exiger impérieusement que toutes les parties accessibles des courroies soient engainées solidement.

Les accidents par les scies, et surtout par les scies circulaires sont très nombreux. La loi française interdit l'emploi des enfants. Mais il n'existe malheureusement aucun appareil de protection pouvant s'appliquer à tous les travaux faits avec ces outils.

2° *Les accidents par explosions de chaudières.* — Toutes les chaudières à vapeur doivent être essayées par pressions hydrauliques et poinçonnées par les ingénieurs de l'état avant d'être mises en service. Mais le décret du 1er mai 1880 est insuffisant, car il n'implique pas une surveillance et un contrôle des machines une fois en service. L'*association des propriétaires d'appareils à vapeur* a remédié à cette lacune législative en organisant un service d'inspecteurs privés, et cette utile institution a déjà fait diminuer le nombre des explosions. Le danger réside dans l'incrustation des chaudières, dans la négligence du chauffeur qui ne surveille pas l'alimentation et quelquefois même, qui consciemment pousse la pression au delà du nombre de kilogrammes autorisés. L'emploi des plaques obturatrices fusibles à une température donnée, correspondant à un certain nombre d'atmosphères est à peu près impraticable.

La machine à vapeur devrait toujours être isolée du corps du bâtiment principal et à une distance d'autant plus grande que sa force est plus forte. En outre, l'entrée de la machinerie doit être interdite à toute personne étrangère à ce service spécial. Les locomobiles agricoles, mal entretenues, mises entre des mains inexpérimentées donnent une proportion d'explosions considérable, 1 p. 1,500 machines.

Le grisou. — Les coups de grisou, par le nombre souvent considérable de victimes qu'ils font à la fois, déterminent toujours une émotion terrible et légitime, et cependant les autres accidents qui frappent les mineurs : incendie, éboulement, etc., font plus de victimes annuellement que le grisou. Sur 1000 mineurs tués dans les houillères, 200 seulement sont frappés par le grisou. C'est encore là un chiffre trop considérable, étant donné surtout qu'on peut espérer, très souvent, éviter ces catastrophes.

Le grisou ne s'enflamme qu'au contact d'un corps en ignition, il faut donc éviter le feu, interdire de fumer dans la mine, enfin n'employer que des lampes de sûreté basées sur l'ancienne lampe de Davy, mais qui depuis ont été perfectionnées. Telle la lampe de Dubrulle, qui ne peut être ouverte sans s'éteindre. Mais la lampe sera toujours un palliatif insuffisant. Il y a toujours à craindre l'imprudence d'un mineur, l'étincelle jaillissant d'un silex frappé par le pic ; le seul moyen préservatif est d'assurer une ventilation énergique. Des prises d'air doivent être faites continuellement et dans tous les points de la mine, aujourd'hui les appareils destinés à signaler la présence du grisou donnent des indications rapides et précises. Des traces de grisou n'échappent pas au grisoumètre de Coquillon, surtout avec les derniers perfectionnements apportés par Gréhant :

A côté du grisou et parmi les accidents possibles, signalons ceux déterminés par le maniement des explosifs. En dehors des fabriques de dynamite, où des dispositions toutes spéciales sont prises, les accidents dus aux explosifs sont très rares et causés souvent par de graves imprudences.

Nous pouvons faire rentrer encore dans ce cadre les incendies qui peuvent éclater dans les milieux industriels et qui, étant donnée, dans certains cas, la présence de matières inflammables, peuvent en se propageant très rapidement donner lieu à de graves accidents : fabriques de celluloïde, etc.

Les issues doivent toujours être nombreuses, larges, *jamais obstruées*, la sortie pouvant se faire des étages supérieurs par le dehors, car les cages d'escaliers sont souvent transformées en véritable cheminée d'appel où s'engouffrent flammes et fumées. L'eau sous pression à chaque étage avec des instructions claires et précises pour le maniement des robinets et des lances. L'incendie d'une usine, même quand elle n'entraîne pas d'accidents de personnes, est toujours, au point de vue du chômage consécutif, une grave affaire pour le milieu ouvrier.

Atmosphère industrielle. — Il y a lieu de distinguer à ce point de vue les industries qui par elles-mêmes ne produisent aucune substance susceptible de vicier l'air, et les industries au contraire qui entraînent forcément des dégagements de vapeur ou de poussière dans l'atmosphère, enfin celles qui s'exercent dans un milieu à température extrême : trop chaude ou trop froide.

Dans le premier cas, il n'existe aucune disposition spéciale. Il suffit que le cube d'air soit normal, et l'aération par des procédés simples suffit évidemment : en tenant les fenêtres ouvertes dans l'intervalle du travail, en ménageant dans celles-ci des impostes, des vitres perforées, on obtient généralement un balayage suffisant, au moins dans les grands ateliers, où le cubage dépasse ordinairement le chiffre de 14 mètres par ouvrier. C'est là un chiffre minimum au-dessous duquel on ne saurait descendre, et c'est celui exigé par l'inspection de la salubrité pour les logements loués en garni à Paris. Dans les petits ateliers, occupant un nombre restreint d'ouvriers et surtout d'ouvrières et situés à l'entresol des habitations parisiennes, on trouverait trop souvent un chiffre inférieur et en hiver surtout une ventilation défectueuse, sinon nulle, d'autant plus dangereuse que ces petits ateliers sont souvent chauffés avec des poêles à combustion lente.

Les vapeurs et les gaz industriels. — Un certain nombre d'industries entraînent avec elles la production de vapeurs ou de gaz délétères. Nous avons signalé les moyens à employer pour assurer une ventilation énergique, parce que ces moyens s'appliquent aussi bien aux poussières qu'aux gaz. Mais il y a lieu d'étudier séparément les différents gaz ou vapeurs auxquels sont exposés les ouvriers d'industries. Les effets différents pouvant être combattus par des procédés spéciaux pour chaque genre d'industrie.

Vapeurs acides. — Les dégagements d'*acide chlorhydrique* sont abondants dans les fabriques de soude, de chlore, les sucreries, revivification du noir animal, les teintureries où l'on blanchit la soie, les industries où l'on décape le fer.

L'action corrosive de l'acide chlorhydrique est extrême, c'est pourquoi la solution aqueuse est remplacée autant qu'on le peut par un composé plus facile à manier, tel que l'hypochlorite de potasse (*eau de Javelle*) d'un usage banal pour blanchir et détacher le linge.

L'*acide azotique* se dégage surtout pendant le dérochage. On nomme ainsi l'opération qu'on fait subir aux métaux, et particulièrement à l'or, à l'argent et au cuivre pour nettoyer et affiner leur surface, en les plongeant, pendant un temps plus ou moins long, dans un bain plus ou moins chargé d'acide azotique (*acide nitrique, eau-forte* ou *eau seconde* du commerce). Les vapeurs d'acide azotique sont très corrosives ; elles vicient l'atmosphère des divers ateliers de bijouterie, de teinture de plumes, etc. On diminue considérablement leur action nocive en arrosant le sol avec une solution alcaline, à base de potasse, de soude ou de chaux, et en suspendant au plafond des linges humectés du même liquide. Les mêmes précautions mettent, dans une large mesure, les travailleurs à l'abri des émanations d'acide chlorhydrique et d'acide sulfurique.

Nombreux sont les ateliers dans lesquels les ouvriers se trouvent en contact avec l'*acide sulfurique*, car l'industrie française emploie, chaque année, 200 millions de kilogrammes de ce liquide, nommé par les ouvriers *huile de vitriol, acide fumant* ou *acide de Nordhausen*. Incolore et inodore, il peut exposer à des méprises ; c'est pourquoi jamais il ne doit être permis de laisser manier par les enfants les vases qui le contiennent, tant à cause de son action toxique terrible que de son pouvoir caustique extraordinaire.

L'acide sulfureux est employé comme agent de blanchissage pour les articles en paille, mais son action irritante sur les muqueuses est telle, que sa présence à dose nocive est toujours signalée et par suite évitée. En réalité, il n'existe pas ou peu d'accidents par l'acide sulfureux.

Benzine. — La benzine est un liquide incolore, très odorant, qui possède la propriété de dissoudre la cire, le caoutchouc, la gutta-percha, les graisses, les huiles, etc., ce qui rend ses applications industrielles très nombreuses. Elle est employée par les fabricants de tissus imperméables, les teinturiers-dégraisseurs, les façonneurs de caoutchouc, les fabricants d'aniline, certains savonniers, etc.

La plupart des auteurs ne signalent pour la benzine que les dangers d'incendie. Nous connaissons cependant des accidents récents d'asphyxie complète sur des individus transvasant des quantités considérables de benzine. Il y a donc lieu d'exiger, pour cette industrie et les industries analogues, une ventilation énergique.

Vapeurs mercurielles. — Le mercure dégage des vapeurs à la température ordinaire. A une température élevée, cette évaporation est très considérable. Dans les anciens ateliers de doreurs, où la dorure se pratiquait en enduisant les objets d'un amalgame pâteux de mercure et d'or et en soumettant les objets enduits à la chaleur, qui évaporait le mercure et laissait l'or en couche adhérente, les accidents étaient nombreux. La dorure au mercure est devenue une exception, grâce à la galvanoplastie, mais les effets nuisibles du mercure (*hydrargyrisme*) n'ont pas cessé dans l'industrie : les étameurs de glaces, les fabricants de baromètres, les laveurs de cendres d'orfèvres, etc., payent encore un assez large tribut à la pathologie professionnelle, pour qu'il soit permis de classer les vapeurs mercurielles parmi celles qui exigent impérieusement une ventilation énergique des ateliers.

Phosphore. — Dans les usines qui préparent le phosphore les dispositions hygiéniques sont aujourd'hui si bien étudiées que peu d'ouvriers sont exposés aux émanations des vapeurs phosphorées. Il n'en n'est pas de même, malheureusement, dans les fabriques d'allumettes chimiques.

La respiration des vapeurs de phosphore amène rapidement un état de cachexie général caractérisé par des troubles intestinaux, de l'albuminurie, des troubles nerveux ; en outre, on constate fréquemment une nécrose du maxillaire :

Le phosphorisme ou *mal chimique* des ouvriers fait chaque année de grands ravages. Trois morts, douze résections de maxillaires en deux ans pour les usines de l'État de Pantin et d'Aubervilliers. C'est certainement l'industrie la plus insalubre.

Il existe à la vérité un moyen de supprimer radicalement ces dangers. La substitution au phosphore blanc, qui émet ces vapeurs si délétères, par le phosphore rouge, dont le maniement est sans danger et dont la toxicité est nulle. Mais malgré les vœux réitérés de l'Académie de médecine, de tous les hygiénistes, l'État français n'a jamais sérieusement étudié cette transformation, alors qu'en Danemark, en Irlande les allumettes a phosphore blanc sont supprimées depuis vingt ans 1874-1876.

En attendant cette décision humanitaire, on peut diminuer les chances d'intoxication par des palliatifs divers : substitution de la machine à l'ouvrier dans les manipulations nécessaires ; ventilation des ateliers, vapeurs d'essences de térébenthine dans l'atmosphère, surveillance rigoureuse des dents, tout altération des dents constituant une porte d'entrée pour la nécrose du maxillaire. Examen attentif de l'état général des ouvriers et mise en observation de tous ceux dont les urines présentent un *coefficient de déminéralisation* élevé. L'intoxication par le phosphore se caractérise en effet dès le début par un appauvrissement rapide des matières minérales de l'organisme.

Les vapeurs inflammables. — Toutes les industries où l'on emploie des substances susceptibles de dégager des vapeurs inflammables sont sujettes à des règlements spéciaux : éther, alcool, benzine, sulfure de carbone. Le sulfure de carbone est aujourd'hui très employé dans l'industrie : traitement du phylloxera, des tourteaux d'olives, du caoutchouc etc. Outre les émanations délétères de ce gaz il faut remarquer qu'il s'enflamme à une température relativement basse. Une baguette de verre chauffée à la lampe au point de ramollissement qui s'éteint dans l'éther, enflamme le sulfure de carbone.

Poussières. — Dans un grand nombre d'industries, il se produit au cours du travail une poussière plus ou moins fine formée de particules très tenues qui résultent tantôt de la transformation des matières travaillées, tantôt des outils mêmes. Ces particules peuvent agir soit par intoxication quand elles sont constituées par des agents toxiques, tels que les sels de plomb, d'arsenic, soit par action mécanique amenant des lésions des muqueuses pulmonaires, soit encore parce qu'elles servent de véhicule à des micro-organismes pathogènes.

Les émailleurs, les cérusiers, les typographes sont sujets aux accidents saturnins ; les fabricants de papiers peints, les chapeliers, mégissiers, présentent parfois les accidents d'empoisonnement par l'arsenic et quelquefois par le mercure.

Les agents essentiellement irritants déterminent des lésions mécaniques, qui amènent par suite des altérations pulmonaires, des obstacles réels à la fonction respiratoire, entraînant ainsi un véritable état phtisique non bacillaire. Ces altérations ont été désignées sous le nom de *pneumococcoses*.

On distingue, suivant la nature des poussières, l'*anthrocosis* causé par la poussière du charbon, le *siderosis* causé par les poussières métalliques, particulièrement celles de fer, le *chalicosis* provoqué par les poussières de silice, et enfin le *byssicosis* déterminé par les particules de coton.

Les affections chroniques des voies respiratoires auxquelles donne lieu l'inhalation de ces poussières ont beaucoup d'analogie comme symptômes avec la phtisie à marche lente, et jusqu'à ces derniers temps les rapports qu'ont ces bronchites professionnelles avec la tuberculose vraie ont été assez mal définis. La découverte du bacille a apporté de précieuses données pour la solution de cette question, et il semble aujourd'hui établi que les lésions auxquelles donne lieu l'ingestion des poussières sont dans la majorité des cas de nature purement inflammatoires et n'ont rien de spécifique.

Quoi qu'il en soit, et en prenant le mot phtisie dans le sens d'affection consomptive, comme on l'entendait autrefois, cette affection présente une fréquence toute particulière chez les ouvriers de la plupart des industries à poussières, ainsi que l'ont démontré les recherches de Hirt :

L'association pour l'entretien du musée d'hygiène professionnelle de Vienne qui a surtout étudié cette question dans ces dernières années (1894) range dans l'ordre suivant les poussières les plus dangereuses, en s'appuyant sur des observations nombreuses :

1º Les poussières métalliques ;

2º Certaines poussières de pierres ;

3º Les poussières animales provenant de la racine, de la corne de la baleine ;

4º Les poussières de bois, quand les ouvriers travaillent dans les ateliers où il est fait emploi de machines-outils ;

5º Les poussières des textiles végétaux, principalement du jute ;

6º Les poussières des fibres animales, à l'exception de celles des filatures de laine et de soie ;

7º Les poussières provenant des moulins à blé ou à tan.

L'emploi des machines-outils aggrave le danger des poussières, parce que le travail est plus continu et parce que la production des poussières est bien plus importante.

Les poussières infectieuses s'observent surtout dans les industries employant des produits animaux, les mégissiers, les peauciers ; on l'observe encore avec le battage des tapis, des chiffons. La transmission du charbon dans le premier cas, du choléra et de la variole dans le second a été démontrée plusieurs fois.

Pour remédier aux poussières la ventilation est généralement insuffisante, on a préconisé des masques destinés à protéger les ouvriers contre l'absorption des poussières.

En 1893 l'association des industriels de France mettait au concours un projet de masque qui devait répondre aux conditions suivantes :

1º Protéger efficacement la bouche et le nez de l'ouvrier contre l'absorption des poussières ; 2º ne pas être fragile, tout en étant léger, d'un port aisé et commode ; 3º être d'un prix peu élevé ; d'un nettoyage et d'un entretien facile 4º ne pas gêner la respiration et ne pas échauffer le visage.

Ces desiderata sont difficiles à remplir, le dernier surtout et les ouvriers sont absolument réfractaires, il faut donc chercher ailleurs le moyen d'éviter le danger des poussières. Ce moyen, qui n'est peut-être pas toujours applicable, c'est l'humectation. C'est ainsi que dans les usines à minium, il a suffi de saturer d'humidité l'air pour assurer la précipitation complète des poussières folles (Expert-Besançon). En Angleterre le broyage du silex pour la faïencerie se fait sous l'eau et l'état sanitaire des ouvriers est bon, alors qu'à Dieppe les ouvriers de la même industrie faite à l'air présentent une mortalité énorme. Partout où les poussières peuvent être précipitées par l'eau ou la vapeur d'eau il faut donc y recourir.

Les lunettes d'atelier. — Si le masque contre l'inhalation des poussières nous paraît impraticable, il n'en est pas de même des lunettes destinées à protéger les yeux des ouvriers exposés à recevoir des éclats métalliques, ou autres par leur travail. Dans la plupart des cas, on ne saurait songer à recourir à l'humectation et d'autre part les lunettes sont plus pratiques que le masque complet. L'association des industriels de France, que nous venons déjà de citer et qui poursuit avec un zèle intelligent l'amélioration hygiénique des ouvriers, a mis au concours également un type de lunette; les conditions étaient à peu près les mêmes que pour le masque.

Le type Simmelbauer à monture en fer-blanc et à larges verres trapézoïdaux de 2 à 6 millimètres d'épaisseur a réuni les suffrages du jury. La substitution de l'aluminium au fer-blanc en diminuant leur poids encore trop lourd (60 grammes environ) les rendraient plus pratiques. Pour les ouvriers travaillant au feu, on substitue au verre blanc des verres colorés.

Poussières toxiques, plomb, arsenic, mercure. — Il faut faire une place à part aux poussières qui agissent sur l'organisme, non plus par simple action mécanique, mais aussi en déterminant une intoxication réelle, telles les poussières de plomb, d'arsenic, de mercure. Dans ce cas, il faut encore tenir compte de l'action de ces substances sur l'organisme, non plus seulement en pénétrant par la voie respiratoire, mais encore par leur contact avec la peau.

Plomb. — L'intoxication par le plomb donne lieu à un ensemble de symptômes caractéristiques, désignés sous le nom de saturnisme.

Les gencives se colorent en bleu noir au voisinage des dents, ce qui produit un signe caractéristique, appelé « liséré plombique » ; l'haleine devient fétide ; la langue semble être constamment baignée d'un liquide sucré ; la face prend une teinte terreuse ; les forces diminuent ; l'ouvrier maigrit : il a « la colique de plomb ».

Cette maladie, caractérisée par des douleurs si vives qu'on les a nommé « coliques de *miserere* », est une névralgie des organes digestifs. Elle s'accompagne de rigidité des parois du ventre, de constipation opiniâtre, de hoquets, de nausées et de vomissements. C'est la plus fréquente de toutes les expressions de l'empoisonnement produit par le plomb ; c'est sur les peintres et sur les cérusiers qu'elle frappe le plus souvent.

Mais si les peintres qui manient le blanc de plomb fournissent le plus grand nombre de malades, il ne faut pas ignorer qu'à Paris seulement, 30 000 individus sont employés dans des industries utilisant les sels de plomb (Armand Gauthier). Dans les fabriques de céruse, le perfectionnement des procédés, l'emploi de l'huile dans les manipulations, en supprimant la formation de poussières, a fait tomber le chiffre des accidents saturnins. Pour les peintres une mesure radicale s'impose : la substitution absolue du blanc de zinc inoffensif au blanc de plomb. C'est en 1808 que cette proposition a été faite par Molleval, et aujourd'hui encore l'emploi de la céruse persiste. Toutefois à Paris, la commission des logements insalubres a décidé que tous les travaux de peinture ordonnés pour l'assainissement des maisons ne pourront être faits avec des matières à base de plomb.

Dans les autres industries, les accidents sont moins fréquents, signalons cependant le saturnisme chez les ouvriers typographes qui manient les caractères en alliage plombifère et portent fréquemment les doigts à la bouche.

Bien que le traitement des accidents ne rentre pas dans le cadre d'un manuel d'hygiène, rappelons l'utilité, pour tous les ouvriers exposés à l'intoxication saturnine, de grands bains, de l'usage continu du lait et même de l'iodure de potassium.

Arsenic. — L'action toxique de l'arsenic est trop connue pour que nous devions insister. Les industries qui utilisent l'arsenic sont encore assez nombreuses, soit comme matières colorantes : vert véronèse (arsénate de cuivre), vert de Scheele (arsenite de cuivre), vert de Schweinfurt (mélange d'arsénite et d'acétate de cuivre), soit comme agent conservateur : empailleurs, chapeliers, etc.

Nous avons signalé déjà, à propos des papiers peints, le danger des papiers colorés ainsi et qui laissent tomber avec le temps des squames arséniées. Les ouvriers apprêteurs et les ouvriers feuillagistes sont souvent atteints de cachexie arsenicale et de lésions cutanées sans tendances à la cicatrisation. Les instructions données par le conseil d'hygiène contre les dispositions générales à toutes les industries dangereuses : aérage, humectation avant balayage ; renferment quelques détails spéciaux ; emploi de gants, friction avec la poudre de talc. On pourrait ajouter l'usage interne de la magnésie hydratée, de l'hydrate de peroxyde de fer et de l'eau albumineuse. Mais, ce qui vaut mieux encore, c'est l'emploi des nouvelles couleurs dérivées de l'aniline, moins solides peut-être, mais moins dangereuses.

Matières infectieuses. — Les ouvriers de certaines industries manipulent des matières susceptibles de véhiculer des germes infectieux. Les blanchisseuses sont appelées souvent à manipuler des linges provenant d'individus atteints de maladies contagieuses : diphtérie, variole, scarlatine. Il en est de même de tous ceux occupés à l'industrie des chiffons ou des habits d'occasion. Les mesures de désinfection adoptées dans les grandes villes peuvent supprimer cette cause de danger.

La *morve* et le *farcin* peuvent être constatés chez les individus en contact avec les chevaux, ou encore chez ceux qui utilisent les issues : mégissiers, matelassiers ; toutefois, les cas de contagion sont relativement très rares.

Le *charbon* se présente plus fréquemment, on l'observe chez les équarrisseurs, les bouchers, les boyaudiers, les brossiers, les cardeurs, les tanneurs, les bergers, etc.

Les hommes qui soignent les animaux atteints du charbon, ceux qui les dépouillent, les dépècent ou les enfouissent, les ouvriers qui préparent leur peau, leur laine ou leurs crins, sont susceptibles de contracter la pustule maligne, soit par contact direct, soit par l'intermédiaire de certaines mouches carnassières qui transportent le virus et l'inoculent.

Chauveau a publié le récit d'une petite épidémie de charbon survenue dans une brosserie de l'arrondissement de Lille. Cet établissement n'employait que quinze personnes, et, en quatre mois (de juillet à octobre 1892), on a observé sept cas de charbon, dont six mortels, parmi les ouvriers ou dans leurs familles.

La pustule maligne a souvent été constatée sur la nuque chez les ouvriers des abattoirs qui portent les pièces sur la tête. Il a suffi de leur faire adopter un couvre-nuque imperméable, pour éviter les pustules malignes de cette région.

La *syphilis* peut se transmettre industriellement, quand les ouvriers ou ouvrières sont appelés à porter à leur bouche des instruments comme la canne des verriers qui sert successivement à plusieurs ouvriers. Les cas authentiques sont d'ailleurs assez rares, et les moyens prophylactiques faciles à concevoir. En Russie on a constaté dans certaines usines, des épidémies de syphilis buccale chez les ouvriers d'un même atelier, mais le mode de propagation ne se rattachait nullement à l'industrie, mais à l'habitude de ces ouvriers de fumer aux heures de repos une cigarette unique passant de bouche en bouche.

Protection légale des ouvriers. — Si l'intervention de l'État peut trouver son utilité, c'est dans la réglementation des conditions sanitaires où se trouvent les ouvriers employés dans l'industrie. Et cette intervention est nécessaire pour contraindre patron et ouvrier qui, tous deux, soit par intérêt, soit par insouciance, méconnaissent constamment les lois les plus élémentaires de l'hygiène.

En France, les lois récentes du 2 novembre 1892 et du 12 juin 1893 constituent les bases de la réglementation sanitaire dans l'industrie. Leur importance pratique est telle qu'elle doit être connue de tous.

1° Loi du 2 novembre 1892 sur le travail des enfants, des filles mineures et des femmes dans les établissements industriels.

Les enfants ne peuvent être employés par les patrons ni être admis dans les établissements industriels avant l'âge de treize ans révolus.

Toutefois, les enfants munis du certificat d'études primaires, institué par la loi du 28 mars 1882, peuvent être employés à partir de douze ans sur un certificat d'aptitude physique.

Les enfants de l'un et de l'autre sexe âgés de moins de seize ans, ne peuvent être employés à un travail effectif de plus de dix heures par jour.

Les jeunes ouvriers ou ouvrières de seize à dix-huit ans, ne peuvent être employés à un travail effectif de plus de soixante heures par semaine, sans que le travail journalier puisse excéder onze heures.

Les filles au-dessus de dix-huit ans et les femmes ne peuvent être employées à un travail effectif de plus de onze heures par jour.

Les heures de travail ci-dessus indiquées seront coupées par un ou plusieurs repos, dont la durée totale ne pourra pas être inférieure à une heure et pendant lesquels le travail sera interdit.

Les garçons âgés de moins de dix-huit ans, les filles mineures et les femmes ne peuvent être employés à aucun travail de nuit.

Tout travail entre neuf heures du soir et cinq heures du matin est considéré comme travail de nuit : toutefois, ce travail sera autorisé de quatre heures du matin à dix heures du soir quand il sera réparti entre deux postes d'ouvriers, ne travaillant pas plus de neuf heures chacun.

Le travail de chaque équipe sera coupé par un repos d'une heure au moins.

Un jour de repos par semaine est obligatoire. Quelques dispositions spéciales permettent toutefois d'amender ces dispositifs, trop rigoureux pour certaines industries où le travail ne peut être interrompu.

Les filles et les femmes ne peuvent être admises dans les travaux souterrains des mines, minières et carrières.

Des règlements d'administration publique détermineront les conditions spéciales du travail des enfants de treize à dix-huit ans du sexe masculin, dans les travaux souterrains ci-dessus visés.

Les femmes, filles et enfants ne peuvent être employés dans des établissements insalubres ou dangereux, où l'ouvrier est exposé à des manipulations préjudiciables à sa santé, que sous les conditions spéciales déterminées par des règlements d'administration publique pour chacune de ces catégories de travailleurs.

Ces établissements sont classés en trois catégories d'après le décret du 13 mai 1893. Dans la première (tableau A), l'interdiction s'étend à tous les individus protégés : enfants au-dessous de dix-huit ans et femmes. Ce sont les industries insalubres au premier chef, telles que celles utilisant le phosphore, les fabriques d'acides, etc. Dans la seconde (tableau B), l'interdiction s'étend seulement aux enfants. Ce sont les industries qui exigent une grande prudence, une attention soutenue : explosifs, celluloïde.

Enfin dans le troisième (tableau C), l'emploi des femmes et des enfants n'est interdit que dans certaines parties de l'usine ou pour des travaux spéciaux. Ainsi :

Les enfants au-dessous de seize ans ne peuvent travailler aux scies circulaires ou aux scies à ruban ;

Les enfants au-dessous de seize ans ne peuvent être employés au travail des cisailles et autres lames tranchantes mécaniques ;

Les enfants au-dessous de treize ans ne peuvent, dans les verreries, être employés à cueillir et à souffler le verre ;

Au-dessus de treize ans jusqu'à seize ans, ils ne peuvent

cueillir un poids de verre supérieur à 1000 grammes. Dans les fabriques de bouteilles et de verre à vitre, le soufflage par la bouche est interdit aux enfants au-dessous de seize ans;

Dans les verreries où le soufflage se fait à la bouche, un embout personnel sera mis à la disposition de chaque enfant âgé de moins de dix-huit ans;

Il est interdit de préposer des enfants au-dessous de seize ans au service des robinets à vapeur.

Les jeunes ouvriers ou ouvrières au-dessous de dix-huit ans employés dans l'industrie ne peuvent porter, tant à l'intérieur qu'à l'extérieur des manufactures, usines, ateliers et chantiers, des fardeaux d'un poids supérieur aux suivants :

Garçons au-dessous de 14 ans. . . .	10 kilogr.
Garçons de 14 à 18 ans.	15 —
Ouvrières au-dessous de 16 ans . . .	5 —
Ouvrières de 16 à 18 ans	10 —

Il est interdit de faire traîner ou pousser par lesdits jeunes ouvriers ou ouvrières, tant à l'intérieur des établissements industriels que sur la voie publique, des charges correspondant à des efforts plus grands que ceux indiqués.

Le décret du 31 juillet 1894 a établi la limite maxima des poids pour fardeaux roulés.

1° Wagonnets circulant sur voie ferrée :

Garçons au-dessous de 14 ans . . .	300 kilogr.
Garçons de 14 à 18 ans	500 —
Ouvrières au-dessous de 16 ans . .	150 —
Ouvrières de 16 à 18 ans.	300 —

2° Brouettes :

Garçons de 14 à 18 ans.	40 kilogr.

3° Voitures à 3 ou 4 roues :

Garçons au-dessous de 14 ans . . .	35 kilogr.
Ouvrières au-dessous de 16 ans . .	35 —
Garçons de 14 à 28 ans	60 —
Ouvrières de 16 à 18 ans.	50 —

4° Charrettes à bras :

>Garçons de 14 à 18 ans . . . . . . 130 kilogr.

Loi du 12 juin 1893 sur l'hygiène et la sécurité des travailleurs dans les établissements industriels.

Les établissements industriels doivent être tenus dans un état constant de propreté, et présenter les conditions d'hygiène et de salubrité nécessaires à la santé du personnel.

Ils doivent être outillés de manière à garantir la sécurité des travailleurs. Dans tout établissement contenant des appareils mécaniques, les roues, les courroies, les engrenages ou tout autre organe pouvant offrir une cause de danger seront séparés des ouvriers, de telle manière que l'approche n'en soit possible que pour les besoins du service. Les puits, trappes et ouvertures doivent être clôturés. Les machines, mécanismes, appareils de transmission, outils et engins, doivent être installés et entretenus dans les meilleures conditions possibles de sécurité.

Les dispositions qui précèdent sont applicables aux théâtres et autres établissements similaires où il est fait emploi d'appareils mécaniques.

Les inspecteurs de travail sont chargés d'assurer l'exécution de la loi et des règlements qu'elle prévoit.

Les chefs d'industrie, directeurs, gérants ou préposés qui auront contrevenu aux dispositions de la présente loi et des règlements d'administration publique relatifs à son exécution, seront poursuivis devant le tribunal de simple police et punis d'une amende de 5 à 15 francs. L'amende sera appliquée autant de fois qu'il y aura de contraventions distinctes constatée par le procès-verbal, sans toutefois que le chiffre total des amendes puisse excéder 200 francs.

Le jugement fixera, en outre, le délai dans lequel seront exécutés les travaux de sécurité et de salubrité imposés par la loi.

Les chefs d'industrie sont civilement responsables des condamnations prononcées contre leurs directeurs, gérants ou préposés.

Tout accident ayant causé une blessure à un ou plusieurs

ouvriers, et survenu dans un des établissements visés, sera l'objet d'une déclaration par le chef de l'entreprise ou, à son défaut et en son absence, par le préposé.

Cette déclaration contiendra les noms et les adresses des témoins de l'accident ; elle sera faite dans les quarante-huit heures au maire de la commune, qui en dressera procès-verbal dans la forme à déterminer par un règlement d'administration publique ; à cette déclaration sera joint, produit par le patron, un certificat du médecin indiquant l'état du blessé, les suites probables de l'accident et l'époque à laquelle il sera possible d'en connaître le résultat définitif.

Récépissé de la déclaration et du certificat médical en sera remis séance tenante au déposant. Avis de l'accident est donné immédiatement par le maire à l'inspecteur divisionnaire ou départemental.

Le décret du 10 mars 1894 rendu en exécution de cette loi constitue un excellent résumé d'hygiène industrielle que nous croyons devoir publier presque *in extenso*.

« Les emplacements affectés au travail dans les manufactures, fabriques, usines, chantiers, ateliers de tous genres et leurs dépendances seront tenus en état constant de propreté. Le sol sera nettoyé à fond au moins une fois par jour, avant l'ouverture ou après la clôture du travail, mais jamais pendant le travail. Ce nettoyage sera fait soit par un lavage, soit à l'aide de brosses ou de linges humides si les conditions de l'industrie ou la nature du revêtement du sol s'opposent au lavage. Les murs et les plafonds seront l'objet de fréquents nettoyages ; les enduits seront refaits toutes les fois qu'il sera nécessaire.

« Dans les locaux où l'on travaille des matières organiques altérables, le sol sera rendu imperméable et toujours bien nivelé, les murs seront recouverts d'un enduit permettant un lavage efficace.

« En outre, le sol et les murs seront lavés aussi souvent qu'il sera nécessaire avec une solution désinfectante. Un lessivage à fond avec la même solution sera fait au moins une fois par an.

« Les résidus putrescibles ne devront jamais séjourner

dans les locaux affectés au travail et seront enlevés au fur et à mesure.

« L'atmosphère des ateliers et de tous les autres locaux affectés au travail sera tenue constamment à l'abri de toute émanation provenant d'égouts, fossés, puisards, fosses d'aisances ou de toute autre source d'infection.

« Dans les établissements qui déverseront les eaux résiduaires ou de lavage dans un égout public ou privé, toute communication entre l'égout et l'établissement sera munie d'un intercepteur hydraulique fréquemment nettoyé et abondamment lavé au moins une fois par jour.

« Les travaux dans les puits, conduites de gaz, canaux de fumée, fosses d'aisances, cuves ou appareils quelconques pouvant contenir des gaz délétères ne seront entrepris qu'après que l'atmosphère aura été assainie par une ventilation efficace. Les ouvriers appelés à travailler dans ces conditions seront attachés par une ceinture de sûreté.

« Les cabinets d'aisances ne devront pas communiquer directement avec les locaux fermés où seront employés des ouvriers. Ils seront éclairés, abondamment pourvus d'eau, munis de cuvettes avec inflexion siphoïde du tuyau de chute. Le sol, les parois seront en matériaux imperméables, les peintures seront d'un ton clair.

« Il y aura au moins un cabinet pour cinquante personnes et des urinoirs en nombre suffisant.

« Aucun puits absorbant, aucune disposition analogue ne pourra être établie qu'avec l'autorisation de l'administration supérieure et dans les conditions qu'elle aura prescrites. »

Les locaux fermés affectés au travail ne seront jamais encombrés ; le cube d'air par ouvrier ne pourra être inférieur à 6 mètres cubes.

Ils seront largement aérés, les locaux, leurs dépendances et notamment les passages et les escaliers seront convenablement éclairés.

Les poussières, ainsi que les gaz incommodes, insalubres et toxiques seront évacués directement en dehors de l'atelier au fur et à mesure de leur production.

Pour les buées, gaz, vapeurs, poussières légères, il sera

installé des hottes avec cheminée d'appel ou tout autre appareil d'élimination efficace.

Pour les poussières déterminées par les meules, les batteurs, les broyeurs et tous autres appareils mécaniques, il sera installé autour des appareils des tambours en communication avec une ventilation aspirante énergique.

Pour les gaz lourds, tel que vapeurs de mercure, de sulfure de carbone, la ventilation aura lieu *per descensum*. Les tables ou appareils de travail seront mis en communication directe avec le ventilateur.

La pulvérisation des matières irritantes ou toxiques, ou autres opérations telles que le tamisage ou l'embarillage de ces matières se feront mécaniquement et en appareils clos.

Pour les industries spéciales, les vapeurs, les gaz incommodes ou insalubres et les poussières seront condensés ou détruits.

Les ouvriers ne devront jamais prendre leurs repas dans les ateliers.

Les patrons mettront à la disposition de leur personnel les moyens d'assurer la propreté individuelle, vestiaires avec lavabos, ainsi que l'eau de bonne qualité pour la boisson.

Pendant les interruptions de travail pour les repas, les ateliers seront évacués et l'air entièrement renouvelé.

Les moteurs ne seront accessibles qu'aux ouvriers chargés de leur surveillance, ils seront isolés par des cloisons.

Les monte-charges, ascenseurs, etc., seront guidés et disposés pour que la voie soit toujours fermée quand ces appareils sont destinés à transporter des hommes, la charge sera calculée au tiers de la charge admise pour le transport des marchandises et ils seront pourvus de freins.

Toutes les pièces saillantes mobiles et autres parties dangereuses des machines : bielles, roues, câbles, engrenages doivent être protégés et les ouvriers et ouvrières devront porter des vêtements ajustés et non flottants.

L'appareil d'arrêt des machines motrices sera toujours placé sous la main des conducteurs — qui pourront être facilement prévenus de la nécessité de l'arrêt.

Les sorties des ateliers doivent être munies de portes s'ouvrant de dedans en dehors, assez nombreuses, ainsi que les escaliers pour obtenir une évacuation rapide, les issues ne doivent jamais être encombrées.

La durée du travail est, au point de vue de l'hygiène, le seul qui doit nous occuper ici, une très grave question. Elle doit être étudiée physiologiquement et quoique certains économistes, parmi lesquels Yves Guyot, refusent aux médecins et aux physiologistes les capacités nécessaires pour aborder ces problèmes, qui sont, paraît-il, beaucoup plus de la compétence de l'ex-journaliste de *la Lanterne*, nous croyons devoir répéter ici le passage que nous écrivions dans l'introduction à l'édition française de *la Fatigue* du professeur Mosso : « L'étude de la fatigue doit aujourd'hui plus encore que jamais tenir le premier rang dans les préoccupations de tous ceux qui s'intéressent au développement de l'humanité. La question sociale n'a-t-elle pas pris pour formule abstraite : Les *trois huit*, c'est-à-dire, huit heures de travail, huit heures de sommeil et huit heures consacrées aux besoin physiques et intellectuels. « Ces réclamations formulées énergiquement par les classes ouvrières du monde entier sont-elles fondées ? C'est, nous n'hésitons pas à l'affirmer, aux physiologistes à y répondre. »

Il est difficile de fixer une limite rigoureuse à la durée du travail, car la fatigue est différente suivant le genre même du travail demandé à l'ouvrier. Mais on peut affirmer que dans tous les cas, le chiffre de douze heures est un maximum que sous aucun prétexte on ne saurait dépasser et sans aller jusqu'au chiffre de huit heures, on peut admettre qu'un travail de dix heures correspond aux desiderata des hygiénistes. L'expérience montre d'ailleurs que des ouvriers ne travaillant que dix heures, fournissent souvent plus de résultats et surtout de meilleurs résultats qu'après un labeur de douze et quinze heures.

Si l'emploi des machines a supprimé souvent le développement considérable de l'énergie musculaire, il exige, par contre, une attention plus soutenue, une tension de l'esprit plus énergique. Et plus vite encore que nos muscles, notre cerveau subit la loi de l'épuisement. De toutes nos facultés l'attention est celle qui s'épuise le plus rapidement. Or avec le mécanisme puissant et compliqué de l'industrie moderne, la moindre inadvertance peut entraîner les accidents les plus graves non seulement pour l'ouvrier lui-même, qui a eu cette faiblesse, mais encore pour tous ceux qui travaillent autour de lui. Un certain nombre d'accidents de chemin de fer ont pu être attribués, notamment, à l'épuisement nerveux de mécaniciens après une journée entière de labeur intellectuel et physique.

L'ouvrier qui chaque jour fournit une durée de travail trop considérable a rapidement son organisme épuisé, il cherche alors dans l'alcool un stimulant, plus dangereux encore que sa fatigue et rentrant à son domicile épuisé, il donne naissance à une génération affaiblie.

La réglementation des heures de travail est délicate, elle touche en effet au principe de la liberté individuelle, et des hygiénistes aux idées larges, dévoués aux classes ouvrières. protestent contre cette réglementation. C'est ainsi que Napias fait remarquer que les heures de travail suplémentaires correspondant à un excédent de salaire, permettent à l'ouvrier d'améliorer ses conditions matérielles, compensant ainsi l'usure produite par un excès de travail. Toutefois ceux-là même, qui défendent la liberté du travail pour l'ouvrier adulte, acceptent la réglementation quand il s'agit des enfants et quelques-uns même, quand il s'agit des femmes. Bien que le socialisme d'Etat soit loin de nous apparaître comme un idéal, nous croyons qu'il est indispensable de réglementer dans de sages limites au moins la durée du travail, même pour l'ouvrier adulte. La loi française (16 février 1883) fixe la durée à douze heures.

Mortalité et morbidité professionnelles. — Pour établir exactement le degré de salubrité d'une industrie, il serait de toute nécessité d'établir rigoureusement la mortalité et la morbidité des individus qu'elle emploie. Malheureusement cette statistique est très difficile à faire, et même quand, en s'entourant de toutes les précautions, on parvient à établir des tables, il faut encore se tenir en garde contre certaines erreurs impossibles à éliminer, Bertillon, qui a fait une étude approfondie de cette question, signale les difficultés.

1° Le même individu peut exercer soit simultanément, soit successivement des métiers différents ;

2° Deux métiers portant le même nom dans les nomenclatures, les recensements, présentent des conditions hygiéniques différentes. Exemples : Le chapelier peut vendre des chapeaux, et ne présenter que les conditions ordinaires des commerçants, alors que l'ouvrier apprêteur est exposé aux émanations mercurielles ;

3° La mortalité par profession ne peut être calculée qu'en tenant compte de l'âge ;

4° Un certain nombre de professions exigent que ceux qui les exercent soient vigoureux : la mortalité y sera faible, alors qu'elle s'élèvera dans celles qui constituent le refuge des malingres, des infirmes : les tailleurs, les cordonniers.

Ces difficultés déjà grandes pour les hommes, sont telles quand il s'agit de femmes que les *actuaires* anglais et français ont renoncé à établir des tables comparatives pour le sexe féminin.

Nous donnerons les conclusions du mémoire de Bertillon.

1° *Professions exposant l'homme aux intempéries, tout en le contraignant au repos* : Les cochers, les médecins de campagne. Ce sont les plus malsaines de toutes ;

2° *Professions exposant l'homme aux intempéries, sans le contraindre au repos* : Agriculteurs, forestiers, professions salubres ;

3° *Professions exposant l'homme à respirer des poussières dures mais à l'air libre* : Tailleurs de pierre, carriers, mortalité très élevée ;

4° *Professions exposant l'homme à respirer des poussières dans l'air confiné* : Machines, serruriers, fabricants d'aiguilles d'une part. Brossiers, peaussiers, coiffeurs d'autre part. Mortalité élevée pour les poussières dures, plus faible pour les poussières molles : Meuniers, boulangers, filateurs ;

5° *Professions exposant l'homme à une chaleur exagérée, à la fumée* : Forgerons, chauffeur . Mortalité moyenne, sauf pour les verriers.

6° *Professions exposant à absorber des substances nuisibles :* Industrie du plomb, du mercure, du phosphore. Mortalité considérable ;

7° *Professions exposant à la tentation de l'alcool :* Marchands de vin, hôteliers, mortalité très élevée ;

8° *Professions exposant à de nombreux accidents :* Mineurs. Pêcheurs sur mer : La mortalité dans ces deux groupes serait très faible pour cause de maladie, si les coups de grisou, les naufrages n'ajoutaient à la léthalité ;

9° *Professions sédentaires :* Très variable et dépendant d'une série de conditions ;

10° *Professions libérales :* Mortalité faible sauf pour les médecins.

Rapports de voisinage des établissements industriels. — Un grand nombre d'industries présentent des inconvénients au point de vue de l'hygiène, non seulement pour ceux qui sont employés, mais encore pour le voisinage. Et il est même à remarquer que les premières mesures administratives sanitaires concernant l'industrie ont été prises pour protéger les voisins des usines. Le décret de 1810 sur les établissements insalubres ne vise en effet que la protection du voisinage et non celle des travailleurs mêmes employés dans l'usine.

Il suffit de signaler tout d'abord le danger des industries manipulant des substances explosives ou facilement inflammables. Un isolement efficace est la meilleure garantie et des règlements spéciaux, surtout en ce qui concerne les premiers, indiquent les dispositions nécessaires.

Il y a lieu d'envisager les modifications nuisibles qu'apportent certaines industries à l'air, au sol et aux eaux.

Air. — Dans les grands centres industriels, la production intense de la fumée modifie l'atmosphère de la ville, outre les inconvénients esthétiques pour ainsi dire, cette fumée abondante facilite la formation des brouillards et peut déterminer des pneumococcoses anthracosiques.

Le développement même de l'électricité, loin, au moins à l'heure actuelle, de faire diminuer la quantité des foyers de machines à vapeur, a fait naître de puissants moteurs dans le centre même des villes.

La plupart des théâtres, des grands établissements publics ou privés, les usines des secteurs électriques sont installés en plein centre, et il en sera ainsi jusqu'au moment ou le transport économique de l'énergie électrique à distance sera réalisé.

En Angeleterre et en Amérique, la défense contre la fumée (*Smoke prevention*) a préoccupé tous les hygiénistes et les ingénieurs. En France également le problème est très étudié. Jusqu'ici les règlements qui prescrivent de *brûler la fumée* n'ont pu être appliqués que dans des cas très spéciaux.

En Amérique l'état de Massachusetts exige que dans les villes de 300 000 habitants au moins, 75 p. 100 de la fumée soient consumés ou détournés d'une façon quelconque de l'atmosphère. La fumée étant le résultat d'une oxydation incomplète du charbon, on doit donc chercher à obtenir le maximum d'oxydation. Or c'est surtout quand on charge les foyers que la production de fumée a lieu. Les meilleurs résultats ont jusqu'ici été obtenus en utilisant des chargeurs automatiques qui amènent au foyer du charbon déjà échauffé et ne laissent pas pénétrer brusquement des torrents d'air froid, dont l'arrivée dans le foyer empêche la transformation totale des charbons en acide carbonique, oxyde de carbone et vapeur d'eau, toutefois avec les meilleurs « *automatics stokers* » il est difficile de dépasser les 75 p. 100 de fumée supprimée, demandés par les règlements ; et dans un étude récente sur les meilleurs appareils de fumivorité, H. William conclut que le seul moyen de supprimer la fumée dans les centres urbains est de recourir aux moteurs à gaz : le gaz d'éclairage, et le gaz d'eau sont encore d'un prix trop coûteux, mais on obtient maintenant des gaz plus économiques : le *fuel gaz* notamment ; qui sont doués d'un pouvoir calorifique intense et peuvent mettre en mouvement des moteurs de grande puissance, 5 à 600 chevaux, sans qu'il y ait éjection de fumée ni de gaz toxiques. Certaines usines donnent lieu à la production de vapeurs irritantes ou toxiques acide sulfureux, sulfurique, acide sulfhydrique ; d'autres enfin émettent des odeurs nauséabondes : usines à engrais, à colle forte, etc., qui sont souvent plus ennuyeuses que véritablement dangereuses pour le voisinage.

Le sol et l'eau. — L'industrie du sous-sol peut déterminer des modifications dans la résistance des terrains, amener des glissements, des tassements, tels par exemple que ce village près de Cransac qui construit sur une couche argileuse, a subi par suite de tassements consécutifs à l'établissement de mines de charbon, un glissement en masse, qui à l'heure actuelle continue encore : Il suffit d'étayer ou de combler les galeries abandonnées pour éluder ce danger.

Les eaux vannes provenant des usines sont déversées soit directement à la rivière, soit par épandage sur le sol. Ce dernier procédé est certainement le meilleur. Grâce à la puissance purificative du sol, les matières organiques peuvent subir les oxydations nécessaires. Mais il faut pour cela que le sol s'y prête et que les quantités de matières versées soient en proportion de la surface irriguée. Enfin les matières minérales subissent peu ou pas de transformation et quand le sol est saturé, l'écoulement se fait directement vers le cours d'eau.

La pollution des cours d'eau par l'industrie est souvent très importante. Certaines usines déversent journellement des quantités notables d'acide sulfurique (fabrique d'engrais), d'acide arsenic (fabriques de matières colorantes), de matières organiques, désuintage des laines, rouissage, etc.

En Angleterre le *Rivers pollution act* de 1876 a réglementé sévèrement le déversement des produits industriels dans les cours d'eau. En France on doit évoquer l'ordonnance du roi en date du 20 février 1773 et l'arrêt du conseil du 24 juin 1877 qui interdissent de jeter dans la Seine des liquides ou des immondices ou déjections quelconques susceptibles de rendre ses eaux insalubres. Aussi quand on veut agir sur un industriel dont les eaux vannes empoisonnent un cours d'eau, est-on réduit à le poursuivre en corectionnelle en vertu de l'article 24 de la loi du 15 avril 1859 : *sur la pêche.*

Aux termes de cet article : quiconque aura jeté dans les eaux des drogues ou des appâts de nature à enivrer le poisson ou à le détruire sera puni d'une amende de 30 à 300 francs et d'un emprisonnement d'un mois à trois mois.

Quand il s'agit de la nappe d'eau souterraine, si souvent infectée par les puits absorbants ; les ordonnances royales du XVIIIᵉ siècle n'ayant pas prévu le cas et la pêche ne s'y pratiquant pas; aucune loi ne la protège. Toutefois une circulaire de 1882 visant les établissements classés interdits les puisards absorbants.

Etablissements classés. — Le décret de 1810 concernant les établissements insalubres, dangereux ou incommodes, est toujours en vigueur. Il a simplement été modifié par suite des changements mêmes de l'industrie. Le dernier décret est de 1892.

Toutes les industries comprises sous la dénomination d'établissements classés ont besoin d'une autorisation pour s'ouvrir et fonctionner. La première classe comprend toutes les industries qui doivent être éloignées des habitations particulières. Elles ne sont autorisées que par le préfet après enquête et affichage dans un rayon de 5 kilomètres. La seconde classe, les manufactures et ateliers dont l'éloignement des habitations n'est pas rigoureusement nécessaire si l'on prend quelques précautions convenables. L'autorisation est donnée par le préfet après enquête faite par le maire, sans affichage. La troisième classe comprend les établissements les moins dangereux, l'autorisation est donnée par le sous-préfet après avis du maire et sans enquête. Quelques exemples indiqueront le genre et la nature des établissements classés : *Première classe :* abattoirs, allumettes chimiques, arséniate de potasse, bleu d'outremer, celluloïde, échaudoirs, etc. — *Deuxième classe :* chapeaux de soie, cuirs verts, peaux en poils, gaz d'éclairage, feutres goudronnés, etc. — *Troisième classe :* minium, litharge, vacheries, verres.

Les conseils d'hygiène de départements et d'arrondissements devraient toujours être consultés par les préfets et les sous-préfets avant de délivrer une autorisation. Eux seuls ont, ou devraient avoir la compétence nécessaire pour formuler les conditions qu'il faut imposer à chaque établissement. Et en cas de dissidence entre l'autorité préfectorale et les hygiénistes il devrait y avoir un tribunal arbitral qui serait le conseil supérieur d'hygiène de France.

Les autorisations sont permanentes ; toutefois, le préfet peut limiter la durée de l'autorisation, mais seulement lorsqu'il s'agit d'industries employant des procédés nouveaux. La jurisprudence n'admet dans aucun cas des autorisations précaires et révocables arbitrairement. Quant à l'autorité municipale, ses pouvoirs sont définis et limités par l'arrêté même d'autorisation, elle peut donc prendre toutes les mesures jugées nécessaires à la salubrité de la ville, si ces mesures ne sont pas en contradiction avec l'arrêté préfectoral. L'industriel peut être tenu civilement de réparer le dommage *matériel* causé au voisin même si son établissement est autorisé. L'administration ne peut pas supprimer les établissements autorisés sans une loi d'expropriation.

CHAPITRE XI

LES MALADIES CONTAGIEUSES

Les maladies contagieuses ont pu être appelées également les maladies évitables, en ce sens qu'il y a tout lieu d'espérer que, sous l'influence de mesures d'hygiène bien comprises, appuyées sur des données scientifiques rigoureuses, ces affections pourront être sinon supprimées totalement, au moins considérablement réduites et dans leur fréquence et dans leur intensité. Y a-t-il synonymie entre les mots miasme et contage ? Autrefois, on établissait une différence marquée entre ces deux processus morbides. Le miasme, prenant naissance, continuant à vivre dans le milieu extérieur, infectait, il est vrai, l'organisme dans lequel il évoluait, mais il n'était pas capable de s'y reproduire ; ainsi, le miasme paludéen, le miasme malarique, a son origine dans le sol, atteint l'individu qui passe sur la région contaminée, mais cet individu transporté en un autre point n'est pas susceptible de communiquer par lui-même le germe de la fièvre paludéenne. Le contage, au contraire, qu'il se soit développé primitivement en dehors d'un individu ou qu'il ait été directement transmis, se multiplie dans le corps de l'organisme atteint, qui lui-même devient un agent de transmission. On a voulu, pour expliquer tous les faits qu'une division aussi tranchée ne saurait satisfaire, établir des points de passage, les miasmes-contages et les contages-miasmes. Dans le premier cas, un germe ayant son origine dans le milieu extérieur, sol, eau, se transmet à l'homme, puis peut se multiplier en lui et passer directement alors du premier individu à un second ; on citait comme exemple le choléra, le typhus, maladies endémiques dans certaines contrées. Dans le second cas, le principe morbide parti de l'individu malade, transmissible ordinairement par contact, peut rester dans le sol ou les milieux extérieurs, continuer à s'y reproduire et contaminer de nouveaux sujets en évoluant comme les maladies miasmatiques pures. Ces divisions sont beaucoup trop subtiles à notre sens ; l'étude des microorganismes permet d'expliquer tous ces cas sans admettre toutes ces divisions. Il y a miasme quand la cause primitive ne peut se multiplier dans l'organisme, au point de rendre l'individu malade capable de transmettre la maladie directement à un autre sujet. Il y a contage quand cette possibilité existe, quelles que soient les résistances biologiques que peut présenter le contage en dehors de l'organisme.

Mais cette division même réduite ainsi devient de plus en plus hypothétique. C'est ainsi que Gruoli a réussi (janvier 1890) à reproduire la fièvre intermittente sur l'homme en lui inoculant du sang de paludéen. Ces conditions sont exceptionnelles évidemment, mais il n'en est pas moins démontré que la malaria, la maladie miasmatique par excellence, peut se transmettre directement sans que l'agent actif (miasme ou contage) doive repasser par le sol d'où il émane. Quant à la nature du contage ou des contages, après avoir donné lieu pendant si longtemps à des discussions aussi longues et aussi passionnées qu'elles étaient stériles, elle paraît désormais être admise par tous les esprits non prévenus. Pour un grand nombre d'affections transmissibles, le microorganisme spécifique a pu être signalé, isolé, cultivé et souvent inoculé. Pour d'autres, nous sommes encore dans une incertitude relative, en ce sens que la spécificité des organismes trouvés reste encore à démontrer, mais les analogies avec les types mieux connus permettent de supposer l'existence des agents figurés non encore décelés.

Nous avons eu l'occasion dans les chapitres précédents de parler à chaque instant de la plupart des maladies contagieuses ; nous ne ferons donc que donner ici un très court résumé des caractères distinctifs de chacune de ces affections et uniquement en ce qui concerne leur prophylaxie.

Il est difficile de faire des classifications à cet égard. On peut toutefois les diviser en cinq groupes :

1° Les maladies contagieuses indigènes ;
2° Les maladies contagieuses exotiques ;
3° Les maladies transmises par les animaux ;
4° Les maladies parasitaires cutanées ;
5° Les maladies vénériennes.

1° LES MALADIES CONTAGIEUSES INDIGÈNES

La fièvre typhoïde. — Cette maladie se rencontre dans tous les pays habités, elle existe à l'état endémo-épidémique dans presque toutes les grandes villes. Pour expliquer ce développement, trois théories ont été émises :

α. La fièvre typhoïde est fabriquée de toutes pièces par le malade, l'auto-typhoïsation représente le terme des accidents engendrés par la rétention des déchets dus au surmenage.

β. La fièvre typhoïde naît spontanément, mais une fois constituée, elle devient spécifique et contagieuse (théorie pythogénétique de Murchison).

γ. La fièvre typhoïde est fonction d'un microorganisme spécial, le bacille d'Eberth.

A la seconde hypothèse se rattache l'opinion d'une partie de l'école de Lyon : le bacterium coli commune que l'on trouve dans l'intestin pouvant, sous l'influence de causes spéciales (surmenage, etc.), acquérir une virulence nouvelle et donner lieu au syndrome typhique.

Quoi qu'il en soit de ces diverses théories, la contagion de la fièvre typhoïde paraît être hors de conteste. Depuis Budd, et avant la découverte du bacille d'Eberth, la contagion par l'eau de boisson était rendue évidente (p. 69), la contagion par l'atmosphère ou par les contacts directs moins fréquente existe néanmoins (p. 135).

Les bacilles typhiques peuvent se trouver : 1° dans les matières fécales ; 2° dans l'urine contenant de l'albumine, dans certains cas dans les produits d'expectoration, dans les vomissements. C'est dans les selles surtout que se rencontrent les bacilles, ils apparaissent vers le huitième jour,

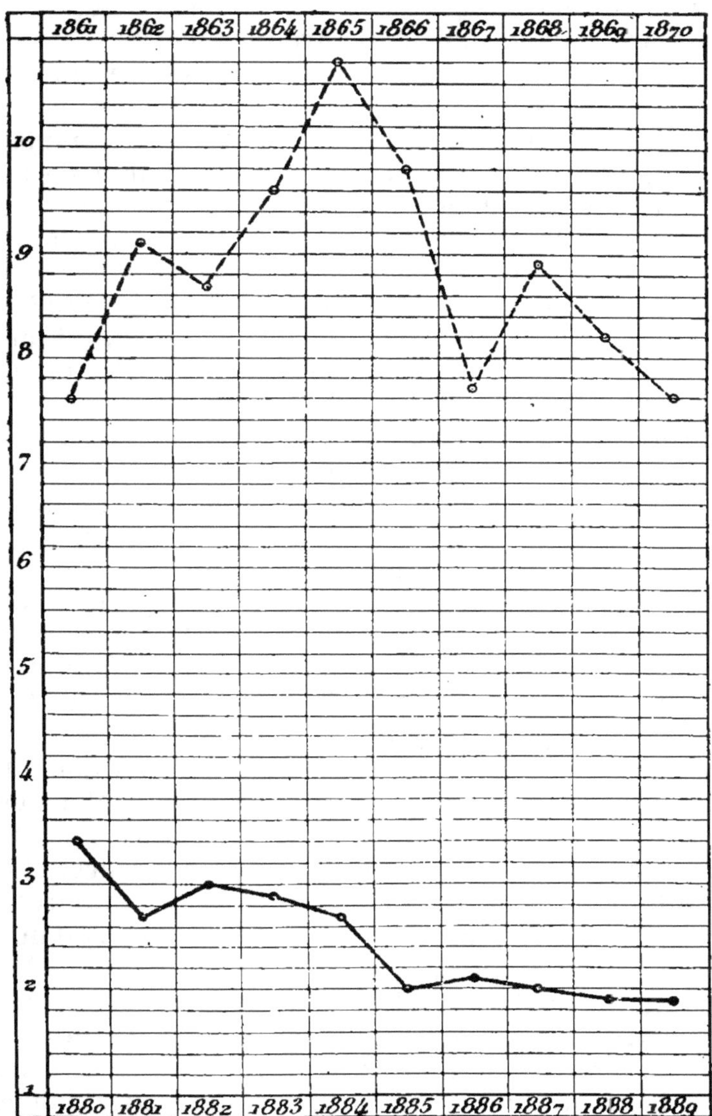

Fig. 70. — Mortalité pour 10 000 habitants, par fièvre typhoïde
en Angleterre (Monod).

- - - - - - - - - - 10 ans antérieurement à la loi sanitaire.
—————— 10 ans postérieurement à la loi sanitaire.

et persistent fort longtemps. Le bacille typhique a été retrouvé après deux mois de convalescence.

Nous avons signalé la durée de résistance du bacille dans la terre et l'eau.

En outre du contage direct, il faut tenir compte des causes adjacentes qui favorisent l'envahissement de l'organisme. La fièvre typhoïde est une maladie de la jeunesse et de l'âge adulte, le chiffre des décédés de vingt à vingt-cinq ans représente le quart des décès (3.900 décès de vingt à vingt-cinq ans sur 16.000 décès totaux de 1880 à 1889) (Brouardel). Le surmenage intellectuel et physique, la misère physiologique, le surpeuplement sont autant de causes adjuvantes.

La prophylaxie doit être envisagée à deux points de vue avant et après l'éclosion de la maladie.

Les règles générales de l'hygiène s'appliquent évidemment à la défense sociale contre la fièvre typhoïde.

Mais on doit insister surtout sur la distribution d'eau pure. Partout où des travaux nouveaux ont permis de distribuer de l'eau non suspecte, la mortalité par fièvre typhoïde s'est abaissée. Dans l'armée cette diminution a atteint le chiffre remarquable de 75 p. 100 de 1887 à 1890 pour la garnison de Paris. Ces chiffres cependant émanés de l'autorité militaire sont sujets à caution. Il faut ajouter en outre que les administrations qui se préoccupent d'établir un service d'eau pure, veillent en général avec soin sur toutes les autres conditions hygiéniques des villes, et qu'il en résulte un ensemble de modifications sanitaires qui toutes à un degré plus ou moins intense contribuent à l'amélioration de l'état sanitaire.

Pendant les épidémies, l'évacuation des locaux contaminés, suivie de leurs désinfections, s'impose. Cette mesure qui dans les milieux militaires donne d'excellents résultats est difficile à pratiquer dans la population civile, mais la désinfection peut suppléer à l'évacuation impossible. Les selles des malades doivent être désinfectées (p. 494). La surveillance de l'alimentation, la diminution des causes de surmenage, sont autant de mesures importantes à prendre.

Typhus exenthématique. — Cette maladie qui, dans certains pays, est endémique, Irlande, Hongrie, paraît, plus que tout autre, être vaincue facilement par les mesures hygiéniques. Bien que le typhus soit extrêmement contagieux, beaucoup plus et surtout d'une façon plus directe que la fièvre typhoïde, dans les pays sains, au milieu d'une population suffisamment heureuse, les épidémies s'arrêtent facilement. Le transport par l'eau n'est pas démontré, celui par l'air est supposable, mais c'est surtout le contage direct qui est le plus net. La surveillance des vagabonds, la désinfection de leurs vêtements et d'eux-mêmes (bains), leur isolement dans des abris communaux faciles à désinfecter après leur départ, enfin dans les cas de typhus déclaré, l'isolement rigoureux des malades sont les mesures les plus importantes et qui sont prescrites en France par une circulaire du 11 juillet 1894.

Variole. — Au XVIIIe siècle, La Condamine estimait que lé septième de la population était atteint par la variole. Pendant l'épidémie qui sévit pendant la guerre franco-allemande, les décès en France dépassèrent le chiffre de 100.000 et dans l'armée seulement ils atteignirent le chiffre de 24.000. On peut affirmer que cette épidémie a contribué dans de fortes proportions à nos désastres : au moins dans la seconde période de la guerre, l'armée allemande n'ayant perdu que 523 hommes de cette même affection.

Le microorganisme de la variole est encore inconnu, Le Dantec a bien signalé la présence presque constante dans le sang, dans les pustules, d'un streptocoque qu'il a nommé variolocoque, mais cette découverte doit être confirmée.

C'est par les pustules et surtout par les squames desséchées que le contage se produit. C'est donc pendant la période de desquamation que le danger est le plus grand. Le contage direct, par le malade, par les linges, est évident ; celui par l'air est encore discuté (voir p. 134). L'isolement du malade, maintenu jusqu'après la chute complète des squames (environ 40 jours) et sa désinfection s'imposent.

Les hôpitaux d'isolement des varioleux doivent être, étant donné le doute existant sur le contage par l'air, éloignés des centres de population et entourés de grands arbres.

Vaccination. — La prophylaxie de la variole se résume en une ligne, vaccination et revaccination obligatoires.

Il y a 100 ans (mai 1796) que Jenner fit la première inoculation avec de la sérosité prise sur des pustules de cow-pox humain. Depuis cette époque, la vaccine a fait ses preuves; partout où les vaccinations et les revaccinations ont été poursuivies, la variole a diminué, et même dans quelques contrées elle a presque disparu.

En Allemagne, où les vaccinations et revaccinations sont obligatoires, la mortalité par variole est tombée en 1890 à 50 décès et en 1891 à 40 pour tout l'empire; encore faut-il noter que la grande majorité des décès ont eu lieu dans les pays frontières, la maladie étant toujours importée d'un pays voisin. Dans les villes de l'intérieur, le nombre des varioleux qui meurent est très faible : ainsi en 1890, dans une grande ville comme Berlin, il n'y a eu que 3 décès par variole, alors qu'à Paris on en a constaté 82. Or, si l'on tient compte du chiffre de la population respective de ces deux villes, on trouve qu'à Paris il y a 20 fois plus de décès par variole qu'à Berlin.

Si maintenant nous comparons la mortalité par variole survenue en Allemagne durant l'année 1890 avec le nombre des décès de cette nature pendant le même laps de temps dans quelques pays d'Europe, nous trouvons que la proportion des décès varioliques dans les villes

    de la Suisse   est 10 fois plus considérable.
      —   Hongrie — 13   —   —
      —   Belgique — 42   —   —
      —   France — 56   —   —
    de l'Autriche — 60   —   —
      —   Italie   — 97   —   —

C'est dans les villes de l'Angleterre que la mortalité par variole est la plus faible : elle est un peu au-dessous de celle des villes de l'Allemagne. Mais il pourrait se faire qu'il n'en fût pas ainsi à l'avenir, car, d'après le dernier rapport (1892-1893) du *Local Government Board*, le nombre des personnes vaccinées tend à diminuer en Angleterre, depuis que certains districts ont suspendu l'application de la loi sur la vaccination. Ainsi à Gloucester, à Leicester et dans quelques paroisses de Londres, un quart tout au plus des nouveau-nés sont actuellement soumis à la vaccination. Aussi peut-on constater que, depuis quelque temps, les cas de variole ont très sensiblement augmenté en Angleterre.

La vaccination de l'enfant au moment de sa naissance n'est pas suffisante, il faut nécessairement pratiquer une série de revaccinations. L'immunité conférée par la première vaccination ne paraît pas en moyenne dépasser dix ans et il paraît utile de procéder à de nouvelles immunisations vers la septième année, la quinzième, puis tous les dix ans ensuite.

Les antivaccinateurs qui sont nombreux en Angleterre et en Suisse, en plus petit nombre et surtout moins bruyants en France continuent néanmoins leur campagne, apportant généralement une mauvaise foi remarquable dans leurs arguments et surtout dans leurs citations. Les seuls arguments sérieux que l'on puisse apporter contre la vaccine sont les dangers d'inoculer au vacciné une maladie infectieuse existant chez le sujet vaccinifère.

Il existe malheureusement un trop grand nombre d'exemples d'inoculation vaccinale de syphilis. Le sujet vaccinifère étant un enfant hérédo-syphilitique et les sujets vaccinés pouvant à leur tour fournir une lymphe infectante, il en résulte une véritable épidémie. Mais il suffit de renoncer à la vaccination de bras à bras et recourir au vaccin animal pour éviter ce danger.

La tuberculose a également été incriminée, si l'inoculation pouvait avoir lieu, l'inconvénient serait plus grand, la race bovine étant susceptible de contracter la tuberculose, mais ces craintes sont toutes théoriques. Les génisses ne sont presque jamais tuberculeuses à l'âge où on les utilise : 1 veau tuberculeux sur 22.000. On n'a jamais trouvé de bacille tuberculeux dans la lymphe vaccinale recueillie sur des individus tuberculeux avérés, enfin la peau est très réfractaire à l'inoculation tuberculeuse, dans ses parties superficielles (Chauveau).

Autrefois on croyait que la vaccine humaine était supérieure à la vaccine bovine. Aujourd'hui au contraire on tend à admettre la supériorité de la vaccine bovine, non seulement parce qu'on évite ainsi tout danger de contamination mais aussi parce que cette dernière aurait une énergie immunisante supérieure.

Les instituts de vaccine qui existent aujourd'hui dans tous les pays du monde disposent de quantités considérables de vaccine animale qu'ils peuvent livrer soit gratuitement, soit à un prix très modique. La vaccine enrobée dans la glycérine (pulpe glycérinée) peut se conserver plusieurs mois, et être envoyée dans les pays chauds.

Nous passerons ici sous silence la question encore pendante de l'identité ou de la non-identité de la vaccine et de la variole. Les expériences de Chauveau, en contradiction avec celles de Fischer tendent jusqu'à nouvel ordre à démontrer que les virus vaccinal et variolique sont deux espèces bien distinctes, le vaccin jennerien restant toujours semblable à lui-même.

Rougeole. — La rougeole est nécessaire et elle n'est pas grave. Voilà deux idées encore essentiellement populaires aujourd'hui qui s'opposent à ce que l'initiative individuelle réalise aucune mesure prophylactique.

« Ces idées sont absolument fausses. La rougeole est une fièvre accidentelle nuisible et qu'il faut faire son possible pour prévenir.

« Elle n'est pas grave, dit-on ; or, sur 57.024 décès qu'il y a eu à Paris en 1883, 1.058 sont dus à la rougeole, ce qui fait une proportion de 18.55 p. 1.000 (A. Ollivier). »

Ces chiffres suffisent pour établir la gravité de cette affection enfantile dans les grands centres au moins.

Il est peu d'affection aussi contagieuse que la rougeole, peut-être parce que le germe (encore totalement inconnu) est plus diffusible, peut-être aussi parce que les jeunes sujets présentent une réceptivité remarquable. La contagion par l'atmosphère est possible, elle est toutefois très limitée et c'est plutôt par contact direct que se fait la contagion. Pour Grancher ce serait peut-être le seul mode.

Le contage présente encore ce caractère spécial d'être très peu résistant, il suffit de peu de temps pour que le danger disparaisse. Il est difficile cependant de concilier ce fait avec la constance de la rougeole, son apparition en apparence spontanée dans les villages, etc.

La rougeole n'est pas inscrite dans la liste des maladies dont la déclaration est obligatoire. C'est que d'une part on juge la désinfection inutile et surtout que la rougeole est surtout contagieuse dans la période qui précède l'éruption, c'est-à-dire avant le diagnostic établi. Peut-être serait-il préférable de classer cette maladie dans la liste, c'est l'avis de plusieurs médecins sanitaires anglais, qui ont pu observer les bons effets de la déclaration pour enrayer les épidémies, dans les districts municipaux où la déclaration des rougeoles se fait régulièrement. Quant à la désinfection, elle est préférable. Pour les mesures à prendre à l'école, voyez page 409.

Scarlatine. — La scarlatine est moins fréquente, en France du moins, que la rougeole ; sa diffusibilité est moindre, par contre la résistance de son contage également inconnu, est beaucoup plus grande, indéfinie même d'après quelques exemples montrant des cas de contagion de scarlatine par objets contaminés plusieurs années avant.

Le contage par les squames desséchées est sans doute le procédé le plus fréquent, à l'inverse de la rougeole c'est vers la fin de la crise morbide que le danger est le plus grand. Les convalescents ne doivent donc sortir qu'après la chute de l'épiderme et une désinfection complète (bains savonneux et antiseptiques). La désinfection vigoureuse de tous les objets contaminés s'impose.

Dans les hôpitaux, l'isolement par boxes des enfants, réalisé par Grancher, a suffi pour empêcher ou tout au moins pour diminuer la contagion hospitalière.

Diphtérie. — La diphtérie est caractérisée par la gravité même de ses manifestations, qu'il s'agisse de l'angine ou du croup. A Paris la mortalité par diphtérie s'est élevée en 1877 à 2.393, c'est le chiffre le plus élevé qui ait été constaté. Depuis cette époque il a sensiblement baissé : 1.200 en 1893. La même diminution s'observe du reste en Allemagne à Berlin pour 10.000 habitants, elle tombe de 24 en 1889 à 10 en 1893. La découverte du bacille diphtérique par Klebs et Lœffler a permis d'étudier la pathogénie de cette affection mieux que la rougeole, la scarlatine, etc. La contagion par l'eau est douteuse, par l'air elle est sans doute assez rare, à distance du moins ; le contage direct par les linges, les objets souillés, est le moyen le plus habituel, la résistance du bacille étant considérable.

Les mesures prophylactiques, pour enrayer la diphtérie, proposées au Congrès de Buda-Pest 1894 peuvent se résumer ainsi. Examen bactériologique de toutes les angines à fausses membranes. (Cet examen aujourd'hui est fait dans un certain nombre de laboratoires municipaux.) Les médecins n'ont qu'à adresser au laboratoire de leur région, une parcelle de fausse membrane, enveloppée à sec dans un morceau de taffetas gommé et placée dans un tube ou une boîte, et si possible un ou deux tubes ensemencés avec une spatule promenée après stérilisation, sur les surfaces suspectes. Ces tubes de bouillon de culture stérilisé sont aujourd'hui dans toutes les pharmacies. Nous n'insistons pas ici sur la description technique des cultures et des caractères morphologiques du bacille de Lœffler, très difficiles en réalité à reconnaître pour un praticien isolé et non habitué à ces études spéciales. Aussitôt le diagnostic établi, avant même, en cas de symptômes ordinaires suffisants, le malade est isolé, soit dans sa famille, soit à l'hôpital, où il est transporté dans des voitures spéciales, ou tout au moins dans des voitures, qui subissent ensuite la désinfection (mesure qui n'a rien de particulier à la diphtérie et qui doit s'appliquer à tous les véhicules transportant les malades atteints d'affection contagieuse).

A l'hôpital, salle de suspects où les sujets sont mis en observation jusqu'à l'établissement du diagnostic bactériologique, puis salle spéciale.

Un nouvel examen bactériologique doit être fait à la fin de la convalescence.

Le traitement de la diphtérie par la sérothérapie ne dépend pas de l'hygiène, étant donné qu'il ne paraît conférer qu'une immunité très relative. C'est un agent curateur plutôt que prophylactique. Qu'il nous suffise de rappeler que la mortalité par diphtérie qui était avant l'emploi du sérum de 45 p. 100, est tombée avec le traitement à 16 p. 100. Si on suppose que pour les 3.339 malades entrés dans les hôpitaux depuis le 15 février 1894, la mortalité avait été la même qu'en 1893, on aurait eu au lieu de 864 morts, le chiffre de 1.502 décès, c'est donc un bénéfice de 638 vies humaines pour Paris seulement. C'est là un beau triomphe et un beau début pour la sérothérapie, dont les premiers essais remontent seulement à 1888. (Expériences de Richet et Héricourt sur le *b. pyosepticus*.)

Tuberculose. — La contagion de la tuberculose, bien que soupçonnée par quelques esprits, Aristote, Galien, admise même dans certains pays, n'a été démontrée qu'en 1865 par Villemin, qui le premier réussit à inoculer l'infection à des animaux. Dix-huit ans plus tard, Koch découvrait le bacille et permettait ainsi de poursuivre les modes de contage de cette redoutable infection.

C'est dans les crachats des tuberculeux que l'on trouve surtout le bacille de Koch et c'est là que réside le danger. Le tuberculeux expectore continuellement, ses crachats se dessèchent, se transforment en poussières que le vent emporte et dissémine partout. Or, le bacille de la tuberculose présente une résistance extrême. Un crachat desséché conserve sa virulence, pendant plus de dix mois, à 25°, le bacille résiste deux mois, dans l'eau stérilisée, 120 jours dans un milieu en putréfaction et ces chiffres sont de simples présomptions, car la durée est certainement plus grande. L'ébullition le tue heureusement en 5 minutes ; il faut 10 minutes à 70°, 20 minutes à 60°. La lumière solaire exerce également une action réelle et rapide, d'après Koch.

La prophylaxie de la tuberculose est forcément limitée. Le nombre considérable des tuberculeux (la tuberculose produit à Paris le 1/4 des décès, exactement 22,76 p. 100), la lenteur même de la marche de l'affection rendent tout isolement impossible. Toutes les mesures d'hygiène : alimentation, éclairage, ventilation, constituent certainement la meilleure prophylaxie; mais c'est une réforme sociale générale qui seule peut amener des mesures efficaces. Reste donc la désinfection. Cornet a montré que l'atmosphère, les parois des pièces où vivent les tuberculeux renferment le bacille, Strauss a trouvé ces bacilles dans les fosses nasales, des sujets vivants dans les milieux hospitaliers. Il faut donc empêcher par tous les moyens la souillure des planchers, multiplier les crachoirs renfermant des substances antiseptiques ou tout au moins s'opposer au desséchement des crachats, la désinfection se faisant ensuite par l'eau bouillante, insister pour que les malades crachent dans leurs mouchoirs quand il n'y a pas de crachoirs et désinfecter ces linges par l'ébullition.

Les dangers de contamination par les objets d'alimentation, viande et lait, ont été traités plus haut (p. 160 et 199).

La création d'hôpitaux spéciaux pour les tuberculeux est réclamée par tous les médecins des services hospitaliers. Ces sanatoria, bien aérés, bien ensoleillés rendraient de grands services; il n'y en aura malheureusement jamais assez.

Les enfants issus de parents tuberculeux sont souvent frappés de tuberculose. Le fait est indéniable; on discute simplement pour savoir si l'enfant naît tuberculeux ou simplement plus tuberculisable qu'un autre. Les parents malades transmettent-ils le bacille ou simplement la prédisposition? La question n'est pas encore tranchée. Observations et recherches expérimentales donnent toutes deux des résultats contradictoires. Dans tous les cas, l'hygiéniste ne peut que regretter la procréation d'enfants issus de tels générateurs; mais les procédés pour limiter ces naissances semblent peu applicables. Le conseil de revision appliqué aux futurs conjoints n'est pas encore entré dans nos mœurs, et il laisserait encore de côté les unions libres, qui plus que tout autres, par suite de la situation de la mère, donnent des produits tuberculisables au premier chef.

2° LES MALADIES EXOTIQUES

Choléra. — On désigne sous le nom de choléra des affections ayant pour caractère commun une diarrhée intense capable d'amener rapidement la mort. On distinguait le choléra asiatique du choléra nostras par une gravité plus grande du premier et surtout par son caractère épidémique si marqué. Aujourd'hui la découverte d'un bacille spécifique, le bacille virgule, *komma-bacille* par Koch, devrait simplifier la question : il y a choléra asiatique quand il y a bacille virgule; choléra nostras quand d'autres bactéries sont en jeu. Mais cette clarté n'est vraie que dans la théorie. En réalité, il existe certaines formes à caractères nettement exotiques et où le bacille spécifique fait défaut, alors qu'on le trouve dans des cas, où la forme sporadique de l'affection, sa bénignité relative permettent de la ranger dans la classe des maladies indigènes.

Le choléra asiatique est endémique dans les Indes; il a été signalé pour la première fois en Europe en 1823, il arrivait en France en 1832 et resta cinq ans, enlevant plus de 100.000 personnes.

Depuis cette époque, il éclate de nouveau en France en 1847, 1853, 1854, 1865, 1873, 1884. L'épidémie de 1853 fut la plus meurtrière : 143.000 victimes. Depuis elles ont été en s'atténuant.

Depuis l'apparition du choléra, deux grands systèmes sont en présence : le système de l'importation et le système de l'évolution. Pour les évolutionnistes, les épidémies de choléra sont toujours précédées d'une constitution médicale spéciale, caractérisée par un nombre croissant de catarrhes intestinaux, de gastro-entérite aboutissant plus ou moins rapidement à la constitution cholérique confirmée, c'est-à-dire aux formes algides et asphyxiques. « Le choléra réel, disait Guérin, précède toujours le choléra officiel. » Ils admettent volontiers que le choléra naît sur place, comme conséquence d'une simple évolution de la gastro-entérite.

Les contagionistes au contraire soutiennent que le choléra est une maladie spécifique, transmissible par un agent infectieux qui, alors même que le mode de contagion échappe aux investigations, n'en existe pas moins.

La découverte du bacille du choléra est venue confirmer pleinement cette manière de voir. D'après Koch, ce bacille ne manquerait jamais dans les selles des cholériques, affirmation fort discutée, il est vrai; il existerait dans les grains riziformes, à la surface des plaques intestinales, mais pas dans le sang. Le bacille virgule que l'on peut cultiver dans des milieux alcalins ne résiste pas dans un milieu acide ou privé d'humidité, et on est tenté de croire, étant donné sa faible résistance dans ces conditions, qu'il ne produit pas de spores. Le bacille du choléra peut se rencontrer dans le sol et dans l'eau, p. 71 et 134, et nous avons vu le rôle joué d'après Pettenkofer par les oscillations de la nappe d'eau souterraine dans les épidémies de choléra. Au point de vue du mode de contage il existe de grandes analogies entre la fièvre typhoïde et le choléra : infection par les selles, transport par l'eau de boisson. Quant au contage par l'air, il est moins certain quoique probable.

La désinfection des selles cholériques peut se faire surtout avec des acides, et il faudrait, d'après Klipstein, donner la préférence à l'acide phosphorique à la dose de 0,75 par litre de matières.

La prophylaxie du choléra comporte deux points différents : la défense de l'Europe contre l'importation du choléra des Indes, pays où il est endémique. Cette question fait partie de l'hygiène internationale (p. 525). La lutte contre le choléra importé : les mesures d'assainissement constituent le meilleur système de défense; l'exemple de l'Angleterre est à cet égard une démonstration suffisamment probante. En outre, la déclaration des cas suspects permet désormais un isolement rapide et une désinfection complète. Il va de soi qu'en temps d'épidémie les précautions individuelles s'imposent ; eau stérilisée, suppression des fruits crus, élimination de toutes les causes d'épuisement : surmenage, excès vénériens ou alcooliques, s'imposent. Nous n'insisterons pas sur les remèdes pour prévenir le choléra, le cuivre vanté par Burq est douteux, peut-être les antiseptiques intestinaux sont-ils indiqués et encore faut-il rappeler que Metchnikoff attribue l'immunité de quelques individus à la présence dans l'intestin d'autres microbes antagonistes du komma bacille.

L'immunisation par une innoculation préventive a été tentée depuis quelques années. En Espagne, la méthode de Ferran a été appliquée en grand, bien que sévèrement critiquée, elle paraît cependant, d'après le rapport très documenté du délégué américain, avoir exercé une certaine influence sur la marche de l'épidémie. Hafkin a préconisé l'emploi de deux virus successifs, virus faible et virus fort. Les vaccinations faites dans les Indes en assez grand nombre (25.000 en juin 1894) sont en faveur de la méthode. Sur des sujets placés dans les mêmes conditions, la mortalité a été pour les non-vaccinés de 3,31 p. 100 habitants et pour les vaccinés de 0,82. Il est certain que cette méthode paraît appelé à rendre de grands services, peut-être pourra-t-on un jour rendre la vaccination anticholérique obligatoire pour tous les pèlerins se rendant à la Mecque.

Peste. — La peste, qui a été assez fréquente en Europe du XV° au XVIIIe siècle, a disparu devant les progrès de l'hygiène. Elle existe encore en Turquie d'Asie, en Perse dans toutes les contrées où l'hygiène moderne n'a pas encore pénétré. La contagion est indiscutable, surtout par les objets.

La peste qui a ravagé Hong-Kong en 1894 a permis de poursuivre des recherches bactériologiques plus précises. D'après Yersin et Kitasato, il existerait un bacille spécifique que l'on trouve dans le pus des bubons et dans le sang. Le bacille résisterait un certain temps dans le sol humide, la lumière solaire agissant au contraire énergiquement sur lui. La prophylaxie est celle du choléra.

Fièvre jaune. — La fièvre jaune ou vomito negro a deux foyers endémiques : le golfe du Mexique et une partie des côtes du Brésil, la côte occidentale de l'Afrique. Elle est endémique dans tous les points de cette région situés sur le littoral et ayant une température moyenne supérieure à 20°. Il suffit de quitter Vera-Cruz et de gagner les hautes terres pour échapper au fléau.

Les habitants indigènes : blancs, métis ou nègres acquièrent une certaine immunité, mais qu'ils perdent, s'ils quittent le foyer épidémique. Les petites épidémies de fièvre jaune importées en Europe restèrent toujours très localisées, sauf dans les ports espagnols (épidémie de Cadix 1800-1804). Proust admet que le contage se fait par l'air, les moustiques joueraient également un rôle important, leurs piqûres étant autant d'inoculations. Le microbe n'a pas encore été nettement spécifié. Domingo Freire a isolé un criptococcus xanthogenicus et tenté des vaccinations avec des cultures atténuées de ce microbe. Ces recherches ont besoin d'être confirmées. La prophylaxie n'a rien de spécial. Les Européens doivent éviter le séjour sur le littoral pendant les périodes épidémiques, de mai en septembre par exemple, à la Vera-Cruz, et à cette époque gagner les *hautes terres*.

3° LES MALADIES TRANSMISES PAR LES ANIMAUX

La rage. — La rage est transmise par une véritable inoculation ; il faut que l'épiderme soit lésé pour que le contage se produise. Il est donc inutile qu'il y ait morsure par l'animal enragé. La bave seule appliquée sur une érosion suffirait pour déterminer la contagion. L'animal mordeur est surtout le chien 92 p. 100, puis vient le chat 6 p. 100 ; enfin le cheval et l'âne. En Russie les morsures de loups sont assez fréquentes.

Le nombre des individus mordus est assez considérable, mais ce n'est que depuis la découverte de Pasteur que l'on a pu établir une statistique, avant cette époque, les cas de rage étant presque toujours cachés aux autorités.

En 1894, 1387 personnes, dont 1161 Français, ont été amenées à l'Institut Pasteur, il y eut 7 décès, soit une mortalité de 0,50 p. 100, alors qu'avant le traitement les meilleures statistiques (hôpital de Vienne) donnent encore 12 à 17 p. 100. La plus faible mortalité avait été observée à l'Institut en 1892 : 0,22 p. 100.

Le traitement de la rage est encore simplement curatif, n'étant appliqué jusqu'ici qu'aux personnes mordues ;

peut-être pourra-t-on un jour tenter la vaccination préventive des chiens. Mais à l'heure actuelle la seule prophylaxie
possible est la surveillance des chiens.

L'impôt sur les chiens, très irrégulièrement perçu, n'a
pas diminué le nombre de ces animaux : évalué à 2 millions
en France. La muselière appliquée avec rigueur, a fait
disparaître presque totalement la rage dans les villes d'Allemagne ; la destruction des chiens errants organisée d'une
manière permanente et non intermittente serait peut-être
la mesure la plus pratique. Il suffirait de ne pas se laisser
émouvoir par la sensiblerie de quelques imbéciles et les
protestations ridicules de quelques journalistes ignorants.
Chaque fois que les applications vigoureuses des mesures
de police ont été faites pendant une certaine période, le
nombre des cas de rage a considérablement diminué.

La morve. — Les épidémies de morve, soit sous forme
de morve aiguë, soit sous l'aspect de morve chronique ou
farcin qui déciment si souvent les chevaux sont également
dangereuses pour l'homme.

C'est presque toujours par inoculation que la morve est
transmise du cheval à l'homme ; toutefois, le contage par
l'air ou par les aliments contaminés est possible. Dans
certains cas, il est difficile de constater l'origine de la contagion, l'individu atteint de la morve n'ayant pas été en
contact avec un cheval morveux.

Babes à cet égard a signalé de nombreux cas de morve
larvée ou latente, ne se manifestant par aucun symptôme
chez l'animal et pouvant néanmoins déterminer l'infection.
Heureusement Babes a isolé des cultures du bacille de la
morve une toxine : la malléine, analogue par ses effets à la
tuberculine de Koch. Il suffit d'en injecter une très faible
dose à un animal suspect, pour observer une réaction
fébrile, si cet animal est en puissance de morve. Nocard a
depuis appliqué cette méthode en la perfectionnant en
France.

Au point de vue prophylactique tout animal morveux
doit être déclaré et abattu sans délai (arrêt du 19 juillet 1881).
Tout animal suspect doit être soumis à l'épreuve de la

malléine, que les vétérinaires peuvent se procurer dans toutes les écoles vétérinaires. Vérifier en attendant l'intégrité des mains des hommes approchant les chevaux ; désinfection complète.

Charbon. — Le charbon ou sang de rate décimait autrefois les troupeaux, et on note encore de temps en temps des inoculations humaines. Alors que chez l'animal l'infection est généralisée, se produisant généralement par le tube digestif, chez l'homme, il s'agit presque toujours d'un accident au début localisé par la pustule maligne : l'inoculation se faisant par le derme. Dans quelques cas cependant on connaît des accidents internes dès le début : infection par la voie respiratoire des cardeurs de laine.

Les ouvriers qui manipulent les peaux fraîches et les laines sont les plus exposés.

Comme prophylaxie, la vaccination anticharbonneuse du bétail est la plus efficace. La désinfection rapide des peaux, enfin quelques précautions simples suffisent quelquefois pour diminuer le nombre des cas. En faisant porter aux débardeurs de peaux des chapeaux avec couvre-nuque en cuir, on a pu faire cesser les nombreux cas de charbon observés sur le cou et les épaules chez ces ouvriers.

4° LES MALADIES PARASITAIRES CUTANÉES

Les teignes. — Nous rangerons dans ce groupe la trichophytie du cuir chevelu, la trichophytie circinée, le sycosis, le favus et la pelade. Pour cette dernière seule le parasite n'a pas encore été isolé. Toutes ces affections qui atteignent le cuir chevelu ont deux caractères communs : leur contagion extrême et leur ténacité. Elles frappent surtout l'enfance, soit que cet âge présente une réceptivité spéciale, soit plutôt que les contacts sont plus fréquents : communauté de casquettes, de peignes et de brosses. Les filles sont généralement moins atteintes que les garçons, précisément parce qu'elles prennent plus de précautions et sont moins *communistes*.

Il suffit d'un enfant trichophytique pour infester une école. Signalons aussi la transmission par les animaux domestiques, surtout les chiens et les chats. Tout enfant atteint d'une de ces affections doit être isolé et écarté de l'école.

Il existe à Paris des écoles spéciales où on ne reçoit que des enfants teigneux et où ils peuvent en même temps poursuivre leur instruction et suivre le traitement, mais la place est absolument insuffisante et cette organisation n'existe pas en province.

Olivier se plaignait avec raison que l'inspection médicale dans les écoles était à cet égard complètement insuffisante.

Les instruments des coiffeurs : rasoirs, tondeuses, peigne, brosses, ont souvent servi de véhicule à la teigne, au favus et au sycosis notamment ; il serait des plus utiles de prescrire la désinfection de ces instruments chaque fois qu'ils ont servi. Déjà il existe un arrêté municipal à Lyon qui prescrit ces mesures.

Nous signalerons encore, comme voie de contage, les appuis en étoffe de wagons, où chaque voyage vient appuyer sa tête, l'emploi d'une casquette de voyage suffit pour éviter ce danger.

5° MALADIES VÉNÉRIENNES

La syphilis et la blennorrhagie constituent un groupe à part, entraînant une prophylaxie spéciale. Il est évident que le meilleur moyen prophylactique est de ne pas s'exposer au danger de l'infection ; mais il faut avouer que le conseil est rarement suivi et c'est à la société de protéger l'individu contre lui-même. Droit d'autant plus légitime que le sujet infecté devient un danger pour d'autres.

La syphilis d'ailleurs peut être propagée en dehors des rapports sexuels ; syphilis des souffleurs de verre, des médecins et des sages-femmes, contamination par les objets domestiques : verre, cultures, etc. En Russie, on attribue les grands ravages que la syphilis exerce sur les ouvrières des fabriques à l'habitude qu'elles ont de se passer de bouche en bouche la cigarette allumée.

La prophylaxie de la syphilis a paru résider surtout dans la réglementation de la prostitution. La suppression de *ce commerce* est impossible. De tous temps il y a eu des prostituées, et le développement des centres industriels, la suppression du travail en famille, l'extension du service militaire, le salaire infime de la femme, sont autant de causes qui ne peuvent que développer la prostitution.

La réglementation de la prostitution soulève de graves difficultés d'ordre social. Au point de vue de la liberté individuelle, la main-mise arbitraire de l'administration policière sur un certain nombre de femmes qui en réalité ne commettent pas un véritable délit doit répugner à tout esprit libéral. La provocation punie chez la femme alors qu'elle est tolérée chez l'homme est une inégalité flagrante, et nous comprenons la résistance rencontrée par les partisans de la réglementation. Mais à côté de ces objections des plus sérieuses, il faut reconnaître que la surveillance sanitaire des femmes se livrant à la prostitution paraît exercer une influence heureuse.

Nous n'avons comme base de comparaison que les statistiques militaires, la morbidité vénérienne civile étant, on le conçoit, inconnue. Or dans l'armée le nombre des vénériens croit en raison directe de la liberté accordée à la prostitution. En France, la réglementation a toujours été organisée, quoique très imparfaitement, et on ne saurait prendre l'armée française comme base. Mais en Angleterre, où les *contagions diseases Acts* ont été édictés, puis rapportés plusieurs fois, le fait est indisculable.

En 1864-1869, avec la liberté, 180 soldats pour 1.000, de 1870 à 1883, avec la réglementation 50 p. 100 ; enfin depuis 1883, après abrogation de la loi, le chiffre remonte à 134.

On lutterait encore avec avantage contre les ravages produits par la syphilis, si on consentait, abandonnant les idées arriérées de jadis, à soigner les vénériens comme des malades ordinaires, cherchant à les garder à l'hôpital par une administration douce et bien comprise jusqu'à leur guérison, ou tout au moins jusqu'à la disparition des accidents contagieux ; les encourageant à venir se faire soigner dès l'apparition de nouveaux symptômes. Enfin, à défaut des parents, il serait utile que dans les lycées et les collèges on montre aux jeunes gens, dans leurs dernières années d'études, les dangers des plaisirs suspects. L'Académie de médecine (1888), reclame des pouvoirs publics une loi de police sanitaire réglant et fortifiant l'intervention administrative en particulier à l'égard des mineurs. — Elle a fait mieux en demandant la délivrance gratuite des médicaments à tous les vénériens, la continuation du traitement pour les soldats rentrés au corps, la surveillance rigoureuses des débits de vins et des maisons clandestines.

DÉSINFECTION

La désinfection a pour but de détruire les agents pathogènes existant en un point donné. C'est sur la pratique même de la désinfection que reposent, en dehors de la vaccination préventive, toute la prophylaxie contre les maladies contagieuses.

Bien que de tout temps, les hommes aient songé à se défendre contre les miasmes, les contages, etc., les procédés employés manquaient de bases sérieuses. Les conceptions étaient purement empiriques. A l'exception du feu, agent de désinfection toujours excellent, mais peu pratique, on cherchait plutôt des désodorisants que des désinfectants proprement dits. Il fallait, en effet, l'introduction des conceptions nouvelles sur le rôle des germes, pour donner à la désinfection une base et un contrôle sérieux.

Nous étudierons successivement : la désinfection des linges, des vêtements, des selles et des crachats. La désinfection des locaux, enfin les appareils perfectionnés qui permettent la désinfection absolue, mais qui ont le tort d'être trop coûteux.

Désinfection des linges, des selles et des crachats. — Pendant le cours d'une maladie contagieuse il faut songer avant tout à la désinfection de tous les objets et déjections qui proviennent du malade. Nous verrons plus loin le parti immense que l'on peut tirer des grands appareils à désinfection pour la stérilisation des effets et linges contaminés. Mais ce système n'est applicable que dans les centres disposant d'un outillage de désinfection complet; c'est dire dans un très petit nombre de villes. On peut néanmoins obtenir par des procédés plus simples cette désinfection.

Pour le linge, le procédé le plus pratique, le moins coûteux, est certainement la lessive, Behring a montré qu'à 85° les spores du charbon ne résistaient pas à l'action de la lessive ordinaire. Or quand cette solution saline bout, sa température atteint 102 et même 103 degrés. Les petites lessiveuses de ménage conviennent parfaitement pour cette opération qui, malheureusement ne peut s'appliquer qu'aux linges proprement dits, les étoffes de laine et de soie supportant difficilement le lessivage.

Les solutions mercuriques : sublimé corrosif, biiodure, ont été souvent employées. L'action antiseptique des sels de mercure est hors de conteste, mais son emploi offre quelques inconvénients. Son efficacité même peut être illusoire en ce sens que les sels de mercure sont souvent précipités ou fixés par les autres métaux et que par suite, le taux de la solution est abaissé, ou bien encore les albuminoïdes coagulés forment une coque protectrice aux germes qu'elles englobent.

On obvie un peu à cet inconvénient en ajoutant de l'acide tartrique ou du sel marin, 1 à 7 grammes par litres de la solution.

Le sublimé ne peut être utilisé, ni pour la désinfection des crachats avec lesquels il forme une masse coagulée compacte mais non stérile, ni pour la désinfection des selles; les composés sulfureux toujours présents dans les selles, transforment les bichlorure en sulfure de mercure inactif.

L'acide phénique jouit encore d'une réputation qu'il doit surtout à son odeur pénétrante et à son emploi au début de l'antisepsie chirurgicale. Les premiers résultats obtenus avec les pansements phéniqués ont fait accorder à cet agent une puissance qu'il n'a certes pas.

En 1880, Miquel demandait que l'on stérilisât les solutions fortes d'eau phéniquée à 1 p. 20 et 1 p. 40, attendu qu'elles renfermaient des germes vivants!

A l'état de vapeur comme à l'état de solution, l'acide phénique est incapable d'assurer une désinfection réelle, il peut simplement gêner le développement de certains organismes, mais en favorisant le développement d'autres espèces. Il nous suffira de rappeler que c'est en utilisant des bouillons phéniqués que l'on a pu étudier le bacille d'Eberth.

L'*acide thymique* est encore moins actif, quoique plus caustique pour les tissus.

Les *crésols*, série de phénols supérieurs, possèdent des pouvoirs bactéricides plus énergiques, mais il faut les traiter par l'acide sulfurique pour les rendre solubles dans l'eau.

Le *crésyl* ou *créoline* est constitué par des crésols en solution neutre, mais maintenus en suspension par un savon résineux, avec des carbures d'hydrogène.

Les *solvéols* sont des mélanges de crésols avec des salicylates.

Les *solutols*, des mélanges de crésols et de crésylate de soude.

Le *lysol*, une solution de crésols dans le savon.

Le *saprol*, une solution de crésol dans une huile minérale.

Tous ces produits, qui diffèrent peu les uns des autres, possèdent des propriétés analogues ; leur puissance bactéricide dépend, évidemment, de leur richesse en différents crésols. Il est regrettable qu'une réclame éhontée entraîne le public à croire à l'efficacité certaine de ces substances employées sans méthode.

L'eau de javel, l'hypochlorite de chaux, trop souvent employé par les blanchisseuses dans un but nullement hygiénique, constitue pour le linge un très bon désinfectant, même à faible dose, c'est-à-dire à la dose où il est à peu près inoffensif pour les tissus.

La désinfection des crachats et des selles est possible par le sulfate de cuivre (7 grammes par litre) et le crésyl. Ce sont les agents qui ont donné les meilleurs résultats à Vincent. Pour les crachats, on peut encore soumettre les crachoirs à l'ébullition en milieu alcalin, c'est-à-dire à 104°.

La stérilisation bactériologique absolue des matières fécales et liquides des fosses d'aisances, principalement lorsqu'elles sont putréfiées ou mélangées à la terre, est pratiquement irréalisable, à moins d'élever à un taux considérable et, par conséquent, fort coûteux, la proportion des désinfectants.

A des doses moyennes et acceptables de ces derniers, il persiste toujours, dans les selles, un certain nombre de bactéries, la plupart appartenant au genre bacillaire et pourvues de spores, qui fécondent invariablement les milieux de culture. La nature de ces microbes si résistants étant, d'ailleurs, inoffensive, on peut les négliger dans la pratique, et l'on est forcé de rechercher seulement une désinfection relative qui, tout en se rapprochant le plus possible de la désinfection totale, amènera, du moins, sûrement la mort : 1º des microbes pathogènes; 2º du·bacillus coli communis; 3º des bactéries de la putréfaction.

Le meilleur agent de désinfection des matières fécales et du contenu des fosses d'aisances est le *sulfate de cuivre*. En vingt-quatre heures, on obtient une désinfection sufisante avec 7 grammes à 8 gr. 50 de sulfate de cuivre pour 1.000 centimètres cubes de matières, soit 7 kilogrammes à 8 kil. 500 pour 1 mètre cube.

La désinfection des selles typhoïdiques au bout du même temps s'obtient avec 6 grammes de sulfate de cuivre pour 1.000 centimètres cubes de déjections. Celle des déjections cholériques réclame 4 grammes de sel. Le bacille virgule a disparu après douze heures d'action.

Ces expériences ont montré, en outre, que certaines causes sont susceptibles d'altérer les effets de la désinfection.

1º Les selles pathologiques, qui sont en général très fluides et renferment des micro-organismes pathogènes moins résistants que les saprophytes, sont plus aisément désinfectées que les matières fécales normales, dont la consistance et la composition microbienne offrent une plus grande résistance à l'action des antiseptiques.

2º La stérilisation des matières fécales est nettement influencée par la température ambiante; toutes choses égales d'ailleurs, elle est plus rapide et exige une proportion d'antiseptiques moindre en été qu'en hiver.

3° Le degré d'alcalinité des vidanges influe également beaucoup sur les effets des désinfectants, en particulier du sulfate de cuivre et du chlorure de chaux. Lorsque le liquide des vidanges est ancien et putréfié, il contient de fortes proportions d'ammoniaque, qui décomposent le sulfate de cuivre et atténuent, en grande partie, ses effets.

Conduit par ces résultats à étudier les résultats fournis par l'action simultanée du sulfate de cuivre et d'une faible quantité d'acide minéral destiné à neutraliser l'alcalinité des matières, les matières fécales étant acidifiées à l'aide d'une quantité d'acine sulfurique égale à 10 pour 1.000, M. Vincent conclut que :

Pour les selles normales, putréfiées ou non, mélangées à de l'urine, et à la température de 16 degrés en moyenne, la désinfection est obtenue en vingt-quatre heures, lorsque l'on emploie une proportion de sulfate de cuivre égale à 6 grammes pour 1.000 centimètres cubes ou 6 kilogrammes par mètre cube;

2° Pour la désinfection des selles typhoïdiques et la destruction du bacille d'Eberth, la proportion de sulfate de cuivre n'est plus, dans les mêmes conditions de température, que de 5 grammes pour 1.000 centimètres cubes ou 5 kilogrammes par mètre cube d'excrément;

3° Il suffit de 3 gr. 5 du même désinfectant pour neutraliser 1.000 centimètres cubes de matières contenant le bacille du choléra.

Dans les deux derniers cas, la désinfection est obtenue en douze heures de contact des matières et de l'antiseptique.

Le sulfate de cuivre a donc de grands avantages, il coûte un prix très modique, 0,60 le kilogramme; on le rencontre partout dans les campagnes, enfin il n'est pas dangereux. L'académie de médecine a recommandé en effet d'additionner les paquets de sublimé confiés aux sages-femmes de sulfate de cuivre, parce que, grâce à ses propriétés vomitives, il porte en lui son contrepoison.

En Allemagne, on a préconisé l'emploi de la tourbe pour la désinfection des selles; les observations de Gartner sont en réalité peu favorables à l'emploi de cette substance qui n'agit qu'en milieu acide.

Désinfection par la chaleur. — Dès les premières recherches bactériologiques, on reconnut que de tous les procédés applicables à la destruction des micro-organismes, le plus certain était la chaleur. La marmite de Papin, permettant d'obtenir une température supérieure à l'eau bouillante à l'air libre, constituait un excellent appareil et toutes les cultures soumises à cette épreuve étaient stérilisées. Mais la marmite de Papin, devenue l'autoclave si répandue dans les laboratoires, présentait le grave inconvénient de n'être pas pratique dans la désinfection courante.

Les étuves à air chaud furent tout d'abord employées, mais elles présentent de sérieux inconvénients, dont le plus grave est que l'air sec chauffé à 115° ne possède pas le pouvoir stérilisant dont est douée la vapeur d'eau à cette température. M. Pasteur a constaté que les spores des moisissures peuvent ne pas être détruites par leur maintien dans l'air à 122°; M. Miquel a démontré que les spores de plusieurs bacilles résistent plus de deux heures à une température de 145° dans les étuves à air surchauffé. D'ailleurs, au delà de 120°, la fibre du linge commence à souffrir, elle se dessèche outre mesure, perd de sa solidité, et, si le linge est blanc, il commence visiblement à roussir; la laine, les tissus d'origine animale sont fortement compromis.

D'autre part, la température indiquée par les thermomètres placés dans l'étuve est loin d'être atteinte dans l'intérieur des matelas et des objets un peu volumineux. Quand le thermomètre indique dans l'étuve 130°, un autre appareil à maxima placé dans l'intérieur du matelas ne monte qu'à 60° et tous les tubes ensemencés placés à côté de ce thermomètre restent ensemencés.

Les étuves à air sec sont désormais condamnées. En Allemagne Koch, Gaffky préconisèrent les étuves à vapeur en recommandant d'ajouter à l'eau quelques substances

salines, du sel de cuisine simplement pour élever le degré
d'ébullition.

Les appareils à vapeur circulante, ou fluente sans pression sont encore aujourd'hui em-
ployés, surtout en Allemagne. Il y
a lieu de distinguer au point de vue
de l'action bactéricide la vapeur dor-
mante et la vapeur circulante. La
seconde est beaucoup plus active.
On constate en effet, lorsqu'on place
des thermomètres à maxima dans
l'intérieur des objets soumis à un
courant de vapeur chauffée à la pression normale ; on note des températures de 105°. Il est difficile d'in-
terpréter ce fait. Peut-être est-ce dû
à une certaine condensation de vapeur d'eau, qui restitue ainsi au
milieu ambiant et aux objets les 537
calories disponibles.

Quoi qu'il en soit, le fait a été
maintes fois constaté.

Nous verrons plus loin que ces
appareils ne donnent pas la sécurité
absolue que l'on trouve avec les
étuves à vapeur sous pression. Mais
comme ils ont néanmoins donné
d'excellents résultats à l'étranger,
en France même, on revient timi-
dement à leur emploi parce qu'ils
ont le double avantage d'être moins
coûteux et plus faciles à manier par
des gens inexpérimentés ; nous devons en citer quelques types :

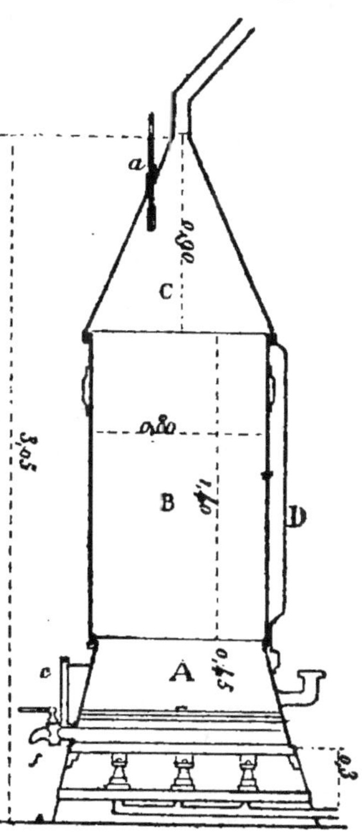

Fig. 74. — Etuve à
désinfection de Flugge.

A, chaudière en cuivre. —
B, cylindre en tôle surmonté
d'un chapeau conique C. —
D, enveloppe isolante. — *a*,
thermomètre au-dessus du-
quel est le tuyau de départ
de la vapeur. — *e*, indicateur
du niveau. — *f*, appareil à
gaz.

Etuve de Flugge. — Cet appareil d'un prix modique
(450 francs) est constitué par une chaudière A de 80 litres
chauffée au gaz. Sur la chaudière se trouve un cylindre B
en tôle, portant un chapiteau conique, le tout étant fermé

herméliquement par des obturateurs hydrauliques. Les objets à désinfecter sont placés en B pendant une heure et, demie au plus.

L'*étuve Thursfield* repose également sur le même principe : elle est montée sur chariot, qui permet de la transporter d'un point à un autre. En *a* se trouve le foyer, la vapeur formée dans le générateur *b* passe par les tuyaux *d e* dans la chambre de désinfection *f* pour s'échapper en *g*.

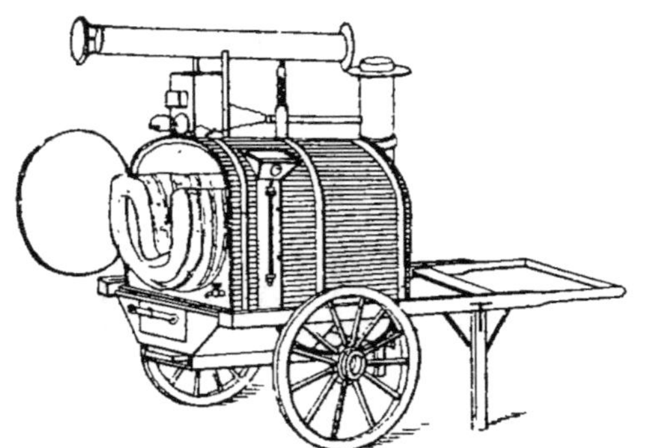

Fig. 72.
Etuve Thursfield.

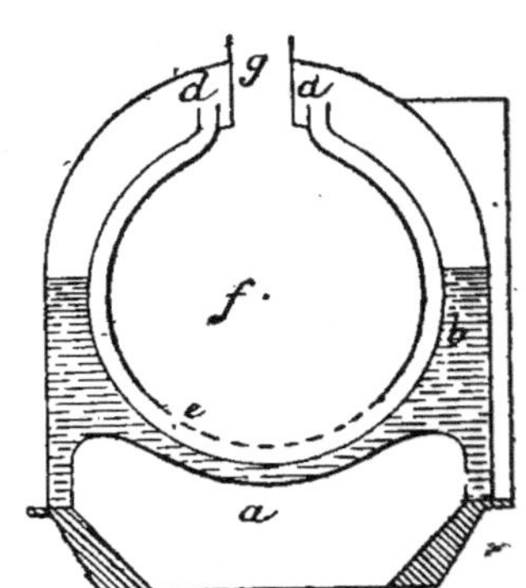

Fig. 73. — Etuve Thursfield.
Coupe transversale.

L'étuve oscillante de Reck se compose d'un cylindre en tôle B, mobile autour d'un axe horizontal lequel porte à ses deux extrémités deux galets *a* qui permettent de faire avancer ou reculer l'étuve le long de deux rails fixés sur un support.

· L'extrémité supérieure du cylindre porte le tuyau d'arrivée de la vapeur A : un tuyau latéral sert à l'écoulement de l'eau de condensation. Dans l'intérieur du cylindre, les objets sont garantis contre la chute de l'eau de condensation par un écran de fil de fer galvanisé doublé de feutre *c* qui dirige cette eau le long des parois du cylindre. Les objets sont placés dans un panier fait en tôle métallique doublée de feutre.

L'extrémité inférieure du cylindre est fermée par un couvercle mobile D et porte le tuyau d'échappement de la vapeur E qui aboutit d'autre part dans le double fond d'un récipient K qui porte un couvercle H et qui est rempli de ca..oux reposant sur un fond percé de trous i ; le fond inférieur est formé par une tubulure qui plonge dans un vase p rempli d'eau destinée à faire occlusion hydraulique.

L'étuve étant placée horizontalement, son extrémité inférieure est amenée dans une ouverture circulaire qui est

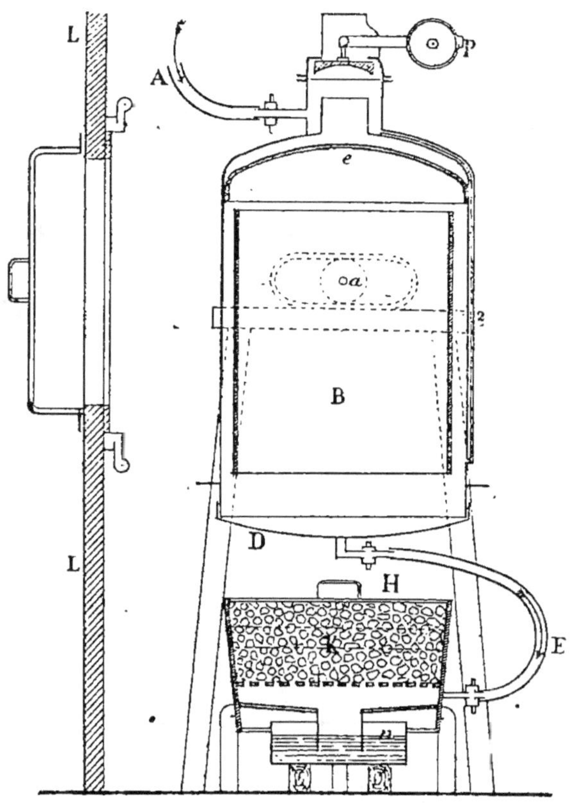

Fig. 74. — Étuve oscillante de Reck. (Position durant l'opération.)

normalement fermée par un couvercle I et qui donne dans le compartiment des objets infectés : on garnit l'étuve, on la ramène dans la position verticale, on ferme la communication au moyen du couvercle l, on place le couvercle D et le tuyau de raccord E et on fait arriver la vapeur qui circule à travers l'étuve et vient se condenser dans le récipient K en chauffant la couche de cailloux.

Pour opérer le séchage, on enlève les couvercles D et H, on établit la communication entre l'étuve et le récipient K par un ajutage tronconique et on retire le vase formant occlusion hydraulique. L'air extérieur pénètre par l'orifice inférieur, s'échauffe au contact de la couche de cailloux,

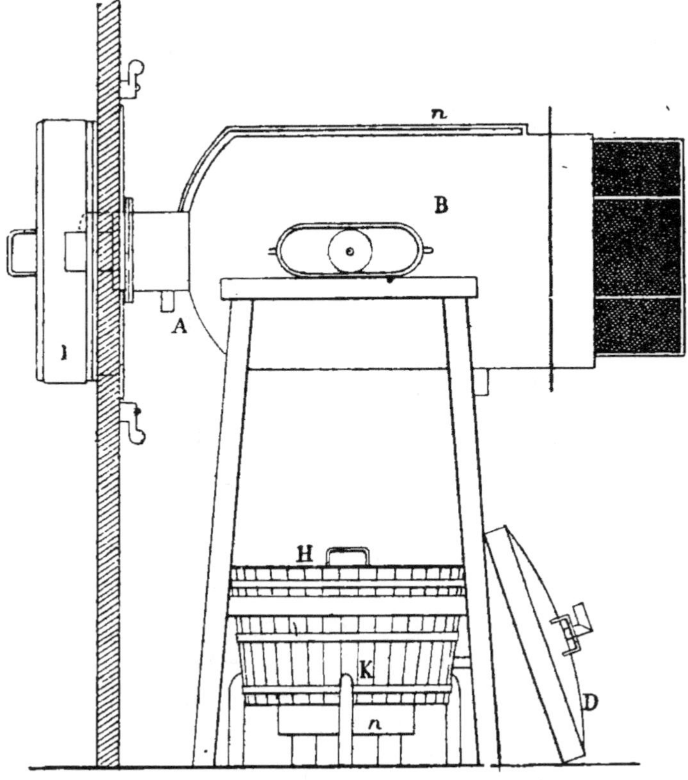

Fig. 75. — Étuve oscillante de Reck. (Position à la fin de l'opération.)

passe à travers les objets qu'il sèche et sort par la valve supérieure qui est ouverte à ce moment à l'aide du contre-poids P.

Cela fait, on retire l'ajutage, on ramène le cylindre dans la position horizontale (indiquée par la figure 159), le fond tourné cette fois du côté du compartiment des objets épurés, celui-là même où est installé l'appareil, et on retire les objets.

Une étuve cubant 140 décimètres d'espace utile coûte 330 francs ; celle qui cube 260 décimètres coûte 416 francs. A cela il faut encore ajouter une centaine de francs d'accessoires, sans compter le couvercle du générateur de vapeur 180 francs.

Le temps que met la température à atteindre 100° C. au centre des objets est relativement court ; dans les expériences de V. Budde, il a varié, à peu d'exceptions près, entre 10 et 13 minutes. Même avec les objets les plus compacts et les plus mauvais conducteurs pour la chaleur, comme avec un paquet formé d'un oreiller, fortement bourré de plumes, plié en deux et roulé dans une couverture pliée en deux, la température centrale de 100° C. était atteinte dans un temps variant entre 20 et 30 minutes. Cela est peu, surtout si l'on considère que dans la pratique, à part les balles de chiffons, on a rarement à faire à des ballots aussi serrés et aussi volumineux.

Étuves à vapeur sous pression. — En France le type des étuves à vapeur sous pression (Geneste et Herscher)

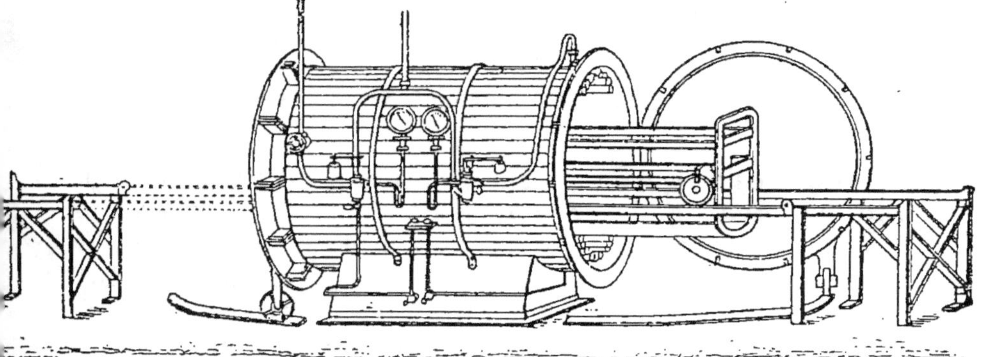

Fig. 76. — Étuve fixe Geneste et Herscher à vapeur humide sous pression.

est le plus répandu. Les expériences faites par Grancher à l'hôpital des Enfants, puis par la commission lyonnaise, ne laissent aucun doute sur leur puissance protectrice. Avec une pression de 1/2 atmosphère, on obtient une température uniforme de 112° jusque dans la profondeur des matelas et la désinfection est absolue en 15 minutes.

L'étuve est constituée par une chambre à désinfection cylindrique fermée aux deux extrémités par des portes, fermant à l'aide de boulons à bascule Un joint hermétique assure l'étanchéité sous la pression nécessaire. Un générateur de vapeur amène celle-ci sous une pression de 2 kilogramme, mais dans la chambre on ne doit pas dépasser 1/10 correspondant à 115°.

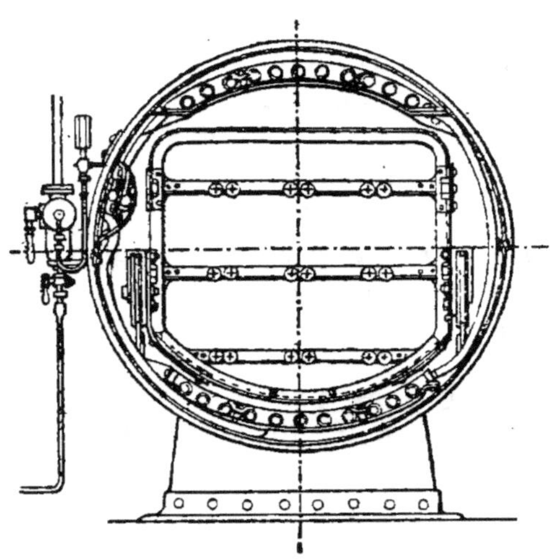

Fig. 77. — Coupe transversale de l'étuve Geneste et Herscher.

Un dispositif spécial, permet de purger d'air tout l'appareil, par une simple décompression entre deux pressions. Grâce à cette précaution, la vapeur d'eau à 115° pénètre partout. Quand la stérilisation est faite (15 minutes à 115°), on détermine de nouveau un violent courant d'air qui entraîne l'eau condensée, de sorte que les objets sortent asséchés. Un matelas n'augmente pas de plus de 500 gr.

Le point essentiel pour assurer la désinfection absolue, est la *purge* complète de l'air. Ce que l'on constate, quand on voit le jet au moment de la purge sortir franchement nébuleux.

Outre le grand modèle pour hôpitaux, lazarets et stations publiques de désinfection, la maison Geneste et Herscher construit pour les petits établissements hospitaliers, un modèle plus petit mesurant 1^m,10 de diamètre et 2^m,10 de longueur et cubant 2 mètres. Elle construit pour les navires un type spécial du même cubage, avec des dispositions qui

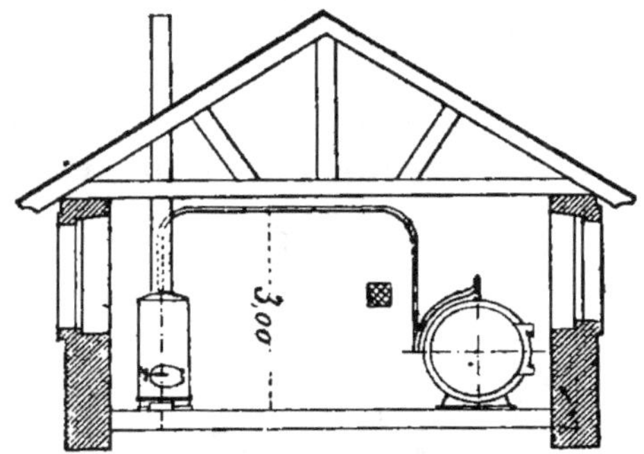

Fig. 78. — Pavillon pour étuve à désinfection. — Coupe.

en permettent l'aménagement facile et réduisent l'encombrement au minimum à bord. Le chariot, destiné à recevoir les objets à épurer, est soutenu à l'intérieur de l'étuve par deux rails en fer; à l'extérieur il roule sur une voie

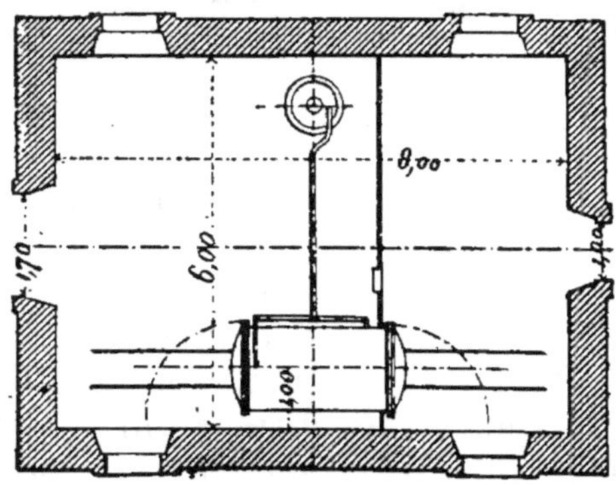

Fig. 79. — Pavillon pour étuve à désinfection. — Plan.

ferrée dont les rails articulés se rabattent après que l'on a ouvert la porte sur les extrémités des rails intérieurs de l'étuve. La vapeur est empruntée à l'un des générateurs du bord ; elle arrive dans une boîte de séparation en fonte et se répartit dans deux tuyauteries aboutissant l'une aux batteries de chauffe, l'autre à l'intérieur même de l'étuve.

Ces étuves se placent en général sur le pont sous la passerelle, à proximité d'une conduite de vapeur ; elles sont destinées à assurer la désinfection pendant la traversée et à faire accorder plus facilement et plus rapidement la libre pratique.

La même maison construit une étuve locomobile (fig. 80) dont la chambre de désinfection cube $1^{m3},80$ et est fixée

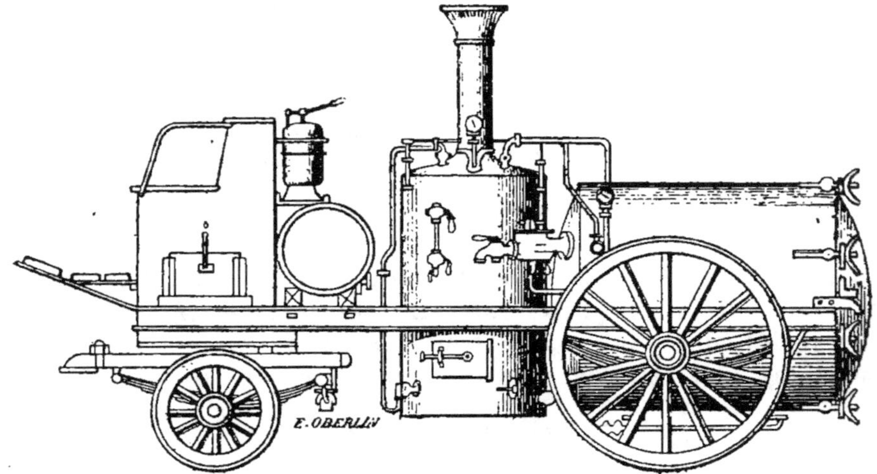

Fig. 80. — Étuve locomobile Geneste et Herscher.

avec sa chaudière sur un même train de voiture, tout l'ensemble pèse **2.300** kilogrammes et est traîné par un cheval ou par deux si les chemins sont difficiles ou montent. Un réservoir d'eau et une caisse à charbon sont annexés à l'étuve à laquelle habituellement on associe encore un appareil pulvérisateur. Une disposition spéciale consistant en une voie suspendue terminée par un crochet qui retient le chariot, facilite le placement des objets dans l'étuve. Il faut vingt minutes pour mettre la chaudière sous pression. Ces étuves qui fonctionnent à proximité des foyers d'infection, ont déjà rendu et rendront de plus grands services encore.

Le chaland à désinfection est une étuve locomobile allant sur l'eau ; il est destiné à être amené bord à bord avec le navire à désinfecter. Les dimensions du chaland varient entre 20 et 30 mètres de long sur 7 et 8 de large. La coque, qui est en fer, comprend un compartiment pour les désinfecteurs, un magasin, une caisse à eau et la soute à charbon.

Le chaland est surmonté d'un roof recevant les trois appareils à désinfection ; ce roof est éclairé par six fenêtres et est muni de deux portes à coulisses pour l'accès et la sortie des objets à désinfecter ; une cloison divise le roof en deux compartiments destinés l'un aux objets infectés, l'autre aux objets épurés. L'étuve à désinfection encastrée dans la cloison a une ouverture dans chacun de ces compartiments. La chaudière est à l'arrière du roof. Un ou deux appareils pulvérisateurs complètent l'outillage de désinfection.

Ces chalands ne fonctionnent bien que dans le port, et encore lorsque la mer n'est pas trop houleuse. Leur emploi est assez restreint et la désinfection se fait mieux avec une étuve locomobile ordinaire amenée sur le pont.

Le grand modèle de l'étuve Geneste et Herscher cube 3 mètres, et coûte 4.600 francs sans la chaudière, et 5.980 francs avec la chaudière et tous les accessoires. Le petit modèle qui cube 2 mètres coûte 3.300 francs et 1.100 francs de plus avec une chaudière. L'étuve locomobile tout agencée coûte 6.700 francs.

Les dépenses journalières du fonctionnement sont pour le grand modèle : le salaire du chauffeur 5 francs et 100 kilogrammes de charbon 2 fr. 50, ce qui donne 7 fr. 50. Pour ce prix on peut désinfecter 60 matelas par journée de dix heures, ce qui revient à 0 fr. 15 par matelas. On peut, dans le même espace de temps, désinfecter 2.000 kilogrammes de vêtements, linge, couvertures, etc, ; ce qui revient à un peu plus de un demi-centime par kilogramme. Avec l'étuve locomobile les frais sont les mêmes. On peut désinfecter en dix heures de 20 à 30 matelas et 1.000 kilogrammes de linge, vêtements, couvertures, etc. ; ce qui revient à 0 fr. 30 par matelas et à 0 fr. 01 par kilogramme de linge. Avec les étuves à vapeur humide sous pression, la dépense de combustible est trois fois moindre qu'avec celles à courant de vapeur, sans compter que la désinfection est d'une efficacité bien plus absolue avec les premières.

Cette diminution dans les frais courants compense largement la différence dans les prix d'achat, et en particulier pour les grands établissements où les opérations de désinfection sont fréquentes, il faut donner la préférence aux étuves à vapeur humide sous pression.

On devra toujours s'arranger autant que possible pour faire plusieurs étuvées de suite, attendu que la première revient toujours plus cher à cause de la vapeur consommée pour le chauffage de l'appareil, et que le prix moyen de chaque opération est d'autant plus élevé qu'on en fait moins dans la même séance.

Étuve Vaillard et Besson. — Les étuves sous pression de Geneste et Herscher ont le grave inconvénient d'être d'un prix très élevé, prix qui effraie les petites municipalités. Aussi a-t-on cherché à obtenir les mêmes résultats à moins de frais. Telle l'étuve Vaillard et Besson basée sur le même principe : circulation de vapeur d'eau sous pression, mais avec un outillage réduit au minimum.

Enfin nous croyons devoir donner ici les conclusions adoptées par le congrès d'*Hygiène* de Buda-Pest en 1894 établissant les minimum de garanties pour un appareil de désinfection :

1° La température ne doit pas y varier, ou varier d'un degré au plus, dans toutes les parties de l'appareil, ainsi que dans les objets qu'on y place ;

2° Après la désinfection, la traction au dynamomètre des objets désinfectés ne doit pas témoigner d'une différence sensible dans le degré de résistance ;

3° Les couleurs des étoffes ne doivent pas être altérées ;

4° Les étuves doivent être munies d'appareils enregistreurs dont les feuilles puissent être contrôlées à toute réquisition.

Désinfection des locaux. — La désinfection des objets, linges, effets, etc., peut être effectuée par plusieurs procédés, et nous venons de voir qu'on peut en réalité réaliser une aseptisation suffisante avec assez de facilité, au moins pour les linges. Mais la question est plus complexe quand il s'agit de désinfecter les locaux contaminés.

Pour le sol, qu'il s'agisse d'un carrelage ou d'un plancher, il est encore facile de procéder à un lavage complet et répété, soit avec de la lessive bouillante, excellent antiseptique si facile à se procurer à la campagne surtout, soit avec des solutions antiseptiques : sublimé corrosif 1 p. 2,000, additionné de sel marin ou d'acide tartrique, acide phénique en solution à 2 ou 5 p. 100, crésyl à 2 p. 100, lysol à 5 p. 100, sulfate de cuivre à 5 p. 100.

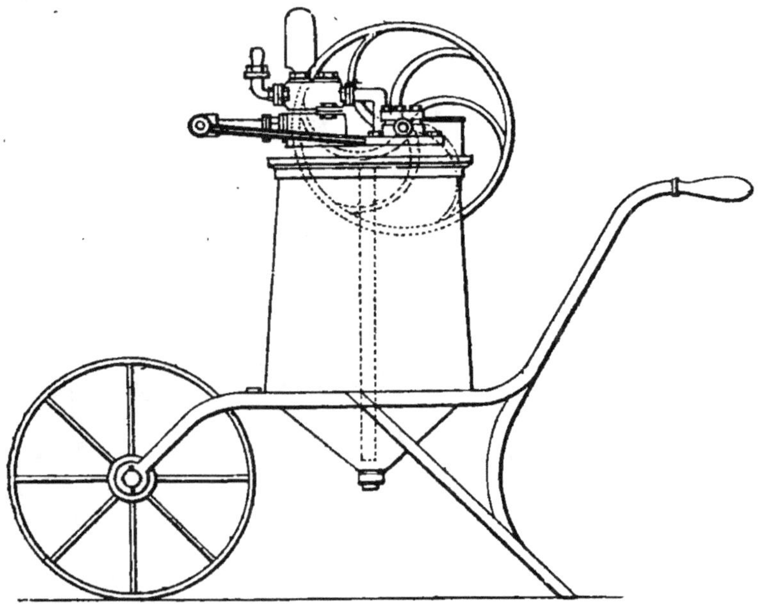

Fig. 81. — Pulvérisateur Geneste et Herscher. — Type A.

Mais pour les parois souvent couvertes de papiers ou de tentures que l'on ne veut pas détruire, pour les meubles que l'on ne peut passer à l'étuve, le problème de la désinfection se complique.

On utilise souvent des pulvérisations faites avec les solutions antiseptiques signalées plus haut, à l'aide de vaporisateurs, soit très élémentaires comme les projecteurs Loriot, soit plus puissants et plus énergiques comme les pulvérisateurs Geneste et Herscher.

La désinfection par pulvérisation, bien qu'adoptée

actuellement par la plupart des administrations sanitaires,
est théoriquement du moins, insuffisante. La pénétration
des substances antiseptiques est assez problématique, et il
y a lieu de s'adresser à une méthode de pénétration plus
intense.

Miquel s'est attaché à étudier l'action des différents gaz

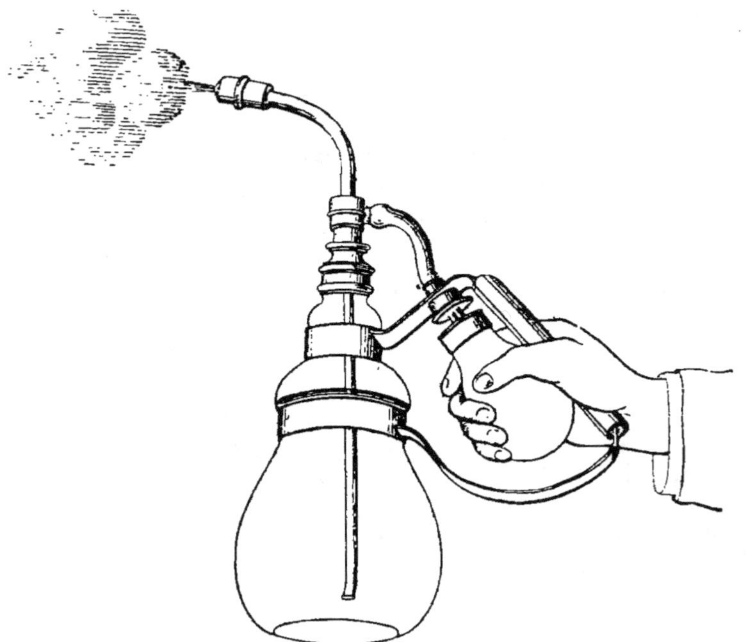

Fig. 82. — Projecteur Loriot.

ou vapeurs sur les poussières sèches des appartements, c'est
évidemment le seul procédé qui permette d'atteindre une
destruction réelle et complète de tous les germes pathogènes. Miquel fait d'ailleurs remarquer que la stérilisation
dans le sens bactériologique du mot, c'est-à-dire le sens
absolu, est chose à peu près impossible.

La désinfection une fois opérée, on rencontre toujours
sur les murs et sur les planchers, des espèces microbiennes
en faible quantité, mais qui troublent encore les bouillons
d'essai. D'après lui, ces microbes proviennent des pous-

sières qui pénètrent incessamment dans les locaux par toutes les fissures. Ces microbes n'ont donc rien de commun avec ceux qu'a détruit la désinfection et qui étaient constitués surtout par les germes dangereux. « Qu'importe alors la venue de quelques bactéries aériennes quand la suppression de ce foyer est parfaite et que la maison où la désinfection a été opérée cesse de compter parmi celles dont les poussières peuvent semer les maladies par le chemin de l'atmosphère. »

L'acide sulfureux est peut-être le désinfectant le plus anciennement employé, son utilisation a précédé les théories microbiennes. Aujourd'hui il est discuté, attaqué par les uns, qui lui reprochent de ne pas atteindre tous les micro-organismes, défendu par les autres, qui se contentent d'une action réelle, sans vouloir demander dans la pratique le rigorisme absolu des expériences de laboratoire. C'est surtout Wolffhugel qui jeta le cri d'alarme contre l'inefficacité de l'acide sulfureux. Depuis ce travail de 1881 on a réhabilité ce gaz et au conseil municipal de Paris, Vaillant demandait que l'on délivrât dans toutes les pharmacies, au prix de revient, des solutions concentrées d'acide sulfureux pur dans l'eau. Les recherches poursuivies à cette occasion par Miquel tendent à montrer que l'acide sulfureux est souvent inefficace, mais toutefois Miquel fait des réserves, l'étude poursuivie par lui ne portant pas sur les microbes pathogènes.

On admet généralement qu'il faut 18 à 25 grammes de soufre par mètre cube pour assurer une désinfection. L'avantage de la désinfection par le soufre est d'être peu coûteuse, pratique, mais elle offre quelques inconvénients, la pièce ne peut être habitée au moins pendant trois jours, les tentures, les rideaux sont souvent détériorés.

L'aldéhyde formique. — Nous n'insisterons pas sur les autres gaz ou vapeurs proposés, la liste en est longue, mais nous devons cependant signaler les recherches dernières de Miquel sur l'aldéhyde formique. Les résultats obtenus avec cet aldéhyde, et consignés dans le travail déjà cité du savant directeur du laboratoire de Montsouris sont des plus encourageants, et tout permet de penser que leur application pourra se faire dans la médecine rurale. Les vapeurs d'aldéhyde formique en solution à 1/1600 suffisent pour détruire à la longue la spore charbonneuse ; mais avec des solutions moins homéopathiques, à 1 p. 100 par exemple cette action bactéricide est beaucoup plus rapide, et là où l'acide sulfureux à haute dose, les pulvérisations de sublimé à 1/1000 ont échoué, l'aldéhyde formique dilué a suffi pour aseptiser la pièce.

C'est qu'outre leur pouvoir microbicide si énergique, les vapeurs d'aldéhyde formique possèdent la propriété précieuse d'être très pénétrantes, c'est-à-dire d'aller détruire les microbes dans la profondeur des sédiments accumulés sur une grande épaisseur. Comme technique, rien de plus simple ; on peut charger une pièce de vapeur d'aldéhyde :

1° En aspergeant et arrosant les planchers avec une solution à 1 p. 100 ;

2° En exposant les solutions d'aldéhyde (1 à 5 p. 100) dans des cuvettes de bois, de porcelaine ou de grès ;

3° En comburant lentement l'alcool méthylique dans des lampes spéciales entourées d'une toile de platine. Cette disposition étudiée par Cambier permet d'obtenir un rendement considérable d'aldéhyde. Adnet a construit un appareil en réalité assez simple et d'un prix relativement peu élevé, mais trop cher encore, pour entrer dans la pratique des particuliers.

Miquel donne encore, à défaut de la lampe, un procédé des plus pratiques.

Dans une dissolution concentrée d'aldéhyde formique marquant 1,07 à 1,08 au densimètre, on dissout du chlorure de calcium cristallisé de façon à amener le liquide à posséder une densité de 1,20. Cette solution sert à humecter des linges qu'on étend dans les locaux à désinfecter. On laisse ces grandes pièces de toiles, des draps par exemple, exposés pendant vingt-quatre heures. L'air se charge très rapidement de vapeurs aldéhydiques. Miquel a remarqué que l'emploi du chlorure de calcium ralentit et par suite prolonge la durée de l'évaporation.

L'aldéhyde formique peut être livré aux municipalités,

au public même à un prix très peu élevé, et nous croyons pouvoir affirmer qu'avec le développement que prendra fatalement sa fabrication, quelques francs, peut être moins encore, suffiront pour amener la désinfection complète d'une pièce contaminée. C'est certainement le désinfectant qui aujourd'hui réalise les desiderata de l'hygiéniste : efficace, peu coûteux, facile à manier, non toxique. Son seul défaut est de laisser, après la désinfection, une odeur persistante.

A côté de l'aldéhyde formique, nous devons signaler l'hypochlorite de soude, c'est-à-dire l'eau de Javel ordinaire. L'action de ces vapeurs est très nette, égale même à celle du chlore en vapeur, et en tout cas c'est un produit plus maniable, très répandu et d'un bas prix. Les étoffes ont bien paru résister à l'action de ces vapeurs, mais les métaux sont attaqués et les papiers souvent décolorés.

Miquel range ainsi les bactéricides gazeux d'après leur puissance :

1º L'aldéhyde formique ;
2º Le chlore gazeux ;
3º Le gaz acide chlorhydrique ;
4º L'hypochlorite de soude ;
5º Le chlorure de Benzyle.

L'aldéhyde formique et le chlorure de Benzyle, à l'état de gaz, paraissent seuls destinés à être utilisés pour la désinfection des appartements garnis, les objets mobiliers craignant les dégradations, même superficielles.

Le chlore, le gaz acide chlorhydrique, l'hypochlorite de soude se prêtent bien à la désinfection des locaux dépourvus de meubles ou de tentures.

CHAPITRE XII

LÉGISLATION SANITAIRE FRANÇAISE

La législation sanitaire comprend l'ensemble des dispositions légales et administratives qui ont pour but de préserver et de maintenir la santé publique. Ces dispositions sont de deux ordres, les unes comportent les mesures à prendre, les autres instituent les agents chargés de faire exécuter ou d'appliquer celles-ci (A.-J. Martin).

Nous n'étonnerons personne en disant que dans notre pays les dispositions du deuxième ordre sont beaucoup plus nombreuses que les premières. En réalité, le nombre des fonctionnaires chargés officiellement de veiller à la santé publique est plus que suffisant; il n'en est pas de même malheureusement et de leur pouvoir et quelquefois aussi de leur compétence. Un certain nombre de situations sont surtout honorifiques, très peu rétribuées, recherchées simplement par suite du désir qu'a tout Français d'être fonctionnaire et d'être décoré, ne fût-ce que du ruban violet.

A l'heure actuelle, par un contraste frappant avec la centralisation à outrance qui immobilise la France, c'est au pouvoir municipal que la salubrité publique est confiée. La loi du 14 décembre 1789 précisait dans son article 50 que « les fonctions propres au pouvoir municipal sous la surveillance et l'inspection des assemblées administratives sont... de faire jouir les habitants des avantages d'une bonne police, notamment de la propreté, de la salubrité, etc. Depuis, toutes les lois sur l'organisation municipale ont confirmé cet arrêté de l'Assemblée nationale, et la dernière loi qui régit la matière (5 avril 1884) déclare que, art. 97 : la police municipale a pour objet d'assurer le bon ordre, la sûreté et la salubrité publique. Elle comprend notamment... § 6, le soin de prévenir, par des précautions convenables et celui de faire cesser, par la distribution de secours nécessaires, les accidents et les fléaux calamiteux;

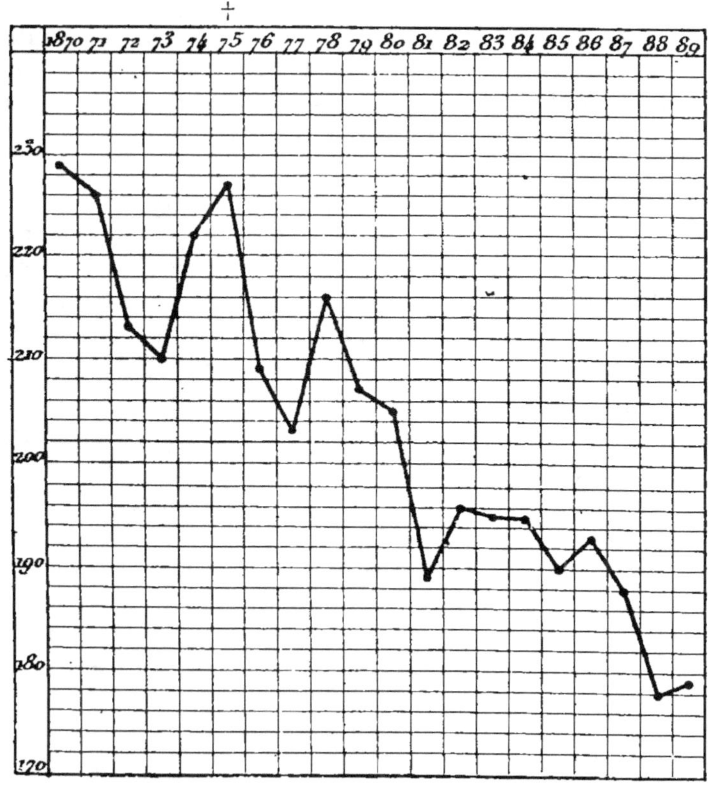

Fig. 83.

Taux de la mortalité en Angleterre de 1870 à 1889 (Monod).

Les chiffres de la colonne verticale indiquent le nombre des décès par 10 000 habitants.

† Année de l'application de la loi sanitaire.

tels que les incendies, les inondations, les maladies épidémiques ou contagieuses, en provoquant, s'il y a lieu, l'intervention de l'administration supérieure. C'est grâce à ce paragraphe que certains maires ont pu organiser dans leurs communes un véritable service d'hygiène, prendre des mesures sanitaires utiles ; mais trop souvent les tribunaux ont enrayé le bon vouloir des municipalités. La liberté individuelle, qui joue un rôle si faible devant les magistrats français quand il s'agit de questions politiques ou même civiles, trouve en eux d'immuables défenseurs quand l'hygiène est en cause. A cet égard le contraste entre la France et l'Angleterre est frappant. Dans le pays de l'*habeas corpus*, du Local Government, les mesures d'hygiène prises par le Health Local Board, ou le Central Board sont exécutées avec rapidité et rigueur.

Signalons parmi les absurdités de l'administration française ce fait que le maire ne peut pas prescrire un moyen obligatoire pour faire disparaître la cause d'insalubrité (Cass., 27 juin 1879). Or, comme le fait remarquer avec juste raison le rédacteur du *Dalloz* : conférer à l'autorité municipale le droit de prendre des précautions convenables pour prévenir les épidémies, c'est évidemment l'établir juge des moyens qui peuvent atteindre ce but. Comment cette autorité-là pourrait-elle remplir l'importante mission confiée à sa vigilance si elle devait s'en rapporter aux essais divers que feraient les habitants, et si elle n'avait pas le droit de prescrire l'emploi des moyens dont elle fait étudier et constater l'efficacité ?

Nous résumerons le projet de loi *pour la protection de la santé publique et l'organisation sanitaire en France*, tel qu'il avait été adopté par la commission de la Chambre des députés sur le rapport du docteur Langlet.

Le titre IV comporte tout un plan d'organisation sanitaire en s'inspirant d'ailleurs des institutions fonctionnant déjà.

Organisation sanitaire.

ART. 12. — Le Comité consultatif d'hygiène publique de France délibère sur toutes les questions intéressant l'hygiène publique, l'exercice de la médecine et de la pharmacie, les conditions d'exploitation ou de vente des eaux minérales, sur lesquelles il est consulté par le gouvernement.

Il est nécessairement consulté sur les travaux publics d'assainissement ou d'amenée d'eau d'alimentation et sur le classement des établissements insalubres.

ART. 13. — Le Conseil d'hygiène de chaque département, ou

les commissions sanitaires doivent être consultés sur les objets énumérés à l'article 9 du décret du 18 décembre 1848, sur l'alimentation en eau potable des agglomérations, sur la statistique démographique et la géographie médicale, sur les règlements sanitaires communaux et généralement sur toutes les questions intéressant la santé publique, dans les limites de leurs circonscriptions respectives.

Palmberg, dans son excellent *Traité de l'Hygiène publique dans les différents pays d'Europe*, fait remarquer que ces conseils sont réduits à de simples comités consultatifs, n'ayant pas la faculté de se réunir sans convocation du préfet. Cet agent politique n'est point compétent en ces matières, et cependant c'est son appréciation sur l'importance hygiénique des questions, qui décide si elles seront ou non examinées par une autorité compétente. Dans quelques départements, les conseils n'ont pas été réunis dans l'année (Vaillard).

Art. 14. — Dans chaque département, le conseil général, après avis du conseil d'hygiène départemental, délibère, dans les conditions prévues par l'article 48 de la loi du 10 août 1871, sur l'organisation du service de l'hygiène publique dans le département, notamment sur la subdivision du département en circonscriptions sanitaires pourvues chacune d'une commission sanitaire ; sur la composition, le mode de fonctionnement, la publication des travaux et les dépenses du conseil départemental et des commissions sanitaires ; sur la valeur des jetons de présence et les frais de déplacement.

A défaut de délibération du conseil général sur les objets prévus au paragraphe précédent, ou en cas de suspension de la délibération en exécution de l'article 49 de la loi du 10 août 1871, il pourra être pourvu à la réglementation du service par un décret rendu dans la forme des règlements d'administration publique.

Art. 15. — Dans chaque département, un service d'inspection est chargé de provoquer les mesures à prendre dans l'intérêt de l'hygiène et de l'assistance publique et de veiller à l'exécution des lois, des règlements et des décisions de l'autorité administrative en ces matières.

Ce service comprend un inspecteur départemental et, suivant les cas, un ou plusieurs inspecteurs adjoints.

Les inspecteurs et inspecteurs adjoints sont nommés par le ministre, leur traitement est à la charge de l'État.

Les inspecteurs, inspecteurs adjoints et membres régulièrement délégués des conseils et commissions sanitaires, constatent les contraventions, dressent des procès-verbaux qui font foi jusqu'à preuve contraire. A cet effet, ils prêtent serment devant le président du tribunal civil.

ART. 16. — Dans toute commune, le maire est tenu de prendre un arrêté portant règlement sanitaire. Ce règlement comprend les mesures propres à protéger la santé publique, notamment en ce qui concerne les maladies infectieuses et transmissibles, la salubrité des maisons et des agglomérations.

Ledit règlement est approuvé par le préfet après avis du Conseil d'hygiène du département. Si, dans le délai d'un an à partir de la promulgation de la présente loi, une commune n'a pas de règlement sanitaire, il lui en sera imposé un d'office par un arrêté du préfet, le Conseil d'hygiène entendu.

Dans le cas où plusieurs communes auraient fait connaître leur volonté de s'associer, conformément à la loi du 22 mars 1890, pour l'exécution des mesures sanitaires, elles pourront arrêter un même règlement qui leur sera rendu applicable suivant les formes prévues par ladite loi.

En ce qui concerne les grands travaux de salubrité, la France est encore régie par la loi du 16 décembre 1807, relative au dessèchement des marais, aux travaux de navigation, des routes, aux travaux de salubrité dans les communes. Cette loi, qui n'a jamais été sérieusement appliquée et qui est tombée en désuétude, renferme cependant des articles qui permettent au gouvernement central d'intervenir dans les questions d'hygiène (art. 35, 36, 37).

Le projet de loi que nous avons déjà cité est plus explicite que la loi de 1807. C'est ainsi que les articles 1 et 2 du titre Ier autorisent le gouvernement, si la commune n'a pas pris, après avis des comités consultatifs d'hygiène, les dispositions nécessaires pour exécuter les travaux d'assainissement et le captage des sources, à exécuter les travaux à la charge de la commune sur décret rendu en conseil d'État. En ce qui concerne les immeubles, des pouvoirs plus précis sont accordés au maire :

« ART. 3. — Lorsqu'un immeuble, bâti ou non, attenant à la voie publique, est dangereux pour la santé des occupants ou des voisins, le maire ou l'inspecteur sanitaire invite la commission sanitaire, prévue à l'article 16 de la présente loi, à délibérer sur l'utilité et la nature des travaux à exécuter. En cas de contestation, la délibération et les observations des contestants sont transmises au préfet, qui les soumet au conseil départemental d'hygiène. Dans le cas où l'avis de la commission n'a pas été contesté ou s'il a été contesté après notification par le préfet de l'avis du conseil départemental d'hygiène, le maire prend un arrêté ordonnant les travaux reconnus nécessaires et met le propriétaire en demeure de les exécuter. — Art. 5. Si l'assainissement de l'immeuble ou de la partie d'immeuble est déclarée impossible par la commission sanitaire ou le conseil départemental d'hygiène, le maire interdit l'habitation ou l'usage. — Art. 8. Dans les agglomérations de 5,000 habitants et au-dessus, aucune habitation ne peut être construite sans un permis du maire constatant que, dans le projet qui lui a été soumis, les conditions de salubrité prescrites par le règlement sanitaire prévu à l'article 16 sont observés. Aucune habitation nouvellement construite ne peut être occupée qu'après autorisation délivrée par le maire, sur le rapport du service sanitaire et constatant que les prescriptions réglementaires ont été observées. »

Déclaration des maladies contagieuses. — La loi du 30 novembre 1892 sur l'exercice de la médecine comporte l'article 15, ainsi conçu :

Tout docteur, officier de santé, sage-femme est tenu de faire à l'autorité publique, son diagnostic établi, la déclaration des maladies épidémiques tombées sous son observation et visées dans le paragraphe suivant.

Un arrêté du 23 novembre 1893, conformément à la loi et après avis de l'Académie de médecine, règlent ainsi l'application de la loi précitée :

Article premier. — La liste des maladies épidémiques prévues par l'article 15 précité est dressée de la manière suivante :
1° La fièvre typhoïde ;
2° Le typhus exanthématique ;
3° La variole et la varioloïde :
4° La scarlatine ;
5° La diphtérie (croup et angine couenneuse) ;
6° La suette militaire ;
7° Le choléra et les maladies cholériformes ;
8° La peste ;

9° La fièvre jaune ;

10° la dysenterie ;

11° Les infections puerpérales, lorsque le secret au sujet de la grossesse n'aura pas été réclamé ;

12° L'ophtalmie des nouveau-nés.

ART. 2. — L'autorité publique, qui doit, aux termes de l'article 15 susvisé, recevoir la déclaration des maladies épidémiques, est représentée par le sous-préfet et par le maire. Les praticiens mentionnés dans ledit article 15 devront faire la déclaration à l'un et à l'autre aussitôt le diagnostic établi.

ART. 3. — La déclaration se fait à l'aide de cartes détachées d'un carnet à souche qui portent nécessairement la date de la déclaration, l'indication de l'habitation contaminée, la nature de la maladie désignée par un numéro d'ordre suivant la nomenclature inscrite à la première page du carnet. Elles peuvent contenir, en outre, l'indication des mesures prophylactiques jugées utiles.

Bien que cette loi ait soulevé de vives critiques parmi quelques médecins protestant au nom du respect absolu du secret professionnel, elle constitue une des meilleures mesures sanitaires prises dans ces derniers temps. Elle n'est pas d'ailleurs une innovation même en France, car elle étend simplement à quelques maladies contagieuses l'obligation que l'article 13 de la loi du 3 mars 1822 impose au médecin de dénoncer immédiatement tout cas de choléra, de fièvre jaune ou de peste.

Le médecin ayant fait sa déclaration, que doivent faire les autorités prévenues : maire et sous-préfet? Ici nous citons textuellement la circulaire ministérielle du 30 décembre 1893 :

« Chaque mairie sera pourvue par vos soins d'un ou plusieurs exemplaires de mon arrêté du 23 novembre. Cet arrêté porte la liste numérotée des maladies dont la déclaration est obligatoire, et cette liste est conforme à celle qui sera imprimée sur la couverture du carnet des médecins. Le maire n'aura donc aucune peine à savoir quelle est la maladie dont un cas vient de se produire dans sa commune. Les maladies transmissibles ont fait l'objet d'une instruction générale du Comité consultatif d'hygiène publique de France, et chacune d'elles l'objet d'une instruction spéciale. Le maire se reportera à ces documents et, par tous les moyens dont il dispose, il s'efforcera de faire exécuter les prescriptions qu'ils contiennent. Il recommandera surtout de ne laisser approcher du malade que les personnes qui sont nécessaires pour le soigner, et de détruire ou de désinfecter avec un soin extrême tous les objets ayant été en contact avec lui. Si le malade est pauvre, le maire jugera sans doute qu'il est de grand intérêt pour la commune, en vue d'éviter les contagions, de fournir gratuitement les désinfectants. Si la maladie déclarée est la variole, le maire devra faire connaître à ses administrés que la vaccination ou la revaccination est le seul moyen efficace d'empêcher la transmission du mal, et s'entendre avec un médecin pour que cette opération soit faite. Du vaccin animal sera, sur sa demande, immédiatement et gratuitement fourni par l'Académie de médecine. »

En agissant ainsi, le maire ne fera d'ailleurs que « prendre les mesures nécessaires pour prévenir les épidémies », ce qui est un des devoirs que lui impose l'article 97 de la loi du 5 avril 1884.

Le sous-préfet devra veiller à ce que les instructions du Comité consultatif soient entre les mains du maire et s'assurer que les prescriptions ci-dessus soient exécutées. Plus il s'occupera avec rapidité et d'une manière méticuleuse du premier cas d'une maladie transmissible, moins il aura à combattre l'épidémie.

Les instructions générales ou spéciales pour empêcher la propagation des maladies transmissibles, auxquelles il est fait allusion dans la circulaire du ministre, ont été rédigées par le professeur Proust, inspecteur général des services sanitaires. Nous croyons inutile de les reproduire, elles comportent les procédés de désinfection et d'isolement que nous avons décrits ; en outre, par suite même des progrès incessants dans l'étude des désinfections, elles subissent continuellement des modifications nouvelles.

Nous signalerons quelques lois qui intéressent l'hygiène :

Commerce des aliments et boissons. — Il est défendu, sous peine d'amende, de falsifier ou de mettre en vente toutes denrées alimentaires falsifiées, corrompues, avariées ou impropres, de quelque autre manière à l'alimentation. Le tribunal peut ordonner que la destruction ait lieu devant la boutique ou le domicile du délinquant, et faire procéder à l'affichage du jugement.

Ce sont les autorités municipales qui sont chargées de pourvoir à la répression de la vente des substances alimentaires. (Code pénal, articles 57, 58, 423, 477, 481. Loi du 27 mars 1851, du 5 mai 1855 sur la falsification des vins, de 11 mars 1887 sur la falsification des beurres, du 15 juillet 1894 prohibant le mouillage des vins.) Ces deux dernières lois ont été inspirées bien plus par des raisons politiques et commerciales que dans un but sanitaire.

La création de laboratoires municipaux d'hygiène a permis de poursuivre la falsification des aliments et des boissons. Il serait à désirer que toutes les villes importantes possèdent des laboratoires analogues, dont la compétence pour les prises s'étendrait à un certain rayon.

Protection des enfants du premier âge (loi Roussel, 23 décembre 1874). — Tout enfant âgé de moins de deux ans qui est placé, moyennant salaire, en sevrage ou en garde hors du domicile de ses parents, devient par ce fait l'objet d'une surveillance de l'autorité publique. C'est le préfet, assisté d'un comité de surveillance et de médecins inspecteurs, qui est chargé de l'exécution de la loi. Toute personne qui place un enfant en nourrice doit en faire la déclaration à sa mairie. Il en est de même de la personne qui le reçoit. Toute personne qui vient se placer comme nourrice sur lieu doit faire constater que son enfant est âgé d'au moins sept mois, ou, s'il n'a pas atteint cet âge, qu'il est allaité par une autre femme

Législation sanitaire industrielle (voir p. 454).

HYGIÈNE INTERNATIONALE

L'hygiène internationale a surtout pour objet de préserver les différents pays de maladies à forme épidémique toute spéciale, et qui jusqu'ici sont en réalité au nombre de trois : le choléra, la peste, la fièvre jaune. Les autres maladies épidémiques par leur caractère endémique, échappent aux mesures prophylactiques internationales. Les trois maladies précitées existent à l'état endémique dans certaines contrées, le choléra dans les Indes, la peste en Perse et sur les bords de la mer Caspienne, la fièvre jaune sur les côtes de l'Amérique centrale et de l'Amérique du Sud.

La rapidité et la facilité des moyens de communication entre ces pays infectés et les états européens augmentent les chances d'infection. On comprend, après les épidémies si meurtrières de 1832, que les nations européennes aient cherché à se protéger contre la pénétration de ces épidémies.

L'existence du grand pèlerinage annuel de la Mecque est une menace incessante pour l'Europe.

On appliqua au début, contre les épidémies d'Orient, les procédés barbares utilisés contre les lépreux, l'isolement et la quarantaine.

C'est contre la peste, le seul fléau alors connu, que furent prises au moyen âge les premières mesures quarantenaires. L'effroi causé par différentes épidémies apportées du Levant dans les divers ports de la Méditerranée, d'où elles se répandaient dans l'Europe centrale, décida les autorités de ces ports à édicter les règlements les plus sévères contre les navires de cette provenance. Le premier lazaret fut créé à Venise en 1348; Marseille, Toulon, et les autres grands ports méditerranéens non moins exposés que Venise ne tardèrent pas à suivre son exemple.

Cette méthode absurde des quarantaines vexatoires, préjudiciable au commerce, persista jusqu'à une époque toute récente, et c'est à l'Angleterre que revient l'honneur d'avoir entraîné la suppression de ces moyens de défenses enfantins, qui, s'ils ont pu arrêter les transactions, provoquer des misères dans les ports, n'ont jamais arrêté une épidémie.

L'Angleterre dans ce cas n'agissait nullement par esprit scientifique, encore moins par idée généreuse. Moins rapprochée des foyers épidémiques, fière à bon droit des progrès faits en hygiène sur son territoire, l'Angleterre voyait surtout dans les quarantaines une entrave apportée au commerce maritime, c'est-à-dire au commerce anglais, celui-ci représentant les 75 p. 100 de la navigation générale. Quoi qu'il en soit les quarantaines ont aujourd'hui vécu et la police sanitaire est complètement reformée. Les conférences internationales de Rome 1885, de Venise 1892, de Dresde 1893, de Paris 1894, ont modifié dans un sens plus libéral et plus efficace à la fois toutes les mesures de prophylaxie internationale. Nous résumerons les conclusions diverses arrêtées dans ces conférences.

Convention de Venise 1892. — Cette convention a eu pour objectif l'organisation d'une surveillance sanitaire du canal de Suez. Les navires suspects de choléra (décès antérieurs de sept jours à leur arrivée à Suez) peuvent passer le canal en quarantaine, s'ils ont un médecin et une étuve à désinfection à bord, les autres sont retenus à la station de désinfection jusqu'à la fin de cette opération.

Les navires infectés (décès depuis moins de 7 jours) sont désinfectés et subissent une observation de 5 jours.

Une station complète de désinfection, avec trois étuves dont une sur ponton, est installée aux sources de Moïse, elle comprend en outre un hôpital d'isolement pour les cholériques.

Enfin le conseil sanitaire maritime et quarantenaire était complètement réorganisé : sur les 14 membres, 10 désormais appartenaient aux Etats européens et 4 seulement à l'Egypte. Cette convention est exécutoire depuis novembre 1893.

La *conférence de Dresde* 1893 a eu pour effet de poser les règles à observer dans les relations entre les Etats d'Europe dans le cas où l'un d'eux est atteint par le choléra.

Proust a résumé très nettement les résultats de cette conférence.

« Il importe d'abord qu'un pays soit renseigné sur les cas de choléra qui peuvent se déclarer chez lui, la déclaration obligatoire des maladies contagieuses est donc nécessaire. D'un autre côté, l'état contaminé doit prendre les mesures indispensables, pour éteindre le choléra sur son territoire et s'opposer à sa dissémination. En outre, il doit agir en bon voisin : il avertira donc les autres Etats afin qu'ils puissent prendre des mesures de prophylaxie. Au point de vue purement idéal, cette conduite paraît des plus simples. Mais lorsque le choléra se montre dans un pays, la pression de l'intérêt commercial fait qu'on hésite à déclarer la maladie, parce que l'on craint des mesures trop rigoureuses contre le pays contaminé. Si donc on veut obtenir des modifications sincères, un adoucissement des mesures préventives est indispensable. Il faut en un mot le minimum de gêne pour le commerce, avec le maximum de protection pour la santé publique. Les mesures prescrites ne seront applicables qu'à la circonscription territoriale contaminée et non au pays tout entier. Or il est nécessaire de distinguer la *surveillance* de l'observation; jusqu'ici tous les navires en patente brute, c'est-à-dire venant d'un pays contaminé, étaient soumis à une observation d'une durée variable. Il y avait toujours un isolement soit à bord, soit dans un lazaret avant la libre pratique. La *surveillance sanitaire* admise par la conférence de Dresde ne prescrit pas l'isolement obligatoire. Le passager, arrivé d'un pays contaminé depuis moins de cinq à sept jours, subit la visite médicale, il indique la ville dans laquelle il se rend, et là il est soumis à une surveillance médicale d'une durée variable, complétant les cinq jours d'incubation possible. Si le choléra se déclare, le malade peut être immédiatement isolé, on évite ainsi la formation des foyers. Les décisions de la conférence de Dresde constituent un adoucissement considérable aux mesures vexatoires prescrites jusqu'ici. Cet allègement est justifié. Aujourd'hui que nous possédons un outillage sanitaire plus proportionné, des connaissances plus précises sur les agents de contage, on peut se contenter d'un minimum de mesures restrictives, surtout si la notification de l'existence des foyers cholériques est faite d'une façon sincère.

La *Conférence de Paris*, 1894, avait pour objet de compléter la conférence de Venise en déterminant les mesures à prendre à l'égard du pèlerinage de la Mecque et la protection du golfe Persique.

Nous résumerons brièvement les conclusions adoptées :

inspections sanitaires des Pèlerins avant leur embarquement, justification par eux des moyens strictement nécessaires pour accomplir le pèlerinage à l'aller et au retour.

Application aux navires, transportant les pèlerins, d'un règlement spécial : tout navire transportant plus de 100 pèlerins doit avoir : un médecin commissionné, une étuve à désinfection, un appareil distillatoire fournissant 5 litres au moins par passager ; un carré de 2 mètres avec une hauteur de $1^m,80$ est attribué dans l'entrepont à chaque passager, un hôpital d'isolement pour les sujets atteints d'accidents cholériformes.

Dans la mer Rouge, tous les navires à Pèlerins doivent subir l'inspection sanitaire à Camaran, les navires infectés débarqueront leurs passagers et seront désinfectés. Les stations sanitaires de Camaran et de Djebel thor sont complètement réorganisées dans ce but.

La conférence n'a pu qu'émettre le vœu que des mesures analogues soient prises pour les caravanes venant de terre. Malheureusement toutes ces mesures exigent l'intervention du gouvernement ottoman et malgré les taxes sanitaires perçues par lui, il y a beaucoup à craindre l'existence « de fissures » chaque fois que les fonctionnaires de la Sublime Porte seront chargés de l'exécution de ce règlement.

Les mesures prises contre l'importation de la fièvre jaune, endémique dans les ports de l'Amérique, sont analogues à celles recommandées pour le choléra. Elles n'ont pas fait l'objet de délibérations nouvelles. En réalité, elles sont implicitement comprises dans les décisions de la conférence de Dresde.

CHAPITRE XII

LÉGISLATION SANITAIRE COMPARÉE

Nous avons, dans le chapitre précédent, résumé très sommairement la législation sanitaire française, mais il nous paraît utile de donner un court aperçu de ce qui a été fait dans les autres pays pour protéger la santé publique.

L'hygiène se rattache essentiellement aux sciences sociales, elle doit nécessairement se plier aux caractères propres de chaque peuple. Il va de soi que lois et règlements s'appuient sur des données scientifiques immuables et qui ne sauraient changer suivant les frontières artificielles qui séparent les peuples. Les procédés de désinfection doivent évidemment être conduits d'après les connaissances acquises sur la résistance des microbes. Les chiffres de ventilation s'appuient sur le coefficient respiratoire individuel qui ne varie pas et nous avons même pu voir que la ration alimentaire, en apparence si différente suivant les peuples, tend à s'identifier, si on considère, non pas telle ou telle substance alimentaire en particulier, mais si on envisage simplement la valeur isodynamique des aliments ingérés.

Néanmoins, quand, quittant les régions de la théorie, ou même de l'expérimentation dans le laboratoire, on s'aventure sur le terrain pratique, on reconnaît alors qu'il existe plusieurs procédés pratiques tendant au même but. Or, en hygiène, où tant de facteurs se rencontrent, souvent opposés les uns aux autres, la mise en pratique acquiert une importance extrême. Tout en ne partageant pas absolument sur ce point l'opinion de Palmberg qui admet que l'hygiène est une science plus empirique que les autres et que les résultats de la pratique ont très souvent été en contradiction absolue avec les déductions théoriques, il faut reconnaître que dans toutes les applications hygiéniques, il est indispensable d'utiliser les *écoles* faites par les autres peuples, soit au point de vue de l'influence sanitaire proprement dite, soit au point de vue budgétaire.

ADMINISTRATION SANITAIRE

Angleterre. — Aucun pays ne possède un code sanitaire aussi complet et aussi précis que l'Angleterre. Alors que, jusque dans ces dernières années, les mesures concernant la salubrité publique, étaient, dans les autres pays, prises au moyen d'arrêtés ministériels, appuyés sur des lois peu explicites : arrêtés toujours soumis aux caprices des ministres de passage, l'Angleterre avait un ensemble de lois issues du Parlement. La première loi générale date de 1848 (*Public Health Act*), mais elle fut complétée et mise au niveau des exigences nouvelles par une nouvelle loi générale en 1875.

L'administration de l'hygiène publique appartient à un conseil supérieur d'hygiène (*The local government Board* et aux conseils d'hygiène locaux (*The local boards of health*. Le *Local government board* a sous sa dépendance : l'Assistance publique, les questions contentieuses, les constructions sanitaires, les affaires médicales, la vaccination, l'hygiène industrielle, la statistique. Ce conseil a la haute surveillance sur les « local Boards of health » ; les ordres donnés par lui ont force de lois, sauf dans certains cas déterminés où les ordres ne sont que provisoires (*provisional orders*) et doivent être sanctionnés par le Parlement. La loi de 1848 renfermait une disposition obligeant les autorités locales à prendre des mesures sanitaires quand pendant sept ans la mortalité avait dépassé 23 p. 1000 dans leur district. Cette disposition a été jugée inutile dans la loi de 1875.

Fonctionnaires des districts sanitaires :
Un « medical officer of health », chargé de la direction sanitaire ;

Un « surveyor » ou ingénieur sanitaire ;

Un « inspector of nuisances » ou « sanitary inspector » ;

Des « district medical officers » chargés plus spécialement de l'Assistance publique.

Les fonctionnaires sanitaires locaux rétribués sont pour l'Angleterre seulement au nombre de 8.350, parmi lesquels 1.700 « medical officers ».

L'Ecosse et l'Irlande possèdent une législation sanitaire distincte de celle de l'Angleterre. Toutefois le « Public Health Scotland Act » de 1867, revisé en 1882, se rapproche beaucoup de la loi anglaise de 1875. Le *Board of supervision* remplace le « local government board ».

Allemagne. — Il n'existe pas en Allemagne de loi sanitaire générale, bien qu'au point de vue de l'organisation de l'hygiène publique, l'Allemagne vienne immédiatement après l'Angleterre.

Le chancelier de l'Empire a la haute direction de l'hygiène publique, il a à côté de lui un comité consultatif fédéral, le *Reichsgesundheitsamt*, qui a pour objet de préparer les lois concernant la santé publique, d'assurer les programmes d'études pour les *examens d'Etat*, le titre de docteur en médecine, seul, ne donnant pas de droits professionnels ; de surveiller l'application de toutes les lois impériales intéressant l'hygiène : vaccination, denrées alimentaires. A ce comité est annexé un laboratoire de recherches.

Chaque Etat a son administration sanitaire particulière placée sous la direction du ministre de l'instruction publique ou de l'intérieur ; mais il y a une grande tendance à unifier ces services, une partie des lois nouvelles intéressant l'hygiène ayant force d'application dans tout l'Empire.

L'administration prussienne peut être prise pour type.

Le ministre de l'instruction publique qui a le titre également de ministre des affaires ecclésiastiques et médicales, préside une section spéciale, assistée de deux conseils : la délégation scientifique médicale (*Pie wissenchaftliche deputation für das Medicinalwesen*) et la commission technique pharmaceutique (*Die technische Commission für pharmaceutische Angelegenheiten*). Le gouverneur de chaque province est chargé des affaires relatives à l'hygiène, il est assisté d'un *Provincial medicinal collegium*, correspondant à notre commission sanitaire départementale. Le président de chaque district est assisté d'un conseiller médical (Medicinal rath) qui joue le rôle d'inspecteur. Enfin, dans chaque cercle (Kreise), se trouve un Kreisphysicus en Prusse on Bezirksarzt dans l'Allemagne du Sud, qui est le véritable chef de l'hygiène publique et dont les fonctions sont analogues à celles du « medical officer of health », avec une autonomie moindre cependant.

Autriche. — L'organisation de l'hygiène publique ne fonctionne régulièrement que dans les pays cisleithans. En Transleithanie, le service est encore rudimentaire, au moins dans les districts ruraux. En Autriche, la loi sanitaire de 1870 (Gesetz, 30 avril 1870) est assez incomplète. Les services de l'hygiène sont rattachés au ministère de l'intérieur, assisté d'un conseil sanitaire supérieur (*Oberster Sanitætsrath*. Puis l'organisation est analogue à celle de l'Allemagne : un conseil provincial de santé (Landes sanitætsrath) et dans les districts un « Bezirkarzt ».

La loi de 1870 est surtout très centralisatrice, les autorités municipales n'ayant que des pouvoirs très restreints, sur la vicinalité, l'arrivée des eaux, la désinfection.

Belgique. — Pas de loi sanitaire générale. La loi française de 1790 sur les pouvoirs municipaux, introduite en Belgique en 1794, est restée la base de la législation sanitaire. Cette loi est du reste parfaitement en rapport avec le principe de l'autonomie communale qui règne en Belgique. Le ministre de l'intérieur, assisté d'un *conseil supérieur d'hygiène publique*, a la haute main sur l'application des mesures d'hygiène générale. Dans chaque province fonctionne une *commission médicale* provinciale. Nous ne trouvons pas en Belgique d'autorité sanitaire analogue au *Medical officer* au *Kreisphysicus*, néanmoins dans les grandes villes et notamment à Bruxelles il existe un *bureau d'hygiène* admirablement organisé et muni de pouvoirs suffisants pour assurer un service sanitaire modèle : statistique, inspections sanitaires, désinfection, etc.

Italie. — La loi *sur la tutelle de la santé et de l'hygiène publique* de 1888 a doté l'Italie d'un code sanitaire complet. Elle est entrée en vigueur en 1890. Le ministre de l'intérieur est assisté d'un *conseil supérieur de santé*, le préfet, d'un conseil provincial de santé, avec un médecin provincial. Ce dernier, véritable inspecteur sanitaire, a sous ses ordres et sa surveillance, les médecins sanitaires communaux. Dans les petites communes, le médecin déjà chargé du service médical des pauvres, *medico condotto*, cumule les fonctions de médecin sanitaire. Les universités italiennes décernent un diplôme de médecin hygiéniste expert, qui constitue un titre de préférence pour les concours aux places d'officiers sanitaires.

Suisse. — Par suite même de sa situation politique et malgré les tendances unitaires et centralisatrices, la Suisse ne possède pas un code d'hygiène complet et applicable à toute la confédération. Seule la législation sanitaire industrielle est fédérale. Mais chaque canton a pris des dispositions spéciales et nous trouvons dans presque tous, sous des noms différents, *médecins cantonaux, physicus, Berzikarzt*, des officiers sanitaires dont le rôle est analogue à celui des médecins allemands.

Suède. — De tous les pays européens, le Royaume-Uni de Suède et Norvège est celui où la mortalité générale est la plus faible, 17,2 pour 1000 habitants. Depuis 1874, la Suède possède un code sanitaire, mais c'est dans ce pays surtout que les mœurs et l'initiative individuelle ont devancé les mesures hygiéniques légales.

Le conseil médical (*Sundhets collegium*) a la haute direction de la santé publique, il est secondé dans les provinces par les commissions d'hygiène, ayant pour agent d'excentation des médecins provinciaux (*provinciallœkare*), dont l'organisation remonte à 1822 et des médecins de districts (*Districkolœkare*).

MALADIES CONTAGIEUSES

Angleterre. — La déclaration des maladies contagieuses est en principe obligatoire, toutefois cette déclaration est réglée par une série de *Local Acts* dont les dispositions varient suivant les comtés ou les villes.

Il est défendu sous peine d'amende :

1° A toute personne atteinte d'une maladie contagieuse de se montrer avec intention et sans avoir pris les précautions nécessaires dans les rues, dans les boutiques ;

2° A tout le monde de donner, vendre, exposer ou expédier des objets ayant été en contact avec des personnes atteintes de maladies contagieuses.

Toute personne qui met en location une maison sans prévenir de la présence actuelle ou pendant les six dernières semaines d'un malade contagieux est passible de réclusion.

Le *Local Board of Health* a le droit de faire détruire les objets contaminés, de faire transporter le malade à l'hôpital d'isolement, d'inspecter les maisons particulières où des cas de maladies contagieuses sont signalés.

Allemagne. — La déclaration des cas de maladies contagieuses doit être faite à la police, par les parents, propriétaires et hôteliers. Le *Kreisphysicus* est autorisé à prendre toutes les mesures de désinfection et d'isolement qu'il jugera utiles et conformes aux prescriptions.

Tout étranger atteint d'un mal contagieux doit être renvoyé avec toutes les précautions nécessaires, si le trajet ne met pas sa vie en danger et si la distance à la frontière n'excède pas 35 kilomètres.

Le médecin sanitaire ne peut ordonner le transport à l'hôpital qu'avec l'autorisation du chef de famille ou sauf dans des cas exceptionnels après avis du comité d'hygiène du district ; mais la police doit contrôler l'exécution des mesures présentes quand le contagieux est soigné à domicile ; elle peut empêcher toute communication entre la maison et le voisinage (ordonnance de 1883) ou établir une plaque noire indicatrice à la porte du domicile. La désinfection est obligatoire.

En Autriche, la déclaration des maladies contagieuses est obligatoire pour le médecin traitant, et c'est au *Bezirkarzt* qu'il appartient de prescrire les mesures d'isolement et de désinfection nécessaires. Cette organisation n'existe réellement que dans les villes.

En *Belgique*, un décret de 1818 a prescrit aux médecins la déclaration obligatoire. Chaque commune est immédiatement avertie lorsqu'un de ses habitants est tombé malade dans une commune étrangère. Les désinfections se font presque uniquement à l'acide sulfureux.

En *Italie*, la loi de 1888, outre la déclaration obligatoire pour le médecin, prescrit un certain nombre de mesures intéressantes. En cas d'épidémie, les médecins sont tenus de se mettre à la disposition de la commune ; s'ils succombent dans l'exercice de leur fonction, une pension viagère est acquise de droit à leur famille.

Chaque commune doit se pourvoir d'un local propre à isoler et à recevoir les personnes atteintes d'affections contagieuses, l'expropriation temporaire des propriétés privées et prévues par la loi. Un dépôt de désinfectant doit exister dans chaque commune pour être distribué rapidement, gratuitement ou non, suivant la situation du malade.

VACCINATION

La vaccination est aujourd'hui obligatoire dans presque tous les pays européens et de fait, par suite de l'instruction obligatoire, du service militaire, les revaccinations sont presque partout obtenues, tous les enfants des écoles publiques devant être revaccinés entre l'âge de dix à douze ans. En Angleterre l'opposition des antivaccinateurs est très vive, malgré les peines sévères qui frappent les parents : huit jours de hard Labour à Londres en cas de refus réitéré. En Suisse quelques cantons : Uri, Glaris, Genève, n'ont pas admis l'obligation.

PROTECTION DES ENFANTS EN BAS AGE

Dans presque tous les pays nous trouvons des dispositions spéciales pour la protection et la surveillance des jeunes enfants placés en nourrice ou en pension. L'*Infant life protection act* (1872) en Angleterre, l'ordonnance ministérielle de 1880 en Allemagne, le *Hof decret* de 1824 en Autriche, etc., présente avec quelques légères différences dans le mode d'inspection, les pénalités, etc., les dispositions de notre loi Roussel.

DENRÉES ALIMENTAIRES

Il nous paraît inutile d'insister ici sur les nombreuses dispositions législatives prises dans tous les pays pour assurer l'intégrité des denrées alimentaires. Ces mesures visent généralement les falsifications au point de vue de la tromperie sur la nature de la marchandise vendue et la falsification par des substances nuisibles ou dangereuses, les pénalités étant augmentées dans le second cas. Tantôt ces falsifications tombent sous le coup du code pénal général (Belgique), tantôt sous le code sanitaire (Angleterre, Suède, Italie) ou bien encore, elles sont l'objet de mesures spéciales : lois ou simples décrets ministériels.

Pour assurer la stricte observation de ces lois, il a été créé dans beaucoup de pays des laboratoires d'analyse avec un personnel spécial. Les local boards en Angleterre ont des *Analysts* chargés de ce service. En Allemagne sous l'impulsion de la loi de 1879 sur le trafic des denrées alimentaires, un certain nombre de laboratoires d'analyses ont été installés. Les inspecteurs n'ont qu'à se prononcer sur la qualité et la composition chimique de la marchandise, c'est au *Kreisphysicus* de statuer au point de vue sanitaire.

En Italie, la loi de 1890 établit un service d'inspection spéciale et des laboratoires de *vigilance hygiénique sanitaire* dans les communes de plus de 20.000 habitants. Les uni-

versités délivrent des diplômes d'experts chimistes hygiénistes.

En Suède, en Belgique, les bureaux d'hygiène sont dotés
de laboratoires pour l'examen de toutes les denrées alimentaires mises en vente.

Nous n'insisterons pas sur le service de l'inspection des
viandes, qui est presque partout assez bien organisé, dans
les grandes villes tout au moins, car dans les campagnes,
même en Angleterre et en Allemagne, l'inspection est encore
insuffisante.

COMMERCE DU LAIT

En Angleterre, en Suède, en Finlande, la vente du lait est
sévèrement réglementée ; la licence n'est accordée qu'après
un examen sévère des vacheries et des laiteries. Dès qu'une
maladie se déclare dans une vacherie, il est défendu de
mélanger le lait des bêtes malades avec d'autre lait. Ce lait
ne peut être donné aux animaux qu'après cuisson. Dans le
cas de maladies contagieuses frappant une personne habitant la vacherie ou la laiterie, la vente du lait peut être
interdite.

En Allemagne, la circulaire de 1884, tout en n'indiquant
pas une ordonnance générale applicable à toutes les vacheries
et les laiteries, invite simplement les autorités locales à
réglementer et surveiller la vente du lait, tant chez les producteurs que chez les débitants.

HYGIÈNE INDUSTRIELLE

C'est en Angleterre, dans ce pays classique de la liberté
industrielle, que l'on trouve la réglementation la plus complète et la plus sévère, avec un personnel depuis longtemps
existant et plus fortement organisé qu'en aucun autre pays
d'Europe (L. Faucher).

La loi de 1878 (*relating to Factories and Workshops*) condense et codifie les *Acts* et *Bills* parus antérieurement. Les enfants (moins de quatorze ans) ne peuvent travailler qu'une demi-journée, ou dans certains cas de deux jours l'un, la journée entière, quand il existe deux heures de repos au moins pendant le jour de travail. En aucun cas ils ne peuvent travailler cinq heures de suite. Les adolescents (jusqu'à dix-huit ans) et les femmes travaillent de six heures du matin à six heures du soir avec des repos intercallaires de deux heures au moins. Après tout travail continu de quatre heures et demie il doit être accordé une demi-heure pour goûter.

Le travail des enfants, des adolescents est interdit dans un certain nombre d'industries : polissage, mercure, phosphore, etc. En ce qui concerne le travail de nuit, les adolescents ne peuvent être occupés que six nuits par quinzaine.

En Allemagne, la loi d'Empire du 1er juillet 1893 constitue un véritable code industriel. Le travail des enfants au-dessous de douze ans est interdit, celui des enfants de douze à quatorze ans ne peut dépasser six heures par jour; celui des enfants de quatorze à seize ans, dix heures.

Les femmes accouchées ne peuvent travailler que trois semaines après leurs couches.

Le travail de nuit des femmes n'est interdit que pour certaines industries.

En *Belgique*, la loi de 1889 rappelle les dispositions précédentes : interdiction au-dessous de douze ans, quatre semaines de repos pour les accouchées.

En principe, et sauf exceptions prévues par la loi, le travail de nuit est interdit aux femmes de moins de vingt et un ans et aux garçons de moins de quatorze ans.

En *Italie*, les enfants peuvent être occupés, même dans les mines, dès l'âge de *neuf ans !* s'ils présentent un certificat médical attestant qu'ils sont aptes au travail. La durée du travail est fixée à huit heures pour les enfants de neuf à douze ans.

En *Suisse* (Loi fédérale de 1877 concernant le travail dans les fabriques), la loi est encore plus tutélaire : interdiction avant quatorze ans révolus. Interdiction du travail de nuit aux femmes et aux adolescents au-dessous de dix-huit ans.

Repos de huit semaines pour les accouchées, le repos commençant dans le dernier mois de la grossesse.

Nous terminons ce chapitre par un tableau d'ensemble, qui met en évidence l'influence heureuse des mesures d'hygiène prises aujourd'hui par tous les peuples :

PAYS	ANNÉES	POPULATION moyenne en millions.	MORTALITÉ générale sur 1000.	MORTALITÉ de fièvre typhoïde sur 10.000.
Angleterre.	1850-1854	18	22,3	9,8
	1885-1887	28	19,0	2,1
Belgique. .	1865-1869	5	24,2	8,7
	1885-1887	6	20,5	4,3
Prusse. . .	1855-1859	17	27,7	10,4 [1]
	1885-1887	28	26,7	1,5
France . .	1855-1859	36	24,8	18,45 [2]
	1885-1889	38	22,1	9
Suède. . .	1860-1864	4	19,4	»
	1885-1887	4,7	17,8	2,3

[1] et [2]. Les statistiques générales pour la fièvre typhoïde faisant défaut, on a pris les chiffres donnés à Berlin (1) et à Paris (2).

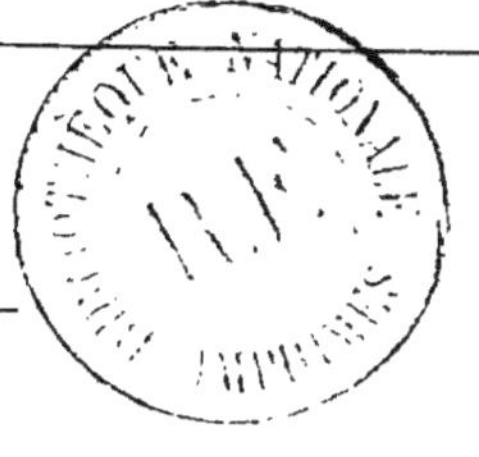

TABLE DES CHAPITRES

ET

INDEX BIBLIOGRAPHIQUE

ABRÉVIATIONS

A. H.   — Archiv. fur Hygiene.
A. M.   — Bulletins de l'Académie de Médecine.
A. S.   — Compte rendu de l'Académie des Sciences.
E. H.   — Encyclopédie d'hygiène.
E. L.   — Encyclopédie des Aides-mémoires. Leauté.
H. H.   — Handbuch der Hygiene, v. Pettenkofer. u. Ziemssen.
H. R.   — Hygienische Rundschau.
I. P.   — Annales de l'Institut Pasteur.
H. W.   — Handbuch der Hygiene, v. Théodor Weyl.
P. H.   — The public Health.
R. H.   — Revue d'hygiène et de police sanitaire.
R. G. S.   — Revue générale des sciences.
R. S.   — Revue scientifique.
S. P.   — Sanitary publications of the « Sanitary Publishing C° ».
S. R.   — The Sanitary Record.
Z. H.   — Zeitchrift fur Hygiene und Infectionkrankeiten.

CHAPITRE PREMIER. — Du terrain

Soyka. *Der Boden.* H. H. Pettenkofer. Ier vol., 2e sect. 1887.
Daubrée. *Les eaux souterraines à l'époque actuelle.* Paris, 1887.
Richard. *La destruction des matières organiques dans le sol,*
   R. H. 1885, p. 379.
Durand-Claye. *Hydraulique agricole et génie rurale,* 1892,
Winogradsky. *Recherches sur les organismes de sa nitrification,*
   I. P. 1890-91.
Fodor. *Hygiène des Bodens,* H. W. Iéna, 1893.

MIERS AND CROSSKEY. *The Soil in Relation to Health*, S. P. 1894.

PETTENKOFER. *Zum gegenwartigen Stand der Cholerafrage*, A. H. 1886-1887.

PETTENKOFER. *Ueber die Cholera von 1892 in Hambourg*, A. H. 1893. SCHLOESING. *Chimie agricole*, E. L. 1893.

LAVERAN. *Des hématozoaires du paludisme*, I. P. 1887.

LAVERAN. *Le Paludisme*. E. L. 1893. MAXMELL. *Drainage Work and Sanitary Fittings*, S. P. 1893.

BLOSINS UND BUSING. *Drainage*, H. W. 1894.

DIVERNERESSE. *Aseptisation des terres contaminées*, R. H. 1892.

CHAPITRE II. — DE L'EAU

CHANTEMESSE ET WIDAL. *Recherches sur le bacille typhique et l'étiologie de la fièvre typhoïde*. Arch. physiol. norm. et pathol. 1887.

BECHMANN. *Salubrité urbaine, distribution d'eau*. Paris, 1888.

BLANCHARD. *Les animaux parasites introduits par l'eau dans l'organisme*, R. H. 1890.

DUCLAUX. *Action de l'eau sur les bactéries pathogènes*, I. P. 1890.

LANGLOIS. *Désinfection de l'eau en campagne*, Presse médicale. 1895.

PETTENKOFER. *Zur Selbstreinigung der Flusse*, A. H. 1891.

MALVOZ. *Etudes bactériologiques sur les eaux de boisson*. Liège, 1892.

DUCLAUX. *Les impuretés de la glace*, A. H. 1884.

CORNIL. *L'eau de rivière et la fièvre typhoïde à Paris*, A. M. 1887.

VALLIN. *L'eau de Seine et la fièvre typhoïde*, R. H. 1887.

BROUARDEL ET CHANTEMESSE. *Enquête sur les causes de l'épidémie de fièvre typhoïde qui a régné à Clermont-Ferrand*, R. H., 1887.

BROUARDEL. *Répartition de la fièvre typhoïde en France*, 1889.

CHARRIN. *Le choléra à l'île d'Yeu en 1886*, R. H. 1886.

KELSCH. *Considérations sur l'étiologie du choléra*, R. H. 1889.

PETER. *Le choléra à Paris en 1892*.

KOCH. *Wesserfiltration und cholera*, Z. H. 1893.

ARNOULD. *Les enseignements du choléra*, R. H. 1893.

WOLFFHÜGEL. *Wasserversorgung*, H. P. 1882.

FRANKLAND. *The London Watersupphy*, British Medical Journal, 1883.

POUCHET. *Instruction relative aux conditions d'analyse des eaux destinées à l'alimentation des villes*, Recueil des travaux du comité consult. d'hyg. publ. de France, 1886.

MIQUEL. *Manuel pratique d'analyse bactériologique des eaux*. Paris, 1891.

GIRARD. *Méthode d'analyse des eaux potables*, R. H. 1893.

FRANKLAND. *The removal of micro-organisms from water*. Proceedings of the Royal Society. 1885.

MIQUEL. *Rapport sur le filtre Chamberland*, R. H., 1885.

VALLIN. *La filtration des microbes*, R. H. 1886.

DUCLAUX. *Filtrage des eaux de fleuve*, I. P. 1891.

ARNOULD. *Distribution municipale d'eau de fleuve*. Revue Sanitaire, 1891.

SCHIPILOFF. *Stérilisation de l'eau par le permanganate de potasse*. Rev. Méd. de la Suisse romande, 1892.

MARTIN. *Stérilisation des eaux par la chaleur*, R. H. 1892.

LESIEUR. *Stérilisation des eaux par la chaleur au point de vue de l'alimentation publique*. Thèse de Paris, 1892.

BECHMANN. *Enquête statistique sur l'hygiène urbaine dans les villes françaises*, R. H. 1892.

ARNOULD. *La stérilisation de l'eau*, R. H. 1893.

KOCH. *Wasserfiltration und cholera*. Zeitsch. f. Hygiène und Inf. Krank., 1863.

HAMON. *Etude sur les eaux potables et le plomb*. Paris, 1884.

BELGRAND. *Les eaux nouvelles*. Paris, 1884.

VALLIN. *L'hygiène à Londres*, R. H. 1883.

HUMBER. *The Water supply. of Citys and Towns*, S. P. 1894.

COUCHE. *Les eaux de Paris*, A. H. 1883.

SLAGG. *Water Engineering*, S. P. 1894.

FRANKLAND. *The London Walter Sapphly*. Brit. Medic. journ. 1883.

CHAPITRE III. — DE L'ATMOSPHÈRE

MARIÉ DAVY. *L'acide carbonique dans ses rapports avec les grands mouvements de l'atmosphère*, A. S. 1880.

FODOR. *Die Luft und ihre Beziehungen zu dem epidemischen Krankheiten*. A us dem Ungarischen überseztyt. Braumschweg. 1881.

BENK. *Die Luft*, H. P. Leipzig, 1886.

WOLPERT. *Ueber Kontinuirlich selbstthatiger Luftprüfer*, G. I. 1886.

BROWN-SÉQUARD ET D'ARSONVAL. *Toxicité de l'air expiré*. Société de Biologie. 1887. A. S. 1888.

RICHARD. *Sur la toxicité de l'air expiré*, B. H. 1889.

MIQUEL. *Des organismes microscopiques de l'air de la mer*. Sem. Med., 1884.

Moisissures et bactéries atmosphériques. Annuaire de Montsouris, 1884.

Mémoire sur les organismes microscopiques de l'air et des eaux. Montsouris, 1886.

MIQUEL. *Variations horaires des bactéries*, B. H. 1886.

MIQUEL. *Annuaire de l'observatoire de Montsouris*, 1888 à 1894.

PASTEUR, JOUBERT ET CHAMBERLAND. *La théorie des germes*, A. S. 1878.

BORDIER. *La géographie médicale*. Paris, 1884.

HÉRICOURT. *Des accidents causés par la chaleur*. Arch. Méd. Milit. 1885.

SANTORI. *L'influenza della temperature sull'azione microbidica della luce*. Ann. Inst. d'igien. di Roma. 1890.

CHARRIN. *Les agents atmosphériques et les maladies infectieuses*, R. H. 1894.

LAVERAN. *Traité des fièvres palustres*. Paris, 1884.

KELSCH ET KIENER. *Traité des maladies des pays chauds*. Paris, 1889.

DE BRUN. *Maladies des pays chauds*, E. L. 1894.

CORRE. *Traité clinique des maladies des pays chauds*. 1887.

DUCLAUX. *Influence de la lumière solaire sur la vitalité des germes*. A. S. 1885.

ARNOULD. *Influence de la lumière sur les microbes*, R. H. 1895.

JOURDANET. *Influence de la pression de l'air sur la vie de l'homme*. Paris, 1875.

BERT. *La pression atmosphérique*. Paris, 1878.

BERT. *Influence des altitudes*, 4e Congr. intern. d'hyg. Genève, 1883.

LOMBARD. *Traité de climatologie médicale*. Paris, 1877. 1880.

NIELLY. *Eléments de pathologie exotique*. Paris, 1881.

CHAPITRE IV. — DE L'ALIMENTATION

Discussion sur le danger du lait et des viandes tuberculeuses. C. R. des congrès contre la tuberculose, 1888-1895.

NOCARD et LECLAINCHE. *Les maladies transmissibles des animaux à l'homme*, E. H., 1890.

NOCARD. *Les tuberculoses animales et la tuberculose humaine*, E. L.,1894.

POUCHET. *Théorie de l'alimentation*, E. H., 1890.

VACHER. *The food Inspectors Handbook*. S. P., 1893.

RICHET et LAPICQUE. Art. *Alimentation*. Dict. de Physiologie, 1895.

VILLAIN et BASCOU. *Manuel de l'inspecteur des viandes*. Paris, 1890.

POLIN et LABIT. *Examen des aliments suspects*, E. L., 1892.

VILLAIN. *La viande saine*. Paris, 1892.

POLIN et LABIT. *Hygiène alimentaire*. Paris, 1893.

DUJARDIN-BEAUMETZ. *L'hygiène alimentaire*, 1889.

DU MESNIL. *La surveillance du lait à Paris*. A. H., 1882.

GIRARD. *La nourriture des vaches laitières, et son influence sur la composition du lait*. R. H., 1884.

CORNEVIN. *Production du lait:* E. L., 1894.

DUCLAUX. *Le lait*. Paris, 1887.

DUCLAUX. *Sur les procédés de conservation du lait*, I. P., 1889.

MIQUEL. *Teneur du lait en bactéries*, Ann. de Micrographie., 1889.

DUCLAUX. *Sur la stérilisation du lait*. I. P., 1891.

LANGLOIS (Paul). *Le lait*. E. L., 1893.

CHAVANE. *Lait stérilisé.* Thèse. Paris, 1893.

CASSEDEBAT. *Bactéries et plomaïnes des viandes de conserve*. R. H., 1890.

POLIN et LABIT. *Études sur les empoisonnements alimentaires*, Paris, 1890.

HÉBERT. *Examens des boissons falsifiées*. E. L., 1893.

MAGNIER DE LA SOURCE. *Analyses des vins*. E. L., 1893.

GAMALEIA. *Les poisons bactériens*. Paris, 1892.

DROUINEAU. *Essai critique sur les intoxications alimentaires*. Thèse de Lyon, 1893.

GIRARD. *Documents sur les falsifications des matières alimentaires*. Paris, 1882-1895.

LUNIER. *Du vinage et de l'alcoolisation des vins*. Paris, 1885.

MARTY. *Plâtrage du vin*. A. M., 1888.

VALLIN. *Plâtrage et phosphatage du vin*. B. H., 1888.

RICHE. *Boissons*. E. H., 1890.

BURCKER. *Traité des falsifications alimentaires*. Paris, 1892.

LINDET. *La bière*. E. L., 1892.

DUJARDIN-BEAUMETZ et ANDIGÉ. *Recherches expérimentales sur la puissance toxique des alcools*. Paris, 1879.

DUJARDIN-BEAUMETZ et ANDIGÉ. *Recherches expérimentales sur l'alcoolisme chronique*, A. S., 1882. A. M., 1884.

LABORDE et MAGNAN. *De la toxicité des alcools dits supérieurs et des bouquets artificiels*. R. H., 1887.

CLAUDE. *Enquête sur la consommation de l'alcool en France*. Rapport au Sénat, 1887.

DUCLAUX. *Sur la recherche des alcools supérieurs*. I. P., 1888.

BERGERON. *La lutte contre les progrès de l'alcoolisme*. R. H., 1893.

CHAPITRE V. — LE VÊTEMENT

COULIER. *Expériences sur les étoffes qui servent à confectionner les vêtements militaires*. Journal de la physiologie, 1858.

NYSTROM. *Du pied et de la forme hygiénique des chaussures*. Paris, 1870.

LAILLER. *Instruction concernant les maladies contagieuses du cuir chevelu chez les enfants*. R. H., 1885.

BLAISE. *Les barbiers et les coiffeurs au point de vue de l'hygiène*, A. H., 1894.

CHAPITRE VI. — DE L'HABITATION

MASSON et MARTIN. *Les maisons « salubres et insalubres » à l'Exposition internationale d'hygiène de Londres*. R. H., 1885.

MARTIN (A.-J.). *Hygiène de l'habitation privée*. E. L., 1891.

PUTZEYS (Félix) et PUTZEYS (G.). *L'hygiène dans la construction des habitations privées*. Paris, Liège, 1885.

RICHARD. *Précis d'hygiène appliquée*. Paris, 1891.

FAUCHER (Léon) et RICHARD. *Les habitations*, E. H.

EMMERICH ET RECKNAGEL. *Die Wohnung*. H. H.

LAYET. *Note sur les coefficients d'aération*. R. H., 1880.

TOMHNSON. *Warming and Ventilation*. S. P., 1891.

HERSCHER. *Sur les coefficients d'aération*. R. H., 1881.

HELLYER. *The Plumber and Sanitary Houses*. S. P., 1892.

VACHER. *A Healthy Home*. S. P., 1891.

TRÉLAT. *L'aérage et le chauffage des habitations*. R. H., 1886.

RICHARD (E.) et Jules RICHARD. *Installations complémentaires de l'habitation*, E. H.

LEFÈVRE. *Le chauffage*. Paris, 1893.

VALLIN. *Distribution du chauffage*. R. H., 1880.

GALTON. *A manual of ventilating, warming and lighting*. 1884.

WAZON. *Chauffage et ventilation des édifices publics et privés*. Paris, 1885.

TRÉLAT. *L'aérage et le chauffage des habitations*. R. H., 1886.

VALLIN. *Les poêles mobiles et à combustion lente*. R. H., 1889.

TRÉLAT. *Théorie du chauffage des habitations*. R. H., 1891.

MOISSAN. *Sur les empoisonnements par l'oxyde de carbone*. A. M., 1894.

PÉCLET et HUDELO. *Traité de la chaleur considérée dans ses applications*. Paris, 1871.

SER. CARRETTE et HERSCHER. *Traité de physique industrielle*. Paris, 1892.

Lefèvre. *Le chauffage.* Paris, 1893.

Richard. *Le gaz d'éclairage et l'oxyde de carbone.* R. H., 1884.

Gariel. *L'éclairage électrique dans ses rapports avec l'hygiène.* R. H., 1892.

Dumont. *Gaz et électricité.* Génie civil, 1894.

Gréhant. *Recherches comparatives sur les produits de combustion du gaz de l'éclairage fournis par un bec d'Argand et par un bec Auer.* A. S., 1894.

Gariel. *Eclairage des villes.* E. F., 1891.

Montillot. *L'éclairage électrique.* Paris, 1894.

CHAPITRE VII. — Eloignement des nuisances

Durand-Claye. *Les travaux d'assainissement de Dantzig, Berlin, Breslau.* R. H., 1881.

Durand-Claye. *Assainissement de Paris.* Ann. Industrielles, 1881.

Trélat. *Evacuation des vidanges.* R. H., 1882.

Bourneville. *Utilisation agricole des eaux d'égout de Paris.* Chambre des députés. Paris, 1887.

Frankland. *Epuration des eaux d'égout.* Congrès Inter. d'hygiène. Vienne, 1887.

Weigmann. *Die Reinigung der Abwässer.* G. I., 1888.

Proust. *Les champs d'épuration de Berlin.* R. H., 1888.

Arnould. *L'épuration des eaux urbaines.* R. H., 1888.

Bertillon. *Etat sanitaire des localités irriguées à l'eau d'égout.* R. H., 1889.

Rochard. *La ville souterraine.* E. H.

Masson. *Cabinets d'aisances pour habitations privées.* R. H., 1892.

Lévy et Miquel. *Note sur l'altération progressive de la Seine en amont, dans la traversée, et en aval de Paris.* R. H., 1892.

Buisine. *Epuration des eaux d'égout par le sulfate ferrique.* A. S., 1892.

Duclaux. *La purification spontanée des eaux des fleuves.* I. P., 1894.

Vallin. *Assainissement de la Seine.* R. H., 1894.

Durand-Claye. *Programme de l'assainissement de Paris.* A. H., 1883.

CHAPITRE VII. — Des villes

Arnould. *Villes en général. Voies publiques.* E. H., 1890.

Richter. *Stadthygiene.* H. W., 1894.

Osthoff. *Market und Abattoirs*. H. W., 1894.
Martin. *Les cimetières et la crémation*. Paris, 1881.
Vallin. *La question des cimetières*. R. H., 1881.
Pietra Santa et Nansouty. *La crémation*. 1881.
Brouardel. *Les dépôts mortuaires*. A. H., 1890.
Salomon. *Etat actuel de la crémation en France*. R. H., 1893.

Hôpitaux.

Chautemps. *Hôpitaux d'isolement. Voitures d'ambulances. Stations de désinfection*. 1888.
Tollet. *Les hôpitaux modernes au* XIXe *siècle*. 1894.
Napias et Martin (A.-J.). *Hygiène hospitalière*. E. H., 1892.
Bochard. *Rapport sur la construction des hôpitaux*. R. H., 1883.
Budin. *Le services d'accouchement de la Charité*. R. H., 1891.
Letulle. *L'hospitalisation des tuberculeux*, R. H. 1893.
Drouineau. *Du classement des établissements hospitaliers*, 1883.
Anstalten und Einrichtungen des öffentlichen gesundheitswesens in Preussen, 1890.

CHAPITRE IX. — Hygiène des groupes spéciaux

Hygiène scolaire.

Javal. Rapport sur l'hygiène scolaire, 1889.
Martin. *Le surmenage et l'hygiène scolaire*. R. H., 1888.
Burgerstein. *Schulhygiene*. H. W., 1894.
Axel Key. *Schulhygienische Untersuchungen*. Hambourg et Leipsig, 1889.
Trousseau. *Hygiène de l'œil*. E. L. 1894.

Hygiène militaire.

Morache. *Traité d'hygiène militaire*. Paris, 1886.
Viry. *Manuel d'hygiène militaire*. Paris, 1888.
Roth. *Handbuch der Militär Gesundheitspflege*. 1878.
Coustan. *De la fatigue dans ses rapports avec étiologie des maladies des armées en paix et en campagne*. Arch. de Méd. militaire, 1889.
Marvand. *Les maladies du soldat*. Paris, 1894.
Viry. *Hygiène militaire*. E. H., 1894.

Hygiène navale.

Turner. *Hygiene of the naval and merchant Marine*. New-York, 1879.

Nocht. *Bemerkungen zur Schiffshygiene.* H. R., 1895.
Baret. *Le navire moderne et l'hygiène.* Journ. d'hygiène, 1888.
Fonssagrives. *Traité d'hygiène navale.*
Rocharet. *Hygiène navale.* E. H., 1893.
Kulenkampff. *Schiffshygiene.* H. W., 1895.

Hygiène rurale.

Drouineau. *Hygiène rurale.* E. H., 1891.
Layet. *Hygiène et maladies des paysans.* Paris, 1882.
Delaporte. *Désinfections à la campagne.* Thèse, Paris, 1895.

CHAPITRE X. — HYGIÈNE INDUSTRIELLE

Napias. *Manuel d'hygiène industrielle*, Paris, 1882.
Albrecht. *Handbuch der Praktischen Gewerbehygiene*, 1894.
Guerlin de Guer. *Les établissements insalubres. L'industrie et l'hygiène.* Paris, 1883.
Poincaré. *Traité d'hygiène industrielle.* Paris, 1886.
Porée et Livache. *Traité théorique et pratique des manufactures et ateliers dangereux insalubres ou incommodes.* Paris, 1887.
Langlois. *Le phosphorisme des allumettiers.* Presse médicale, 1895.
Proust. *Le travail de nuit des femmes.* R. H., 1890.
— *Office du travail. Hygiène et sécurité des travailleurs. Législation française et étrangères*, 1895.
Napias *Les revendications ouvrières au point de vue de l'hygiène* R. H., 1890.
Sinigaglia. *Accidents de Chaudières.* E. L., 1893.
Brémond. *Précis d'hygiène industrielle.* Paris, 1893.
Layet. *Hygiène industrielle.* E. H., 1894.

CHAPITRE XI. — MALADIES CONTAGIEUSES ET DÉSINFECTION

Voir les indications bibliographiques des chapitres i, ii, iii, iv et les *Traités de Médecine.*
Bouchard-Charcot. Art *Pathologie infectieuse* (Charrin); *Fièvre typhoïde* (Chantemesse) ; *Typhus* (Thoinot) ; *Fièvres éruptives* (Guinon); *Diphtérie* (Legendre); *Maladies vénériennes et cutanées* (Thibierge).
Brouardel-Gilbert-Girode. Tome I. *Les maladies microbiennes* 1895.
Brouardel et Thoinot. *Fièvre typhoïde*, 1895.
Strauff. *Tuberculose*, 1895.

PARKES. *Infectious Diseases*, 1894.

CORRE. *De l'Etiologie et de la Prophylaxie de la fièvre jaune*, 1882.

LESAGE. *Le choléra*. E. L., 1894.

ZIEMSSEN. *Infectiöns krankeiten*, 1887.

DEBIERRE. *Les maladiés infectieuses*, 1888.

DUBIEF. *Manuel pratique de Microbiologie*, 1896.

DUJARDIN-BEAUMETZ. *L'Hygiène prophylactique*, 1889.

KELSCH. *Traité des maladies épidémiques*, 1894.

CORNIL ET BABES. *Les Bactéries*. 1887.

L. MARINIER. *Transmission et isolement de la variole*. T. P., 1888.

BOUCHARD. *Leçons sur les auto-intoxications*, 1887.

BOUCHARD. *Étiologie et pathologie générales*. Revue de médecine. 1888.

BAUMGARTEN. Iaresberieht uber die Fortschritte in der Lehre von den pathogenen mikroorganismen, 1886-1894.

VALLIN. *Traité des désinfectants*. Paris, 1882.

VALLIN. *Les nouvelles étuves à désinfection*. R. H., 1883.

GRANCHER. *Expériences physiologiques sur la résistance des microbes à la chaleur des étuves*. R. H., 1886.

MIQUEL. *De la désinfection des poussières sèches des appartements* 1894.

NAPIAS et MARTIN. *La désinfection*. E. H. 1892.

ARNOULD. *La désinfection publique*. Paris, 1893.

LANGLOIS. *Désinfection des puits*. Presse médicale, 1895.

PROUST. *La désinfection à bord*. A. M. 1887.

RICHARD et CHANTEMESSE. *Désinfection des matières fécales au moyen du lait de chaux*. R. H. 1889.

THOINOT. *Etude sur la valeur désinfectante de l'acide sulfureux*. A. H., 1890.

MARTIN. *L'outillage sanitaire de la ville de Paris*. R. H. 1893.

DROUINEAU. *Du contrôle et de la réglementation de la désinfection publique*. R. H., 1893.

CHAPITRE XII. — LÉGISLATION SANITAIRE FRANÇAISE

Journal officiel et Bulletin des lois.

A.-J. MARTIN. *Epidémie et maladies transmissibles dans leurs rapports avec les lois et les règlements.*

H. MONOD. *Hygiène administrative*. E. H., 1896.

BOUQUET. *Le travail des enfants et des filles mineurs dans l'industrie.*

Rapports annuels du conseil supérieur d'hygiène publique.

Rapports du conseil supérieur des arts et manufactures.

PROUST. *Hygiène internationale*, 1889.

CHAPITRE XIII. — Législation sanitaire comparée

PALMBERG. *Traité de l'hygiène publique dans les différents pays,* 1891.

Annual Reports of the Local government Board,, 1882-1895.

WILLOUGHBY. *The health officer's Poket Book.* S. P., 1892.

BLYTH. *Lectures on sanitary Law.* S. P.

MONOD. *Mesures sanitaires en Angleterre.* R. H., 1891.

Arbeiten aus dem Kaiserlichen gesundheilsamte, 1886-1895.

Instruction für die Bezirksœrste in Sachsen, 1884.

JANSSEN. *Désinfection à Bruxelles. Notice sur la législation de l'Hygiène en Belgique,* 1884.

Denmark itsmedical organization Hygiene and Demography, 1891.

PAGLIANI. *La législation et l'administration sanitaire en Italie,* 1894.

LAYET. *Hygiène industrielle.* E. H., 1892.

PFEIFFER. *Verwaltungs-Hygiene,* 1895.

TABLE ALPHABÉTIQUE

Q

R

S

W

ÉVREUX, IMPRIMERIE DE CHARLES HÉRISSEY

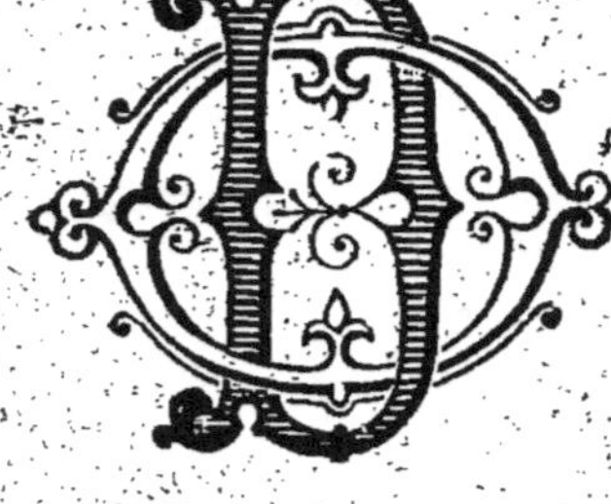

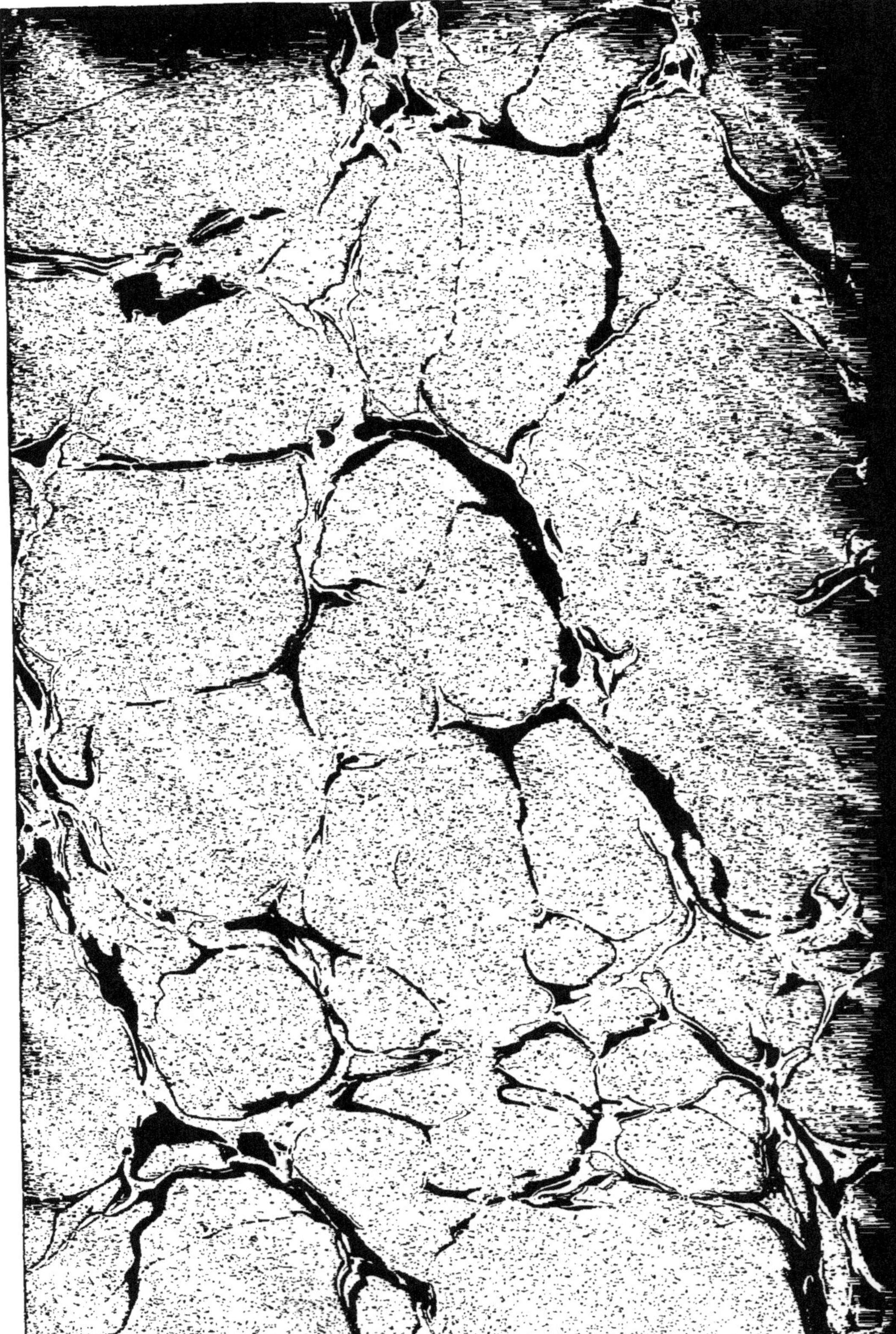

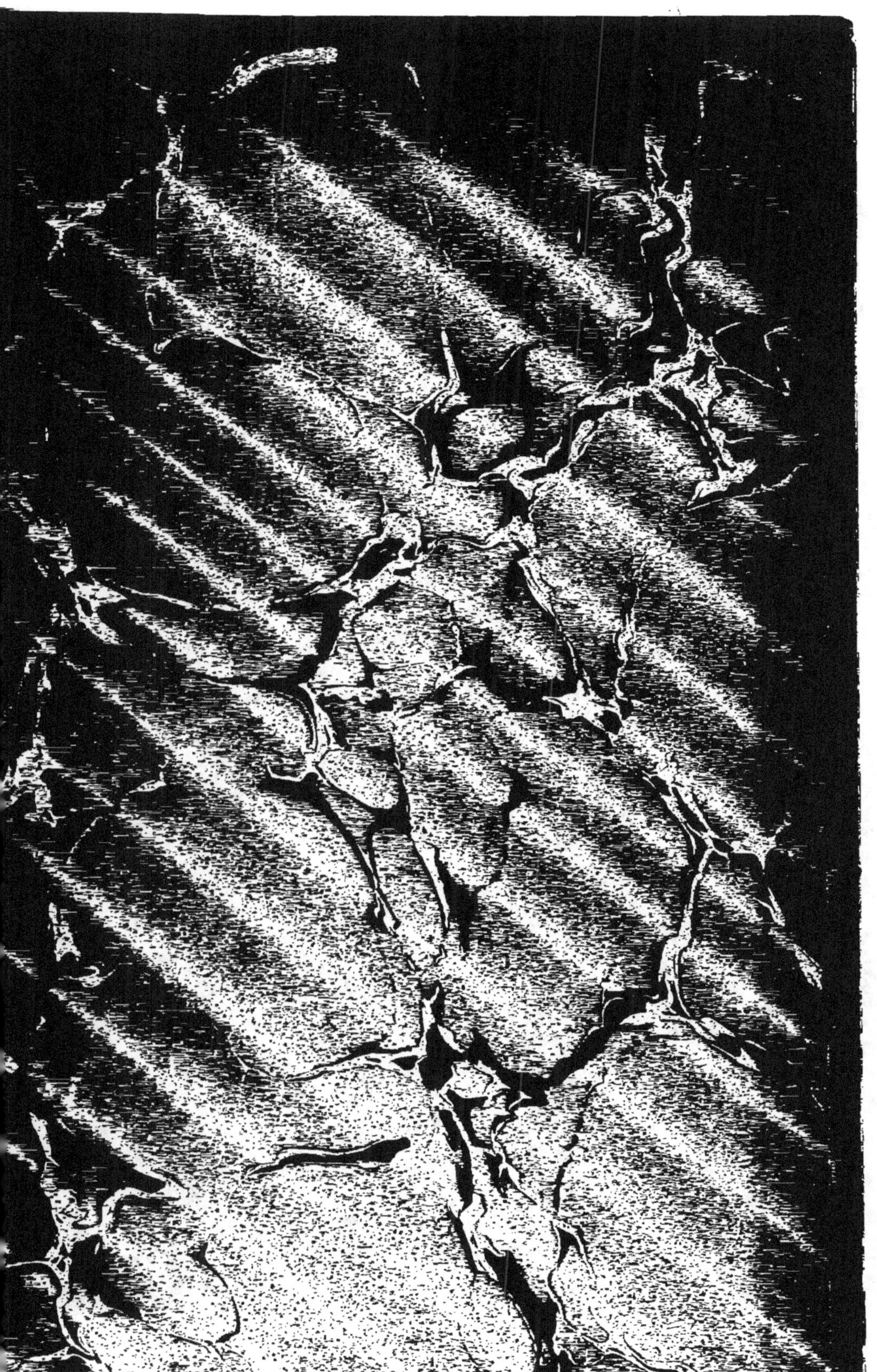